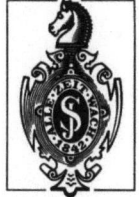

Hans Scherer

Das Gleichgewicht

II Erkrankungen, Kinetosen,
Differentialdiagnose, Therapie

Mit 204 Abbildungen und 40 Tabellen

Springer-Verlag
Berlin Heidelberg New York
London Paris Tokyo
Hong Kong Barcelona
Budapest

Prof. Dr. med. HANS SCHERER
Leiter der Abteilung für HNO-Krankheiten
Universitätsklinikum Steglitz
HNO-Klinik mit Poliklinik
Hindenburgdamm 30
W-1000 Berlin 45, Bundesrepublik Deutschland

Die Deutsche Bibliothek – CIP-Einheitsaufnahme
Scherer, Hans: Das Gleichgewicht/Hans Scherer. – Berlin; Heidelberg; New York;
London; Paris; Tokyo; Hong Kong; Barcelona; Budapest: Springer.
2. Erkrankungen, Kinetosen, Differentialdiagnose, Therapie. – 1992
  ISBN-13: 978-3-642-69244-4   e-ISBN-13: 978-3-642-69243-7
  DOI: 10.1007/ 978-3-642-69243-7

© Springer-Verlag Berlin Heidelberg 1992
Softcover reprint of the hardcover 1st edition 1922

Satz: K+V Fotosatz GmbH, Beerfelden
11/3130-543210 – Gedruckt auf säurefreiem Papier

Ich bin ein Mann des Gleichgewichts.
Ich lehne mich nach links
Wenn der Kahn nach rechts zu scheitern droht

THOMAS MANN

Vorwort

Das Symptom Schwindel nimmt in der ärztlichen Praxis heute einen immer größeren Raum ein. Die Ursachen sind vielfältig. Es sind weniger die klassischen Gleichgewichtserkrankungen, wie die Menièresche Erkrankung oder der akute Ausfall eines Gleichgewichtsorgans, die zur Zunahme von Schwindelpatienten führen, sondern vielmehr die steigende Zahl von Sport- und Verkehrsunfällen und das ansteigende durchschnittliche Lebensalter. Ältere Patienten leiden meist an zerebrovaskulärem Schwindel, an den Auswirkungen von Systemerkrankungen, wie z. B. dem Diabetes mellitus, an den Nebenwirkungen ihrer vielen Medikamente oder am Genußmittelabusus. Auch die zunehmende Zahl von Fehlhaltungen im HWS-Bereich, von Rhythmusstörungen und von psychischen Alterationen wirkt sich auf die Zahl der Schwindelpatienten aus. Zudem haben wir gelernt, daß Kinder organische Gleichgewichtsstörungen haben können. Sie äußern sich oft in Tapsigkeit, die nicht weiter auffällt.

Neurophysiologen haben die Grundprinzipien dazu erarbeitet, wie das Gleichgewichtssystem in der Lage ist, insbesondere periphere Defekte so hervorragend auszugleichen. Die Folge ist ein radikales Umdenken im Bereich der Schwindeltherapie. Wir wissen heute, daß mit einem körperlichen, krankengymnastisch unterstützten Training oft mehr erreicht werden kann als mit Bettruhe und Medikamenten.

Die Reiselust unserer Mitbürger führt den Patienten nicht nur wegen exotischer Infektionskrankheiten zum Arzt, sondern auch wegen Schwindel, z. B. durch ein Barotrauma beim Fliegen und beim Tauchen. Er kommt aber auch mit der Bitte um ein Mittel gegen Reisekrankheit.

Das vorliegende Buch knüpft an das Buch über die praktische Gleichgewichtsdiagnostik an und beschreibt die Erkrankungen des peripher- und zentralvestibulären Systems und deren Therapie. Ausführlich wird auf zervikale Störungen und Herz-Kreislauferkrankungen, die Schwindel verursachen, sowie auf toxische und medikamentös ausgelöste Gleichgewichtsstörungen eingegangen.

Die der Reisekrankheit zugrundeliegenden Mechanismen werden beschrieben, sowie die Möglichkeiten, sie zu vermeiden. Auf den Symptomen Schwindel und Nystagmus ist ein ausführliches differentialdiagnostisches Kapitel aufgebaut. Ihm schließen sich Graphiken an über das differentialdiagnostische Vorgehen beim vestibulären Gutachten und bei einer einseitigen Perzeptionsschwerhörigkeit. Zuletzt wird die medikamentöse, operative und Trainingstherapie von Gleichgewichtsstörungen vorgestellt. Ratschläge zur Auswahl von Medikamenten und zur Dosierung werden gegeben. Die Trainingstherapie wird so genau beschrieben, daß sie von Krankengymnasten nachvollzogen werden kann. Dies gilt auch für die Ratschläge zur Eigentherapie, die man kopieren und dem Patienten mitgeben kann.

Den Mitarbeitern der HNO-Klinik im Klinikum Steglitz der Freien Universität Berlin, die am Zustandekommen dieses Buches beteiligt waren, danke ich herzlich, insbesondere Frau STARK, Frau MATTIG und Frau SPANGENBERG. Meine frühere Mitarbeiterin aus der Münchner Klinik, Frau K. MARX hat zu meiner großen Freude die Schreibarbeiten wieder übernommen und sie rasch und bestens ausgeführt.

Für die fachliche Beratung bei Teilen des Manuskripts bedanke ich mich bei Frau Dr. med. S. UMLAND, Abt. für physikalische Therapie, Klinikum Steglitz, Herrn Prof. Dr. P. MARX, dem Leiter der Neurologischen Klinik im Klinikum Steglitz, bei Herrn Prof. Dr. K.-F. HAMANN, dem ltd. Oberarzt der HNO-Klinik der Technischen Universität München, bei Herrn Priv.-Doz. Dr. S. HOLTMANN, Oberarzt der HNO-Klinik der Ludwig-Maximilians-Universität München und bei Herrn Prof. Dr. FÖRSTER, Leiter der Augenklinik, Klinikum Steglitz.

Frau Nancy CLIFF-NEUMÜLLER hat in bewährter Weise die graphischen Darstellungen ausgeführt. Ihr sei herzlich gedankt.

Dem Springer-Verlag, insbesondere Herrn BERGSTEDT und Herrn Dr. THIE-KÖTTER danke ich für die Geduld, die sie bis zum Beginn der Arbeiten an diesem Band aufbringen mußten.

Zuletzt danke ich meiner Familie. Ohne deren Mitarbeit und Verständnis wäre dieses Buch nicht möglich gewesen.

Berlin   H. SCHERER

Inhaltsverzeichnis

Kapitel III   Physiologischer Schwindel

Kapitel IV   Differentialdiagnose

Inhaltsverzeichnis Band I

Kapitel I

Das diagnostische Arsenal

Der genaue Untersuchungsgang am vestibulären System ist in Band I *„Praktische Gleichgewichtsdiagnostik"* beschrieben. Hier sollen die wichtigsten Untersuchungen und die damit gesuchten Störungen noch einmal aufgeführt werden:

A. Orientierende Untersuchungen

1. Fingeruntersuchungen

Der Patient hat die Aufgabe, den Finger des Untersuchers zu fixieren. Der Finger sollte 30–50 cm von den Augen entfernt sein. Der Untersucher führt die Augen des Patienten in horizontaler, vertikaler und diagonaler Richtung:

a) Untersuchung zum Ausschluß einer *Augenmuskelstörung*

b) Untersuchung zum Ausschluß eines *kongenitalen* Fixationsnystagmus
   Typische Befunde:
   – Pendelbewegungen der Augen beim Blick geradeaus und leicht zur Seite, oft mißdeutet als „Augenunruhe"
   – Blickrichtungsnystagmus – je weiter der Blick nach lateral geht, um so größer wird die Amplitude des Nystagmus
   – Der Nystagmus verschwindet, wenn ein Auge abgedeckt ist (Abdeck-Test, d. h. er ist nur vorhanden bei Fixation)
   – Schiefe Kopfhaltung seit Kindheit (nur bei angeborener oder frühkindlich erworbener Form der Erkrankung ausgeprägt vorhanden).

c) Untersuchung zum Ausschluß eines *Blickrichtungsnystagmus* beim Blick ca. 30 Grad zur Seite. Dieser Nystagmus ist ein zentrales Symptom bei einer Störung der Blickhaltefunktion (s. S. 69f). Ähnlich

dem kongenitalen Fixationsnystagmus wird die Ruckbewegung der Augen um so stärker, je weiter der Blick zur Seite geht. Es fehlen die Pendelbewegungen der Augen bei Mittelstellungen und das Erlöschen des Nystagmus beim Abdecktest.

d) Untersuchung zum Ausschluß eines *dissoziierten Blickrichtungsnystagmus*. Es besteht eine Störung des Seitwärtsblicks mit Nystagmus in Blickrichtung, wobei die Amplitude des Nystagmus am abduzierten Auge größer ist als am adduzierten. Dieses Symptom ist wichtig für die Diagnostik zentral-vestibulärer Störungen, besonders bei der multiplen Sklerose.

In Kürze:
Die Fingeruntersuchungen dienen zum Ausschluß

a) einer Augenmuskellähmung
b) eines kongenitalen Fixationsnystagmus
c) eines Blickrichtungsnystagmus
d) eines dissoziierten Blickrichtungsnystagmus

---

2. Stuhldrehuntersuchungen
(auf einfachem Bürostuhl oder drehbarem Untersuchungsstuhl)

Folgende Fragen sind zu klären:

a) Kann ein Nystagmus gebildet werden?
   Stuhldrehung + Blick ins Leere:
   Es entsteht ein Nystagmus, der z. T. vestibulär, z. T. optokinetisch ausgelöst wird.

b) Kann ein Nystagmus durch Fixation unterdrückt werden?
   Stuhldrehung + Fixation des eigenen Daumens:

Normal: Vollständige Unterdrückung
Pathologisch: Besteht ein Nystagmus trotz
Fixation, dann liegt eine Alkohol-, Narko-
tika- oder Rauschgiftwirkung vor oder eine zentral-vestibuläre Läsion, insbesondere
im Vestibulozerebellum (Flocculusläsion).

c) – Funktioniert der vestibulookuläre Re-
flex?
Stuhldrehung + Fixation eines Gegen-
standes (Türklinke, Wasserhahn)
– Funktioniert das langsame Blickfolge-
system?
Fixation eines schwingenden Pendels
Normal: Glatte Folgebewegung
Pathologisch: Sakkadierte Bewegung
bei zentraler Störung.

B. Vestibulospinale Untersuchungen

Romberg-Test
Unterberger-Test
Schreibteste.

C. Untersuchungen mit einer Leuchtbrille oder mit einer Videobrille

1. Suche nach einem Spontannystagmus
a) beim Blick geradeaus
b) in den vier Hauptblickrichtungen
c) beim Kopfschütteln.

2. Lagetest
a) Suche nach einem regelmäßig konvergie-
renden oder divergierenden Lagenystagmus (positiv bei Genuß von Alkohol, Narkotika, Rauschgift und bei zentraler Schädigung)
b) Suche nach einem unregelmäßig divergierenden Lagenystagmus (Akustikusneurinom, Lagefistelsymptom)
c) Suche nach einem unilateralen Nystagmus
(Richtungsüberwiegen).

3. Lagerungstest
a) Suche nach einem benignen paroxysmalen
Lagerungsnystagmus bei einer Cupulolithiasis
b) Suche nach einem persistierenden Lagerungsnystagmus (zentral, eventuell zervikal)
c) Suche nach einem unregelmäßigen persistierenden Lagerungsnystagmus (zervikal).

D. Thermische Untersuchung des Gleichgewichtsorgans mit Wasser von 44° und 30 °C

Reihenfolge: rechts 44 °C; links 44 °C; links
30 °C; rechts 30 °C
Bei Bestehen eines *kräftigen* Spontannystagmus werden nur die Spülungen durchgeführt,
die einen gegen den Spontannystagmus gerichteten Nystagmus erzeugen.

E. Elektronystagmogramm

Monokulär; horizontal und vertikal.
1. Ableitung des Spontannystagmus in den
vier Hauptblickrichtungen
2. Okulomotorische Untersuchungen
a) Sinusblickpendeltest
b) optokinetische Reaktionen
c) Fixationssuppression
d) Untersuchung von Blicksprüngen (Sakkaden)
3. Halsdrehtest
4. Rotatorische Untersuchung
Drehpendeltest oder Drehbeschleunigungstest
5. Thermische Untersuchung (wie unter D)
6. Parallel zum Elektronystagmogramm oder
bei geeigneter Ausrüstung anstelle dessen
empfiehlt sich die Beobachtung und Auf-
zeichnung der Augenbewegungen mit einer
Videobrille.
Vorteil:
– Dokumentierbarkeit des Nystagmus durch
Aufnahme der Augenbewegungen auf Vi-
deobändern.
– Meßbarkeit der tatsächlichen Augenbewe-
gungsform in allen Ebenen (horizontal,
vertikal, torsional).
Elektronystagmographisch lassen sich nur horizontale und vertikale Augenbewegungen
aufzeichnen. Wird gleichzeitig ein horizontaler und ein vertikaler Nystagmus registriert,
dann muß man annehmen, daß ein diagonaler
Nystagmus vorliegt. Ein solcher Diagonalny-
stagmus kommt aber extrem selten vor. Meist
handelt es sich um einen Horizontalnystag-
mus mit kreisender und/oder rotierender
Komponente. Rotierende Augenbewegungen
verändern das korneoretinale Potential nicht.
Sie können deshalb elektronystagmographisch nicht erkannt werden. Aus dem Elek-

tronystagmogramm kann deshalb die wahre
Gestalt der Augenbewegung nur unvollständig
abgelesen werden. Hier entwickelt das Video-
system seine Vorteile. Durch den Einsatz kleiner CCD-Kameras, die nur noch 100–150 g
wiegen und an der Nystagmusbrille befestigt
sind, können bei Infrarotbeleuchtung die Augen stark vergrößert beobachtet werden. Mit

bildverarbeitenden Computern auf PC-Basis
können die Augenbewegungen aus dem Vi-
deobild heraus registriert und analysiert werden. Dadurch wird es in Zukunft möglich
sein, Aussagen über die Erkrankung speziell
der Otolithenorgane machen zu können, die
bisher für eine exakte Diagnostik nicht zugän-
gig waren.

Kapitel II

Erkrankungen

I. Peripher-vestibuläre Erkrankungen

A. Anatomie
des peripher-vestibulären Systems

Das Gleichgewichtsorgan ist phylogenetisch sehr alt. Schon vor mehr als 600 Millionen Jahren gab es beim Hohltier Statozysten zur Registrierung der Schwerkraft. Sie bestanden aus einer flüssigkeitsgefüllten Höhle (Abb. 1), deren eine Wand haartragende Sinneszellen trug. Auf den Sinneszellen lag ein Statolith. Er war zusätzlich von der Seite her abgestützt. Prinzipiell existiert dieses System heute immer noch bei Krabben.

Fische, die nur wenig propriorezeptive Informationen über ihre Lage im Wasser erhalten und die selten Berührungskontakte haben, mußten ihr Gleichgewichtsorgan weiter ausbauen und spezifizieren, um Schwerkraft und Drehbewegungen noch besser erfassen zu können. So entstand ein System von zwei Linear- und drei Drehbeschleunigungsmeßgeräten. Es ist seit einigen 100 Millionen Jahren ausgereift (LUXON) und prinzipiell bei jedem höheren Lebewesen gleich (Abb. 2).

Beim Menschen wird das Ohr in der Embryonalphase als erstes aller Sinnesorgane angelegt. Eine Verdickung des Ektoderms (Abb. 3), die Ohr-Plakode, senkt sich etwa am 24. Tag der Entwicklung ein und bildet ein Ohrbläschen, das nun im Mesoderm liegt. Das Mesoderm bildet später das Felsenbein, das ektodermale Bläschen das Labyrinth. Die Entwicklung des Labyrinths ist bereits in der 10. bis 14. Woche abgeschlossen. Es hat aus hydrodynamischen Gründen bereits die Größe des Labyrinths beim Erwachsenen.

Das häutige Labyrinth besteht aus drei Drehbeschleunigungsmeßgeräten, den Bogengängen, und aus zwei Linearbeschleunigungsmeßgeräten, den Otolithenapparaten Utriculus und Sacculus. Die drei Bogengänge stehen zueinander im rechten Winkel. Die Hauptachsen der beiden Otolithenorgane stehen ebenfalls in einem Winkel von ca. 90° zueinander (Abb. 4). Zur Horizontalen (beim aufrechtstehenden Menschen) bilden die horizontalen Bogengänge und die Utriculi einen nach vorne offenen Winkel von 30°. Bei natürlichem Gehen auf unebener Erde wird der Kopf leicht nach vorne geneigt. Die horizontalen Bogengänge und die Utriculi sind dann weitgehend horizontal ausgerichtet und haben ihre optimale Arbeitsebene (Abb. 5).

Bogengänge

Der häutige Bogengang ist eine oval geformte Kapillare von 0,2×0,3 mm Durchmesser. Die Ampulle, eine Erweiterung des häutigen Bogenganges, beherbergt das Drehbeschleunigungsmeßgerät (Abb. 6). Es besteht aus einer die Ampulle abschließenden Membran aus Gallerte (Cupula), die auf einer Kante (Crista

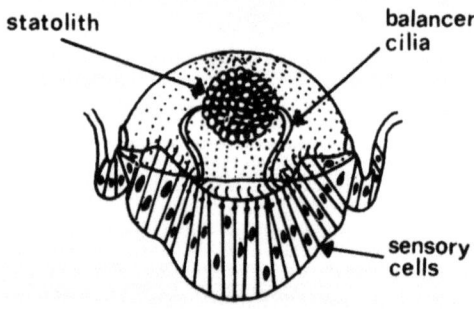

Abb. 1. Gleichgewichtsorgan beim Hohltier vor ca. 600 Mio. Jahren. Ein Statolith ruht in einer gallertigen Masse auf den haartragenden Sinneszellen. Der Statolith wird von gesonderten langen Zilien abgestützt. (Nach MARKL 1974)

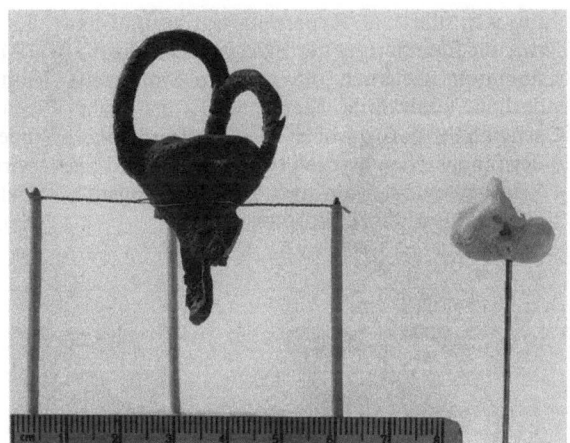

Abb. 2. a Versteinertes Gleichgewichtsorgan eines Brachiosaurus brancai (11 m
hoch, 22 m lang, ca. 140 Millionen Jahre
alt) aus dem Museum für Naturkunde,
Berlin, im Vergleich dazu eigene Präparation eines menschlichen Innenohres. **b**
Gleichgewichtsorgane   verschiedener
Tiere

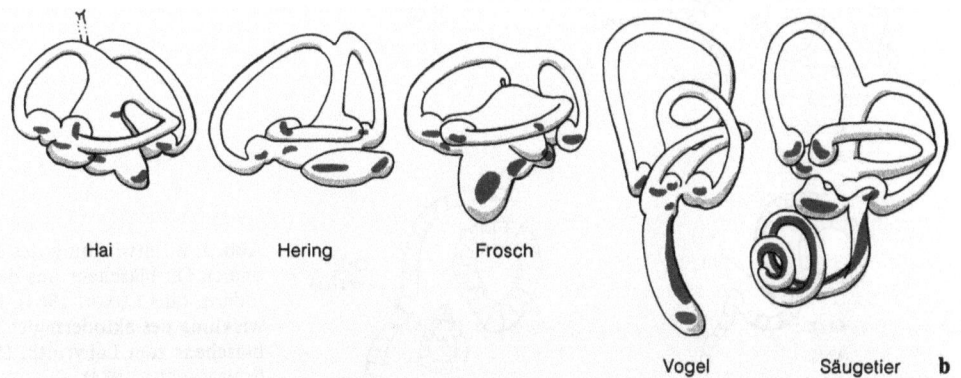

ampullaris) wie auf einem Scharniergelenk
beweglich gelagert ist. Diese Kante ist besetzt
von primären Sinneszellen, deren Haarfort-
sätze in die Cupula hineinragen (Abb. 7). Sie
müssen dabei einen schmalen Spalt, den sub-
kupulären Spalt überbrücken, der die Bewegung der Cupula ermöglicht (Abb. 8). Nach
DOHLMAN ist der obere Anteil der Ampulle
zusätzlich angefüllt mit Polysacchariden, die
einen Flüssigkeitsstrom auf den unteren Teil
der Cupula lenken.
Von STEINHAUSEN (1932) und später von
STEINHAUSEN und DOHLMANN wurden Filmaufnahmen von der Cupulabewegung angefertigt: Die Endolymphe wurde dazu mit Tu-
sche markiert. Aus den Filmaufnahmen
(Abb. 9) wurde geschlossen, daß sich die Cupula wie eine auf der Crista fixierte Schwingtür bewege. DOHLMANN (1984) selbst hat im
hohen Alter noch erkannt, daß STEINHAUSEN
und er einen Artefakt erzeugt hatten. Durch

die Manipulation am Bogengang war die seitlich und oben befestigte Cupula abgerissen.
Auch vom physikalischen Standpunkt ist ein
Türflügelmechanismus wenig wahrscheinlich,
denn die geringen Flüssigkeitsbewegungen,
wie sie bei Kopfbewegungen auftreten, sind
wesentlich besser mit Membranen meßbar.
Nach dem heutigen Kenntnisstand steht fest,
daß die Cupula an ihrem seitlichen und oberen Rand an der Ampullenwand befestigt ist,
auf der walzenförmigen Crista aber beweglich
reitet. Geringste Kopfbewegungen führen bereits zur Abscherung der Sinneshaare
(Abb. 10).
Die Haare der primären Sinneszelle sind rich-
tungspolarisiert. Neben ca. 60 Stereozilien unterschiedlicher Größe steht ein Kinozilium
(Abb. 11, 12). Die Bewegung der Stereozilien
in Richtung des Kinoziliums führt zur Depo-
larisation der Sinneszelle und damit zu einer
Sinneszellerregung. Bewegung vom Kinozili-

um weg führt zur Hyperpolarisation und damit zur Blockierung der Erregbarkeit. Das Kinozilium wie auch die gesamte Sinneszelle enthält kontraktile Elemente. Es ist wahrscheinlich, daß darüber die Empfindlichkeit der Sinneszellen geregelt werden kann und bei Kopfbewegungen ein aktiver Dämpfungsmechanismus abläuft (ZENNER).

Es gibt zwei verschiedene Sinneszellen (Abb. 13). Die Typ I-Zelle wird becherförmig umgeben vom distalen Fortsatz einer bipolaren Zelle, deren Zellkörper im Ganglion Scarpae liegt. Die Typ II-Zelle ist zylindrisch. Sie wird von den distalen Nervenendigungen nur stellenweise berührt bzw. bildet mit ihnen eine Synapse.

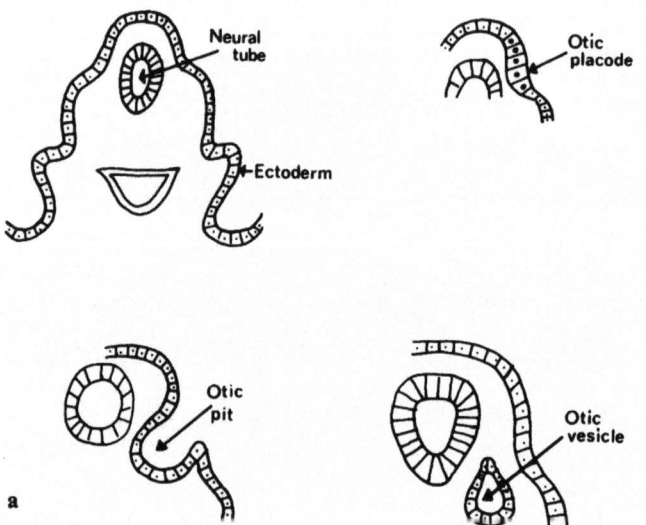

Abb. 3. a Entwicklung des embryonalen Ohrbläschens aus dem Ektoderm (aus LUXON 1984). **b** Entwicklung des ektodermalen Ohrbläschens zum Labyrinth. (Nach SCHUKNECHT 1984)

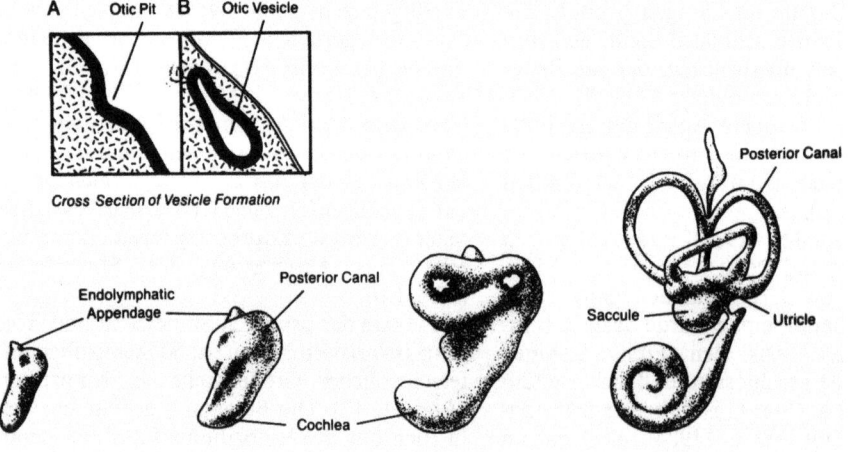

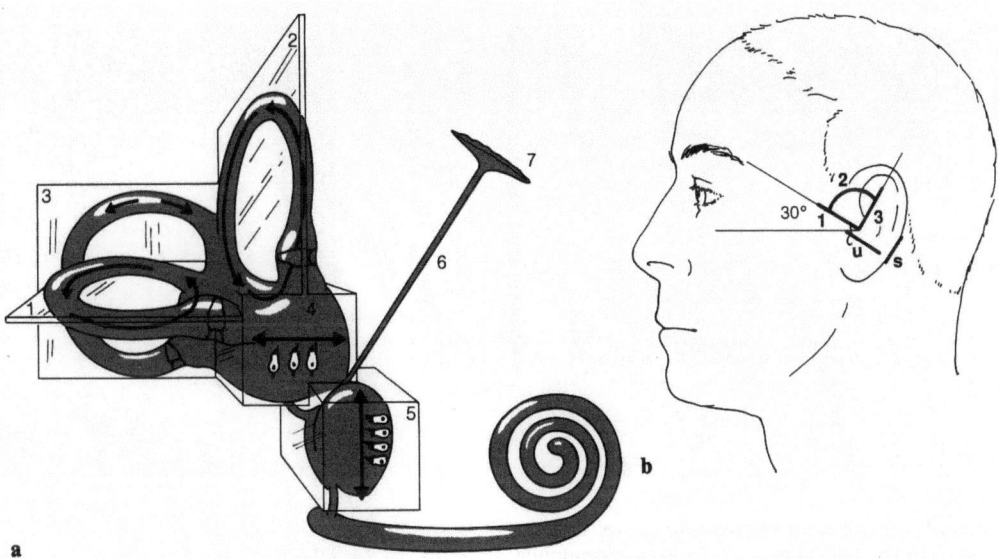

Abb. 4. Lage der Bogengänge zueinander (**a**) und im Kopf (**b**). Die Hauptachse des Gleichgewichtsorgans bildet einen vorne offenen Winkel von 30°. *1* Arbeitsebene des horizontalen Bogengangs, *2* Arbeitsebene des vorderen vertikalen Bogengangs, *3* Arbeitsebene des hinteren vertikalen Bogengangs, *4* Hauptebene der Macula utriculi, *5* Hauptebene der Macula sacculi, *6* Ductus endolymphaticus, *7* Saccus endolymphaticus

Otolithenorgane

Die Otolithenorgane sind Sinneszellansiedlungen (Maculae) im Vestibulum des Labyrinths. Sie bilden den Recessus sacculi und utriculi (Abb. 14) und dienen der Messung geradliniger Beschleunigungen, u. a. auch der Schwerkraft. An der Lage des Kinoziliums der primären Sinneszelle kann man die morphologische Polarisierung der Sinneszellen ablesen. Die Maculae sind bedeckt von einer Membran, in deren Netzwerk Kristalle, die Otokonien, hängen (Abb. 15). Eine Tangentialverschiebung dieser Membran führt, wie an der Cupula, zu einer Verbiegung der Haare der primären Sinneszelle und damit zu einer

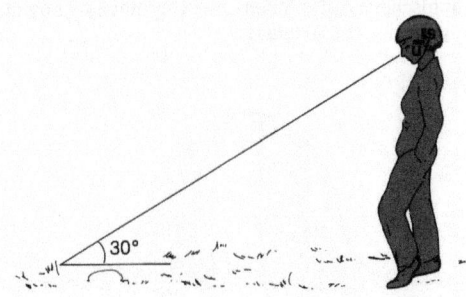

Abb. 5. Beim Gehen auf unebenem Boden wird der Kopf um ca. 30° nach vorne geneigt. Bei dieser Kopfhaltung steht die Hauptachse des Gleichgewichtsorgans in optimaler horizontaler Arbeitsebene. *U* Utriculus, *S* Sacculus. (Nach SCHÖNE 1980)

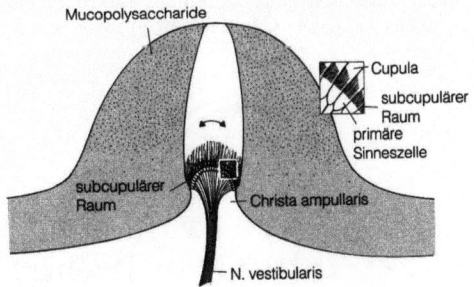

Abb. 6. Anatomie der Bogengangsampulle. Die Cupula ist ein *Beschleunigungsmeßgerät*. Das elektrische Resultat der Messung entspricht aber der Geschwindigkeit der Kopfbewegung

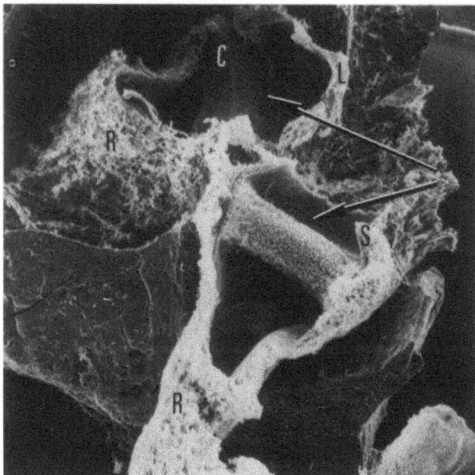

Abb. 7. Rasterelektronenmikroskopisches Bild der lateralen (*L*) und oberen (*S*) Bogengangsampulle. An der horizontalen Ampulle (*unterer Pfeil*) ist die Cupula entfernt. Zu sehen sind die Sinneszellhaare. *C* Cupula der lateralen Ampulle, *R* retikuläres Gewebe (Vergr. 62:1). (Aus Smith u. Tanaka 1975)

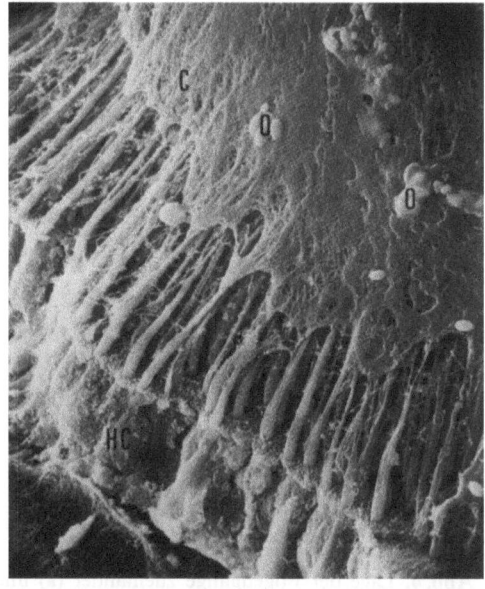

Abb. 8. Rasterelektronenmikroskopisches Bild des subcupulären Raumes. *C* Cupula, *HC* Haarzellen, *O* Otolithen, die bei der Präparation abgesprengt wurden (Vergr. 1000:1). (Aus Smith u. Tanaka 1975)

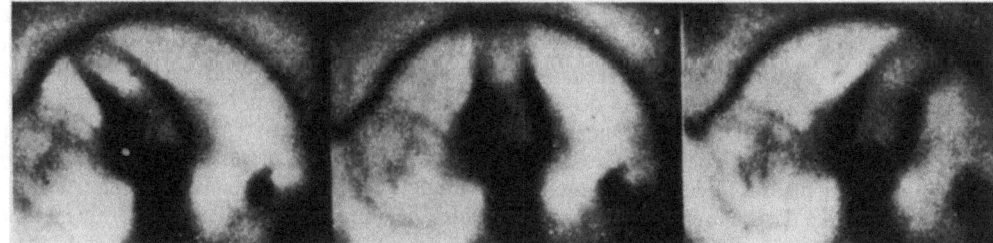

Abb. 9. Ausschnitt aus Dohlmans mikrokinematographischen Aufnahmen zur Cupulabewegung aus Jongkees 1979. Die Cupulabewegung wie eine Schwingtüre ist ein Artefakt

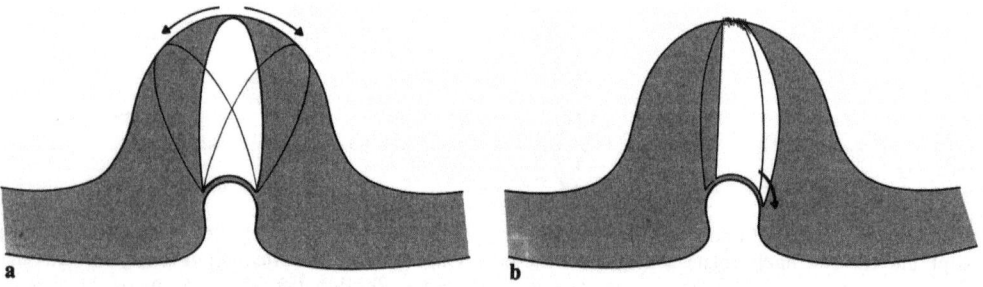

a   b

Abb. 10. a Falsche schwingtürförmige Bewegung der Cupula. **b** Richtige Bewegung der Cupula. Sie bewegt sich auf der Crista wie auf einem Scharniergelenk

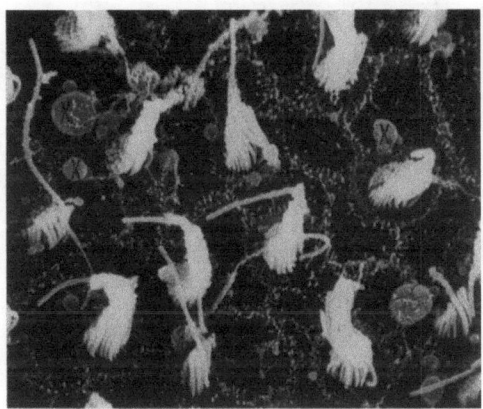

Abb. 11. Rasterelektronenmikroskopische Aufnahme der Macula sacculi mit den Sinneszellen und ihren Fortsätzen, dem langen Kinozilium und den zahlreichen kürzeren Stereozilien (Vergr. 2700:1). (Aus SMITH und TANAKA 1975)

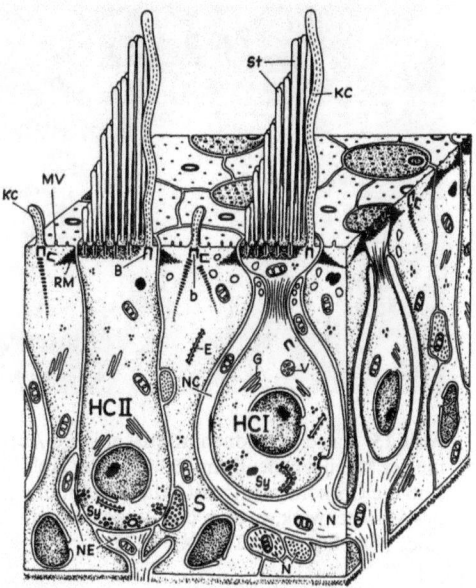

Abb. 13. Vestibuläres Sinnesepithel und dessen Innervierung. *HC* Haarzelltypen I und II, *St* Stereozilium, *KC* Kinozilium, *N* Nervenfaser, *NE* Nervenendigungen, *S* Stützzellen. (Aus SPOENDLIN 1966)

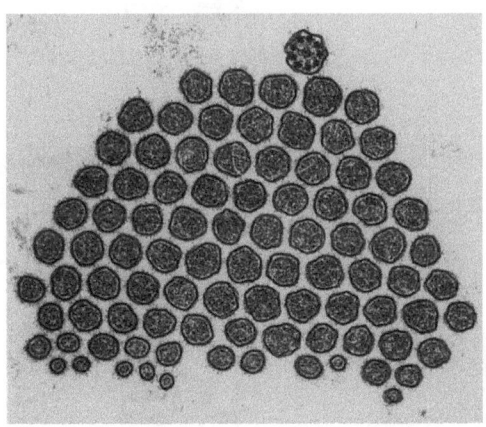

Abb. 12. Elektronenmikroskopische Aufnahme eines Querschnitts durch eine Sinneszelle im Bereich ihrer Fortsätze. Oben ist das singuläre Kinozilium sichtbar. (Aus SPOENDLIN 1966)

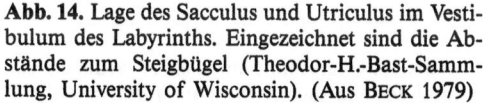

Abb. 14. Lage des Sacculus und Utriculus im Vestibulum des Labyrinths. Eingezeichnet sind die Abstände zum Steigbügel (Theodor-H.-Bast-Sammlung, University of Wisconsin). (Aus BECK 1979)

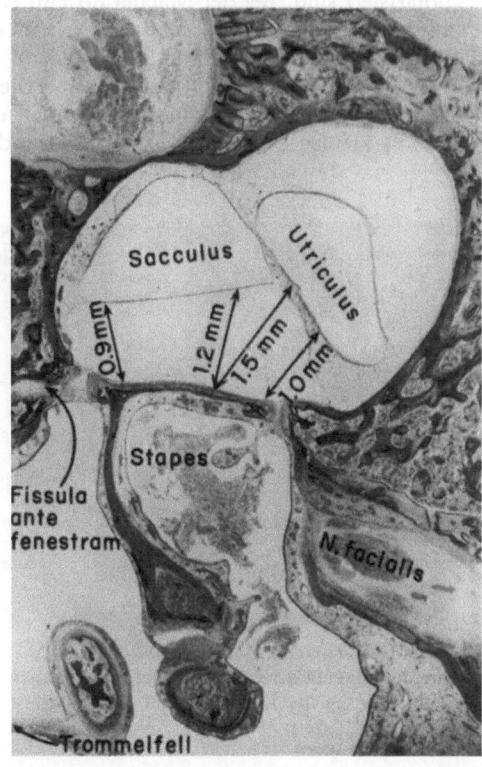

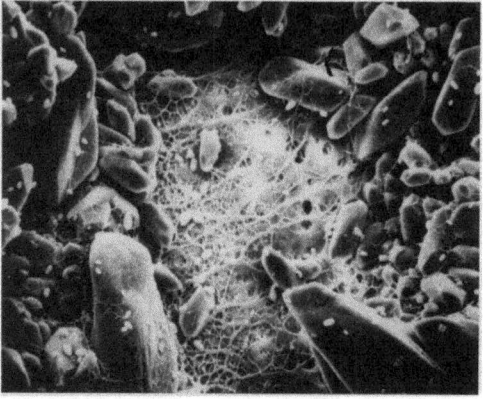 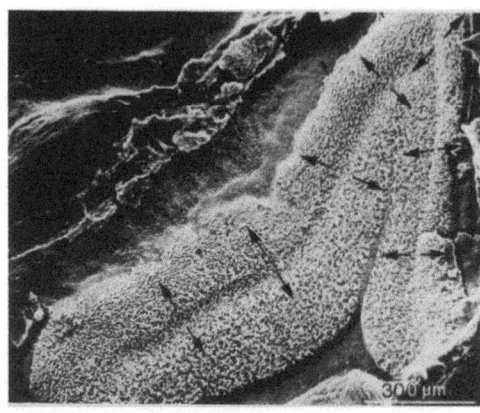

Abb. 15. Rasterelektronenmikroskopische Aufnahme der Macula utriculi. Im Zentrum der Abbildung sind die Otokonien entfernt. Man sieht nun ein feines Maschenwerk, in dem die Otokonien gebunden sind. (Aus SMITH u. TANAKA 1975)

Abb. 17. Rasterelektronenmikroskopische Aufnahme der Macula sacculi. Die *Pfeile* bezeichnen die Polarisierung der Kinozilien von der Striola weg. (Aus WILSON u. JONES 1979)

Aktivierung oder Hemmung der Sinneszellen entsprechend der Bewegungsrichtung.

Es ist auffallend, daß die Sinneszellen der Maculae utriculi und sacculi nicht einheitlich polarisiert sind. Bei der Macula utriculi konvergieren sie auf eine gebogene Linie, die Striola (Abb. 16), bei der Macula sacculi divergieren sie von dieser (Abb. 17). Auffallend ist auch, daß die Otokonien im Bereich der Striola kleiner sind (Abb. 18). Der Zweck die-

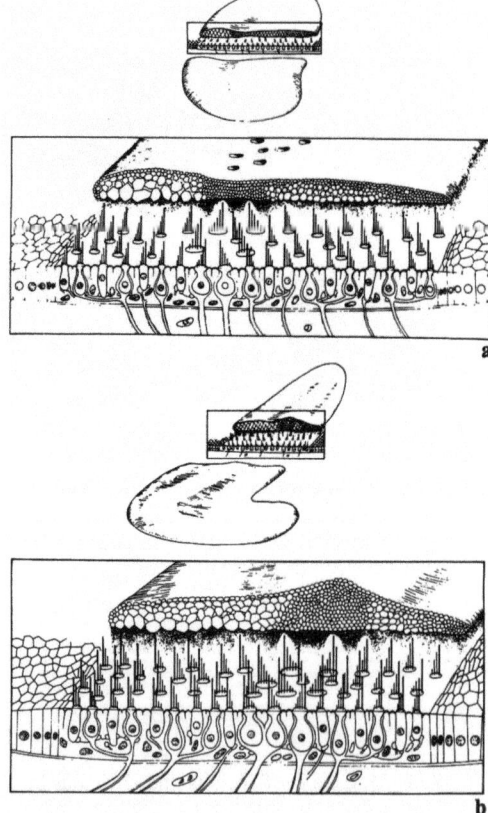

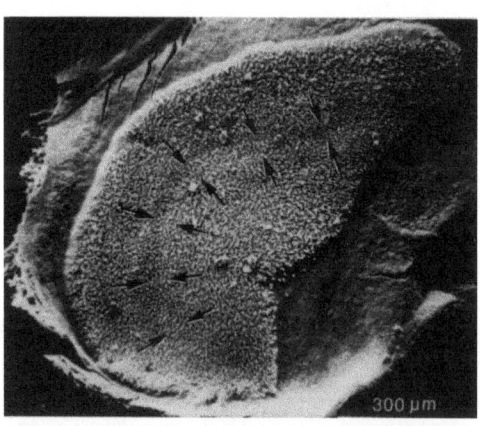

Abb. 16. Rasterelektronenmikroskopische Aufnahme der Macula utriculi. Die *Pfeile* bezeichnen die Polarisierung der Kinozilien zur Striola hin. (Aus WILSON u. JONES 1979)

Abb. 18. Querschnitt durch eine Macula utriculi (a) und Macula sacculi (b). (Aus LINDEMANN 1973)

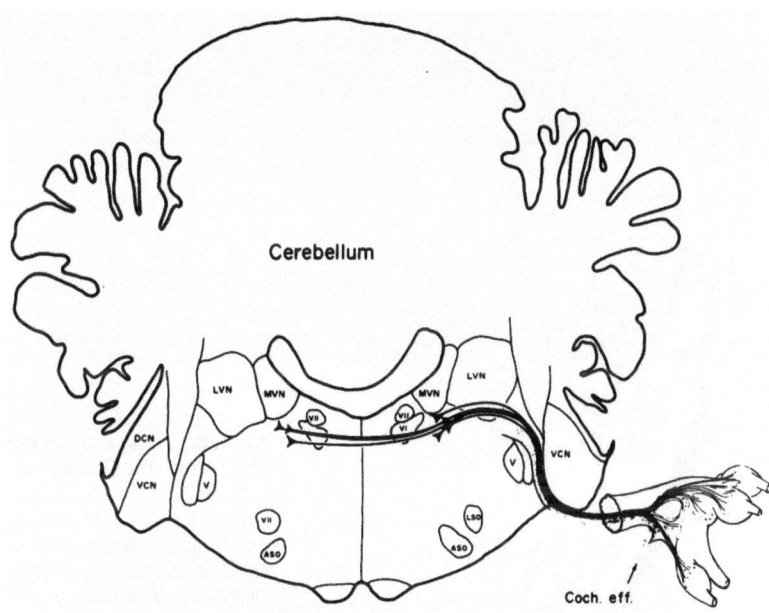

Cerebellum

Abb. 19. Ursprung und Verlauf der efferenten vestibulären Bahn. *LVN* lateraler vestibulärer Kern, *MVN* medialer vestibulärer Kern, *römische Ziffern*: Kerne der jeweiligen Nerven, *ASO* akzessorischer Kern der oberen Olive, *LSO* lateraler Kern der oberen Olive, *VCN* ventraler kochleärer Kern, *DCN* dorsaler kochleärer Kern. (Aus GACEK u. LYEN 1974)

ser funktionellen Organisation liegt wahrscheinlich darin, daß jede erdenkliche Bewegung von den beiden Maculae utriculi und sacculi optimal erfaßt wird.

Nervus vestibularis

Der Nervus vestibularis, der von den Rezeptoren durch den inneren Gehörgang zum Gleichgewichtskerngebiet zieht, bildet im inneren Gehörgang das Ganglion Scarpae. Hier liegen bipolare Nervenzellen, deren distale Fortsätze die Informationen von den primären Sinneszellen Typ I und Typ II sammeln und deren proximale Fortsätze in den Hirnstamm reichen.

Im Nervus vestibularis laufen aber auch die Fasern des efferenten vestibulären Systems. Sie entstammen einem Zellhaufen neben den Kernen des VI. und VII. Hirnnerven im wesentlichen derselben aber auch der kontralateralen Seite (Abb. 19).

Die Funktion der efferenten vestibulären Bahn ist noch unklar, zumal sich die Nerven-

endigungen ohne Spezifität im Gleichgewichtsorgan verteilen und sowohl Typ I- als auch Typ II-Zellen ansteuern. Wahrscheinlich kann über diese Bahn die Empfindlichkeit des Gleichgewichtsorgans global abgestimmt werden.

Der Nervus vestibularis enthält insgesamt ca. 18 000 Nervenfasern. Sie sind etwa gleich verteilt auf alle Bogengänge und die Macula utriculi. Nur zur Macula sacculi ziehen deutlich weniger Fasern. Die Fasern liegen im Gleichgewichtsnerven an charakteristischer Stelle (Abb. 20).

Für die Weiterleitung der Information aus den Meßstellen des Gleichgewichtsorgans wird vom N. vestibularis das Prinzip der Frequenzmodulation benützt. Dazu wird bereits in Ruhe die Nervenfaser aktiviert. Sie bildet 60–90 Aktionspotentiale pro Sekunde. Diese Ruhefrequenz wird nun von der primären Sinneszelle moduliert.

Mit dieser Frequenzmodulation kann das Gleichgewichtssystem langsame Vorgänge erfassen und *mit jeder Meßstelle* im Gleichgewichtsorgan *sowohl positive als auch negative*

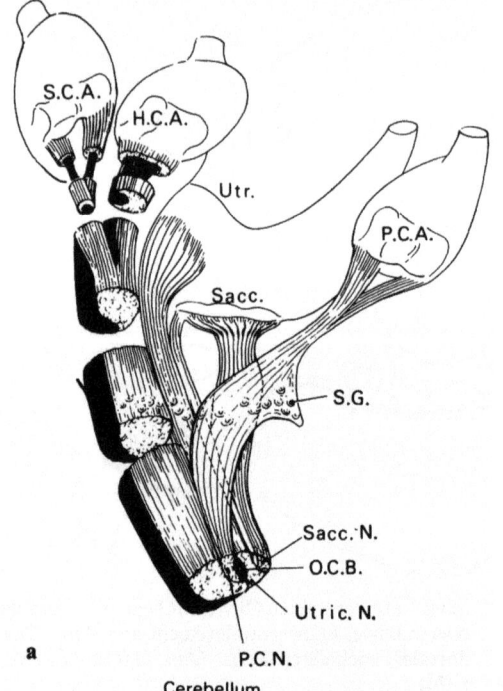

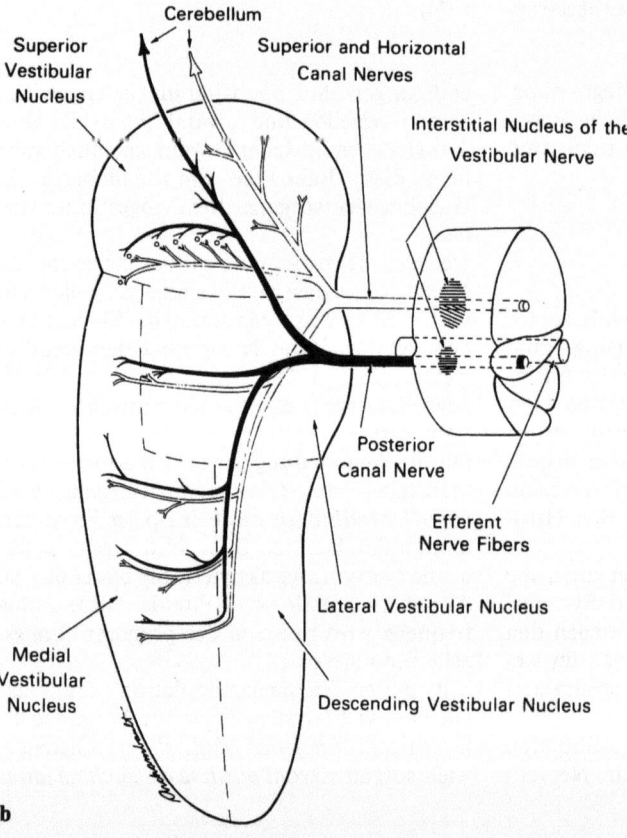

Abb. 20. a Lage der Fasern von den einzelnen Strukturen des Gleichgewichtsorgans im N. vestibularis: *SCA* Crista des oberen Bogengangs, *HCA* Crista des horizontalen Bogengangs, *PCA* Crista des hinteren Bogengangs, *SG* Ganglion scarpae, *OCB* efferente kochleäre und vertibuläre Bahn, *PCN* Nerv vom hinteren vertikalen Bogengang (aus GACEK 1975). **b** Verteilung der afferenten Fasern des N. vestibularis im Gleichgewichtskerngebiet. (Aus WILSON u. JONES 1979)

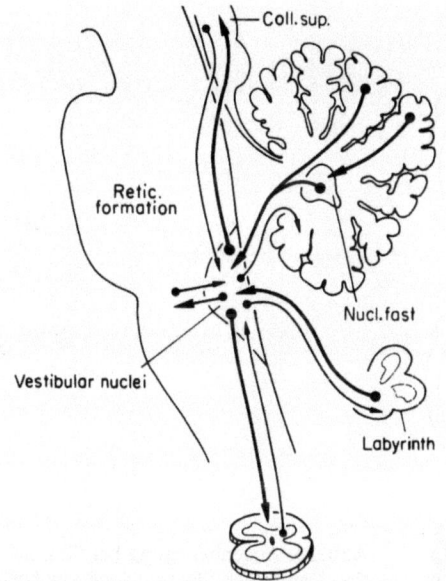

Abb. 21. Maßgebende Afferenzen und Efferenzen im Gleichgewichtskerngebiet

Beschleunigungen erfassen und weiterleiten. In den beiden Gleichgewichtskerngebieten kommt auf diese Weise auch in Ruhe fortlaufend ein Strom von Informationen aus der Peripherie an, ähnlich wie in der Schaltzentrale eines großen Krankenhauses.

Die Fasern des N. vestibularis enden im Gleichgewichtskerngebiet und im Zerebellum, wie in Abb. 21 und 22 dargestellt ist. Sie haben dabei Anschluß an die nach oben zu den Augenmuskelkernen führende vestibulookuläre Reflexbahn und zu der nach unten zu der Streckmuskulatur führenden vestibulospinalen Bahn.

Klinisch wichtiger als die Kenntnis der einzelnen Bahnen ist das Wissen über die Funktion der Bogengänge und der Maculae im vestibulookulären Regelkreis. Die bei isolierter Reizung einzelner Bogengänge und Otolithenorgane auftretenden Augenbewegungen sind eindrucksvoll von T. RUDGE zusammengestellt worden (Abb. 23–25).

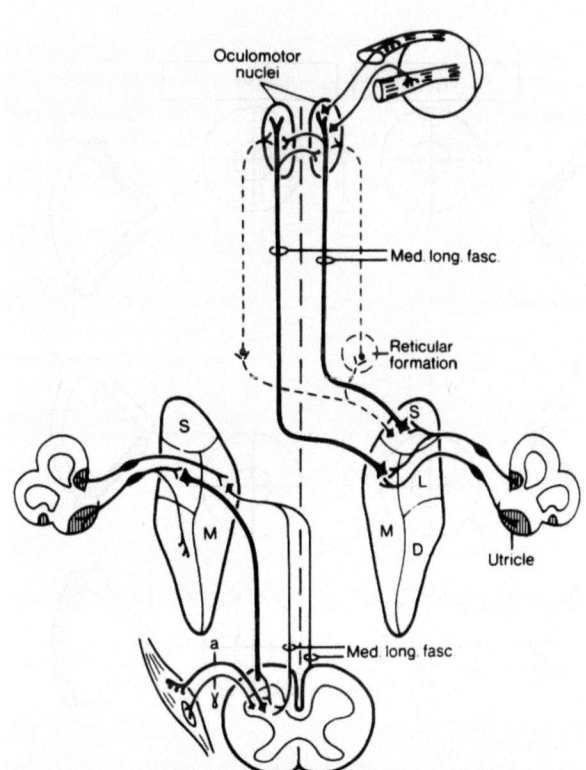

Abb. 22. Vestibuläre Afferenzen zu den verschiedenen Gleichgewichtskernen und ihre Verbindungen zu den Augenmuskelkernen und zum Rückenmark über den Fasciculus longitudinalis medialis. (Aus BRODAL 1981)

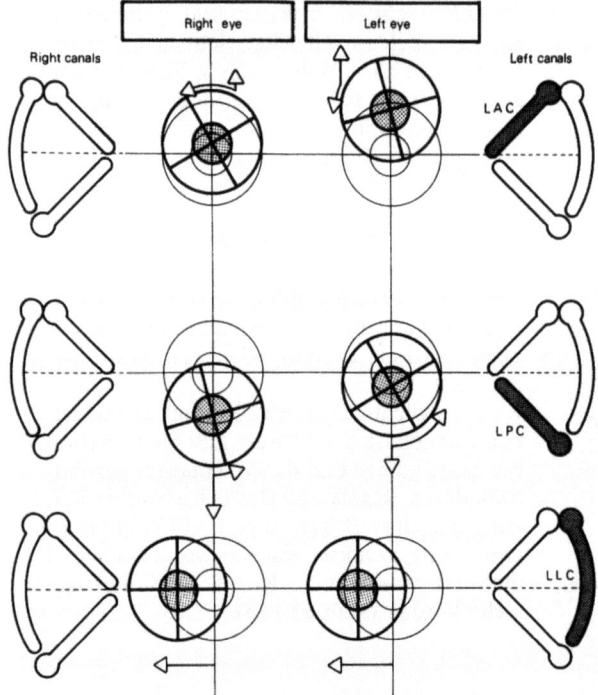

Abb. 23. Augenbewegung bei Stimulation einzelner Bogengänge (*schattiert*): *LAC* linker vorderer vertikaler Bogengang, *LPC* linker hinterer vertikaler Bogengang, *LLC* linker lateraler Bogengang. (Aus RUDGE 1983)

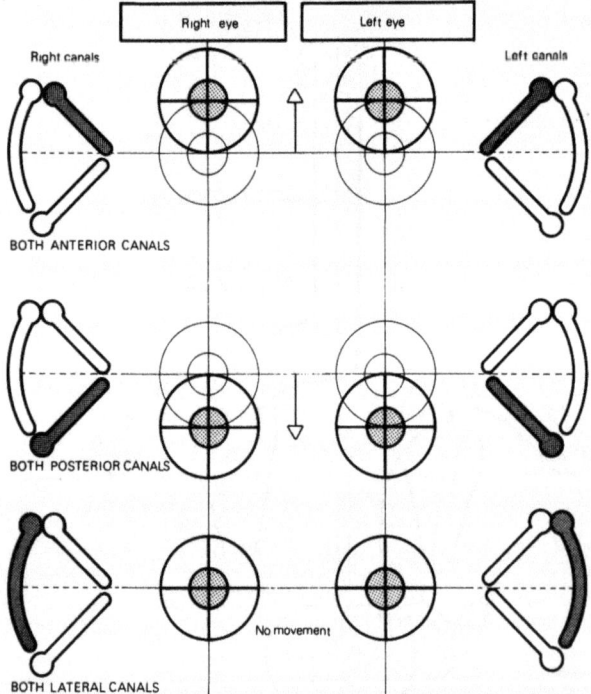

Abb. 24. Augenbewegung bei simultaner Reizung korrespondierender Bogengänge. (Aus RUDGE 1983)

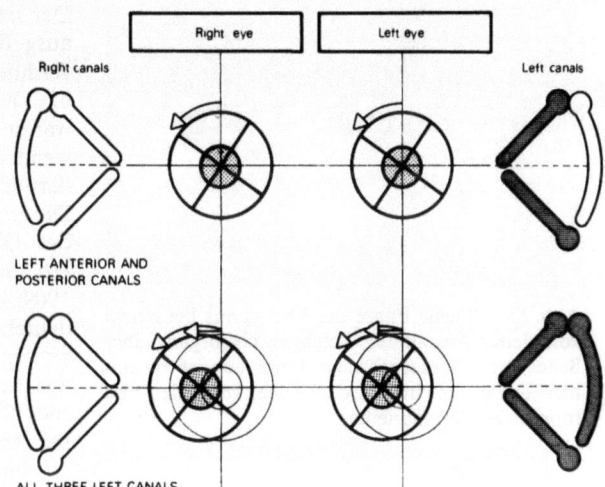

Abb. 25. Augenbewegungen bei simultaner Stimulation mehrerer Bogengänge einer Seite. (Aus RUDGE 1983)

B. Akuter einseitiger Funktionsverlust des Gleichgewichtsorgans

Pathophysiologie

Ein Funktionsverlust eines der beiden Gleichgewichtsorgane führt zu einer Senkung der Spontanaktivität im Gleichgewichtsnerven dieser Seite und damit zu einer Abnahme des afferenten Informationsstroms zum Gleichgewichtskerngebiet. Dort kommt es zu einer Seitendifferenz der neuronalen Aktivität, wie sie physiologischerweise bei Drehbeschleunigungen auftritt (Abb. 26). Über das mediale Längsbündel setzt sich diese Seitendifferenz fort bis zu den Augenmuskelkernen. Es kommt zu einer Erhöhung des ipsilateralen Augenmuskeltonus. Die Augen werden synchron aus der Mittelstellung zur kranken bzw. niedertonisierten Seite gezogen mit einer Geschwindigkeit, die vom Ausmaß der Seitendifferenz abhängt. Diese Bewegung wird als der *langsame Anteil des vestibulären Nystagmus, oder isoliert betrachtet, auch als Shift bezeichnet.* Von einem individuell verschiedenen Triggerpunkt ab werden die Augen sehr rasch zurückgestellt. Diese Rückbewegung wird als die *schnelle Phase des Nystagmus* bezeichnet. Sie ist nach kontralateral gerichtet. Der Weg,

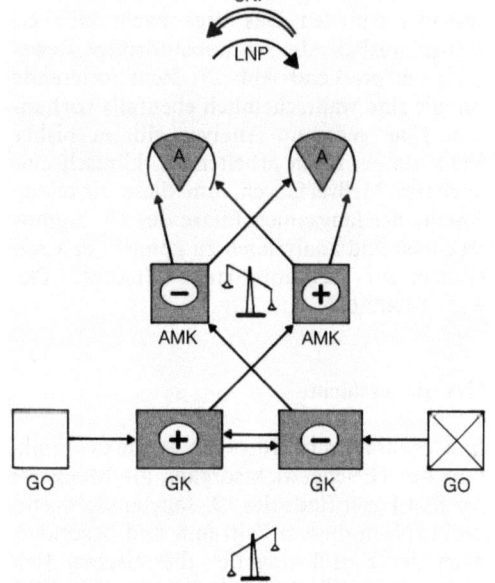

Abb. 26. Seitendifferenz der neuronalen Aktivität im Gleichgewichtskerngebiet (*GK*) und in den Augenmuskelkernen (*AMK*) bei einseitigem Funktionsverlust (*X*) im Gleichgewichtsorgan (*GO*). Es resultiert eine langsame Deviation der Augen (*A*) zur Seite der Läsion (= *LNP* langsame Phase des Nystagmus), gefolgt von einer raschen Rückstellbewegung (= *SNP* schnelle Phase des Nystagmus)

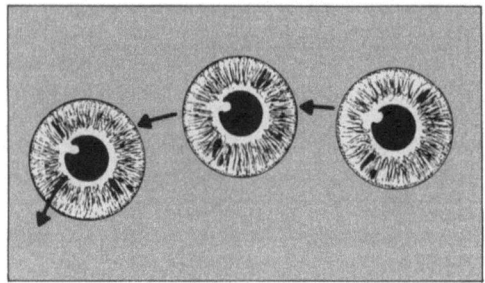

Abb. 27. Schnelle Phase des Nystagmus bei einem kompletten Ausfall des Gleichgewichtsorgans einer Seite. Die schraubenförmige Bewegung ist zusammengesetzt aus einer horizontalen, vertikalen und rotierenden Komponente

gemessen in Winkelgraden, den die Augen zurücklegen, entspricht der Amplitude des Nystagmus.

Der Funktionsverlust eines Gleichgewichtsorgans führt vornehmlich zu einem horizontal gerichteten Nystagmus mit vertikalen und rotierenden Anteilen. Das Auge macht dabei eine weit ausladende, schraubenförmige Bewegung entsprechend Abb. 27. Rein rotierende Anteile sind wahrscheinlich ebenfalls vorhanden. Eine genauere Analyse gibt es bisher nicht, da ein rasch arbeitendes, klinisch einsetzbares Meßverfahren, um diese einzelnen Anteile der langsamen Phase des Nystagmus erkennen und analysieren zu können, erst seit kurzem zur Verfügung steht (CLARKE, TEIWES, SCHERER).

Medizingeschichte

Im Gegensatz zum Hörorgan wurde die Funktion des Gleichgewichtsorgans als Meßgerät der Statik erst Ende des 19. Jahrhunderts entdeckt. Nach diesem Zeitraum und besonders nach der Einführung der thermischen Reizung in die Klinik durch BÀRÀNY ab 1906 konnten die z. T. dramatisch ablaufenden Schwindelbeschwerden mancher Patienten einer Funktionsstörung der Gleichgewichtsorgane zugeordnet werden. Davor waren sie als „Fußtritte des Satans" (LUTHER; s. auch S. 32), oder als kardiale oder zerebrale Erkrankungen bezeichnet worden.

Der früher bei Schwindelbeschwerden häufig ausgeführte Aderlaß hatte durch seinen blutverdünnenden Effekt eine positive Wirkung bei Durchblutungsstörungen. Wahrscheinlich war er wirkungsvoller als die heute so oft verwendete medikamentös durchblutungsfördernde Therapie (s. S. 151).

Die erste Mitteilung über einen akuten Ausfall des Gleichgewichtsorgans ohne begleitende Hörstörung stammt von RUTTIN 1908 und 1909. Er hatte diese Krankheit als Neuritis gedeutet. 1924 beschrieb NYLEN ebenfalls einen akuten einseitigen Vestibularisausfall, den er auf eine *Neuritis* des Nervus vestibularis zurückführte. DIX und HALLPIKE beobachteten bei ihren Patienten, daß dem Gleichgewichtsausfall häufig ein Infekt der oberen Luftwege vorangegangen war. Sie prägten 1949 den Begriff der *Neuronitis vestibularis* und stellten fest, daß die Störung im Gleichgewichtsorgan und im peripheren Neuron bis hin zu den vestibulären Kerngebieten liegen könne. PFALTZ konnte 1955 mit dem Einsatz der galvanischen Reizung diese Ansicht bestätigen und in jedem Einzelfall eine topische Zuordnung durchführen.

Der Begriff „Neuronitis vestibularis" setzt eine Entzündung als Ursache der akuten Gleichgewichtsstörung voraus. Zunehmend wurden aber nicht-entzündliche Faktoren bekannt, z. B. die Durchblutungsstörungen. Um einer Präjudizierung aus dem Weg zu gehen, wurden mehr deskriptive Begriffe eingeführt wie „vestibuläre Neuropathie" (HAAS u. BECKER 1958), „plötzlicher vestibulärer Funktionsausfall" (Sudden loss of vestibular function) (LINDSAY u. HEMENWAY 1956), „akute, isolierte, periphere Vestibularisstörung" (KORNHUBER u. WALDECKER 1958).

Auch heute sprechen wir rein deskriptiv von einem „akuten Vestibularisausfall" oder besser von einem „akuten Funktionsverlust eines Gleichgewichtsorgans", wenn die Ätiologie unklar ist, und von einer „Neuronitis vestibularis", wenn eine entzündliche Genese wahrscheinlich ist, z. B. bei Herpes zoster oticus oder bei einem von HAENSCH et al. (1974) beschriebenen Fall einer Infektion mit Toxoplasma gondii.

Übersichtsliteratur: MERAN u. PFALTZ 1979; REKER 1981.

Ätiologie und Pathogenese des peripher-vestibulären Funktionsverlustes

Über die Ätiologie der Erkrankung wissen wir ähnlich wenig wie über die des Hörsturzes. Neben Entzündungen, vaskulären Störungen, toxischen Einwirkungen und Traumen muß auch mit Störungen von biochemischen Vorgängen im Gleichgewichtsorgan gerechnet werden, deren Nachweis heute noch nicht gelingt.

1. Entzündliche Störungen

Eine entzündliche Erkrankung des Labyrinths wird als Labyrinthitis bezeichnet. Ist der vestibuläre Anteil des Labyrinths betroffen, dann treten Schwindel und Nystagmus auf. In sehr frühen Stadien der Labyrinthitis kann der Nystagmus zum erkrankten Ohr gerichtet sein als Zeichen einer entzündungsbedingten Aktivierung der Sinneszellen. Sehr rasch folgt darauf ein Ausfall der Sinneszellfunktion mit dem entsprechenden Ausfallnystagmus. In der Regel wird der Patient erst in diesem Stadium vom Arzt gesehen.

Bei einer bakteriellen Infektion des Labyrinths sind immer cochleäre und vestibuläre Anteile betroffen. Dasselbe gilt für eine Nervenschädigung bei bakterieller Meningitis. Für Virusinfekte gilt dies nicht. Hier können einzelne Teile des Labyrinths betroffen sein.

a) Virusinfekte

Nahezu alle Viren können Nervengewebe schädigen bzw. benützen periphere Nerven, um ins ZNS zu gelangen. Sie werden als „neurotrope Viren" bezeichnet. Zum Nachweis einer isolierten Schädigung von Teilen des VIII. Hirnnerven durch eine Virusinfektion wird nach einem erhöhten serologischen Titer von Antikörpern gegen Viren gesucht. Neben den Viruserkrankungen, die eine Polyneuritis, Meningitis oder Meningoenzephalitis hervorrufen, gibt es Virusinfektionen, die aufgrund ihrer Symptomenkonstellation diagnostiziert werden können.

aa) Zoster oticus

Es handelt sich um die zweite Manifestation einer Varizella. Aufgrund einer Hirnstammbeteiligung kommt es zum Befall mehrerer Hirnnerven.

Typische Symptome:
Herpetiforme Effloreszenzen an der Ohrmuschel und im Gehörgang kombiniert mit Paresen *mehrerer* Hirnnerven (VII, VIII) und Ohrenschmerzen. Die Symptome treten nicht gleichzeitig auf. Oft folgen die Hautsymptome den Paresen nach. Eine einseitige Fazialisparese wird dann oft als idiopathische Fazialisparese angesehen.

Ursache:
Infektion mit Viren aus der Herpes-Varizellengruppe.

Therapie:
- Virostatisch (z. B. Aciclovir). Die Behandlung ist nur im Bläschenstadium sinnvoll. Die Dosierung beträgt bei parenteraler Gabe 5 mg/kg/Körpergewicht alle 8 Stunden für ca. 7 Tage, bei oraler Gabe 800 mg alle 5 Stunden.
- Durchblutungsfördernd, z. B. Aderlaß bei einem Hämatokrit über 0,45, sonst medikamentös.
- Vor einer abschwellenden Therapie mit Kortison bei einer begleitenden Fazialisparese ist wegen der Gefahr einer Virämie und dem Auftreten einer Zosterenzephalitis früher gewarnt worden. Heute wird Kortison als Frühtherapeutikum angewandt, allerdings nur in Kombination mit Aciclovir.
- Varizella-Hyperimmunglobulin nur bei immunsupprimierten oder immungeschwächten Patienten.

ab) Grippeotitis

Typische Symptome:
Schwere bis schwerste Ohrenschmerzen; Blutblasen im Gehörgang und auf dem Trommelfell; hämorrhagisches Serotympanon sowie Gleichgewichtsfunktionsstörung und/oder cochleäre Hörstörung.

Ursache:
Infektion mit Grippevirus A, B oder C.

Therapie:
Symptomatisch gegen Schmerzen; durchblutungsfördernde Maßnahmen bei Labyrinthbefall.

ac) Virusinfekte, die nur selten das Gleichgewichtsorgan befallen

– Masern:
Dehnt sich die selten auftretende Masernenzephalitis auf den medullären Bereich aus, dann kann das vestibuläre System betroffen sein.

– Mumps:
Wird der VIII. Hirnnerv bei einer Mumpsinfektion geschädigt, so steht der irreversible Ausfall des N. cochlearis im Vordergrund. Der N. vestibularis kann mitbetroffen sein.

– Zeckenenzephalitis:
Die durch Viren übertragbare sog. Frühsommer-Meningoenzephalitis führt zu multiplen Ausfällen, auch zum Ausfall des N. vestibularis. Davon abzugrenzen ist die viel häufiger vorkommende, ebenfalls durch Zeckenbiß übertragene, durch Spirochaeten ausgelöste, *Borreliose*. Dabei kommt es im Einstichgebiet der Zecke zu einer nach außen wandernden Rötung (Erythema migrans). Nach wochen- bis monatelanger Latenz kann eine Meningoradikulitis auftreten mit Hirnnervenläsionen, wobei ein- oder doppelseitige periphere Fazialisparesen am häufigsten sind.

Therapie:
Penicillin oder Cephalosporin parenteral über mindestens zwei Wochen; Kortikosteroide nur bei Schmerzen im Rahmen des Bannwarth-Syndroms (lymphozytäre Meningoradikulitis).

Literatur: DIEHL u. HOLTMANN 1989; PFISTER u. WEBER 1990.

b) Bakterielle Infekte

Bakterien können von *lateral* über eine Otitis media akuta, Otitis media chronica oder über die Keimbesiedlung eines Cholesteatoms (Pseudomonas) ins Innenohr gelangen und eine Durchwanderungslabyrinthitis auslösen. Von *medial* kommen die Keime über eine Meningitis oder Meningoenzephalitis. Primär ist dabei der VIII. Hirnnerv betroffen, es kann jedoch auch über den inneren Gehörgang zu einer Labyrinthitis kommen.

Typische Symptome:
Mehr oder weniger akut auftretender Schwindel, der längere Zeit anhält. Zu Anfang kann der Nystagmus zum erkrankten Ohr gerichtet sein. Er schlägt aber sehr schnell um in einen Ausfallsnystagmus.

Differentialdiagnostische Abgrenzung:
Sie muß im wesentlichen zu einer, durch einen destruktiven Ohrprozeß hervorgerufen, Labyrinthfistel erfolgen. Bei einer Labyrinthfistel ist die Stärke des Schwindels wechselnd, zum Teil ist er anfallsartig. Das Hörvermögen schwankt. Die Abgrenzung zur bakteriellen Labyrinthitis gelingt leicht mit dem Fistelsymptom (Politzer-Ballon bei Trommelfelldefekt; Valsalva-Versuch bei intaktem Trommelfell).

Systemisch kann es ebenfalls zu einer Infektion des Innenohres kommen, z. B. bei

Listeriose

Durch die Infektion mit den gram-positiven Stäbchen kann es zu einer granulierenden Meningoenzephalitis kommen. Die Listerien werden nachgewiesen entweder direkt im Stuhl, Urin und Liquor oder indirekt über den Nachweis von Agglutininen im Serum (Widal-Reaktion).

Therapie: Ampicillin.

Toxoplasmose

Durch Infektion mit den gram-negativen Protozoen kommt es zu herdförmigen, nekrotisierenden Entzündungen mit dem Bild einer akuten oder subakuten Meningoenzephalitis, Meningomyelitis und Meningoradikulitis. Es kann aber auch zu schubweise auftretenden Symptomen von unterschiedlicher Lokalisation wie bei einer multiplen Sklerose kommen (MUMENTHALER). Es können auch isoliert die Symptome einer akuten peripheren Funktionsstörung des Gleichgewichts- und Hörorgans auftreten, wie auch das Bild einer Menièreschen Krankheit. Bei immungeschwächten Patienten (AIDS oder immunsuppressive Therapie) tritt die Toxoplasmose häufig als opportunistische Erkrankung des ZNS auf. Die Diagnose wird gestellt durch direkten Erregernachweis und serologisch durch den Sabin-Feldmann-Neutralisationstest, durch die Komplement-Bindungsreaktion, die indirekte Immunfluoreszenz- oder Hämagglutinationsreaktion oder den ELISA-Test.

Therapie: Kombination aus Pyrimethamin und Sulfonamiden.

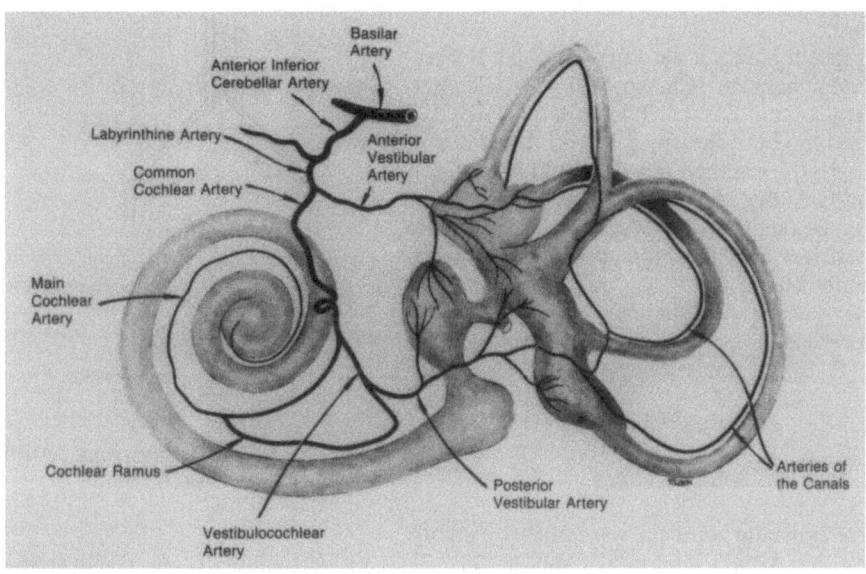

Abb. 28. Arterielle Versorgung des Innenohres. (Aus SCHUKNECHT 1984)

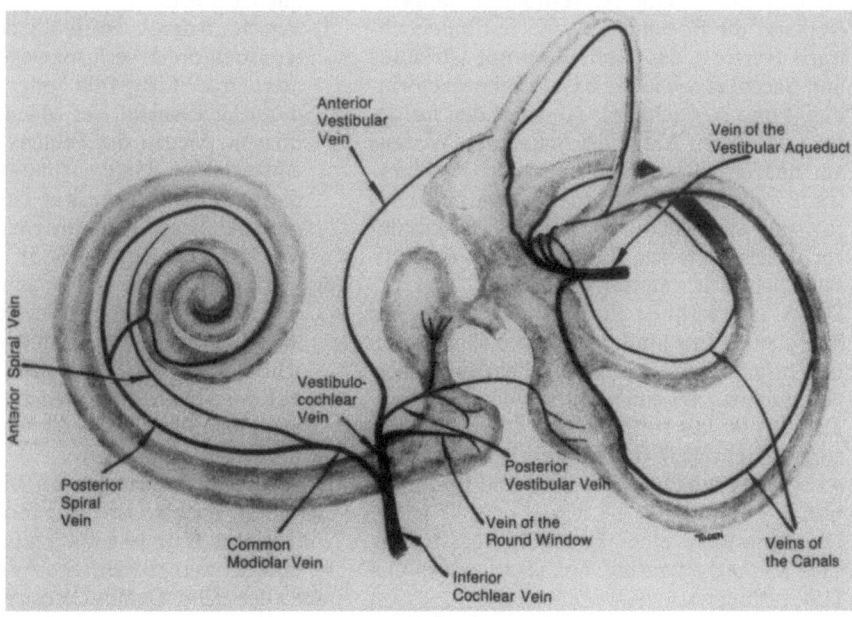

Abb. 29. Venöser Abfluß aus dem Innenohr. (Aus SCHUKNECHT 1984)

Lues

In jedem Stadium der Lues kann das Nervensystem befallen sein, so auch das Gleichgewichtsorgan. Zusätzlich kann es zu einer Obliteration von Arterien, z. B. von Ästen der A. labyrinthi kommen mit dem Bild eines Labyrinthausfalls. Menièreartige Verläufe kommen vor. Bekannt ist das Hennebertsche Zeichen (positives Fistelsymptom bei intaktem Trommelfell) (s. S. 65).

Borreliose

(s. S. 18:, li. Spalte)

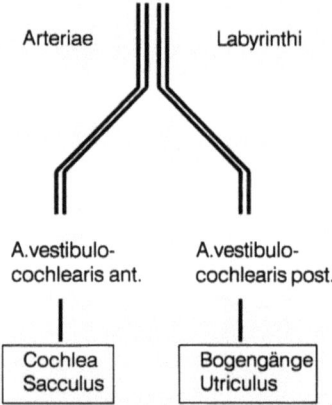

Abb. 30. Arterielle Versorgung des Innenohres bei Existenz zweier Aa. labyrinthi

2. Durchblutungsstörungen

Das Innenohr wird im wesentlichen versorgt von der Arteria labyrinthi (Abb. 28, 29). Sie kommt in 83% aus der A. cerebelli inf. ant. oder direkt aus der A. vertebralis. In 17% entspringt sie der A. basilaris (SUNDERLAND). Sie teilt sich in eine A. vestibularis anterior (versorgt die Bogengänge), A. vestibulocochlearis (versorgt das Vestibulum mit Utriculus und Sacculus sowie die basale Schneckenwindung) und A. cochlearis (versorgt den mittleren und oberen Anteil der Schnecke). Weitaus am häufigsten bestehen aber zwei Aa. labyrinthi innerhalb des Meatus acusticus internus (LANG); eine davon wird zur A. vestibulocochlearis posterior, die andere zur A. vestibulocochlearis anterior (Abb. 30).

Die A. labyrinthi ist eine Endarterie; d. h. ein kompletter Verschluß der Arterie führt zu einer Infarzierung im entsprechenden Versorgungsgebiet. Bei einem Verschluß eines Endastes der A. labyrinthi ist eine kollaterale Versorgung innerhalb des Labyrinths möglich sowie eine Versorgung über Peri- und Endolymphe.

Die Symptome einer Durchblutungsstörung sind abhängig von der Lokalisation des Gefäßverschlusses:

a) Verschluß der A. labyrinthi vor der Teilung in ihre Endäste: Kompletter Labyrinthausfall, d. h. Hörsturz und Ausfall des Gleichgewichtsorgans. Prognose schlecht.

b) Verschluß der A. vestibularis anterior: Ausfall des Gleichgewichtsorgans mit horizontalem Spontannystagmus.

c) Verschluß der A. cochlearis: Ausfall der Kochlea mit Ausnahme von Teilen der basalen Schneckenwindung. Klinisch besteht ein Hörsturz im tiefen und mittleren Frequenzbereich.

d) Verschluß der A. vestibulocochlearis: Akuter Hochtonhörverlust gelegentlich kombiniert mit Liftgefühl oder Unsicherheit durch den Ausfall der Macula sacculi und utriculi. Wegen des Fehlens einer klinisch einsetzbaren Untersuchungsmethode für die Otolithenorgane war eine exakte Diagnostik dieser kombinierten Störung bisher nicht möglich (s. S. 3).

e) Gefäßverschlüsse weiter zentral, z. B. der A. cerebelli inferior anterior, führen zu Ausfällen mehrerer Hirnnerven (z. B. Wallenberg-Syndrom: N V, VIII, IX usw.) (s. S. 80) oder bei Teilläsionen zu zentralen Nystagmusbildern, z. B. Down beat-Nystagmus (s. S. 72).

Durchblutungsstörungen im Innenohr lassen sich nicht nachweisen. Nur indirekte Zeichen wie erhöhte Blutviskosität, z. B. bei Pleozytose, eine schwere diabetische Angiopathie oder eine allgemeine Gefäßsklerose deuten auf eine vaskuläre Genese der Funktionsstörung hin. Hier ist eine rheologische Behandlung − bei Pleozytose auch ein Aderlaß − sinnvoll. Vor einer generellen durchblutungsfördernden Therapie bei allen ungeklärten Fällen labyrinthärer Funktionsstörungen muß aber gewarnt werden.

3. Autoimmunkrankheiten

Die Existenz einer solchen Ursache für plötzliche Funktionsstörungen ist sehr wahrscheinlich. Von ARNOLD wurden Antikörper gegen Innenohrgewebe im peripheren Blut entdeckt, die auf Autoimmunkrankheiten schließen lassen. Neben der Suche nach solchen Antikörpern ist das Verhältnis von T_3- zu T_4-Leukozyten bestimmbar.

Zum Formenkreis der Autoaggressionskrankheiten gehört das *Cogan-Syndrom*. Es ist charakterisiert durch interstitielle Keratitis und fluktuierende, progrediente, einseitige oder beidseitige cochleovestibuläre Störungen.

4. Funktionelle Minderung der vestibulären Erregbarkeit

Die Sensibilität des Gleichgewichtsorgans gegenüber natürlichen Reizen kann auf zellulärer Ebene, d. h. an den primären Sinneszellen, sowie über die efferente vestibuläre Bahn reguliert werden. Im Gleichgewichtskerngebiet und in der Formatio reticularis findet zusätzlich eine Gewichtung der afferenten Informationen entsprechend den jeweiligen Bedürfnissen statt.

Diese Möglichkeit des Gleichgewichtssystems, seine Sensibilität auf Umweltreize zu verändern, kann gestört werden. Geschieht dies durch neuronale Mechanismen, dann bezeichnet man die Veränderung als *funktionelle Störung*.

Funktionelle Störungen der vestibulären Erregbarkeit können auftreten bei pathologischer Aktivierung von Systemen, die an der Aufrechterhaltung des Gleichgewichts teilnehmen. Besonders zervikale Afferenzen zum Gleichgewichtskerngebiet spielen eine bedeutende Rolle (s. auch S. 111 ff). Neurophysiologisch kommen zwei Mechanismen in Frage:

a) Hemmung der Aktivität im Deiterschen Kern durch die Purkinje-Zellen im Kleinhirn, die ihrerseits von den sensiblen zervikalen Afferenzen über Moos- und Kletterfasern aktiviert werden.

b) Aktivierung oder Hemmung der efferenten vestibulären Bahn in ihrem Kerngebiet neben dem Fazialiskern.

Bei Dysfunktionen der oberen Halsgelenke und der zugehörigen Muskeln beobachtet man dementsprechend eine fluktuierende Minderung der peripher vestibulären Erregbarkeit mit, aber auch ohne Spontannystagmus. Es bestehen fluktuierende Schwindelbeschwerden, die nicht immer mit einem Nystagmus einhergehen. Ein Spontannystagmus wird bei 80% aller Patienten mit einer Dysfunktion der oberen Halsgelenke beobachtet [bei Gesunden in ca. 50% (MULCH et al. 1977)]. Er tritt häufig bei seitengleicher Erregbarkeit auf (s. auch S. 125). Fluktuierende Hörstörungen kommen vor.

5. Querfraktur des Felsenbeins

Bei der Querfraktur handelt es sich um einen Berstungsbruch der Schädelbasis. Die Frakturlinie läuft durch das Labyrinth und führt zu einem kompletten Labyrinthausfall mit Ertaubung und Ausfall des Gleichgewichtsorgans. Trommelfell und Gehörgang sind im Gegensatz zur typischen Längsfraktur nicht beschädigt. Es besteht ein Hämatotympanon, eventuell eine Liquorrhoe über die Tube.

6. Toxische Gleichgewichtsstörungen

a) Im Rahmen einer Mittelohrentzündung:
Bei einer akuten oder subakuten Otitis media kann es zu einer toxischen kochleären Hörstörung und seltener zu einer toxischen vestibulären Funktionsstörung kommen. Die Symptomatik entspricht der entzündlichen Labyrinthitis.

Therapie:
Paukendrainage; eventuell Mastoidektomie; parenterale Antibiotikatherapie.

Differentialdiagnostische Abgrenzung:
Zur echten bakteriellen und viralen Labyrinthitis ist eine Abgrenzung in der Regel nicht möglich, da die Perilymphe nicht untersucht werden kann. Bei einer otogenen, bakteriellen Meningitis mit Ertaubung und Ausfallnystagmus, die operativ behandelt werden muß, ist aber von einer bakteriellen Labyrinthitis auszugehen.

b) Durch ototoxische Medikamente (Tabelle 1):

Tabelle 1. Ototoxische Medikamente, die vornehmlich das Gleichgewichtsorgan schädigen (FEDERSPIEL 1984)

Streptomycin
Gentamycin
Sisomycin
Netilmycin
Furosemid

– *Einseitig* bei lokaler Behandlung einer Menièreschen Krankheit, aber auch durch eine antientzündliche Behandlung mit Ohrentropfen, die ototoxische Medikamente, z. B. Neomycin und Gentamycin, Lokalanästhetika und Desinfizientien wie Benzalkoniumchlorid enthalten.
– *Beidseitig* bei enteraler und parenteraler antibiotischer Therapie mit ototoxischer Nebenwirkung.
Eine beidseitige toxische Wirkung kann auch eintreten bei Oberflächenbehandlung mit Aminoglykosiden und anderen Antibiotika (z. B. Neomycin), z. B. bei Blasenspülungen, Wundbehandlungen usw. Da die Gleichgewichtsorgane dabei gleichzeitig ausfallen, entsteht kein Drehschwindel, sondern eine starke ungerichtete Ataxie. Sie wird teilweise kompensiert durch die vestibulären Ersatzsysteme (s. S. 25). Als Restzustand kann eine *Oszillopsie* bestehen bleiben. Es handelt sich dabei um kurze Scheinbewegungen der Umwelt, z. B. nach oben beim Gehen aber auch bei anderen ruckartigen Kopfbewegungen. Sie kommen dadurch zustande, daß beim beidseitigen Ausfall der Gleichgewichtsorgane nur das okulomotorische System funktionstüchtig bleibt,

um Kopfbewegungen durch entsprechende Augenbewegungen zu kompensieren. Das okulomotorische System ist aber nicht sensibel genug für kurze ruckartige Beschleunigungen wie sie beim Gehen auftreten (Abb. 31).

7. Akustikusneurinom

Das Neurinom des VIII. Hirnnerven (s. auch S. 50) geht von den Schwannschen Zellen des Nervus vestibularis aus. Es wächst sehr langsam und führt in der Regel zu einem *langsam einsetzenden* vestibulären Funktionsverlust, der selten bemerkt wird.
Das Symptom einer *akuten Funktionsstörung* des Gleichgewichtsorgans und/oder des Hörorgans (wie *Hörsturz*) kann bei schneller Volumenzunahme des Tumors entstehen, z. B. bei einer Einblutung in den Tumor. Eine akute Störung kann auch auftreten, wenn die A. labyrinthi vom Tumor komprimiert wird und die Schwelle gerade noch ausreichender Blutzirkulation unterschritten wird.
Das Akustikusneurinom als Ursache einer akuten vestibulären oder kochleären Funktionsstörung wird bei differentialdiagnostischen Überlegungen zu wenig beachtet.

8. Fensterruptur

Die Ruptur eines der beiden Fenster zwischen Mittel- und Innenohr führt gewöhnlich zu einer akuten kochleären *und* vestibulären Funktionsstörung. Monosymptomatische Verläufe kommen vor (FREEMAN et al. 1974; TONKIN

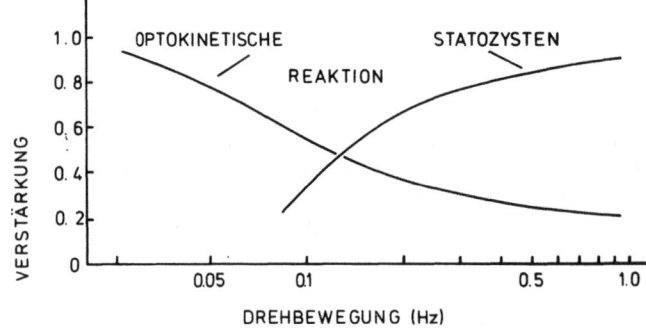

Abb. 31. Unterschiedliche Empfindlichkeit des okulomotorischen und vestibulären Systems auf Drehbewegungen bei der Krabbe. Das okulomotorische System ist spezialisiert auf langsame Bewegungen, das vestibuläre auf schnelle. Bei einem Ausfall der vestibulären Funktion beider Gleichgewichtsorgane werden schnelle Bewegungen nur noch schlecht wahrgenommen. Es kommt zu einer Oszillopsie. (Aus SANDEMANN 1977)

u. FAGAN 1975). Eine Ruptur kann entstehen infolge einer Druckdifferenz zwischen Perilymphraum und Mittelohr, wie sie z. B. beim Barotrauma vorkommt. Die Nomenklatur ist leider nicht einheitlich, da die Bezugspunkte nicht standardisiert sind.

Wählt man als Bezugspunkt den Bereich erhöhten Druckes, dann explodiert das Innenohr zum Mittelohr hin bei erhöhtem Innenohrdruck und das Mittelohr zum Innenohr hin bei erhöhtem Mittelohrdruck.

Es ist aber klinisch sinnvoller, sich auf den Ort zu beziehen, an dem die Veränderung stattgefunden hat. So implodiert das Mittelohr unter Trommelfell- und/oder Fensterruptur bei rascher und starker Erniedrigung des Mittelohrdrucks. Das Innenohr explodiert bei starker Druckzunahme im Perilymphraum.

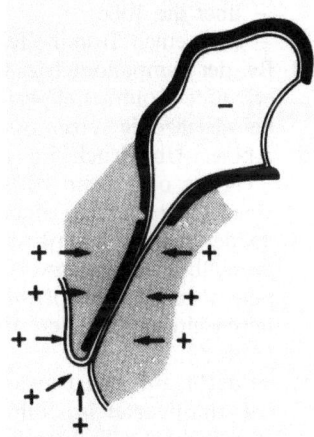

Abb. 32. Akuter Unterdruck im Mittelohr beim Sinkflug. An der prominenten Tubenöffnung im Rachenraum wird die Tube durch den ansteigenden Außendruck komprimiert. (Aus HEAD 1984)

Ursachen einer Fensterruptur:

a) *Überdruck im Perilymphraum:* Man nimmt an, daß ein rasch ansteigender Liquordruck, über einen offenen Aqueductus cochleae zu einem Druckanstieg im Perilymphraum führt. Der Liquordruck steigt an bei Erhöhung des thorakalen venösen Widerstandes, z. B. beim Pressen oder beim Heben schwerer Gegenstände. Zu einer akuten Liquordruckzunahme kommt es auch bei Kopfstand u. ä.

b) *Akuter Unterdruck im Mittelohr:* Er entsteht

ba) im Verlauf des *Landeanflugs* eines Flugzeugs. Bei Menschen, deren Tube verschlossen oder insuffizient ist, oder beim Schlafenden, der zu selten Schluckbewegungen ausführt, entsteht relativ zum Kabinendruck ein Unterdruck im Mittelohr. Durch die prominente Form der Tubenöffnung im Nasenrachen wird die Tubenöffnung durch den ansteigenden Außendruck zusätzlich komprimiert (Abb. 32). Es ist dann nicht mehr möglich, mit dem Valsalvaschen Manöver einen Druckausgleich zwischen Rachenraum und Mittelohr herbeizuführen. Es kommt zuerst zu einem akuten Schmerz durch den Sog am Trommelfell und bei einer Fensterruptur zu Schwindelbeschwerden, Hörstörungen

und Tinnitus. Die Innenohrsymptome werden oft erst nach der Landung bemerkt;

bb) beim *Abstieg* eines Tauchers mit insuffizienter Tubenfunktion oder falscher Technik des Valsalvaschen Manövers. Differentialdiagnostisch abzugrenzen ist der akute Schwindel bei der Caisson-Krankheit und beim *Aufstieg eines Tauchers.* Er entsteht, wenn es aufgrund unsymmetrischer Tubenfunktion zu einer Druckdifferenz zwischen rechtem und linkem Mittelohr von mehr als 50 mm H_2O kommt (REINHOLZ). Dieser Schwindel wird als Druckdifferenzschwindel (alternobaric vertigo) bezeichnet.

c) *Akuter Überdruck im Mittelohr*

ca) Erhöhte Flüssigkeitsansammlungen im Mittelohr bei einer Otitis media. Es ist denkbar, daß starke Innenohrschäden im Verlauf einer Otitis media nicht nur auf toxischen Vorgängen, sondern auch auf Undichtigkeiten der Fenster beruhen. Allerdings dürfte die verdickte Schleimhaut bei einer Otitis media einen mechanischen Schutz gegen die Ruptur eines Fensters darstellen.

cb) Bei forciertem Einblasen von Luft oder von Medikamenten mit dem Politzer-Ballon

– über die Tube

– über einen Trommelfelldefekt.

cc) Bei der Tympanometrie, wenn eine nicht erkannte Trommelfellperforation vorliegt bei gleichzeitig verschlossener Tube.

cd) Akuter Überdruck im Mittelohr beim Steigflug oder beim Aufstieg eines Tauchers führt *nicht* zu einer Fensterruptur, da der relative Überdruck im Mittelohr gegenüber der Außenwelt durch die trompetenförmige Tubenöffnung auf der Mittelohrseite ungehindert entweichen kann (Abb. 33).

Bei Verdacht auf eine Fensterruptur müssen die Labyrinthfenster im Rahmen einer Tympanoskopie kontrolliert und abgedeckt werden. Die Indikation wird gestellt bei eindeutigem Zusammenhang zwischen Funktionsstörung und einem Barotrauma, bei rezidivierenden cochleovestibulären Funktionsstörungen (vestibuläre Störungen sind nicht obligat) und bei einer akuten einseitigen Ertaubung. Sichere Zeichen für eine Fensterruptur gibt es bisher nicht.

9. Schädigung des Nervus vestibularis beim Eintritt in den Hirnstamm

Wie bereits von DIX und HALLPIKE 1956 sowie von KORNHUBER u. WALDECKER 1958

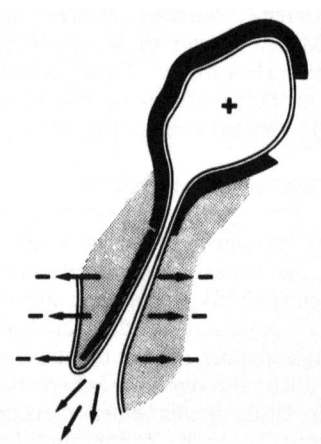

Abb. 33. Akuter Überdruck im Mittelohr beim Steigflug. Durch die trompetenförmige Tubenöffnung im Mittelohrbereich kann der Überdruck ungehindert entweichen. (Aus HEAD 1984)

betont, ist es für das Symptom des akuten einseitigen Funktionsverlustes unerheblich, ob das Gleichgewichtsorgan, der Gleichgewichtsnerv oder der Hirnstamm an der Eintrittsstelle des Nervus vestibularis gestört sind. In allen Fällen werden keine afferenten Meldungen zum Gleichgewichtskerngebiet geleitet. Auch isolierte einseitige Läsionen des Gleichgewichtskerngebiets können dasselbe Bild hervorrufen. Dies ist aber nur dann möglich, wenn gleichzeitig die Verbindungsbahnen der Gleichgewichtskerne zerstört werden. Als Ursache einer lokalisierten Hirnstammstörung kommen Mikroangiopathien bei Stoffwechselerkrankungen wie Diabetes mellitus sowie Krankheiten wie Lues (s. S. 20) und multiple Sklerose (s. S. 85) in Frage.

10. Iatrogene Läsionen des Innenohres

Wird infolge einer Operation das Labyrinth eröffnet und tritt Peri- oder Endolymphe aus, dann kommt es zu einem irreversiblen Funktionsverlust des Gleichgewichts- und Hörorgans. Die Funktion kann allenfalls erhalten bleiben, wenn der Labyrinthdefekt sofort abgedeckt wird.

Iatrogene Schäden entstehen bei Mittelohr- und Mastoidoperationen. Bei der transtemporalen Freilegung des inneren Gehörgangs sind der hintere vertikale Bogengang, das Vestibulum und die Schnecke gefährdet. Der hintere vertikale Bogengang kann außerdem verletzt werden, wenn beim suboccipitalen Zugang zum Kleinhirnbrückenwinkel und zum inneren Gehörgang die hintere Lippe des inneren Gehörganges entfernt wird.

Klinischer Verlauf einer einseitigen peripher-vestibulären Funktionsstörung

Die akute Funktionsstörung eines Gleichgewichtsorgans führt zu einer Seitendifferenz der spontanen Entladungsraten in den beiden Gleichgewichtsnerven. Das Ausmaß der Seitendifferenz und damit das Ausmaß von Symptomen und Beschwerden hängt ab von der Stärke des Funktionsverlustes. Über den vestibulookulären Reflexbogen kommt es zum *Spontannystagmus*, dessen schnelle Phase zur *höher tonisierten Seite*, d. h. bei Funktionsverlust zur *gesunden Seite*, gerichtet ist, und zum *Drehschwindel*. Bei vollständigem Funktionsverlust entsteht ein Spontannystagmus Grad II bis III nach ALEXANDER (Abb. 34). Spontannystagmus und subjektives Drehgefühl sind verstärkt, wenn der Patient auf der Seite der Läsion liegt, sie sind abgeschwächt beim Liegen auf der kontralateralen Seite.

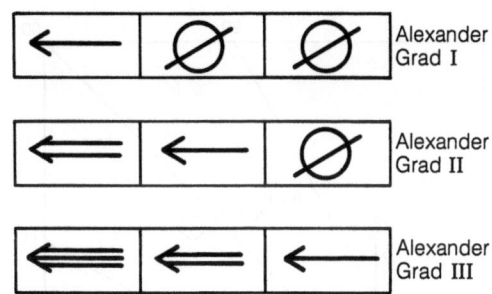

Abb. 34. Graduierung des Spontannystagmus nach ALEXANDER, hier am Beispiel eines linksseitigen akuten vestibulären Funktionsverlustes

> Patienten mit einem akuten einseitigen Gleichgewichtsfunktionsverlust haben weniger Beschwerden, wenn sie auf der kontralateralen Seite der Läsion liegen.

Parallel zum Spontannystagmus besteht ein *Provokationsnystagmus zur gesunden Seite*, d. h. bei allen Lage-, Lagerungstests sowie bei der rotatorischen und thermischen Gleichgewichtsprüfung überwiegen die dem Spontannystagmus gleichgerichteten Nystagmusschläge.

Die Minderung der Entladungsrate im Gleichgewichtsnerven bewirkt eine Tonusminderung in der zu den Streckmuskeln ipsilateral verlaufenden vestibulospinalen Bahn. Ein akuter einseitiger Gleichgewichtsfunktionsverlust führt deshalb über die Tonusminderung der Streckmuskeln immer zu einer *ipsiversiven Fallneigung*.

> Die Patienten mit einem akuten einseitigen Gleichgewichtsfunktionsverlust haben in der Anfangszeit der Erkrankung eindeutige Symptome
> Kontraversiver Spontannystagmus
> Kontraversiver Provokationsnystagmus
> Ipsiversive Fallneigung

Kompensationssysteme

Ist die Störung ausschließlich peripher, dann kommt es zentral zu einer Kompensation von Symptomen und Beschwerden. An diesem plastischen neuronalen Prozeß sind alle Systeme beteiligt, die am Gleichgewicht mitarbeiten.

1. Efferentes vestibuläres System

Die Funktion des efferenten vestibulären Systems ist noch nicht bis in alle Einzelheiten erforscht. Die Art der synaptischen Verschaltungen im Innenohr deutet aber darauf hin, daß die Empfindlichkeit der primären vestibulären Sinneszellen über diese Bahn verändert werden kann. Bei einem akuten Ausfall eines Gleichgewichtsorgans tritt im Verlauf der Kompensation wahrscheinlich über diesen Mechanismus eine Drosselung der thermischen Erregbarkeit der Gegenseite auf, die Seitendifferenz wird kleiner, und die Beschwerden nehmen ab (Abb. 35).

Dieser neurophysiologische Vorgang kann durch Training beschleunigt werden. Bei Personen mit hoher körperlicher Aktivität (z. B. Sportlern) kann es abweichend auch zu einer erhöhten Erregbarkeit der gesunden Seite kommen, was einer Anhebung des Meßbereiches des erhalten gebliebenen Gleichgewichtsorgans entspricht.

2. Okulomotorisches System

Mit Hilfe des okulomotorischen Systems werden die bei einer Körperbewegung auftretenden relativen Umweltbewegungen erfaßt. Bei einem Ausfall eines oder beider Gleichgewichtsorgane gehen diese okulomotorischen Informationen vermehrt in die Haltungsregulation ein. Das physikalische Training eines akuten Ausfalls fördert u. a. dieses System (s. S. 207).

Über das okulomotorische System kann das Gleichgewicht noch auf eine weitere Weise

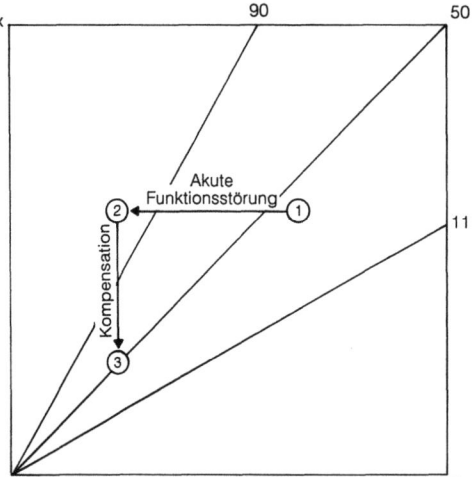

Abb. 35. Verlauf der Kompensation nach einem partiellen vestibulären Funktionsverlust links. *1* Ausgangspunkt, *2* Erregbarkeit nach dem Funktionsverlust. *2−3* durch Reduzierung der Erregbarkeit auf der gesunden rechten Seite und/oder durch Neubewertung der afferenten Meldung im Gleichgewichtskerngebiet wird, bezogen auf den kalorischen Nystagmus, ein seitengleicher Befund hergestellt (*3*). *X* kalorische Erregbarkeit des rechten Gleichgewichtsorgans, *Y* Erregbarkeit des linken Gleichgewichtsorgans. *11, 90* Interquantilbereiche, *50* Linie seitengleicher Befunde

Merke:
Die Schwindelbeschwerden werden abgeschwächt und die Kompensation beschleunigt, wenn der Patient feststehende und sich bewegende Punkte fixieren kann.
In Dunkelheit und bei geschlossenen Augen sind Fallneigung und Spontannystagmus verstärkt.
Müdigkeit reduziert die Fähigkeit des Patienten zu fixieren und zu kompensieren. Sedierende Medikamente sind deshalb in der Behandlung der akuten einseitigen Gleichgewichtsfunktionsstörung kontraindiziert.
Alkohol hebt die Dominanz des optischen Systems gegenüber dem vestibulookulären Reflex auf. Dies hat zur Folge:
− Nach Alkoholgenuß besteht ein Spontan- und Provokationsnystagmus trotz Fixation.
− Die Kompensation eines vestibulären Defektes wird durch starken Alkoholgenuß behindert.
− Patienten mit kompensierten vestibulären Defekten können nach Alkoholgenuß dekompensieren.

trainiert werden: Beim Gesunden wiegt der neuronale Befehl für die Augen, einen Punkt zu fixieren, stärker als der vestibulookuläre Reflex. Ein durch eine vestibuläre Erkrankung ausgelöster Spontannystagmus kann daher durch die Fixation eines stehenden Punktes unterdrückt werden. Dieser Effekt wird therapeutisch genutzt, indem man versucht, den Spontannystagmus durch Fixationsübungen zu unterdrücken (s. S. 209).

3. Somatisches System

Entfallen die afferenten Meldungen vom Gleichgewichtsorgan zum Gleichgewichtskerngebiet, dann werden die Informationen vom somatosensorischen System verstärkt zur Gleichgewichtsregulation herangezogen. Dieser neurophysiologische Vorgang kann durch Balanceübungen gefördert werden.

An der Kompensationsleistung sind somit mehrere Sinnessysteme und mehrere zerebrale Zentren beteiligt, z. B. die Gleichgewichtskerngebiete, die Region des Nucleus motorius tegmenti als das Ursprungsgebiet der efferenten vestibulären Bahn (STRUTZ et al.), der Flocculus des Kleinhirns als Relaisstation der okulomotorischen Bahn und die Region der Purkinje-Zellen im Kleinhirnwurm als wichtige Relaisstation der somatovestibulären Bahn. Statistische Aussagen über den normalen Ablauf der Kompensation sind dadurch erschwert, daß zusätzliche Schäden in einem dieser Zentren im Einzelfall nicht ausgeschlossen werden können, z. B. bei Durchblutungsstörungen, bei Traumen und bei Virusinfekten.

In Abhängigkeit von Symptomen und Beschwerden kann der Ablauf der Kompensation in fünf Stadien (Grad 0 − Grad IV) eingeteilt werden (SCHERER 1981). Eckpfeiler dieser Einteilung sind die für die Beurteilung der Arbeitsfähigkeit wichtigen Parameter, Spontannystagmus und Kopfschüttelnystagmus (Abb. 36 und Tabelle 2).

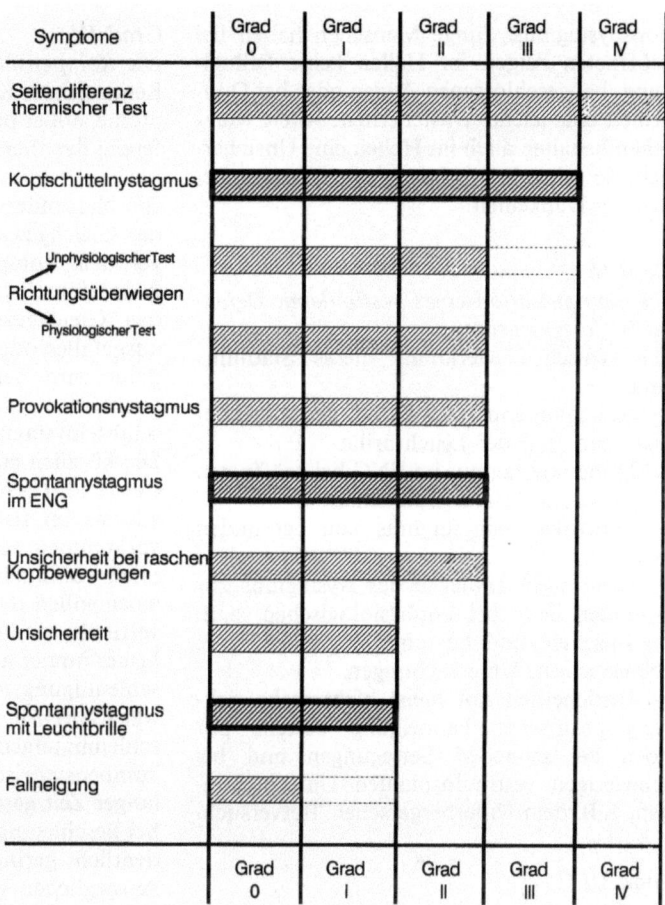

Symptome	Grad 0	Grad I	Grad II	Grad III	Grad IV
Seitendifferenz thermischer Test					
Kopfschüttelnystagmus					
UnphysiologischerTest Richtungsüberwiegen PhysiologischerTest					
Provokationsnystagmus					
Spontannystagmus im ENG					
Unsicherheit bei raschen Kopfbewegungen					
Unsicherheit					
Spontannystagmus mit Leuchtbrille					
Fallneigung					
	Grad 0	Grad I	Grad II	Grad III	Grad IV

Abb. 36. Darstellung der Symptome in den einzelnen Kompensationsstadien 0–IV. *Gestrichelte Linien:* Das Symptom kann bei bestimmten Patienten noch abgeschwächt vorhanden sein, z. B. im hohen Alter

Tabelle 2. Kompensationsstadien nach einem akuten einseitigen vestibulären Funktionsverlust

Stadium	Definition	Charakterisierendes Symptom
Grad 0	Keine Kompensation	Keine Änderung der Symptome
Grad I	Kompensation ist mangelhaft	Spontannystagmus unter Frenzelbrille sichtbar
Grad II	Kompensation ist fortgeschritten	Spontannystagmus nur im ENG sichtbar
Grad III	Kompensation ist befriedigend	Kopfschüttelnystagmus
Grad IV	Kompensation ist komplett	Kein Symptom außer Seitendifferenz der kalorischen Erregbarkeit

(Weiterführende Literatur zur Begutachtung: HOLTMANN 1987; STOLL 1981; FELDMANN 1984)

Grad 0
Ein einseitiger Gleichgewichtsfunktionsverlust ist nicht kompensiert.
Die Intensität des Spontannystagmus hat seit Beginn der Erkrankung nicht abgenommen. Es besteht somit ein kräftiger Spontannystagmus zur gesunden Seite verbunden mit einer Fallneigung zur kranken Seite.

Grad I
Die Kompensation eines vestibulären Defektes ist mangelhaft.
Dieses Stadium ist gekennzeichnet durch das Bestehen eines geringen, aber mit der Leuchtbrille noch deutlich sichtbaren Spontannystagmus und eines ausgeprägten Provoka-

tionsnystagmus. Junge Menschen haben bei geöffneten Augen im Hellen keine Fallneigung, bei geschlossenen Augen oder bei Dunkelheit eine leichte Unsicherheit. Ältere Menschen behalten auch im Hellen eine Unsicherheit, sie gehen breitbeinig, sie meiden das Gehen bei Dunkelheit.

Grad II
Die Kompensation eines vestibulären Defektes ist fortgeschritten.
Die typischen Merkmale dieses Stadiums sind:
– kein Spontannystagmus bei der Augenbeobachtung mit der Leuchtbrille.
– Spontannystagmus im ENG bei geöffneten Augen nur in totaler Dunkelheit.
– Provokationsnystagmus zur gesunden Seite.
– Richtungsüberwiegen des Nystagmus zur gesunden Seite bei unphysiologischen, z. B. thermischen, und bei physiologischen, z. B. rotatorischen, Untersuchungen.
– Unsicherheit mit meist nicht mehr richtungsspezifischer Fallneigung besteht nur noch bei schnellen Bewegungen und bei schwierigen vestibulospinalen Untersuchungen, z. B. dem Unterbergerschen Tretversuch.

Grad III
Die Kompensation ist befriedigend.
Kennzeichen:
– Kein Spontannystagmus bei der Untersuchung mit der Leuchtbrille,
– Kein Spontannystagmus im ENG,
– Keine Seitendifferenz bei physiologischen Gleichgewichtsuntersuchungen (z. B. Dreh- oder Pendeltest),
– Keine Unsicherheit, keine Fallneigung beim Stehen und Gehen auch mit geschlossenen Augen.
Es besteht aber noch *mehr als ein* Zeichen der abgelaufenen Störung:
– Seitendifferenz im thermischen Test,
– Richtungsüberwiegen des Nystagmus zur gesunden Seite bei kräftiger unphysiologischer, z. B. thermischer, Reizung (kann fehlen),
– Kopfschüttelnystagmus,
– Unsicherheit bei raschen Kopfbewegungen (Manifestation des Kopfschüttelnystagmus).

Grad IV
Die Kompensation ist komplett.
Kennzeichen: Keine Beschwerden, keine Symptome, außer der noch bestehenden Seitendifferenz der thermischen Erregbarkeit.

Ein bleibender kompletter, einseitiger Ausfall des Gleichgewichtsorgans erreicht in der Regel den Kompensationsgrad III, denn ein Kopfschüttelnystagmus bleibt bestehen. War das Gleichgewichtsorgan nicht vollständig ausgefallen oder kam es zu einer Teilerholung, dann wird der Kompensationsgrad IV erreicht, d. h. es verschwindet auch der Kopfschüttelnystagmus.
Die kürzlich erschienene Arbeit von HALMAGYI et al. (1990) mit hohen Drehreizstärken, wie sie im natürlichen Leben viel häufiger vorkommen, zeigt, daß es nach einem unilateralen vestibulären Funktionsausfall nicht zu einer vollen dynamischen Kompensation des vestibulo-okulären Reflexes kommt, wie dies bisher immer anhand von langsamen Drehbeschleunigungsreizen angenommen worden war (SMITH u. CURTHOYS 1989). Bei Drehbeschleunigungen zur Seite der Läsion ist die kompensatorische Augenbewegung noch nach langer Zeit gestört (Verstärkungsfaktor 0,25), bei Beschleunigung zur gesunden Seite jedoch deutlich geringer (Verstärkungsfaktor 0,8). Ausgeglichen wird diese Störung durch Vermeidung von schnellen Kopfbewegungen zur gestörten Seite, durch Fixationssakkaden und durch Lidschläge im Verlauf der Sakkaden. Bei schnellen Kopfbewegungen treten Nystagmusschläge, z. B. der Kopfschüttelnystagmus auf, die bei langsamen Kopfbewegungen infolge der dabei noch funktionierenden Kompensation nicht vorhanden sind (TAKAHASHI et al. 1990).

Verlauf der Erregbarkeit nach einer akuten vestibulären Funktionsstörung

Ähnlich dem klinischen Verlauf des Hörsturzes kann es nach dem einseitigen akuten Funktionsverlust eines Gleichgewichtsorgans zu einer Erholung der Funktion kommen, sofern nicht, wie z. B. bei der Pyramidenquerfraktur, eine Zerstörung der Sinneszellager oder der afferenten Nerven vorliegt. In Ana-

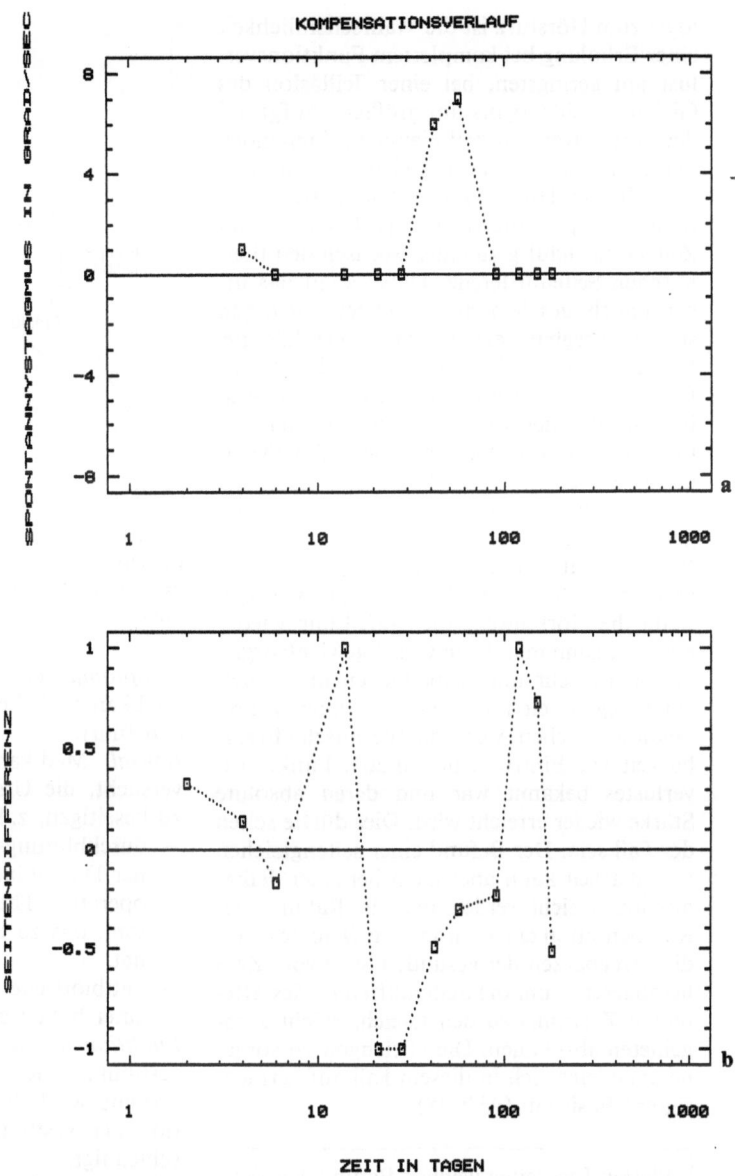

Abb. 37 a, b. Elektronystagmographisch beobachteter Kompensationsverlauf des Spontannystagmus sowie der Nystagmusantwort nach thermischer Reizung des Labyrinths bei einem 66jährigen Patienten mit Neuronopathia nervi vestibularis links. Tag 1 = erster Beginn der Symptomatik, Tag 4 = erster Arztbesuch und erste Untersuchung. Rezidivierender Schwindel. Logarithmische Zeitachsen. a Spontannystagmus. Aufgetragen wurde die Geschwindigkeit der langsamen Nystagmusphase in °/s. Positive Werte entsprechen einem Spontannystagmus nach rechts, negative Werte einem Spontannystagmus nach links. b Seitendifferenz der Nystagmusantworten, berechnet aus der Geschwindigkeit der langsamen Nystagmusphase nach der korrigierten Jongkees-Formel für Warm- und Kaltspülung des rechten und linken Labyrinths $((WR+KR)-(WL+KL))/(WR+KR+WL+KL)$. Positive Werte entsprechen einer Untererregbarkeit links, negative Werte einer Untererregbarkeit rechts. (Abbildungen zur Verfügung gestellt von LOCKEMANN u. WESTHOFEN)

logie zum Hörsturz ist die Wahrscheinlichkeit einer Erholung bei komplettem Funktionsverlust am geringsten, bei einer Teilläsion des Gleichgewichtsorgans am größten. Aufgrund der intensiven mittellinienüberschreitenden Verschaltung der Gleichgewichtssysteme beider Seiten im Hirnstamm und der aktiven zentralen Kompensationsvorgänge kommt es im Zeitverlauf häufig zu einer wechselnden thermischen Seitendifferenz. Dabei kann das ursprünglich geschädigte Gleichgewichtsorgan stärker erregbar sein als das ungeschädigte. LOCKEMANN u. WESTHOFEN fanden mehrfach richtungswechselnde Seitendifferenzen bei ca. 60% der von ihnen untersuchten Patienten (Abb. 37). Nur bei einem Teil (33%) dieser Patienten bestand in der Phase des Richtungswechsels ein subjektives Schwindelgefühl.

Im Gegensatz zu einem geschädigten Hörorgan, bei dem eine Vollremission vorliegt, wenn die Hörschwelle die 0-dB-Linie wieder erreicht, kann man beim Gleichgewichtsorgan mit seiner sehr unterschiedlichen individuellen Erregbarkeit nur dann von einer Vollremission sprechen, wenn die thermische Erregbarkeit vor Eintritt eines akuten Funktionsverlustes bekannt war und deren absolute Stärke wieder erreicht wird. Dies dürfte selten der Fall sein. Der Befund einer seitengleichen Erregbarkeit kann aber auch bei einer Teilremission erreicht werden, denn im Rahmen der Kompensation eines einseitigen Defektes wird die Erregbarkeit der gesunden Seite vom ZNS herabgesetzt, um die Seitendifferenz des afferenten Zustroms zu den Gleichgewichtskerngebieten abzubauen. Die Gleichgewichtsorgane „pendeln" sich in diesem Fall auf „erniedrigter" Basis ein (Abb. 38).

> *Merke:* Ein seitengleicher Befund bei der thermischen Reizung der Gleichgewichtsorgane bedeutet nicht, daß es zu einer Vollremission gekommen ist.

Die Behandlung einer akuten peripher-vestibulären Funktionsstörung

Eine akute vestibuläre Funktionsstörung wird mehrstufig behandelt.

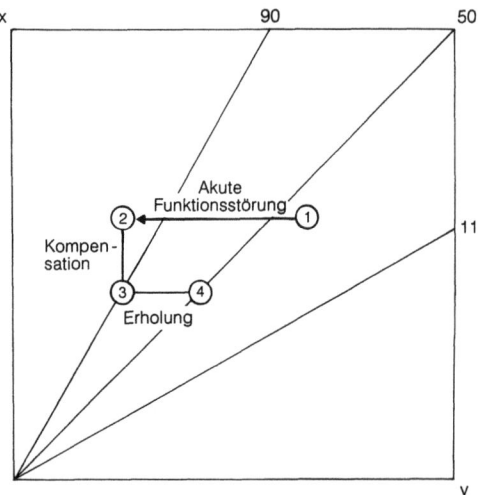

Abb. 38. Verlauf von Funktionsstörung *1–2*, Kompensation *2–3* und Erholung *3–4* dargestellt an der thermischen Erregbarkeit der Gleichgewichtsorgane

Symptomatisch: Ein *starker* Schwindel wird medikamentös behandelt, solange er zu *Übelkeit* führt.

Kausal: Medikamentös oder operativ wird versucht, die Ursache des Funktionsausfalls zu beseitigen, z. B.
- durchblutungsfördernde Therapie bei einer Durchblutungsstörung,
- operative Therapie bei einem Cholesteatom, das zu einer Labyrinthfistel geführt hat,
- antibiotische und operative Therapie bei einer bakteriellen Labyrinthitis.

Funktionell: Durch eine Trainingstherapie der vestibulären Restfunktion und seiner Ersatzsysteme wird die zentralnervöse Kompensation der vestibulären Funktionsstörung beschleunigt.

Die verschiedenen Behandlungen werden in einem gesonderten Kapitel eingehend besprochen (s. S. 203).

C. Menièresche Krankheit

Die Menièresche Krankheit ist eine Erkrankung des Innenohres, die auf einer Störung des Ionengleichgewichtes zwischen Peri- und Endolymphe basiert.

Medizingeschichte

1861 wurde vom Chefarzt der Kaiserlichen
Taubstummenanstalt in Paris, Prosper ME-
NIÈRE, (Abb. 39) eine Arbeit über eine Gruppe lange bekannter Krankheitssymptome veröffentlicht (Abb. 40):
– einseitiger, fluktuierender sowie progressi-
ver Hörverlust;
– einseitiges Ohrgeräusch;
– Schwindelanfälle verbunden mit Übelkeit
und Erbrechen.
Im Gegensatz zur herrschenden Lehrmei-
nung, die diese Symptome einer Störung des
Zentralnervensystems zuordnete, hielt MENIÈ-
RE sie für eine Störung des Innenohres, speziell der Bogengänge. Insbesondere war ihm
aufgefallen, daß die Kranken den Ablauf der
eigentümlichen Anfälle beschreiben konnten,
was gegen eine ZNS-Störung sprach. Prosper
MENIÈRE verglich das Symptombild mit dem
der hämorrhagischen Labyrinthitis, einer
traumatischen Labyrinthschädigung bzw.
dem Zustand nach tierexperimenteller Durch-
schneidung der Bogengänge (STOLL).

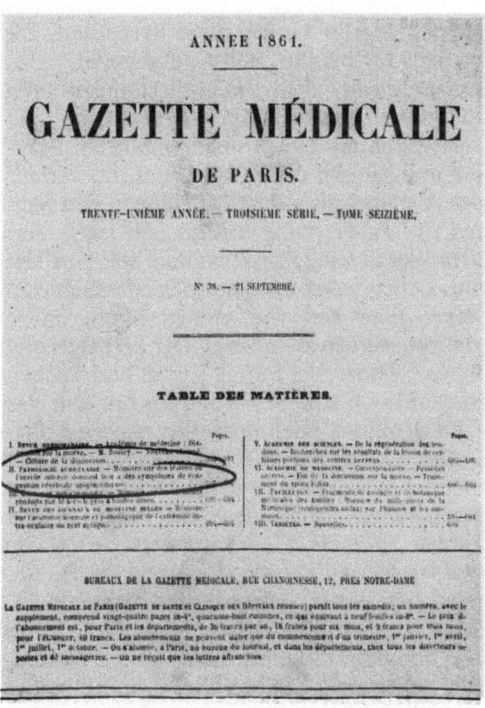

Abb. 40. Deckblatt der Arbeit Menières über die
Innenohrkrankheit in der Gazette Medical 1861

In Frankreich fand zu seinen Lebzeiten eine
Änderung der Schreibregeln statt. Der Fami-
lienname MENIÈRE wurde deshalb unterschiedlich geschrieben. Im Geburtsregister
der Stadt Angers und auch von ihm selbst
wurde die Schreibweise mit Accent grave (*Menière*) benützt. Der inoffizielle Sitzungsbe-
richt der Gazette medicale de Paris und auch
die Familie verwendeten die Schreibweise mit
Accent aigu und Accent grave (MÉNIÈRE).
Auch heute werden beide Schreibweisen verwendet.
Das hervorstechende und außerordentlich
dramatisch empfundene Symptom der Menièreschen Krankheit ist der Schwindelanfall. Er
kommt plötzlich oder mit nur kurzer Ankün-
digung durch ein anderes Symptom (Aura)
und führt zu sehr heftigem Drehschwindel
und zu Übelkeit. Charakteristisch ist auch eine Hörstörung im Anfall sowie ein z. T. per-
manent vorhandenes Ohrengeräusch. Die
Symptomentrias aus Schwindelanfall, Hörstörung und Tinnitus ist nicht erst seit ME-
NIÈRE bekannt. Mehr als 300 Jahre vorher be-

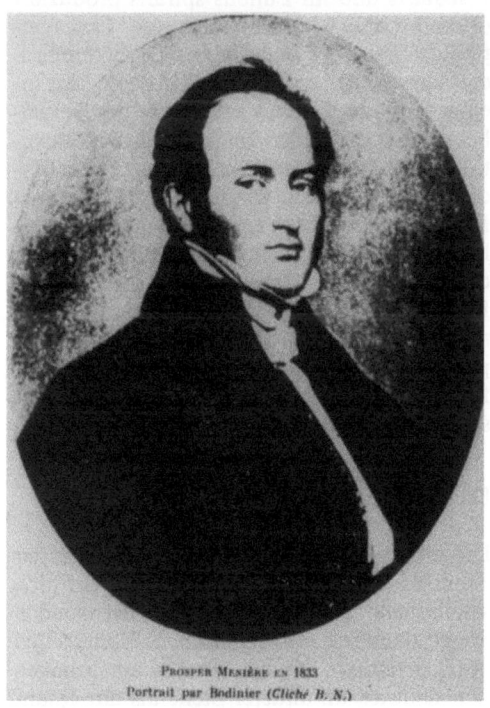

PROSPER MENIÈRE EN 1833
Portrait par Bodinier (Cliché B. N.)

Abb. 39. Prosper Menière (1801–1862)

schrieb Martin Luther diese Symptome. Sie waren 1527 bei ihm selbst aufgetreten.

Entsprechend den Nachforschungen von FELDMANN begann Luthers Erkrankung 1527 dramatisch mit einem ungewöhnlichen Brausen und Klingen des linken Ohres. Im Verlauf des Abendessens nahm das Klingen und Sausen zu. Luther wollte sich ins Bett legen. Auf dem Weg in seine Schlafkammer trat Übelkeit auf. Luther betete und verabschiedete sich von seiner Frau und von seinem Sohn, da er glaubte, sterben zu müssen. Der herbeigerufene Arzt verordnete warme Kissen und Tücher, worauf rasch eine Besserung eintrat. Nur das Ohrengeräusch blieb noch den nächsten Tag. Luther wurde etwa 20 Jahre hindurch von Menièreschen Anfällen gequält. Sie kamen in unregelmäßigen Abständen und waren in den Jahren 1527 bis 1533 besonders heftig. Sie wurden von Luther als „Faustschläge des Satans" bezeichnet. Das Geräusch in seinem linken Ohr blieb lebenslang.

Die Vorgänge im linken Ohr wurden von Luther auch als „Imbecillitas capitis" oder scherzhaft als „Caput eigensinnissimum" bezeichnet.

Weiterführende Literatur: Zu Menière: PFALTZ 1986. Zu Luther: FELDMANN 1988, 1989.

Pathophysiologie und Klinik

Die Ätiologie der Erkrankung ist noch unbekannt (HOLTMANN 1990). Diskutiert werden Störungen im Kalziumstoffwechsel der hyperpigmentierten Zellen in der Wand des Endolymphschlauches (MEIER ZUM GOTTESBERGE), aber auch genetische Dispositionen (BIRGERSON et al. 1987) und sogar atmosphärische Faktoren (HERBERT et al. 1987). Der pathophysiologische und pathomorphologische Ablauf ist heute weitgehend aufgeklärt. Die Störung manifestiert sich im Ionenmilieu der Innenohrflüssigkeiten Endo- und Perilymphe, das von biochemischen Ionen-Pumpen aufrechterhalten wird (Abb. 41). Resultat der Störung ist eine Erhöhung des osmotischen Drucks der Endolymphe. Über die semipermeable Wand des Endolymphschlauches strömt Wasser von der Perilymphe in die Endolymphe. Der Endolymphraum erweitert

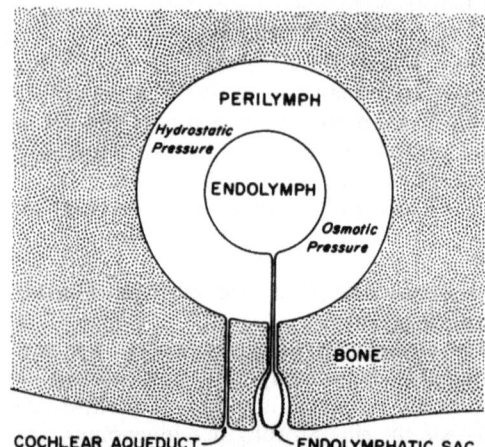

Abb. 41. Das Flüssigkeitsdruckverhalten von Peri- und Endolymphe. (Aus HARRISON u. NAFTALIN 1968)

sich, es entsteht ein Endolymphhydrops (Abb. 42). 1938 wurde er von HALLPIKE u. CAIRNES erstmals histologisch nachgewiesen. Die Endolymphe wird fortlaufend in der Stria vascularis und im Limbus spiralis produziert (JUHN) (Abb. 43). Überschüssige Endolymphe gelangt über den Ductus endolymphaticus zum Saccus endolymphaticus. Er liegt in einer Duraduplikatur außerhalb des Felsenbeins und dient der Endolymphrückresorption. Im Tierversuch gelingt es, einen Hydrops des Endolymphschlauches durch Blockade des Ductus endolymphaticus auszulösen (Abb. 44). Es ist sehr wahrscheinlich, daß auch beim Menschen die Menièresche Krankheit auf eine Störung der Endolymphresorption zurückgeht, nachdem histologisch periduktale und perisakkuläre Fibrosen gefunden wurden bis hin zum vollständigen Verschluß des Ductus endolymphaticus.

Die Anfangsphase der Erkrankung

Die Aufweitung des Endolymphraumes in der Schnecke bewirkt eine Änderung der auf physikalischen Gesetzmäßigkeiten beruhenden Spektralanalyse von Geräuschen. Sinneszellen des Cortischen Organs werden am kranken Ohr dadurch an anderer Stelle als am gesunden Ohr erregt, d. h. ein Ton wird vom kran-

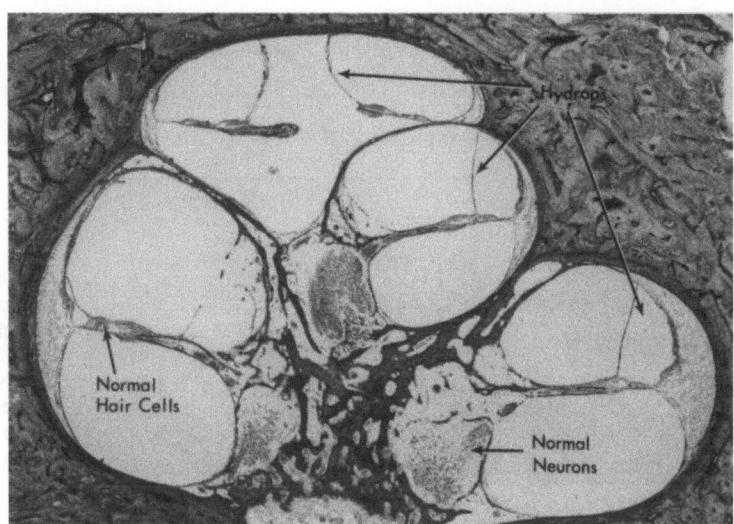

Abb. 42. Endolymphatische Hydrops einer 63jährigen Patientin mit langer Krankengeschichte eines M. Menière. (Aus SCHUKNECHT 1986)

ken und vom gesunden Ohr unterschiedlich wahrgenommen (*Diplakusis*).

In der Phase starker Druckzunahme im Endolymphschlauch empfindet der Patient ein *Druckgefühl im Ohr*, das in die Schläfenregion ausstrahlen kann.

Diplakusis und Druckgefühl werden als Aura der Menièreschen Krankheit bezeichnet. Sie ist nicht bei allen Patienten vorhanden.

Alle bisherigen histologischen Untersuchungen und die physikalischen Gesetzmäßigkeiten lassen vermuten, daß der weiter zunehmende osmotische Druck der Endolymphe dazu führt, daß der Endolymphschlauch an Stellen, an denen er sich überdehnen kann, platzt. Dabei gelangt die kaliumreiche Endolymphe in den Perilymphraum und an die ableitenden Nervenfasern der Sinneszellen. Kaliumionen wirken als Nervenzellgift, da ein hoher Anteil extrazellulären Kaliums den Kaliumausstrom aus den Nervenzellen bei deren adäquater Reizung verhindert. Beim Platzen des Endolymphschlauches muß es deshalb zu einem schlagartig einsetzenden Ausfall der Sinnesfunktion des Innenohres im Bereich des oder der Lecks im Endolymphschlauch kommen.

Histologische Untersuchungen an Felsenbeinen von Menière-Kranken durch SCHU-

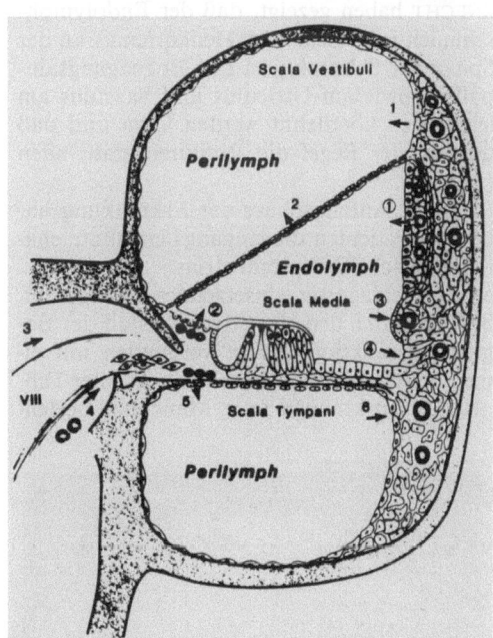

Abb. 43. Orte der Endo- und Perilymphproduktion und -absorbtion. Endolymphe: Produktions- und Absorbtionsorte: ① Stria vascularis, ② Limbus spiralis, ③ Prominentia spiralis, ④ Sulcus externus, ⑤ Saccus endolymphaticus (nicht gezeichnet). Perilymphe: Produktions- und Absorbtionsorte: *1* Gefäße der Stria vascularis, *2* Reissner-Membran, *3* Subarachnoidaler Raum, *4* Gefäße des Modiolus, *5* Kapillaren des Spiralganglions, *6* Gefäße der Scala tympani, *7* Aquaeductus cochlearis (nicht gezeichnet). (Aus JUHN u. RYBACK 1981)

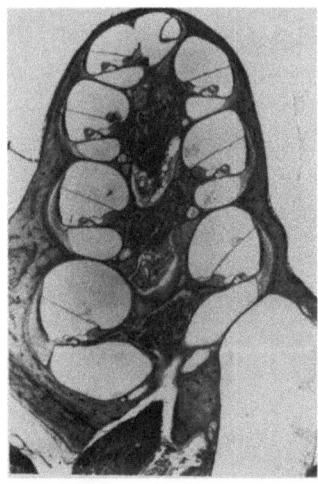
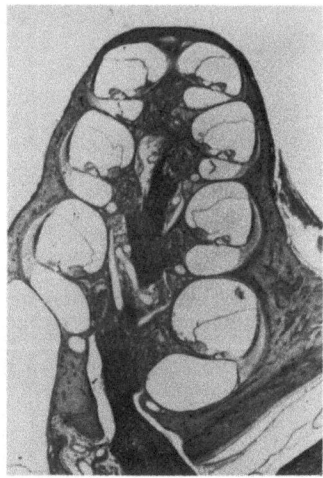

Abb. 44. Endolymphathischer Hydrops (*rechts*) beim Meerschweinchen, ausgelöst durch eine Unterbrechung des Ductus endolymphaticus, im Vergleich zur gesunden Seite (*links*). (Die Bilder entstammen einem Präparat von Prof. ARNOLD, Luzern)

KNECHT haben gezeigt, daß der Endolymphschlauch im Bereich des Helikotremas an der Spitze der Schnecke, an den Bogengangsampullen sowie am Utriculus und Sacculus am leichtesten überdehnt werden kann und daß dort in der Regel die Rupturen stattfinden (Abb. 45).

In dieser Anfangsphase der Erkrankung haben die Patienten die eingangs erwähnte charakteristische Symptomentrias:

a) Ein schlagartig einsetzendes Drehgefühl, bedingt durch den einseitigen Ausfall der Bogengangsfunktion. Es ist verbunden mit einem Nystagmus zur gesunden und einer Fallneigung zur kranken Seite. Manchmal besteht

auch ein Liftgefühl sowie eine Unsicherheit bei Bewegungen in horizontaler Ebene. Der Drehschwindel ist so stark, daß es nahezu regelmäßig zu Übelkeit und Erbrechen kommt. Zu Beginn des Anfalls kann auch ein sog. Reiznystagmus in Richtung des kranken Ohres bestehen, für dessen Entstehung rasche osmotische Druckveränderungen im Endolymphschlauch, aber auch Hyperpolarisationsvorgänge an den Sinneszellen angeschuldigt werden.

Ein Reiznystagmus in Richtung des kranken Ohres und eine Richtungsumkehr des Nystagmus im Verlauf des Anfalls gelten als sichere Zeichen einer Menièreschen Krankheit.

Die Dokumentation des Reiznystagmus und die Nystagmusumkehr im Verlauf eines Schwindelanfalls gelang bisher nur selten. Die Entwicklung einer telemetrischen Langzeitaufzeichnung der Augenbewegungen (WOLF et al. 1990) am Krankenbett wird die eindeutige Diagnose der Menièreschen Krankheit erleichtern.

b) Ein Verlust des Hörvermögens im Bereich der tiefen Töne bis etwa 500 Hz durch einen Ausfall des Cortischen Organs an der Schneckenspitze. Manche Patienten nehmen diesen Tieftonhörverlust, insbesondere zu Beginn der Erkrankung, nur als dumpfes Gefühl wahr. *Der Tieftonhörverlust ist charakteristisch für die Menièresche Erkrankung. Er dient zur Bestimmung der erkrankten Seite* (Abb. 46).

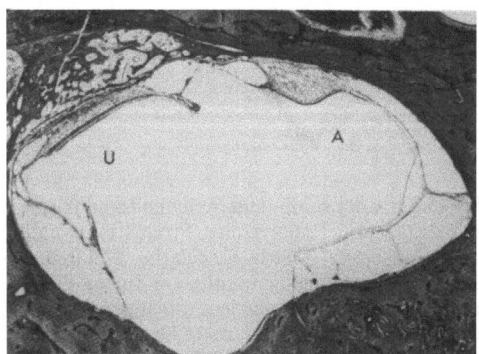

Abb. 45. Ausdehnung und Ruptur der membranösen Wände des Utriculus (*U*) und der Ampulle (*A*) des horizontalen Bogengangs. (Aus SCHUKNECHT 1981)

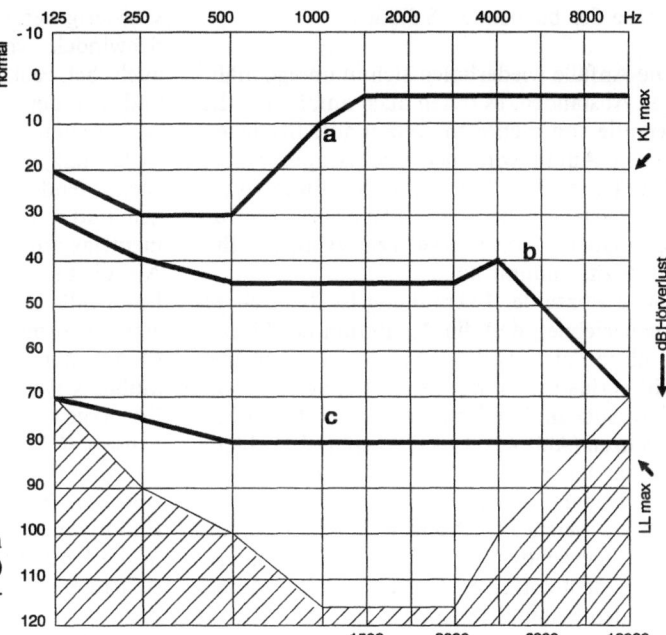

Abb. 46. Verlauf der Hörkurve im Frühstadium (**a**), im mittleren (**b**) und Spätstadium (**c**) einer Menière-Krankheit

c) Ein Ohrgeräusch. Frequenz- und intensitätssynchron mit dem Hörverlust tritt ein einseitiges Ohrgeräusch auf. Es macht sich als dumpfes Rauschen bemerkbar, kann aber noch einen zweiten, helleren Ton enthalten. Die Patienten geben dann ein Sausen an. Das Ohrgeräusch überdauert in der Regel den Schwindelanfall.

Der weitere Verlauf der Erkrankung ist bestimmt durch Reparaturvorgänge. Die augenblickliche Druckentlastung bei der Ruptur führt zu einem Kollaps des Endolymphschlauches. Das Leck verklebt, Endolymph- und Perilymphraum sind wieder getrennt. Ionenpumpen stellen die regulären Verhältnisse des Kalium-Natriumgleichgewichtes in der jeweiligen Lymphe wieder her. Dieser Vorgang dauert in der Anfangszeit der Erkrankung nur wenige Minuten. Es kommt dabei zu einer vollständigen Restitution der Sinnesfunktion von Hören und Gleichgewicht.

In einer Frühphase kann die Menièresche Krankheit wohl auch in Sonderformen auftreten, je nachdem, ob es zu einer Ruptur des

> *Merke:*
> Die Anfangsphase der Menièreschen Krankheit ist dadurch charakterisiert, daß die Anatomie des Innenohres nach einem Anfall vollständig wieder hergestellt wird und die Symptome vollständig verschwinden.

Endolymphschlauches in der Kochlea oder im Gleichgewichtsorgan kommt. Diese als monosymptomatische Menièresche Krankheit bezeichnete Frühform, in der die charakteristische Symptomentrias noch nicht ausgeprägt ist, kann differentialdiagnostische Schwierigkeiten in der Abgrenzung von anderen Innenohrkrankheiten wie Hörsturz, dem Ausfall des Gleichgewichtsorgans und von funktionellen zervikalen Störungen bereiten. Nach PFALTZ und MATEFI ist die charakteristische Symptomentrias bei ca. 90% aller Kranken erst nach einem Jahr vollständig vorhanden. In einzelnen Fällen kann es aber mehr als drei Jahre dauern bis die Diagnose endgültig gestellt werden kann.

Phase der bleibenden Schäden

Die Anfälle wiederholen sich in unregelmäßigen Abständen, es treten auch anfallsfreie Intervalle von mehreren Jahren auf. Bei jedem neuen Anfall wird der Endolymphschlauch überdehnt. Die Membran des Endolymphschlauches verliert die Fähigkeit, ihre ursprüngliche Form wiederzugewinnen. Ihre Elastizität nimmt ab.

Diese Phase der Erkrankung ist dadurch gekennzeichnet, daß die Restitution der Sinnesfunktion nicht vollständig ist, d. h. es bleiben Hörverluste nicht nur im Tieftonbereich, sondern auch im Bereich mittlerer und hoher Frequenzen (Abb. 46). Das Ohrgeräusch verbleibt immer länger nach dem Anfall und kann in ein Dauergeräusch übergehen, das sich im Anfall verstärkt. Auch die Funktion des Gleichgewichtsorgans nimmt immer mehr ab. Mit jedem Anfall kommt es zur einer zunehmenden Seitendifferenz der Erregbarkeit, die vom Zentralnervensystem kompensiert werden muß. Die Dauer des Menièreschen Schwindelanfalls nimmt zu, statt weniger Minuten kann der Schwindel stunden- und auch tagelang anhalten.

Differentialdiagnostische Erwägungen

In dieser Phase bleibender Schäden kann die Diagnose der Menièreschen Krankheit wieder schwierig werden, da ein tagelang anhaltender Schwindel, verbunden mit Hörstörungen, auch bei vaskulären Innenohrerkrankungen und bei der zerebrovaskulären Insuffizienz vorkommen. Hier ist es von entscheidender Bedeutung, vom Patienten die z. T. weit zurückliegenden klassischen Anfälle zu erfragen, und so nachträglich die typische Symptomentrias aufzudecken.

Als diagnostische Maßnahme läßt sich die Empfindlichkeit der Innenohrflüssigkeit gegenüber osmotischen Veränderungen nutzen. Man verabreicht nüchtern per os das hyperosmolare Glyzerin in einer Menge von 1,5 g/kg Körpergewicht zusammen mit etwas Zitronensaft (Glyzerin- oder Klockhoff-Test). Das Glyzerin führt zu einem Anstieg der Osmolarität der Perilymphe, so daß Wasser aus der Endolymphe durch die Endolymphmembran in die Perilymphe diffundieren muß. Ein bestehender Endolymphhydrops wird abnehmen.

Klinisch ist dieser Vorgang nachweisbar an einer Verbesserung des Hörvermögens über eine Zeitspanne von 2 – 3 Stunden. Der Test wird als positiv und als Beweis einer Menièreschen Krankheit angesehen, wenn es in drei benachbarten Frequenzen zu einer Verbesserung des Hörvermögens von mindestens 15 dB kommt.

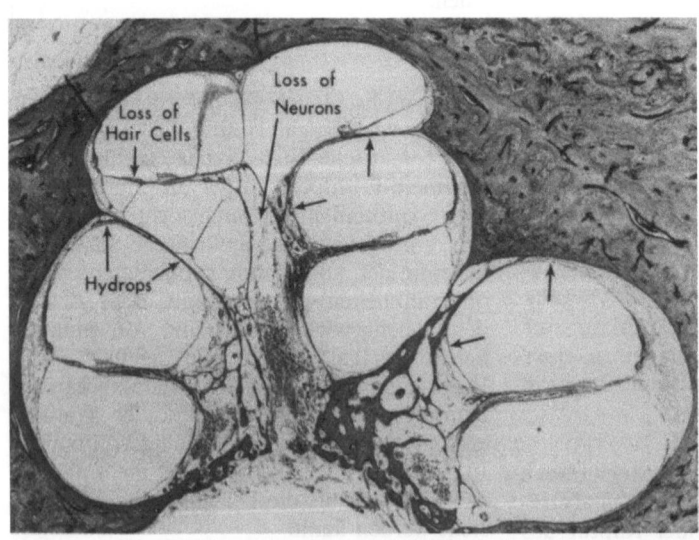

Abb. 47. Extreme Ausprägung eines Hydrops in der Cochlea. Die Reissner-Membran ist maximal dilatiert und ist an die knöcherne Wand angepreßt, besonders in der basalen Schneckenwindung. Das Corti-Organ ist degeneriert. (Aus SCHUKNECHT u. IGARASHI 1986)

Merke:
Der positive Ausfall des Glyzerintests ist an das Bestehen eines Hydrops gebunden. Ein negatives Ergebnis schließt eine Menièresche Krankheit aber nicht aus.

Merke:
Im Spätstadium einer Menièreschen Krankheit bleibt eine geringe kochleäre und vestibuläre Erregbarkeit erhalten.

Spätphase

Die Spätphase der Erkrankung wird dadurch eingeleitet, daß das Leck nach der Ruptur des Endolymphschlauchs nicht mehr verklebt (Abb. 48). Es besteht nun eine offene Verbindung zwischen Endolymph- und Perilymphraum. Die den einzelnen Flüssigkeitsräumen eigene Ionenverteilung kann nicht mehr wiederhergestellt werden.

In diesem sog. „ausgebrannten" Stadium kommt die Anfallstätigkeit der Krankheit zur Ruhe. Die Fluktuation des Hörvermögens nimmt ab. Es besteht nun eine weitgehend gleichbleibende, an Taubheit grenzende Schwerhörigkeit (Abb. 46, 49). Das Gleichgewichtsorgan weist eine an Ausfall grenzende Untererregbarkeit auf, die wegen der instabilen Restfunktion vom Zentralnervensystem nicht ausreichend kompensiert werden kann. Die Patienten klagen deshalb über Dauerschwindel, dessen Intensität mit körperlicher und seelischer Belastung wechselt. Der

Glyzerin- oder Klockhoff-Test ist in diesem Stadium stets negativ.

Die beschriebenen pathophysiologischen Vorgänge laufen sehr unterschiedlich schnell ab. Entsprechend vielfältig ist das Beschwerdebild. Es gibt wahrscheinlich auch Verläufe, bei denen es während des ersten Anfalls zur nicht mehr reversiblen Ruptur des Endolymphschlauches kommt und bei denen der Endzustand der Erkrankung sofort eintritt. Die Erkrankung kann dann als vaskulär oder viral bedingte Labyrinthstörung mißdeutet werden. Wegen der z. T. schwierigen Diagnostik wird die Inzidenz der Menièreschen Erkrankung mit 0,01 – 0,1 % sehr verschieden angegeben. Bei Kindern kommt die Erkrankung äußerst selten vor. Eine Häufung findet sich im 4. und 5. Dezennium. Eine Geschlechtspräferenz liegt nicht vor (MORGENSTERN). In ca. 15 % der Patienten und nach durchschnittlich 7 Jahren tritt die Erkrankung auch im zweiten Innenohr auf (MORGENSTERN).

Als Sonderform der Menièreschen Krankheit gilt das *Lermoyez-Syndrom.* Seine Anfälle unterscheiden sich von den typischen Menière-

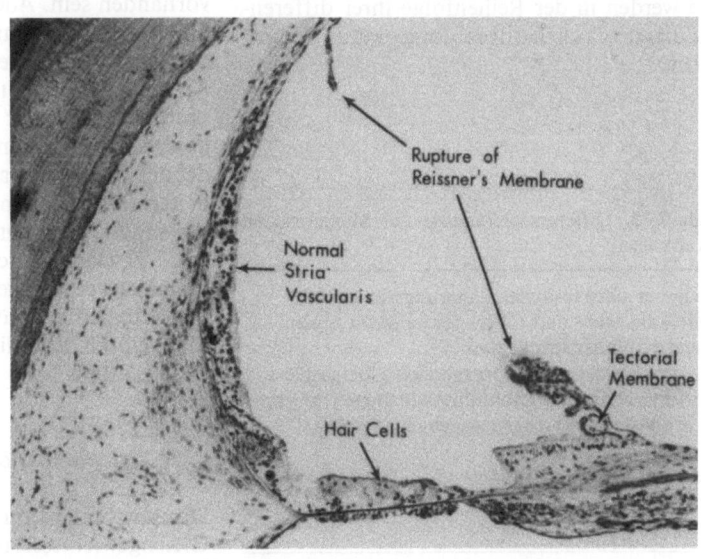

Abb. 48. Permanente Ruptur der Reissnerschen-Membran bei einer 71jähriger Patientin mit jahrelangen klassischen Anfällen einer Menièreschen-Krankheit. (Aus SCHUKNECHT 1986)

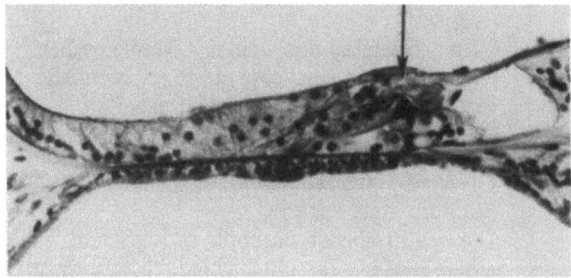

Abb. 49. Atrophie des Corti-Organs bei einem Patienten mit schwerer Meniὲrescher-Erkrankung. Die inneren Stützzellen sind teilweise kollabiert. Die Haar--zellen, Deiters-Zellen und Hensen-Zellen sind verlagert und z. T. überlappt von der atrophischen Tektorialmembran (*Pfeil*). (Aus SCHUKNECHT 1981)

Anfällen durch die Aufeinanderfolge der kochleären und vestibulären Symptome. Zuerst tritt die Hörstörung auf, verbunden mit einem Ohrgeräusch. Mit der Besserung der audiologischen Symptome setzt Schwindel ein.

Differentialdiagnose

Die Meniὲresche Krankheit wird zu häufig diagnostiziert. Dadurch sind therapeutische Mißerfolge erklärt. Befunde, die zu keiner Erkrankung zu passen scheinen, werden gelegentlich unter den unsinnigen Sammelbegriff des Meniὲreschen Symptomenkomplexes subsumiert.

Differentialdiagnostisch müssen alle anfallsartig auftretenden Hör- und Gleichgewichtserkrankungen abgegrenzt werden (Tabelle 3). Sie werden in der Reihenfolge ihrer differentialdiagnostischen Bedeutung kurz besprochen.

Tabelle 3. Differentialdiagnose der Meniὲreschen Krankheit

Benigner paroxysmaler Lagerungsschwindel
Zervikale Hör- und Gleichgewichtsstörungen
Herzrhythmusstörungen
Anomalien des okzipitozervikalen Überganges
Rezidivierende Durchblutungsstörungen im verte-
    brobasialen Versorgungsgebiet
Akustikusneurinom
Perilymphfistel
Borreliose
Lues

1. Der benigne paroxysmale Lagerungsschwindel

Dieser 10–20 Sekunden lang anhaltende Drehschwindel wird durch rasche Körperbewegungen ausgelöst. Hiermit unterscheidet sich diese Erkrankung bereits eindeutig von der Meniὲreschen Krankheit, die nicht provoziert werden kann und deren Anfälle länger dauern. Der bei Lagewechsel auftretende Nystagmus ist stets rotierend. Eine Hörstörung kann vorhanden sein (s. auch S. 43).

2. Zervikale Hör- und Gleichgewichtsstörung

Bei einer Dysfunktion der oberen HWS kann wie bei einer Meniὲreschen Krankheit ein einseitiges Druckgefühl in der Temporalregion vorhanden sein. Auch diese Patienten können anfallsartige Gleichgewichtsstörungen haben, die aber im Gegensatz zur Meniὲreschen Krankheit nicht mit starker Übelkeit und Erbrechen kombiniert sind. Charakteristisch für halsbedingte Störungen ist Sekundenschwindel aber auch tagelang anhaltendes Unsicherheitsgefühl, verbunden mit einer typischen Anamnese von berufsbedingter Disposition und Nackenkopfschmerzen. Schallempfindungsschwerhörigkeiten im Tieftonbereich sowie Schalleitungsstörungen durch Druck von Myogelosen auf die Tube sind bekannt (s. auch S. 106).

3. Herzrhythmusstörungen

Herzrhythmusstörungen können anfallsartige Gleichgewichtsstörungen auslösen. Dabei kann es auch zu Mikroembolisationen kommen (s. S. 148).

4. Anomalien des okzipitozervikalen Übergangs

Besonders bei der basilären Impression, bei der traumatisch und rheumatisch bedingten Lockerung des Atlasquerbandes sowie bei der Atlasringfraktur (Jefferson-Fraktur) kann der Dens axis bei bestimmten Kopfbewegungen auf die Medulla oblongata drücken und Schwindel sowie retrokochleäre Hörstörungen hervorrufen. Zur Diagnostik dieser Störungen werden Röntgenaufnahmen des Schädels im seitlichen Strahlengang sowie Spezialaufnahmen der oberen Zervikalregion angefertigt. Zu denken ist auch an das Arnold-Chiari-Syndrom, bei dem die Kleinhirntonsillen in das Foramen occipitale magnum eintreten. Bei Kopfbewegungen können sie komprimiert werden und dabei anfallsartige Schwindelbeschwerden auslösen. Im Unterschied zu der Menièreschen Krankheit wird bei allen diesen Erkrankungen der Schwindel durch Kopfbewegungen ausgelöst und er dauert länger.

5. Rezidivierende Durchblutungsstörungen im vertebrobasilären Versorgungsgebiet

Diese Erkrankungen des *höheren* Lebensalters gehen einher mit zentralen okulomotorischen Störungen sowie einer schlechten Funktion benachbarter Hirnnerven und deren langer Bahnen. Eine Unterscheidung zur Menièreschen Krankheit kann schwierig sein. Hilfreich ist die Berücksichtigung des deutlichen Altersunterschiedes der betroffenen Patienten (Menière vorwiegend jüngere Patienten; Durchblutungsstörungen vorwiegend ältere Patienten), sowie die Tatsache, daß monosymptomatische Anfälle bei den Durchblutungsstörungen nicht vorkommen.

6. Akustikusneurinom

Im Verlauf des Wachstums eines Akustikusneurinoms nimmt in der Regel die Erregbarkeit des Gleichgewichtsorgans langsam ab.

Die Störung wird zentral fortlaufend kompensiert. Schwindelanfälle gehören deshalb *nicht* zum typischen Bild eines Akustikusneurinoms. Kommt es aber zu Einblutungen in den Tumor oder zur Kompression von Gefäßen, dann kann eine plötzliche Labyrinthstörung auftreten (s. S. 55).

7. Perilymphfistel

Schlitzförmige Risse in der Membran des runden Fensters können zu anfallsartigen Hör- und Gleichgewichtsstörungen führen. Es fehlt allerdings die Aura und das Menière-typische Erbrechen (s. S. 65).

8. Lyme-Borreliose

Morbus Menière – ähnliche rezidivierende Gleichgewichts- und Hörstörungen kommen besonders bei der Lyme-Borreliose aber auch bei luetischen Innenohrveränderungen vor (s. S. 18 u. 20).

Therapie

Die Behandlung der Menièreschen Krankheit muß stufenweise erfolgen und richtet sich nach dem jeweiligen Stadium der Erkrankung.

1. Konservative Therapie
(Zusammenstellung in Kurzform auf S. 206)

Schwindelanfälle mit Übelkeit und Erbrechen werden mit schnell wirkenden antivertiginösen Substanzen (z. B. Dimenhydrinat oder Triflupromazine) intravenös oder rektal kupiert. Gleichzeitig muß eine Langzeittherapie über mehrere Monate erfolgen. In erster Linie hat sich dafür das Histaminpräparat Betahistin bewährt. Wir beginnen mit ca. 35–50 mg pro Tag per os verteilt auf 3 Einzeldosen. Nach mehreren Wochen wird langsam auf die Hälfte der Eingangsdosis reduziert. Dabei ist es nützlich, vom Patienten ein Protokoll über Medikamenteinnahme und Anfalltätigkeit führen zu lassen, um die individuelle Erhaltungsdosis zu finden.

Statistisch läßt sich nachweisen, daß die Anfallstätigkeit unter Streß zunimmt. Die Histamintherapie sollte deshalb durch eine neuroleptische oder sedierende Behandlung ergänzt werden. Dazu eignet sich das Neuroleptikum Sulpirid in einer Dosierung von 50–150 mg pro Tag. Die antidepressive Eigenschaft von Sulpirid ist bei Patienten mit Menièrescher Krankheit erwünscht. Das Präparat hat aber ausgeprägte Nebenwirkungen besonders bei jungen Frauen. Es kann zu einer Galaktorrhoe und zu schweren Zyklusstörungen kommen. Sulpirid sollte deshalb nur Männern sowie Frauen in der Menopause gegeben werden. Wegen der zentral erregenden Wirkung ist Sulpirid außerdem nur eingeschränkt verwendbar bei Patienten mit Psychosen, Hypertonie, Herzinsuffizienz, Leber- und Nierenschäden.

Wo Neuroleptika nicht zur Anwendung kommen können, kommt eine allgemeine Sedierung oder eine durchblutungsfördernde Behandlung mit einer gleichzeitig sedierenden Substanz in Frage. Bewährt hat sich hierfür Flunarizin in einer Dosierung von 2×5 mg pro Tag.

Die Frage, inwieweit eine allgemein durchblutungsfördernde Therapie mit chemischen oder pflanzlichen Präparaten (z. B. Gingko-Biloba-Extrakte) wirksam ist, ist nicht ausreichend erforscht. Es fällt auf, daß alle untersuchten Präparate statistisch bei der Menièreschen Krankheit ähnlich gut wirksam sind. Die Menièresche Krankheit mit ihrem nicht vorhersehbaren Verlauf, in dem sogar Spontanheilungen vorkommen, macht jede Beurteilung des Therapieerfolges schwierig. Zudem ist die Zahl echter Menière-Kranker deutlich niedriger als die Zahl der diagnostizierten Fälle. Bei strenger Auswahl der Patienten ist die Fallzahl für eine wissenschaftliche Bewertung des Therapie-Erfolges zu niedrig.

Von EHRENBERGER wird eine Langzeitbehandlung mit Pikrotoxin empfohlen. Die Substanz kommt im Samen der ostindischen Kletterpflanze Anamirta cocculus, den Kokkelskörnern vor, die bereits im 16. Jahrhundert von Venezianischen Seefahrern und im 19. Jahrhundert von Norwegischen Seefahrern gegen Seekrankheit genommen wurde (EHRENBERGER 1988).

Pikrotoxin verhält sich wie ein Antagonist des Neurotransmitters GABA (Gamma-Amino-Buttersäure), hat aber nicht alle Eigenschaften eines echten Antagonisten. Beim Warmblüter dient GABA als exzitatorischer Transmitter zwischen den primären vestibulären Sinneszellen (Haarzellen) und den primären Afferenzen (FELIX u. EHRENBERGER 1985). Pikrotoxin soll die Erregungsausbreitung im Gleichgewichtsorgan blockieren und damit den Menièreschen Schwindelanfall. Die Substanz reichert sich im Gleichgewichtsorgan wesentlich stärker an als im peripheren Blut. Damit erreicht ihre Konzentration bei niedriger Dosierung nur im Gleichgewichtsorgan den therapeutischen Bereich. EHRENBERGER empfiehlt eine Dosierung von 1×1 mg pro Tag als Suppositorium für die erste Woche und dann 3×1 mg pro Woche (z. B. Montag, Mittwoch, Freitag) als Dauertherapie bis zu einem Jahr. Die Suppositorien (1 mg Pikrotoxin pro Zäpfchen) werden nach entsprechender Rezeptur vom Apotheker angefertigt.

GABA ist als Neurotransmitter auch im Gleichgewichtskerngebiet aktiv. Unklar ist bisher, inwieweit Pikrotoxin in dieser Dosierung zentralvestibuläre Funktionen beeinträchtigt.

Weiterführende Literatur: EHRENBERGER 1988; STREINZER et al. 1986; MIZA u. HINOJOSE 1987; MORGENSTERN 1985.

2. Ototoxische Therapie

Bei Mißerfolg der konservativen Therapie kann man unter Abwägen des Nutzens und des Risikos für das Hörorgan die ototoxische Wirksamkeit der Aminoglykoside einsetzen. Verwendet werden Substanzen, die vorwiegend das Gleichgewichtsorgan schädigen, z. B. das Gentamycin. Die Substanz wird lokal im Mittelohr appliziert. Durch Diffusion über das runde und ovale Fenster führt sie zu einer Schädigung der endolymphproduzierenden Strukturen und erst danach zu einem Untergang von Sinneszellen. Über die Behandlung wurde erstmals von SCHUKNECHT berichtet. Er benützte die ototoxische Wirkung von Streptomycin. Von LANGE kam der Vorschlag, die kochleären Strukturen durch die Gabe von Ozothin zu schützen.

Applikationsform

Die Applikation von Gentamycin wird unterschiedlich gehandhabt.

1. Applikation über einen dünnen Schlauch (ca. 10 cm lang; 1,6–1,8 mm dick). Der Schlauch wird in Lokalanästhesie in eine Knochenrille gelegt, die in die hintere Gehörgangswand hinter den Limbus gefräst wird. Die Spitze des Schlauches soll lateral der runden Fensternische liegen. Auf gute Befestigung des Schlauches ist zu achten, damit Manipulationen am Ansatz nicht zu Verletzungen des runden Fensters führen.

2. Applikation über ein Paukenröhrchen. Es wird ein Paukenröhrchen in Lokalanästhesie in den vorderen unteren Quadranten des Trommelfells gelegt. Mit einer sehr dünnen, langen Injektionsnadel kann die Substanz unter Sicht durch das Röhrchen in das Mittelohr des liegenden Patienten gespritzt werden. Die liegende Position ist erforderlich, damit die ototoxische Substanz in den hinteren Bereich des Mittelohres zum runden und ovalen Fenster läuft. Gefährlich ist das Einträufeln von Gentamycin in den Gehörgang und die Weiterbeförderung der Substanz durch das Paukenröhrchen mit Druckluft z. B. mit einem Politzer-Ballon, denn dabei gelangt die ototoxische Substanz auf die gesamte Mittelohr- und Mastoidschleimhaut. Tritt eine Innenohrhörstörung auf, dann kann das Medikament nicht schnell genug eliminiert werden.

3. Applikation durch Trommelfellpunktion. Diese Methode eignet sich nur bei Patienten, deren Trommelfell relativ schmerzlos punktiert werden kann.

Dosierung

2× täglich werden 16 mg instilliert und der Patient auf die kontralaterale Seite gelegt. Er bleibt ca. eine Stunde in dieser Haltung. Die Gesamtdosis sollte 300 mg nicht übersteigen. Die Behandlung wird beendet, wenn der Patient die ersten Anzeichen einer vestibulären oder kochleären Schädigung zeigt, d. h. Schwindel mit einem Spontannystagmus zur kranken Seite und/oder einen Innenohrhörverlust bekommt. Es ist bei der Behandlung mit ototoxischen Substanzen besonders wichtig, daß der Beginn der ototoxischen Wirkung so früh als möglich erkannt wird. Nur so ist es möglich, einen größeren Hörschaden zu vermeiden. Vor jeder neuen Instillation muß deshalb mit einer Leuchtbrille kontrolliert werden, ob ein Nystagmus zur gesunden Seite vorhanden ist. Täglich muß eine Hörprüfung über Knochenleitung durchgeführt werden. Sind die ersten Zeichen der ototoxischen Schädigung sichtbar, dann *muß* unbedingt das Mittelohr mit physiologischer Kochsalzlösung ausgespült werden, um Reste des Gentamycins zu beseitigen.

Es ist oft schwierig, einen Menièreschen Anfall von der ototoxischen Wirkung zu unterscheiden. Beiden gemeinsam ist der Ausfallsnystagmus ins gesunde Ohr. Different sind die subjektiven Angaben der Patienten. Sie empfinden den ototoxischen Schwindel anders als den ihnen bekannten Anfallsschwindel der Menièreschen Erkrankung. Im Zweifelsfall muß die Behandlung abgebrochen und, falls nötig, später noch einmal aufgenommen werden.

Es gibt Menière-Patienten mit schweren Hörstörungen. Hier wird immer wieder diskutiert, ob nicht eine hochdosierte lokale ototoxische Therapie (z. B. 0,6 ccm oder 24 mg) ohne Rücksicht auf das Hörvermögen durchgeführt werden sollte. Bei diesen Überlegungen muß berücksichtigt werden, daß die Menièresche Krankheit bds. auftreten kann (s. S. 37). Eine Behandlung, die das Hörvermögen erhält, ist demnach besser als eine destruktive.

Erfolge der ototoxischen Therapie

Eine korrekt ausgeführte Gentamycinbehandlung hat eine hohe Erfolgsziffer. BECK und SCHMIDT berichteten 1978 über 95% Dauerheilungen, ein Wert, der von anderen Kliniken selten erreicht wird. Die ototoxische Behandlung beinhaltet aber auch ein nicht zu unterschätzendes Risiko eines weiteren Innenohrhörverlustes. Die Inzidenz einer Verschlechterung des Hörvermögens wird von LANG (1981) mit 25% der Fälle angegeben.

3. Chirurgische Therapie

Die Entdeckung, daß die Menièresche Krankheit vom Innenohr ausgehe, führte ab der Jahrhundertwende zu operativen Eingriffen am Innenohr. Die historische Entwicklung wurde 1986 von HELMS tabellarisch zusammengetragen.

Von den zahlreichen Operationen und deren Modifikationen sollen nur die erwähnt werden, die heute noch im Gespräch sind. Die Beschreibung aller operativen Möglichkeiten und ihre exakte Durchführung findet man bei HELMS 1986.

a) Saccotomie

Unter diesem Begriff versteht man die Dekompression des Saccus endolymphaticus nach SHAMBOUGH und die Eröffnung des Saccus endolymphaticus im Trautmannschen Dreieck des Mastoids in der Operationstechnik nach PORTMANN. Diese Eingriffe gehen davon aus, daß eine Druckentlastung des endolymphatischen Raumes am Saccus endolymphaticus möglich sei, solange der Ductus endolymphaticus durchgängig ist. Die Methode hat weltweit Verbreitung gefunden, obwohl zahlreiche Punkte gegen einen Erfolg sprechen. Statistisch wird eine Erfolgsquote von 60 – 80% angegeben, eine Zahl, die auch dann erreicht wird, wenn der Saccus endolymphaticus chirurgisch nicht eröffnet wird (BRETT-LAU et al. 1980). Dazu passend sind auch Berichte von ARNOLD (1988), der das Felsenbein eines Menière-Kranken untersuchen konnte. Er war 7 Jahre nach einer Saccotomie anfallsfrei gewesen. Histologisch sah man, daß bei der Operation der Saccus endolymphaticus nicht eröffnet worden war. Effektiv scheint bei dieser Operationstechnik somit die Mastoidektomie zu sein. Inwieweit der positive Effekt der Operation ähnlich wie bei der Ultraschallapplikation auf Erschütterungen beim Bohren zurückzuführen ist, muß noch untersucht werden.

b) Endolymph-Perilymphverbindungen

Die Sacculotomie nach FICK und ihre Modifikationen gehen davon aus, daß eine vorübergehende oder permanente Verbindung zwischen Endolymph- und Perilymphraum hergestellt wird. Dies würde dem Zustand des „ausgebrannten Menière" entsprechen, bei dem ebenfalls eine dauerhafte Verbindung zwischen Endolymph- und Perilymphraum besteht. Die Erfolge dieser Operationen gingen nicht über die einer Saccotomie nach PORTMANN hinaus, waren aber mit einer erhöhten Inzidenz von Innenohrschäden behaftet. Sie sind deshalb wieder verlassen worden. Von SCHUKNECHT wurde 1982 eine *endokochleäre Shunt-Operation* vorgeschlagen. Dabei wird vom runden Fenster aus mit einem 3 mm langen Häkchen die Lamina spiralis ossea zwischen Scala tympani und Ductus cochlearis perforiert. Die Erfolge entsprachen denen einer Saccotomie nach PORTMANN. Die bisher beschriebenen Hörschäden werden aber einem breiten Einsatz dieser technisch einfachen Operation im Wege stehen.

c) Destruktive Operationen

Bei den destruktiven Operationen wird entweder das Innenohr radikal zerstört (Labyrinthektomie) oder es wird eine Durchtrennung des afferenten Nerven (Neurektomie) durchgeführt. Es entsteht dabei ein vollständiger Ausfall des Gleichgewichtsorgans und bei der Labyrinthektomie auch eine Ertaubung.
Bevor man sich für eine destruktive Operation entscheidet, sollte man sich vergewissern, ob der postoperative Ausfallsschwindel mit seinem entsprechenden Spontannystagmus vom ZNS kompensiert werden kann. Die gute Funktion der vestibulären Ersatzsysteme (Tabelle 40, S. 207) ist für diese Eingriffe eine unumgängliche Voraussetzung.

1. Labyrinthektomie
Bei dieser transtympanal durchgeführten Operation wird das Innenohr breit eröffnet. Die neuronalen Strukturen werden so gründlich als möglich entfernt. Zusätzlich wird Gentamycin instilliert.
Diese destruktive Operation sollte nur eingesetzt werden, wenn schwere Anfälle bestehen, eine konservative und ototoxische Therapie erfolglos verlaufen sind und eine schwere Hörstörung besteht. Die Möglichkeit einer funktionserhaltenden Therapie, z. B. der Neurektomie, ist zu prüfen.
Diese Bedingungen machen die technisch einfache, in Lokalanästhesie durchführbare, aber radikal destruktive Operation zu einem seltenen Eingriff.

2. Vestibularisneurektomie
Bei dieser Operation nach FISCH werden die afferenten vestibulären Nervenbahnen proximal der Ganglienzellen auf transtemporalem

Weg im inneren Gehörgang durchtrennt. Das Hörvermögen kann dabei in einem hohen Prozentsatz erhalten werden. Unbeeinflußt bleibt bei dieser Operation das krankhafte Geschehen im Innenohr. Die Patienten verspüren deshalb weiterhin das z. T. unangenehme Druckgefühl im Ohr und den fluktuierenden Hörverlust. Die Operation ist deshalb geeignet für das fortgeschrittene Stadium der Menièreschen Erkrankung, wenn das Hörvermögen nicht mehr fluktuiert oder für Patienten mit besonders therapieresistenten, heftigen und häufigen Anfällen.

Von WIGAND wird im Verlauf der transtemporalen Operation zusätzlich zur Neurektomie nach arteriellen Gefäßschlingen am Stamm des 8. Hirnnerven gesucht. Sie werden abgepolstert. Die akustischen Restsymptome treten dann nicht mehr auf.

Die Frage, ob Gefäßschlingen alleine die Symptome der Menièreschen Krankheit auslösen können (in Analogie zur Trigeminusneuralgie), wird oft diskutiert. Die Wahrscheinlichkeit einer gefäßbedingten Irritation des Nerven als Auslöser der pathomorphologischen Veränderungen im Innenohr ist aber gering.

4. Erfolge der Behandlung der Menièreschen Krankheit

Die konservative Therapie erreicht eine Besserung der Beschwerden bei ca. 2/3 aller Patienten. Diese Zahl scheint magisch zu sein, denn alle Behandlungsmethoden außer der Neurektomie, bringen statistisch dieses Ergebnis. Das zeigt MORGENSTERNs Zusammenfassung „Therapieversager" bei 739 Patienten (Abb. 50). Als behandelnder Arzt sollte man sich deshalb bei der Wahl der durchzuführenden Behandlung nach dem klinischen Bild des jeweiligen Patienten richten. Eine herausragende Therapieform gibt es nicht.

D. Benigner paroxysmaler Lagerungsschwindel

Der erstmals von BARANY 1920/21 beschriebene *benigne periphere paroxysmale Lagerungsschwindel* ist eine häufige Erkrankung des Gleichgewichtsorgans. Es handelt sich dabei um kurze, äußerst heftige Schwindelbeschwerden, die bei raschen Körperbewegun-

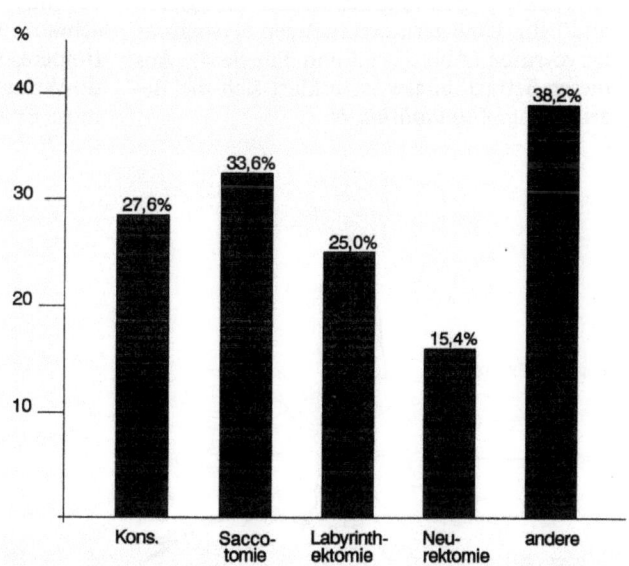

Abb. 50. Anteil der „Therapieversager" bei den unterschiedlichen Behandlungsformen beim M. Menière (739 Patienten). (Aus MORGENSTERN 1985)

gen, meist beim Umlagern im Liegen aber auch beim Hinlegen oder Aufrichten auftreten. Nahezu synchron zu den Beschwerden besteht ein sehr heftiger rotierender Nystagmus, der mit einer Latenz von wenigen Sekunden beginnt und innerhalb von ca. 20 Sekunden an- und wieder abschwillt (Krescendo-Dekrescendo-Verlauf). Obwohl Anamnese und Symptome dieser Erkrankung eine klare Trennung von anderen vestibulären Erkrankungen zulassen und sie weitaus häufiger ist als die Menièresche Erkrankung oder der akute Ausfall des peripheren Gleichgewichtssystems, wird sie noch zu wenig diagnostiziert. Die Gründe liegen in einer zu wenig sorgfältigen Anamnese, einer häufigen Verwechslung mit halsbedingtem Schwindel und in der häufig zu oberflächlichen Untersuchung, wodurch die mit einer Latenz von mehreren Sekunden auftretenden Symptome übersehen werden können.

Pathophysiologie des Nystagmus

Man nimmt an, daß der pathophysiologische Mechanismus dieser Erkrankung auf einer Änderung der mechanischen Charakteristik der Kupula im hinteren vertikalen Bogengang beruht (SCHUKNECHT). Durch Anlagerung von Otolithen oder anderen „schwergewichtigen" Gegenständen an die Kupula soll sie als zusätzlicher Schwerkraftrezeptor fungieren und beim Umlagern den heftigen Nystagmus hervorrufen (Abb. 51, 52 und Tabelle 4). Aus dieser Betrachtungsweise erklärt sich die Bezeichnung: *Cupulolithiasis.*

Tabelle 4. Verteilung und Größe der Ablagerungen. (Aus SCHUKNECHT und RUBY 1973)

Größe der Ablagerungen	Lokalisation			Gesamt
	oberer vertikaler Kanal	lateraler Kanal	hinterer vertikaler Kanal	
klein	21	35	69	125
mittel	3	5	12	20
groß	0	1	3	4
Gesamt	23	41	84	

Von SCHMIDT wurde diese mechanische Theorie durch quantitative Lagerungstechniken in Frage gestellt. Er vermutet als Ursache eine Funktionsstörung des Utriculus, die aufgrund der Wechselwirkung zwischen Bogengangsystem und Otolithenorganen zu einer Enthemmung der Reaktion des hinteren vertikalen Bogengangs bei dessen adäquater Reizung führt. Diese Betrachtungsweise läßt neben der rein peripheren Lokalisation der Störung auch Schäden im Verlauf des VIII. Hirnnerven, z. B. beim Akustikusneurinom, sowie zentrale Verarbeitungsstörungen zu. Dabei ist allerdings der Zeitverlauf unterschiedlich. 1985 hat auch MARKHAM auf zentrale Verarbeitungsstörungen hingewiesen.

Gegen die aus mechanischen Gründen naheliegende Überlegung, daß die durch Steine beschwerte Cupula als Schwerkraftsensor funktioniere, sprechen der Krescendo-Dekrescendo-Verlauf und die kurze Dauer des Nystagmus. Er müßte in Analogie zum Alkoholny-

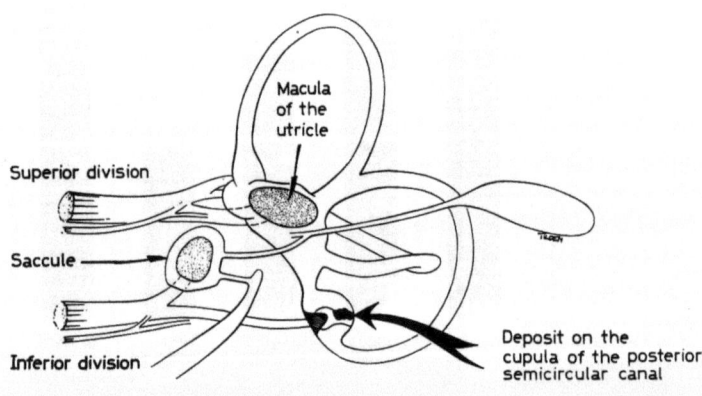

Abb. 51. Schema der anatomischen Beziehungen zwischen Utriculus und Cupula des hinteren Bogengangs. Auf der Cupula liegt eine Ablagerung. (Aus SCHUKNECHT u. RUBY 1973)

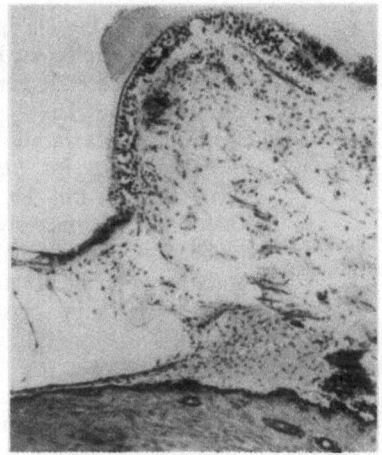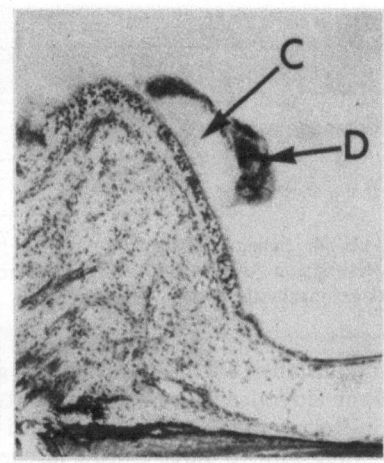

Abb. 52. Cupulolithiasis: Ablagerung eines dichten Granulats (*D*) auf der Cupula (*C*) des hinteren Bogengangs des linken Ohres (**a**). Der Patient hatte über einen heftigen Lagerungsschwindel geklagt. **b** Cupula der anderen Seite. (Aus SCHUKNECHT 1969)

stagmus (s. Band I, S. 134) während der Dauer einer Seitenlage anhalten.

Es ist denkbar, daß durch die angelagerten Otolithen die Kupula aus ihrer Verankerung am Dach der Ampulle gerissen wird und sie vorübergehend wie eine Schwingtür funktioniert. Möglich ist auch, daß die zur Dämpfung vorhandenen Mukopolisaccharide zu beiden Seiten der Cupula (s. S. 7) durch die „Fremdkörper" beeinträchtigt werden. Für diese noch unbewiesenen Denkmodelle spricht die häufige Spontanheilung der Erkrankung. Auch das klinisch beobachtete Auftreten der Erkrankung während der Funktionswiederkehr nach einem akuten Ausfall des Gleichgewichtsorgans spricht für eine anatomische Veränderung im Bereich der Ampulle (z. B. Schrumpfung der Cupula).

Symptome

Die Patienten empfinden den Lagerungsschwindel als ein heftiges, nur wenige Sekunden anhaltendes Drehgefühl, das bei schneller Kopfbewegung oder beim raschen Umlagern auftritt und entsprechend der eingenommen Lage seine Richtung ändern kann. Dementsprechend findet man unter der Leuchtbrille einen mit einer Latenz von mehreren Sekunden auftretenden, heftig rotierenden Nystag-

mus mit Krescendo-Dekrescendo-Charakter (Abb. 53). Das subjektive Schwindelgefühl eilt dem Nystagmus voraus. Nystagmus und Schwindel sind in der Regel nach 10−20 Sekunden abgeklungen. Am deutlichsten ist der Nystagmus beim raschen Umlagern des Patienten vom Sitzen in die Kopfhängelage mit gedrehtem Kopf sichtbar. Beim schnellen Wiederaufrichten tritt erneut ein Nystagmus auf. Er ist, wie auch das subjektive Drehgefühl, gegenläufig.

Charakteristisch ist eine Abnahme der Befunde bei wiederholten Lageänderungen, ein Effekt, der einerseits therapeutisch genutzt wird, andererseits die Diagnostik erschwert, denn die Störung ist dadurch nicht regelmäßig re-

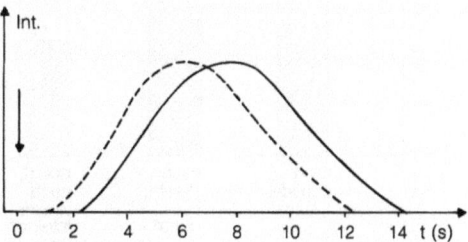

Abb. 53. Beschwerde- und Symptomverlauf bei einem benignen paroxysmalen Lagerungsschwindel. *Pfeil:* Änderung der Körperlage; *gestrichelte Linie:* Drehgefühl; *durchgezogene Linie:* rotierender Nystagmus

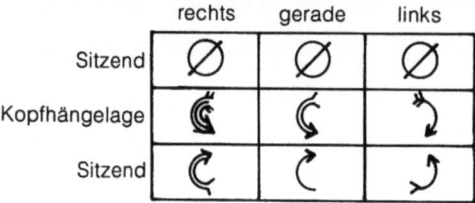

	rechts	gerade	links
Sitzend	∅	∅	∅
Kopfhängelage	↺	↺	↻
Sitzend	↻	↻	↻

Abb. 54. Schema eines vom rechten Gleichgewichtsorgan ausgelösten benignen paroxysmalen Lagerungsnystagmus im Lagerungstest

produzierbar. Die Diagnose gilt als gesichert, wenn ein rotierender Nystagmus mit Krescendo-Dekrescendo-Charakter, der bei Lageänderung auftritt, durch erneute rasche Lageänderung umkehrbar ist. Man sieht die Seite als erkrankt an, auf die der Nystagmus bei raschem Umlagern in die Kopfhängelage zeigt, oder in deren Richtung der Lagerungsnystagmus stärker ist, z. B. ein rechtsrotierender Lagerungsnystagmus bei rechter Kopfhängelage (Abb. 54), bei einer rechtsseitigen Erkran-

kung. Häufig besteht ipsilateral eine Minderung der thermischen Erregbarkeit, manchmal eine ipsilaterale Perzeptionsschwerhörigkeit.

Es ist besonders darauf hinzuweisen, daß diese Erkrankung *im Elektronystagmogramm nicht*, dagegen mit der Leuchtbrille und der Videobrille *gut* nachzuweisen ist. Ein kräftiger benigner paroxysmaler Nystagmus (in der Anamnese ausgeprägtes Schwindelgefühl) kann sogar ohne Nystagmusbrille gesehen werden.

Ursache der Erkrankung

Von HÄUSLER u. PAMPURIK wurde 1988 eine Zusammenstellung zur Ätiologie der Erkrankung veröffentlicht (Abb. 55). Am häufigsten tritt sie spontan auf, ohne daß anamnestisch oder von seiten weiterer Untersuchungen eine spezifische Ursache gefunden wird. Weiterhin wird die Erkrankung nach Schädel-Hirntrau-

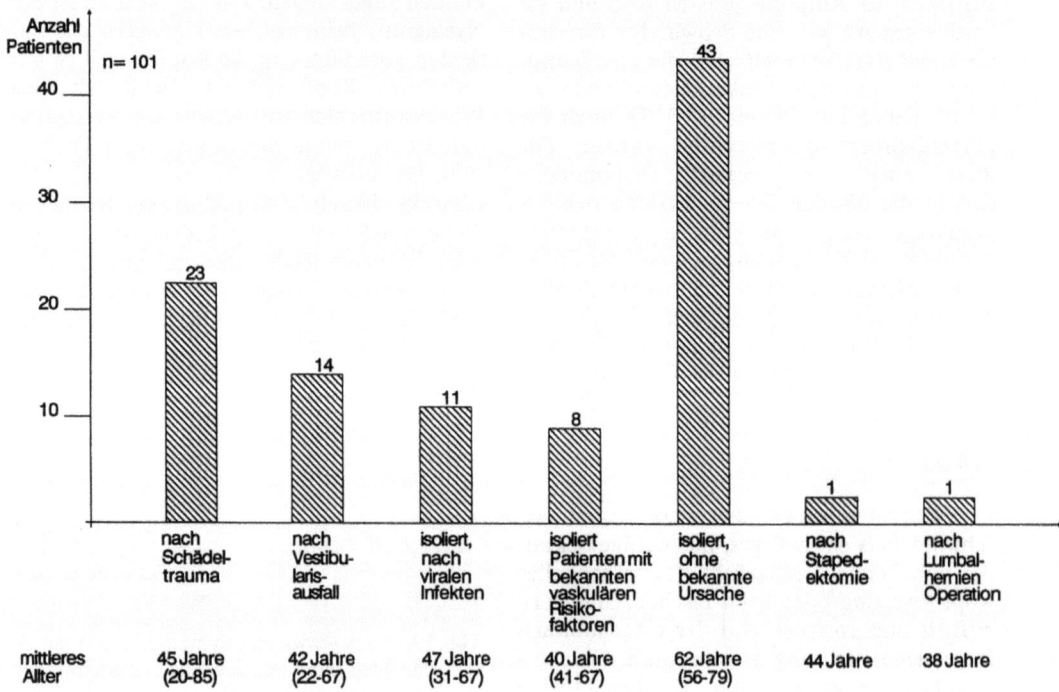

Abb. 55. Ursachen des benignen paroxysmalen Lagerungsschwindels mit entsprechender Altersverteilung. (Aus HÄUSLER u. PAMPURIK 1989)

ma beobachtet, wobei die Absprengung der Otolithen von den Maculae durch die traumatisch bedingte Beschleunigung verursacht wird. Benigner paroxysmaler Schwindel kommt auch nach Otoskleroseoperationen vor. Hier dürften wohl Bruchstücke der Steigbügelfußplatte als Fremdkörper wirken. Differentialdiagnostisch abzugrenzen ist der Schwindel bei zu langer Steigbügelprothese. Er entsteht durch Kontakt der Prothese mit den Endolymphräumen der dem ovalen Fenster gegenüberliegenden Sacculus und Utriculus (s. S. 9).

Verständlich ist das Auftreten der Erkrankung als Durchgangsstadium in der Erholungsphase eines akuten Ausfalls des Gleichgewichtsorgans. In diesem Fall ist wahrscheinlich die Koordination zwischen dem hinteren vertikalen Bogengang und den Otolithenorganen noch fehlerhaft oder es ist im Verlauf der Ausfallserkrankung zu einer Teilablösung der Maculae utriculi und sacculi gekommen in Analogie zur Netzhautablösung der Augen. Auch die schon beschriebene Ablösung der Cupula von der Ampullenwand und ihre Bewegung wie eine Schwingtüre ist denkbar. Diese Ansicht wird unterstützt durch die Arbeiten von NORRE, der zeigen konnte, daß sich durch Trainingstherapie zwar die Symptome des benigen paroxysmalen Schwindels beseitigen lassen, nicht aber die Befunde einer einseitigen peripher-vestibulären Untererregbarkeit.

Differentialdiagnose

Differentialdiagnostisch sind halsbedingte Störungen, das Lagefistelsymptom, der Bruns-Nystagmus beim Akustikusneurinom, der zentrale Lageschwindel, sowie alkoholbedingte Befunde wie PAN I in Erwägung zu ziehen. Im folgenden werden die wichtigsten Erkrankungen kurz charakterisiert und ihr Unterschied zum benigen paroxysmalen Lagerungsschwindel herausgearbeitet.

1. Halsbedingter Lagerungsnystagmus
(s. auch S. 125)

Er ist im Gegensatz zum benigen paroxysmalen Lagerungsnystagmus unregelmäßig, kaum reproduzierbar und in der Regel diskret. Besteht gleichzeitig eine verminderte Erregbarkeit der Gleichgewichtsorgane, dann kann der zervikale Nystagmus auch deutlicher sichtbar sein. Der benigne paroxysmale Lagerungsnystagmus ist dann nur durch seine rein rotierenden Augenbewegungen vom halsbedingten Lagerungsnystagmus zu unterscheiden.

Reagiert ein Patient, bei dem der Verdacht auf einen benignen paroxysmalen Lagerungsschwindel gestellt wurde nicht auf Trainingstherapie bzw. werden die Beschwerden schlechter, dann muß eine funktionelle oder organische Erkrankung im Bereich der oberen HWS ausgeschlossen werden.

> **Merke:**
> Eine leere HWS-Anamnese ist nicht gleichbedeutend mit einem leeren Untersuchungsbefund.

2. Durchblutungsstörungen
im Vertebralis-Basilariskreislauf

Im Verlauf eines Lagewechsels bzw. einer Lagerungsuntersuchung mit gedrehtem Kopf kann es schon beim Gesunden zu einer massiven Einschränkung der Durchblutung der A. vertebralis besonders im Bereich der Ausgleichsschlingen am Atlas kommen (s. S. 128). Bei intakten Blutgefäßen und durchgängigem Circulus arteriosus Willisi wird die Störung durch Strömungsumkehr usw. kompensiert, ohne daß Symptome auftreten. Sind Erkrankungen vorhanden, z. B. arteriosklerotische Plaques, Spondylosen am Atlas und/oder ein Foramen arcuale atlantis, dann kann es zu einer klinisch relevanten Minderdurchblutung im Hirnstammbereich mit heftigem, z. T. auch rotierendem Nystagmus kommen. Auch dieser Nystagmus kann einen Krescendo-Dekrescendo-Verlauf haben, d. h. der Nystagmus nimmt wieder ab, wenn die kompensatorischen Mechanismen der Hirnblutung wirksam werden.

Tritt bei Kopfhängelage mit zur Seite gedrehtem Kopf mit oder ohne Latenz ein heftiger Nystagmus auf, so muß neben einer Cupololithiasis auch an eine Durchblutungsstörung im Vertebralis-Basilaris-Bereich gedacht werden.

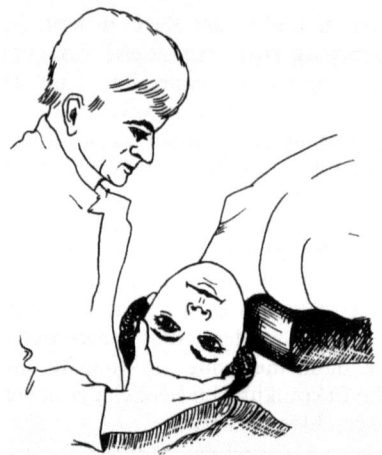

Abb. 56. De Kleijn-Hängeprobe zur Prüfung eines vaskulär bedingten Schwindels. (Aus WOLFF 1983)

In diesem Zusammenhang eine kritische Bemerkung zur De Kleijnschen Hängeprobe (Abb. 56), die von Manualmedizinern regelmäßig zur Differentialdiagnostik durchgeführt wird. Sie soll beim Auftreten von Schwindelsymptomen mit Latenz und Krescendocharakter auf eine Vertebralis-Basilaris-Insuffizienz hinweisen und bei Dekrescendoschwindel ohne Latenz-Zeichen auf eine funktionelle Kopfgelenkstörung (WOLFF 1983). Da die Probe aber gerade beim benignen paroxysmalen Lagerungsschwindel positiv ist, kann sie nicht zur Beantwortung dieser Fragestellung herangezogen werden.

3. Lagefistelsymptom (s. auch S. 66)

Das Lagefistelsymptom entsteht, wenn von einem destruktiven Mittelohr- oder Felsenbeinspitzenprozeß Strukturen des Innenohres eröffnet werden. Am häufigsten geschieht dies beim Cholesteatom. Der Nystagmus unterscheidet sich vom benignen paroxysmalen Lagerungsnystagmus durch die geringere Stärke und das Fehlen einer Abnahme bei wiederholten Untersuchungen.

4. Bruns-Nystagmus (s. auch S. 52)

Es handelt sich um einen divergierenden Lagenystagmus beim Akustikusneurinom. Der Nystagmus entsteht wahrscheinlich durch das Gewicht des vom Nervus vestibularis ausgehenden Tumors. Er ist grobschlägig und wenig frequent bei Körperlage auf der Seite des Tumors und kleinschlägig sowie stark frequent bei Körperlage auf der Gegenseite. Er unterscheidet sich vom benignen paroxysmalen Lagerungsnystagmus durch geringere Heftigkeit sowie das Fehlen starker subjektiver Symptome.

5. Zentraler Lageschwindel (s. auch S. 73)

Bei zentral vestibulären Erkrankungen im Bereich des Hirnstammes besonders im Bereich der Gleichgewichtskerngebiete, kann es zu einem zentralen Lageschwindel kommen. Er ist richtungswechselnd bei Lageänderung, von geringer bis mittlerer Intensität und oft wie der benigne paroxysmale Lagerungsnystagmus rein rotierend. Er unterscheidet sich eindeutig von diesem durch den Ablauf. Während der benigne paroxysmale Lagerungsnystagmus Krescendo-Deskrescendo-Charakter aufweist, ist der zentrale Lagenystagmus gleichbleibend solange die Körperhaltung eingenommen wird. Die subjektiven Schwindelsymptome sind in der Regel geringer, als der zugrundeliegende Nystagmus erwarten läßt.

6. Alkoholbedinger Nystagmus PAN I (s. auch Band I)

Dieser Nystagmus ist dem benignen paroxysmalen Lagerungsnystagmus am ähnlichsten. Er entsteht durch Umwandlung der physikalischen Charakteristik der Cupula von einem Dreh-Beschleunigungsmeßgerät zu einem Schwerkraftmeßgerät. Auch dieser Nystagmus tritt bei raschem Umlagern auf, ist von starkem subjektivem Schwindel begleitet und führt bei Rücklagerung zur Nystagmusumkehr. Der alkoholbedingte Nystagmus PAN I ist ein regelmäßig divergierender Lagenystagmus. Eine Unterscheidung gelingt erst durch mehrfache Untersuchungen, wobei der alkoholbedingte Lagenystagmus seine Stärke sowie Richtung ändert und nun konvergierend schlägt (PAN II). Der alkoholbedingte Nystagmus hat außerdem kein Krescendo-Dekrescendoverhalten, sondern bleibt bestehen, solange die Seitenlage beibehalten wird.

Therapie

1. Trainingstherapie

Die Therapie besteht in der Ausnutzung des Effektes, daß bei wiederholter Einnahme der Schwindellage eine Abnahme der Befunde auftritt. Daraus wurde von BRANDT und DAROFF ein Behandlungsschema entwickelt, bei dem der Patient ein festes Trainingsprogramm unabhängig von der Lokalisation der Labyrinthstörung absolvieren soll. Unserer Ansicht nach ist es aber zweckmäßig, dem Patienten ein individuelles Programm an die Hand zu geben, das die jeweilige Haltung oder Bewegung, bei der Schwindel auftritt, stärker berücksichtigt. Dabei muß man beachten, daß bei manchen Patienten keine Abnahme der Symptome durch Training auftritt.

Empfehlung für die Durchführung der Trainingsbehandlung des Lagerungsschwindels (Formulierungsempfehlung für den Patienten s. S. 219).

1. Der Patient soll mehrmals täglich die Haltung einnehmen, die Schwindel auslöst. Oder:
   Er soll mehrmals täglich die Bewegungen ausführen, die Schwindel hervorrufen.
2. Tritt Schwindel auf, dann soll er diese Haltung oder Lage beibehalten, bis der Schwindel abgeklungen ist, maximal aber nur 60 Sekunden lang. Nach Abklingen

der Symptome soll er sich zurückbewegen zur Normalposition. Tritt auch dabei Schwindel auf, soll er warten bis auch dieser abgeklungen ist.
3. Der Patient soll diese Bewegungen wiederholen bis kein Schwindel mehr auftritt.
4. Bleibt der Schwindel bestehen, soll er die Übungen nach ca. 15 Minuten beenden.
5. Die Übung soll so lange täglich mehrmals durchgeführt werden, bis an drei aufeinanderfolgenden Tagen kein Schwindel mehr auftritt.

2. Semont-Manöver

Von SEMONT wurde eine Behandlung angegeben, die versucht, durch sehr rasches, ruckartiges Umlagern die Auflagerungen an der Cupula abzuschleudern. Das von SEMONT beschriebene Verfahren nutzt die bei dieser Krankheit so typische Latenz zwischen Umlagerung und Auftreten von Beschwerden aus. Die Bewegungen werden so schnell ausgeführt, daß Beschwerden *noch nicht* auftreten. Auf diese Weise ist es möglich, das Semont-Manöver auch bei Patienten durchzuführen, die bei Körperbewegungen sehr starken Schwindel hätten. Das Bewegungsprofil ist in Abb. 57 geschildert. Der Therapeut nimmt den Kopf des Patienten in seine Hände und bewegt den Kopf so schnell er kann auf die Liege zu. Der Kopf soll relativ hart aufkommen. Er ist durch die Hand des Therapeuten vor Verletzungen geschützt. *Ohne Pause* wird der Kopf zurückbewegt zur anderen Seite. Anschließend wird ohne Pause der Patient wieder aufgerichtet zur sitzenden Haltung.

Es genügt, das Semontsche Manöver ein bis zweimal durchzuführen und die Therapie ca. zweimal zu wiederholen. Der Erfolg ist erstaunlich, denn es kommt vor, daß Patienten, die wochenlang heftigen Schwindel hatten, bereits nach Durchführung eines Manövers dauerhaft keinen benignen Lagerungsschwindel mehr empfinden und die Symptome der Krankheit nicht mehr nachweisbar sind. Allerdings gibt es auch Patienten, deren Beschwerden durch das Semont-Manöver nicht zu bessern sind.

Eine medikamentöse Behandlung des Lagerungsschwindels ist kontraindiziert, da sie zentralnervöse Vorgänge beeinträchtigt.

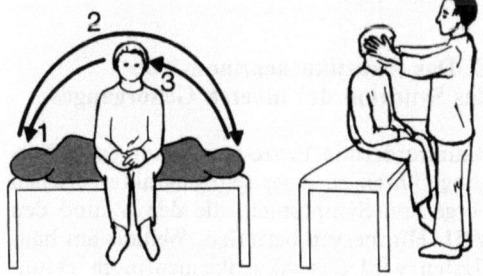

Abb. 57. Semont-Manöver zur Behandlung eines benignen paroxysmalen Lagerungsschwindels. Der Patient sitzt auf einer Liege. Er wird sehr schnell auf eine Seite gelegt (*1*), sodann sofort auf die andere Seite (*2*) und zurück zum Sitzen (*3*)

3. Operative Therapie

Bei einem geringen Teil der Patienten (ca. 5%)
kann durch die Trainingstherapie keine Abnahme der Beschwerden erreicht werden. Hier
bietet sich die operative Behandlung nach
dem von GACEK erstmals 1974 beschriebenen
Verfahren der isolierten Durchtrennung des
vom hinteren vertikalen Bogengang kommenden Nervus vestibularis, pars inferior an. Er
liegt unter dem runden Fenster (Abb. 58, 59).
Die Operation sollte nur durchgeführt werden, wenn

1. ein Akustikusneurinom und eine zentrale
   Erkrankung mit allen uns zur Verfügung
   stehenden Mitteln ausgeschlossen ist,
2. die Lokalisation der Erkrankung eindeutig
   definiert werden kann,
3. die Erkrankung mehr als 6 Monate unver-
   mindert besteht, da spontane Remissionen
   beschrieben sind.

Die von GACEK beschriebene Operation hat
sich trotz mehrerer nachfolgender Veröffentli-
chungen mit sehr guten Ergebnissen im deut-
schen Sprachraum nicht in dem Maße durchsetzen können, wie dies im angelsächsischen

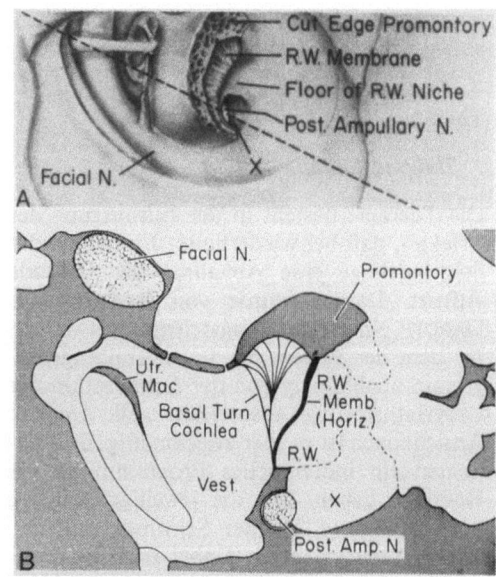

Abb. 59. Operationssitus (**A**) und Schema der häufigsten Lage des Nerven vom hinteren vertikalen
Bogengang (**B**). Gestrichelt dargestellt sind die
Knochenteile, die bei der Operation entfernt werden müssen (*X*). (Aus GACEK 1984)

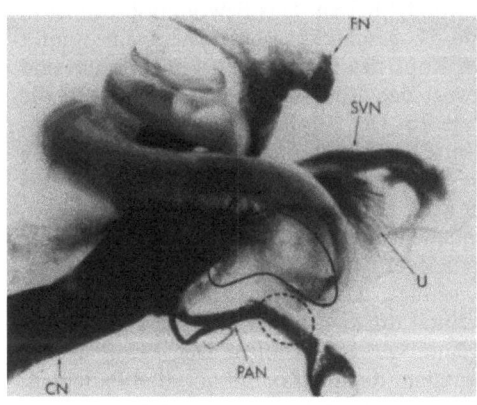

Abb. 58. Darstellung der Nervenfasern im Gleichgewichtsorgan und topographische Beziehung zwi-
schem dem runden Fenster (*durchgezogene Linie*)
und dem Ramus inferior des N. vestibularis (*PAN*),
der von der Ampulle des hinteren vertikalen Bogenganges kommt. Eingezeichnet ist die Lokalisation
der operativen Durchtrennung (*gestrichtelte Linie*).
U Fasern vom Utriculus, *SVN* Fasern von der Ampulle des horizontalen Bogengangs, *FN* Fasern des
N. facialis, *CN* Fasern des N. cochlearis. (Aus GA-
CEK u. LYON 1974)

Raum der Fall ist. Die Operation ist technisch
sehr schwierig, da der Verlauf des Nerven unterhalb des runden Fenster erheblich variiert
und außerdem wegen der großen Nähe des
Operationsgebietes zum Vestibulum und zur
basalen Schneckenwindung ein erhebliches
Ertaubungsrisiko besteht. Die Operation muß
intensiv am Felsenbeinpräparat geübt werden.

Übersichtsliteratur: GACEK 1984; HÄUSLER u.
PAMPURIK 1989.

E. Das Akustikusneurinom oder das Syndrom des inneren Gehörganges

Raumfordernde Prozesse im inneren Gehörgang führen zu einer sehr charakteristischen
Folge von Symptomen, die den V. und den
VIII. Hirnnerven betreffen. Weitaus am häufigsten wird das Akustikusneurinom gefunden,
selten ein primäres Cholesteatom, das
von Felsenbeinknochen auf den inneren Gehörgang übergreift sowie selten ein Fazialis-
neurinom. Gefäßschlingen im inneren Gehörgang und Meningeome des Kleinhirnbrücken-

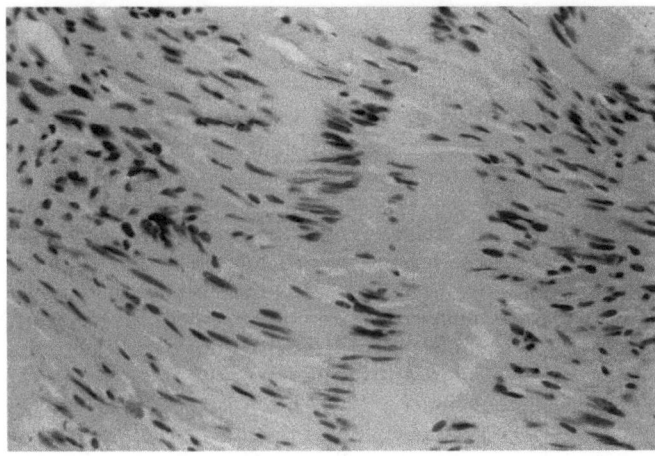

Abb. 60. Histologisches Bild eines Akustikusneurinoms. Ein Neurinom geht von der Schwannschen Scheide sensibler Nervenfasern aus. Im histologischen Bild fällt die typische Palisadenstellung der Zellkerne auf. Histologie: Prof. J. Cervós-Navarro, Institut für Neuropathologie des Universitätsklinikums Steglitz

winkels können ähnliche Symptome produzieren. Im folgenden wird das Akustikusneurinom besprochen.

Frühsymptome

1. Abnahme der thermischen Erregbarkeit

Das Akustikusneurinom ist ein Schwannom (Abb. 60). Es geht von den Schwannschen Zellen des unteren Anteils des Nervus vestibularis aus und wächst unter dessen langsamer Zerstörung. Dadurch entsteht eine allmähliche Abnahme afferenten Informationsstroms vom Gleichgewichtsorgan zum Gleichgewichtskerngebiet, was einem langsam zunehmenden peripheren Funktionsverlust entspricht. Dieser wird fortlaufend zentral kompensiert. Patienten, die ein Akustikusneurinom haben, klagen deshalb selten über Schwindel, auch wenn bei kräftiger thermischer Reizung des Gleichgewichtsorgans kein Nystagmus mehr auslösbar, der Funktionsverlust also vollständig ist.

> Ein typisches Symptom des Akustikusneurinoms ist der einseitige Gleichgewichtsfunktionsverlust, der ohne wesentliche Beschwerden eingetreten ist.

Manche Tumoren erreichen eine beträchtliche Größe, ohne den Nerven ganz geschädigt zu haben. Bei der Operation dieser Tumoren sind dann vestibuläre Nervenfaserbündel zu sehen, die um den Tumor herum zum Kleinhirnbrückenwinkel ziehen. Die thermische und rotatorische Erregbarkeit kann vollständig erhalten sein. Dies bedeutet nicht, daß der Nerv nicht geschädigt wäre, sondern nur, daß mit den verwendeten Untersuchungsmethoden die geschädigten Anteile des Nerven nicht erfaßt werden konnten.

> Die thermische Reaktion kann seitengleich sein, wenn die afferenten Nervenfasern des horizontalen Bogengangs vom Tumor nicht beschädigt sind.

Eine weitere Ausnahme kann vorliegen bei Patienten, die vor Beginn der Erkrankung eine seitendifferente thermische Erregbarkeit hatten mit *verstärkter* Erregbarkeit der dann erkrankenden Seite. Dies ist beim Patienten (0) der Abb. 61 der Fall. In dieser Abbildung ist das Verhältnis der thermischen Erregbarkeit zwischen rechtem und linkem Gleichgewichtsorgan von 100 gesunden Personen durch Interquantil-Linien wiedergegeben. Auffallend ist eine sehr starke Streuung. Patient X ist rechts thermisch wesentlich stärker erregbar als links. Er ist an diese Seitendifferenz zentral adaptiert. Bekommt er ein Akustikusneurinom rechts, dann nimmt die thermische Erregbarkeit wegen der Tumorinvasion in den Nerven langsam ab. Der Verlauf, den die thermische Erregbarkeit während des Tumorwachstums nimmt, ist in der Abbildung einge-

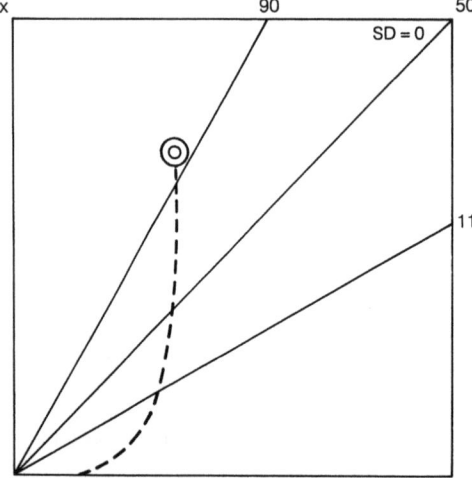

Abb. 61. Verlauf der thermischen Erregbarkeit beim Wachstum eines Akustikusneurinoms. Dargestellt ist ein Patient, der vor dem Wachstum des Akustikusneurinoms eine Seitendifferenz der thermischen Erregbarkeit hatte. Im Verlauf des Wachstums durchläuft die Kurve der Erregbarkeit die Mittellinie, d. h. die Zone seitengleicher Erregbarkeit. *x* Erregbarkeit des rechten Gleichgewichtsorgans, *y* Erregbarkeit des linken Gleichgewichtsorgans, 90 u. 11 Intequantilbereiche, d. h. die Streuung Gesunder

zeichnet. Zusätzlich ist die Linie seitengleicher Befunde angegeben. Es ist gut zu sehen, daß der Weg der termischen Erregbarkeit bei diesem Tumorkranken die Linie seitengleicher Befunde kreuzt.

Im Verlauf des Tumorwachstums im Gleichgewichtsnerven und im Verlauf der Abnahme seiner Erregbarkeit kann aufgrund einer vorbestehenden physiologischen Seitendifferenz eine Phase seitengleicher Befunde auftreten.

Zusammenfassend kann man feststellen:
Die thermische Seitendifferenz der vestibulären Erregbarkeit ist besonders in Kombination mit einem einseitig progredienten Hörverlust ein wichtiger Hinweis auf das Vorliegen eines Akustikusneurinoms.
Aber:
Ein seitengleicher thermischer Befund bei einseitig progredientem Hörverlust spricht nicht gegen ein Akustikusneurinom.

2. Lagenystagmus

Von HAID (1981) wurde in gründlichen Untersuchungen festgestellt, daß als sehr frühes Symptom ein divergierender Lagenystagmus auftritt (Abb. 62 u. Tabelle 5). Die Ursache dieses Nystagmus liegt wahrscheinlich an dem anfangs nur teilweise zerstörten N. vestibularis. Durch die Reduzierung des Informationsgehalts, die Laufzeitdifferenz und die Änderung der spontanen Entladungsrate im Nerven kommt es zentral zu einer Verarbeitungsstörung, besonders der Otolithen-Bogen-

Tabelle 5. Häufigkeit des Auftretens eines Lagenystagmus im Verhältnis zu den verschiedenen Tumorgrößen (Aus HAID 1981)

Tumorgröße	klein n = 12	mittelgroß n = 19	groß n = 48	Total n = 79
Pathologische Lageprüfung diese unterteilt sich in:	11 92%	18 95%	46 96%	75 95%
I. Lagerungsnystagmus				
richtungsbestimmt	3	4	7	42
richtungswechselnd	4	9	15	
II. Lagenystagmus				
richtungsbestimmt	1	2	2	7
richtungswechselnd	0	0	2	
III. Kombination I. und II.				
richtungsbestimmt	1	1	5	25
richtungswechselnd	1	2	15	
IV. Lymphokinet. Vorgänge	1	0	0	1

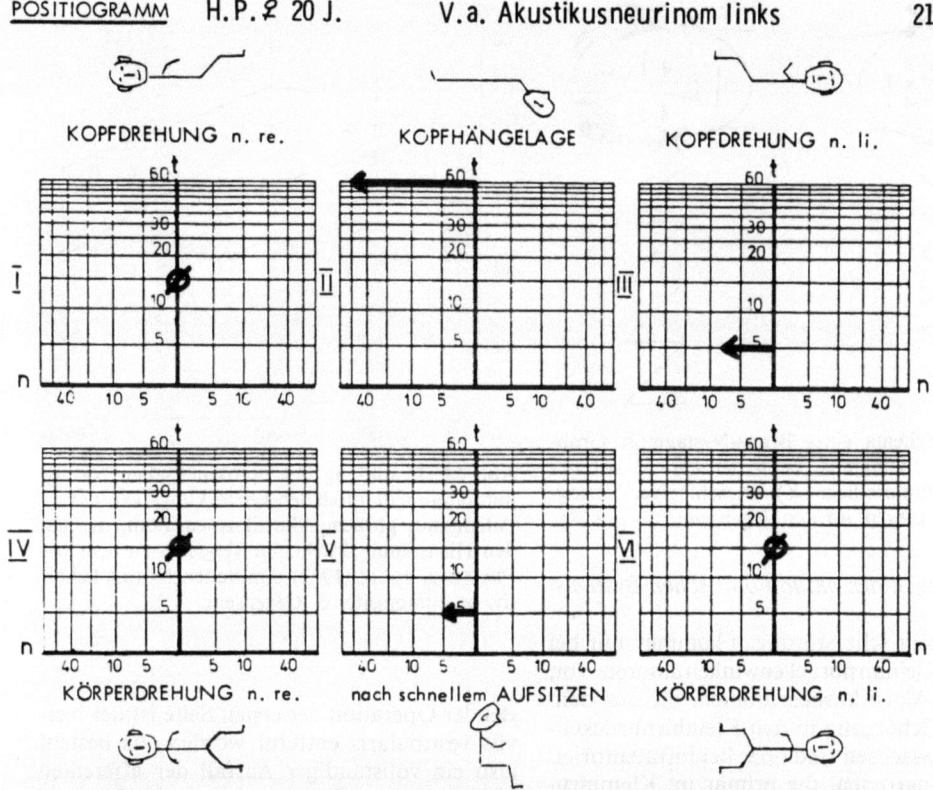

Abb. 62. Beispiel eines Lagenystagmus nach rechts bei einem Akustikusneurinom links. Darstellung des Lagenystagmus in Positiogramm nach HAID (1981). (Strenggenommen handelt es sich nicht um einen echten Lagenystagmus, da der Kopf gedreht wurde.)

gangsinteraktion. Bei großen Tumoren findet man einen dissoziierten, divergierenden Lagenystagmus (BRUNS). Liegt der Patient auf der Seite des Tumors, dann sieht man einen grobschlägigen, wenig frequenten Nystagmus, liegt er auf der gesunden Seite, so ist der Nystagmus feinschlägig und mittelfrequent (Abb. 63).

3. Störungen des galvanischen Nystagmus

Mit der galvanischen Reizung kann man zwischen einer Läsion des Gleichgewichtsorgans und einer Läsion des Nervus vestibularis unterscheiden. Dazu muß unipolar-monaural gereizt werden, wobei eine Elektrode am untersuchten Ohr (Mastoid), die andere am Un-

terarm liegt. Ein Nystagmus wird mit 1–4 mA ausgelöst, Schwellenwerte höher als 4 mA werden als pathologisch gewertet. Wesentlich für die Diagnose eines Akustikusneurinoms ist eine Seitendifferenz der galvanischen Erregbarkeit die mehr als 5 mA beträgt. Die galvanische Reizung ist eine ausgezeichnete, technisch aber aufwendige Untersuchung. Die Augenbewegungen können nur nach aktiver Filterung elektronystagmographisch, sonst photoelektrisch aufgezeichnet werden. Die galvanische Reizung hat heute durch die Verbesserung der bildgebenden Verfahren, insbesondere durch das Kernspintomogramm, an Bedeutung verloren. Durch den Einsatz der Videookulographie könnte sie reaktiviert werden, denn das Videosignal wird nicht durch den galvanischen Strom gestört.

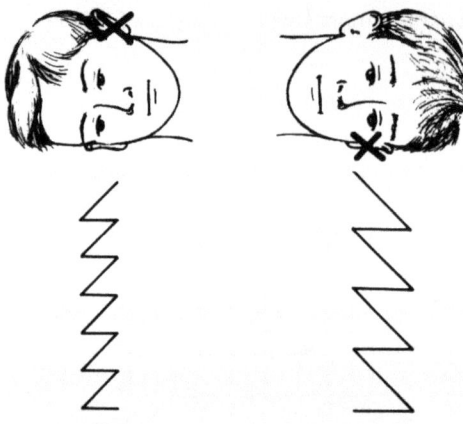

Abb. 63. Schema eines Bruns-Nystagmus. Grobschlägiger Nystagmus, wenn der Patient auf der Seite des Tumors liegt (*X*), feinschlägiger Nystagmus beim Liegen auf der Gegenseite

4. Störungen des okulomotorischen Systems

Okulomotorische Störungen kommen nur bei großen Kleinhirnbrückenwinkeltumoren vor, z. B. bei Akustikusneurinomen, die aus dem inneren Gehörgang in den Kleinhirnbrückenwinkel gewachsen sind oder bei infratentoriellen Meningeomen, die primär im Kleinhirnbrückenwinkel wachsen. Die Symptome treten auf, wenn der Tumor den Hirnstamm komprimiert. Als erstes Zeichen fällt der Verstärkungsfaktor bei der optokinetischen Reizung mit hoher Reizgeschwindigkeit ab (Abb. 64), später treten Sakkaden im Sinusblickpendeltest auf und die Fixationssuppression ist gestört (Abb. 65). *Die okulomotorische Störung ist beim Akustikusneurinom kein Frühsymptom.*
Bevor die weiteren Symptome des Akustikusneurinoms besprochen werden, noch ein Griff in die vestibuläre Trick-Kiste:
Ein Patient hat ein Akustikusneurinom. Es ist diagnostiziert und erfolgreich operiert worden. Er hat jetzt Angst, auf der Gegenseite erneut einen Tumor zu bekommen. Welches ist das früheste Symptom für ein Tumorwachstum auf der Gegenseite?
Antwort: Das Akustikusneurinom wächst im Nervus vestibularis. Das früheste Symptom für einen Tumorwachstum der Gegenseite muß demnach im Nervus vestibularis gesucht werden.

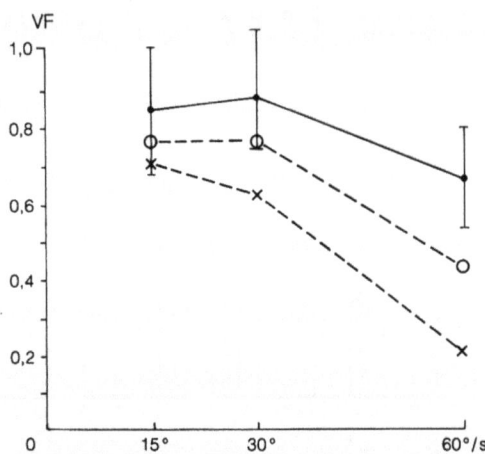

Abb. 64. Ermüdung des optokinetischen Nystagmus dargestellt durch den Verstärkungsfaktor (VF). Patient mit großem Akustikusneurinom, das auf den Hirnstamm drückt, im Vergleich zu dem von PFALTZ u. JLDIZ (1982) ermittelten Normalkollektiv. × Tumorseite, ○ Gegenseite

Bei der Operation der ersten Seite ist der Nervus vestibularis entfernt worden. Es besteht also ein vollständiger Ausfall der afferenten Meldung zum Gleichgewichtskerngebiet auf dieser Seite. Die Folge ist, neben der thermischen Unerregbarkeit, ein Spontan- und Provokationsnystagmus, der mehr oder weniger gut kompensiert wird. Bei der Besprechung der Kompensationsstadien eines vestibulären Defektes (s. S. 28) wurde festgestellt, daß bei einem vollständigen Ausfall eine vollständige Kompensation nicht erreicht wird. Es bleibt oft ein Spontannystagmus, der im ENG sichtbar ist, mindestens aber ein Provokationsnystagmus in Form des Kopfschüttelnystagmus. Wächst nun im Gleichgewichtsnerven der Gegenseite ein Akustikusneurinom, dann nimmt

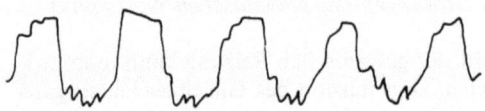

Abb. 65. Schwere Störung der Sinusblickpendelfolge bei dem Patienten der Abb. 64. Beim Blick nach links besteht zusätzlich ein Blickrichtungsnystagmus

die thermische Erregbarkeit dieser Seite ab. In Abb. 66 ist diese Situation dargestellt. Die Seitendifferenz des afferenten Zustroms zum Gleichgewichtskerngebiet nimmt ab, so daß der Spontan- und Provokationsnystagmus verschwindet.

> *Merke:*
> Nach einseitiger Operation eines Akustikusneurinoms ist das Verschwinden des lang bestehenden Spontan- und Provokationsnystagmus (besonders Kopfschüttelnystagmus) das erste Zeichen für ein Tumorwachstum auf der Gegenseite.

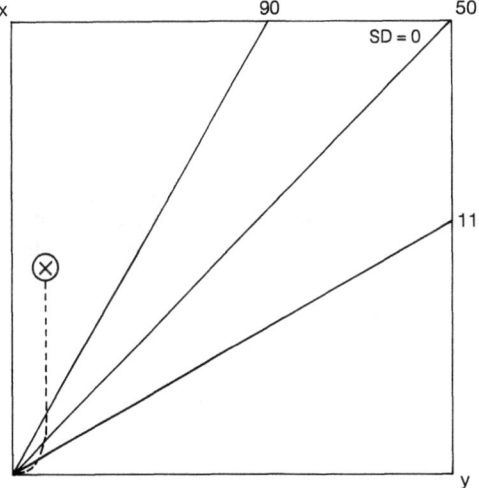

Abb. 66. Verlauf der thermischen Erregbarkeit bei einem Patienten, der vor Jahren an einem Akustikusneurinom auf translabyrinthärem Weg operiert wurde. *y* Erregbarkeit der linken Seite, *x* Erregbarkeit der rechten Seite. Es besteht ein Ausfall der thermischen Erregbarkeit der linken Seite. Bei korrekter thermischer Prüfung ist der Punkt seiner Erregbarkeit bei *X* zu finden. Die Erregbarkeit liegt nicht auf der Nullinie, da bei Kaltreiz der latent vorhandene Spontannystagmus provoziert wird. Wächst bei diesem Patienten ein Akustikusneurinom auf der Gegenseite (rechts), dann nimmt die Seitendifferenz kontinuierlich ab. Die Kurve durchläuft sogar die Linie seitengleicher Erregbarkeit *(50)*. Latent vorhandener Spontannystagmus und Kopfschüttelnystagmus verschwinden

Weitere Symptome des Akustikusneurinoms

Ein weiteres Tumorwachstum führt zu Platzproblemen im inneren Gehörgang. Der benigne Tumor infiltriert an seiner glatten Außenseite nicht, sondern bewirkt in dem normalerweise 7 mm weiten und mit Nerven weitgehend ausgefüllten inneren Gehörgang eine chronische Drucksymptomatik. Drei Symptome entstehen:

1. Der Hörnerv wird an die Wand gedrückt

Es entsteht eine *langsam zunehmende, einseitige Schwerhörigkeit*. Sie ist das erste Signal, das der Patient bemerkt und das den aufmerksamen Patienten zum HNO-Arzt führt. Das Akustikusneurinom, das im Nervus vestibularis wächst, hat von diesem Symptom seinen Namen.

Die Schwerhörigkeit kann auch ruckartig zunehmen und mit einem idiopathischen Hörsturz verwechselt werden, wenn die Tumorgröße ruckartig zunimmt. Dies ist der Fall
a) bei Blutungen in den Tumor (Abb. 67),
b) wenn die Arteria labyrinthi durch den Tumor so weit abgedrückt wird, daß die Blutversorgung zum Innenohr nicht mehr gewährleistet ist.

Bereits in einem sehr frühen Stadium der Kompression des N. akustikus werden die akustisch evozierten Hirnstammpotentiale (BERA) verformt und später nicht mehr erkennbar. Es kommt zu einem Anstieg der Latenz später Wellen. Wegen der guten Erkennbarkeit wird die Welle P5 und ihr Abstand von der Welle P 1 zur Latenzmessung verwendet. Eine Interpeaklatenz von mehr als 4 ms gilt als pathologisch. Das Resultat der Hirnstammaudiometrie ist in mehr als 95% aller Patienten mit Akustikusneurinomen pathologisch verändert. Die BERA ist heute zusammen mit der Kernspintomographie der sicherste Test zur Erkennung eines Akustikusneurinoms.

2. Der Nervus facialis wird an die Wand gedrückt

Der motorische Anteil des Nerven ist sehr widerstandsfähig. Fazialisparesen werden des-

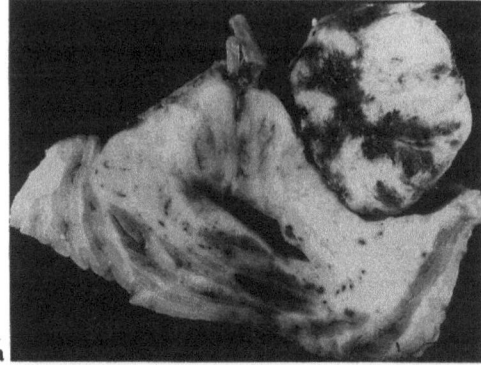

cher gegenüber Druck. Sie werden frühzeitig geschädigt.

a) Sensibler Anteil

Er versorgt den hinteren oberen Anteil der Gehörgangshaut, sein Ausfall läßt eine Sensibilitätsstörung im äußeren Gehörgang, in der Ohrmuschel und eventuell auch in einem mehr oder weniger großen Areal vor dem Tragus (Hitzelbergersches Zeichen) entstehen.

b) Sekretorischer Anteil

Mit dem Nervus facialis laufen sekretorische Fasern für die Glandula lacrimalis (über den

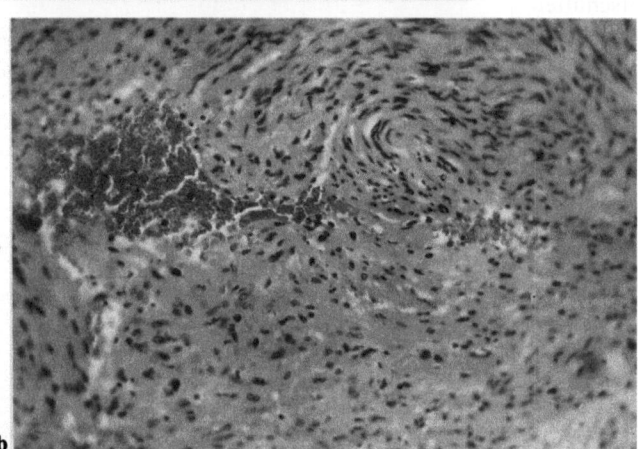

Abb. 67. a Schnitt durch ein sehr großes Akustikusneurinom (*rechts oben*), das den Hirnstamm komprimiert hat. Deutlich sichtbar sind die zahlreichen streifenförmigen Einblutungen in den Tumor. Dadurch kann es zu ruckartigen Vergrößerungen des Tumors kommen. (Abbildung aus dem Institut für Neuropathologie, Klinikum Steglitz der Freien Universität Berlin, Leiter: Prof. Cervós-Navarro). **b** Histologisches Bild des Tumors. Charakteristisch ist die Palisadenstellung der Zellkerne und die Einblutung

halb auch bei sehr großen Akustikusneurinomen selten gesehen. Als häufiges, aber bei großem Hörverlust nicht mehr meßbares Symptom, kann man eine verstärkte Ermüdbarkeit des M. stapedius beobachten.

Untersuchungstechnik:

Voraussetzung ist eine Einrichtung zur fortlaufenden Messung der Impedanz des Trommelfell-Gehörknöchelchenapparates. Der Reflex des Musculus stapedius wird mit einem Dauerton von 80 dB über der Hörschwelle ausgelöst. Im Normalfall hält die Kontraktion des Musculus stapedius an, solange der Ton hörbar ist. Wird der Nervus facialis vom Tumor komprimiert, so ermüdet der Muskel, und es kommt zu einer Abnahme der Impedanz (Abb. 68).

Im Gegensatz zum motorischen Anteil des N. facialis sind seine sensorischen, sekretorischen und sensiblen Fasern, die im Nervus intermedius zusammengefaßt sind, empfindli-

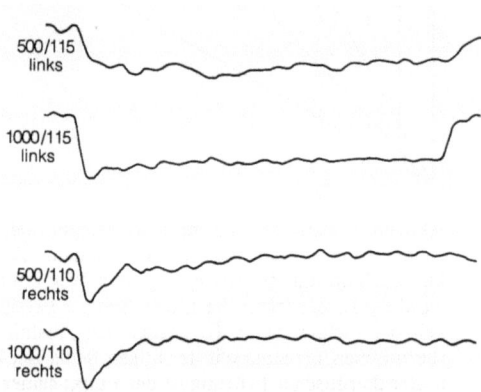

Abb. 68. Akustikusneurinom rechts. Ermüdung des Stapediusreflexes rechts

N. petrosus superficialis major) und für die Glandula submandibularis und sublingualis (über die Chorda tympani). Sie werden unter-

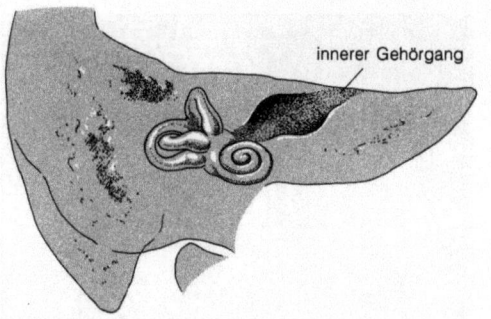

innerer Gehörgang

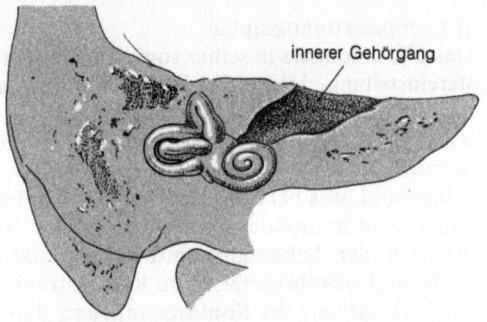

innerer Gehörgang

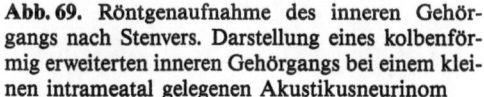

Abb. 69. Röntgenaufnahme des inneren Gehörgangs nach Stenvers. Darstellung eines kolbenförmig erweiterten inneren Gehörgangs bei einem kleinen intrameatal gelegenen Akustikusneurinom

Abb. 70. Röntgenaufnahme des inneren Gehörgangs nach Stenvers. Darstellung eines trompetenförmig erweiterten inneren Gehörgangs bei einem intra- und extrameatalen großen Akustikusneurinom

sucht mit dem Schirmer-Test (Glandula lacrimalis). Die Sekretion der Glandula submandibularis und sublingualis könnte nach Sondierung des Whartonschen Gangs gemessen werden.

c) Sensorischer Anteil
Diese Fasern bringen Geschmacksinformationen von den vorderen zwei Dritteln der Zunge über die Chorda tympani zum ZNS. Sie werden entweder mit Geschmackslösungen oder besser elektrogustometrisch untersucht.

3. Der innere Gehörgang wird zuerst kolben-, später trompetenförmig erweitert

Dies ist röntgenologisch und mittels der magnetischen Resonanz (Tumorform) sichtbar:
a) Aufnahmetechnik nach STENVERS (Abb. 69, 70)

Entscheidend ist der Seitenvergleich der Weite des inneren Gehörgangs, wobei allerdings zu beachten ist, daß Akustikusneurinome auch beidseits auftreten können (z. B. beim Morbus Recklinghausen). Als pathologische Erweiterung wird eine Differenz des inneren Gehörgangs von mehr als 2 mm und eine absolute Weite von mehr als 7 mm angesehen.

Vorteil: Standardisiertes Untersuchungsverfahren.
Nachteil: Zwei Röntgenaufnahmen sind notwendig.

b) Transorbitale Pyramiden-Vergleichsaufnahme (Abb. 71)
Bei dieser Aufnahmetechnik projizieren sich die inneren Gehörgänge in die Orbitae. Ein Seitenvergleich der Gehörgangsweite ist direkt möglich.
Vorteil: Nur eine Aufnahme erforderlich.
Nachteil: Schwierigere Einstelltechnik.

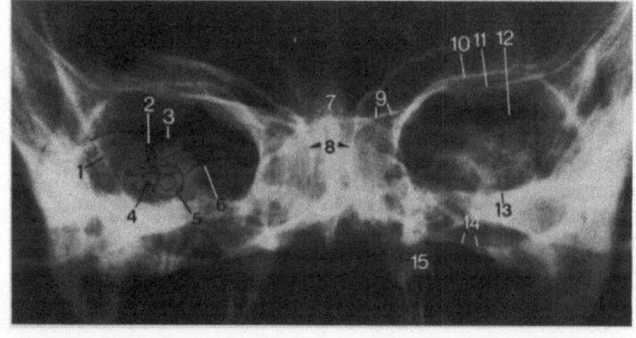

Abb. 71. Transorbitale Vergleichsaufnahme der inneren Gehörgänge. (Aus SCHMIDT u. MALIN 1986). *1* Linea temporalis, *2* Bogengang, *3* Pyramidenoberkante, *4* Vestibulum, *5* Cochlea, *6* Meatus acusticus internus, *7* Crista galli

c) Computertomographie

Das CT, besonders in seiner sog. Knochenfenstereinstellung, bildet die Weite des inneren Gehörgangs sehr gut ab. Allerdings ist ein Seitenvergleich nur dann möglich, wenn die Schnitte dünn gewählt (1 mm) und genau definiert sind, was bei Schiefhaltung des Kopfes leider nicht immer der Fall ist. Am besten ist dies bei der Sekundärschnitt-Rekonstruktionstechnik gewährleistet. Wird Kontrastmittel zur Verbesserung der Konturen injiziert, dann wird neben der Erweiterung des inneren Gehörgangs der Tumor selbst dargestellt (Abb. 72).

Bei guter neurootologischer Diagnostik und guter computertomographischer Technik ist es heute möglich, auf Standardröntgenaufnahmen zu verzichten.

d) Kernspintomographie (NMR)

Das Kernspintomogramm kann hervorragend Weichteilgewebe darstellen, besonders nach Injektion der kontrasterhöhenden Substanz Gadolinium. Knochenstrukturen werden nicht dargestellt. Mit der Kernspintomographie werden Akustikusneurinome als leuchtende Flecken in der dunklen Umgebung (Knochen des Felsenbeins) so gut sichtbar,

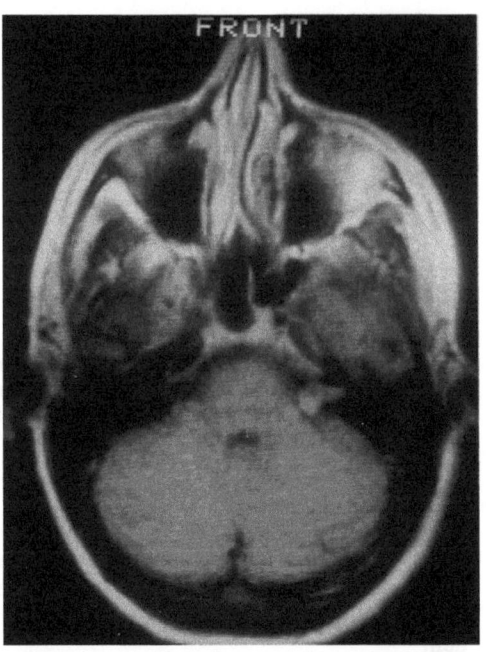

Abb. 73. Kernspintomographische Darstellung eines intra- und gering extrameatalen Akustikusneurinoms im Kleinhirnbrückenwinkel rechts. (Abbildung aus der Radiologischen Universitätsklinik München, Klinikum Großhadern, Direktor: Prof. Lissner)

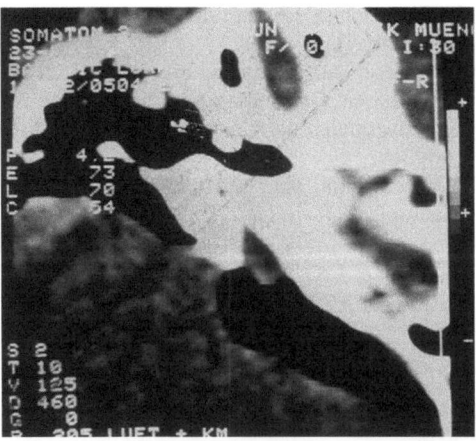

Abb. 72. Computertomographische Darstellung des inneren Gehörgangs. Nach Kontrastmittelgabe und Kontrasterhöhung durch Luft stellt sich ein i.w. intrameatal gelegenes Akustikusneurinom dar. (Aus der Radiologischen Universitätsklinik München, Klinikum Großhadern, Direktor: Prof. Lissner)

daß die NMR-Tomographie heute als das sicherste Verfahren zur Darstellung bereits kleiner Akustikusneurinome angesehen werden muß (Abb. 73, 74). Die Größe eines Tumors wird mit der magnetischen Resonanztechnik derzeit genauer dargestellt als mit der Computertomographie.

Diagnostische Methoden, die an Bedeutung verloren haben:

a) Kontrastmittelzisternographie

Bei diesem Verfahren wird röntgendichtes Kontrastmittel lumbal in den Liquorraum appliziert. Durch Umlagerung gelangt das Kontrastmittel in die Kleinhirnbrückenwinkelzisterne und umgibt den Tumor. Röntgenologisch erhält man ein Negativ des Tumors. Dieses Verfahren ist heute durch die Computertomographie mit Kontrastmittelgabe und die Kernspintomographie überholt.

b) Luftzisternographie

Bei diesem Verfahren, das zusammen mit einem hoch auflösenden CT eingesetzt wird,

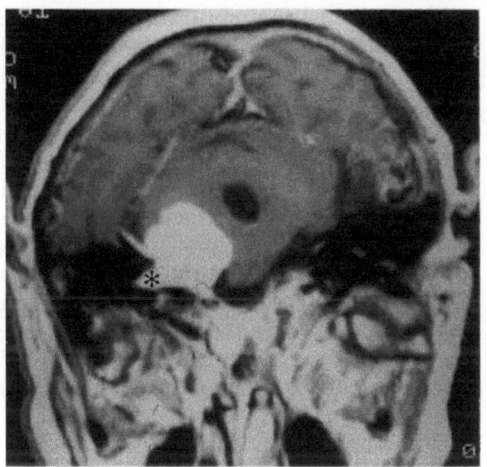

Abb. 74. Kernspintomographische Abbildung eines ausgedehnten Akustikusneurinoms mit intrameatalem Anteil (*Stern*) und ausgedehntem Tumoranteil im Kleinhirnbrückenwinkel. Der Tumor komprimiert den Hirnstamm. (Abbildung von Prof. Traupe, Abteilung für Röntgendiagnostik, Klinikum Steglitz der Freien Universität Berlin)

dient Luft als Kontrastverstärker. Sie wird lumbal in den Spinalkanal appliziert und erreicht bei entsprechender Lagerung die Kleinhirnbrückenwinkelzisterne, wo sie den Tumor umgibt oder den inneren Gehörgang füllt. Dieses Verfahren wird heute noch bei speziel-

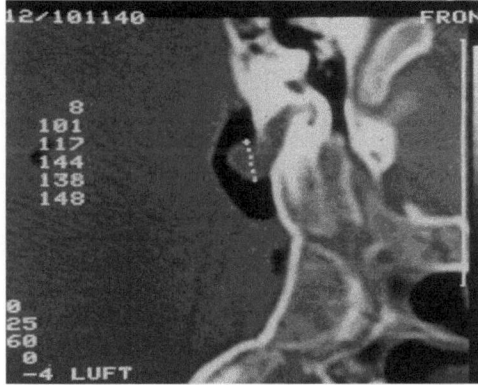

Abb. 75. Darstellung eines intra- und extrameatal gelegenen Akustikusneurinoms durch Luftzisternographie. Der Tumor ist umgeben von einer Luftblase (schwarz), die den Kontrast erheblich verbessert. (Abbildung aus der Radiologischen Universitätsklinik München, Klinikum Großhadern, Direktor: Prof. Lissner)

len Fragestellungen eingesetzt, so bei zweifelhaften Befunden (Abb. 75). Die Kontrastschärfe ist so hoch, daß mitunter sogar der Verlauf des VII. und VIII. Hirnnerven dargestellt werden kann.

c) Die von MULCH und OPPEL (1979) beschriebene Endoskopie des Kleinhirnbrückenwinkels verliert durch die hoch auflösenden Techniken bildgebender Verfahren zunehmend an Bedeutung. Sie kann dagegen bei der Therapie der Menièreschen Krankheit zur Neurektomie und bei der Diagnostik und Therapie von Gefäßschlingenerkrankungen am Hirnstamm eingesetzt werden.

Therapie

Akustikusneurinome werden operativ entfernt. In speziellen Fällen (exzessive Tumorgröße, Risikofaktoren) kann man sich, angesichts des sehr langsamen Tumorwachstums entschließen, den Tumor zu verkleinern oder abzuwarten.

Es gibt mehrere Operationswege, die je nach Tumorgröße gegangen werden können:

1. Transtemporaler Zugang

Bei diesem von HOUSE 1961 erstmals vorgeschlagenen, von FISCH 1969 standardisierten und von WIGAND 1983 erweiterten otochirurgischen Weg werden der innere Gehörgang und der Kleinhirnbrückenwinkel von der mittleren Schädelgrube aus freigelegt. Die Oberkante des Felsenbeins muß abgetragen werden (Abb. 76). Dieser Zugang ermöglicht die sicherste Entfernung kleiner, intrameataler Tumoren unter Erhaltung der Funktion des Nervus facialis. Auch der Hörnerv wird bei dieser Operationstechnik geschont. Das verbleibende Hörvermögen hängt von der Vorschädigung des Nervus acusticus ab und davon, wieviel von der Arteria labyrinthi und ihren Ästen bei der Präparation erhalten werden kann. Die Arterie versorgt u. a. auch den im inneren Gehörgang liegenden Tumor, ihre Hauptäste, die zu Innenohrstrukturen ziehen, können mit der Tumorkapsel verbacken sein. Statistisch gesehen kann das Hörvermögen in ca. 40% der Patienten erhalten werden.

Wird der Zugangsweg nach WIGAND durch Transsektion des Sinus petrosus superior und

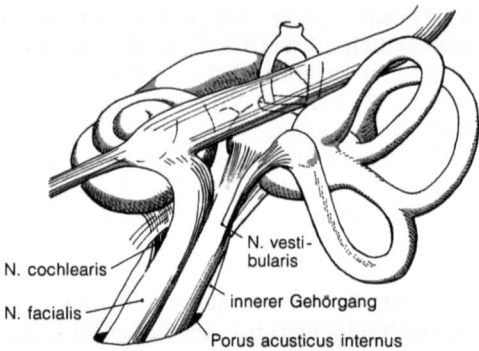

N. cochlearis

N. facialis

N. vesti-
bularis

innerer Gehörgang

Porus acusticus internus

Abb. 76. Topographische Beziehung der Nerven im inneren Gehörgang bei Eröffnung über den transtemporalen Weg. (Aus MORGENSTERN 1985)

des Tentoriums cerebelli erweitert, dann können auch Tumoren von 2,5 cm und mehr entfernt werden.

2. Subokzipitaler und retrosigmoidaler Zugang

Diese beiden, vom Neurochirurgen benutzten Zugangswege erlauben die übersichtliche Dar-

stellung der Kleinhirnbrückenwinkelzisterne. Sie erlauben eine sichere Entfernung mittelgroßer und großer Tumoren des Kleinhirnbrückenwinkels (Akustikusneurinom und infratentorielle Meningeome). Zur Darstellung des Tumoranteils im inneren Gehörgang muß die dorsale und obere Lippe des Porus acusticus internus entfernt werden (Abb. 77). Das Hörvermögen ist nicht immer zu erhalten, da einerseits bei der Präparation großer Tumoren die Arteria labyrinthi nicht immer geschont werden kann, andererseits der naheliegende, hintere vertikale Bogengang bei der Eröffnung des inneren Gehörgangs verletzt werden kann.

3. Translabyrinthärer Zugang

Dieser technisch einfache, otochirurgische Zugangsweg durch das Labyrinth unter Opferung seiner Funktion sollte heute nur noch in Ausnahmefällen zur Anwendung kommen. Sein Vorteil liegt darin, daß der innere Gehörgang dargestellt werden kann, ohne daß die mittlere und hintere Schädelgrube eröffnet werden müssen. Bei entsprechender Erweiterung des Knochendefektes kann der Klein-

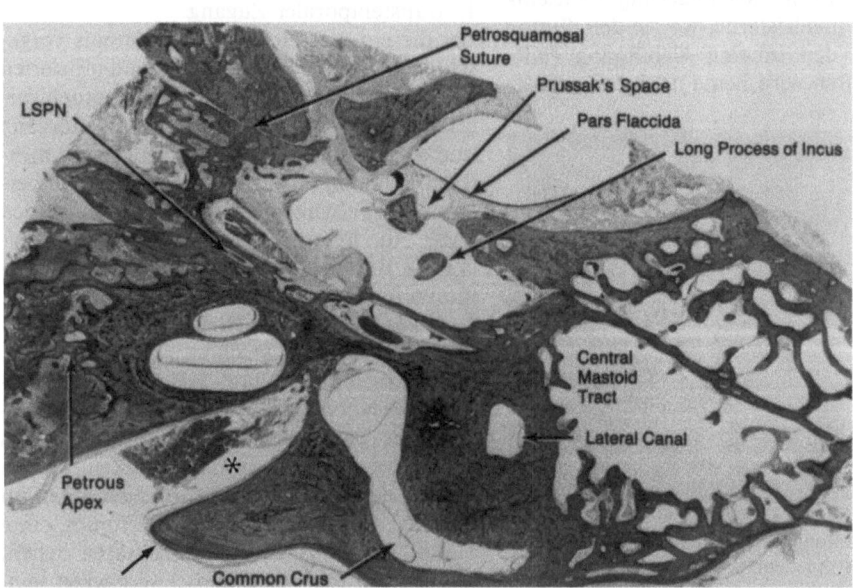

Abb. 77. Histologischer Schnitt durch den inneren Gehörgang. Darstellung der topographischen Beziehung zwischen hinterem vertikalen Bogengang (Common Crus) und der dorsalen Lippe (→) des inneren Gehörgangs (∗). Bei operativer Eröffnung des inneren Gehörgangs kann der hintere vertikale Bogengang verletzt werden. (Aus SCHUKNECHT u. GULYA 1983)

hirnbrückenwinkel gut eingesehen werden.
Der Zugangsweg ist deshalb geeignet für mittlere Tumoren bei Risikopatienten, speziell bei
Patienten in hohem Alter. Sein Nachteil liegt
in der Zerstörung des Labyrinths. Nachdem
Akustikusneurinome beidseits vorkommen,
sollte ein Restgehör niemals unnötig geopfert
werden. Der Zugangsweg ist beim jungen Patienten deshalb kontraindiziert.
Grundsätzlich soll der Zugangsweg so gewählt
werden, daß der Operateur den Tumor vollständig entfernen kann unter weitestgehender
Funktionserhaltung.

F. Tullio-Phänomen

Unter einem Tullio-Phänomen versteht man
das Auftreten von *Schwindel, durch akustische Reize* von mehr als 90 dB Lautstärke.

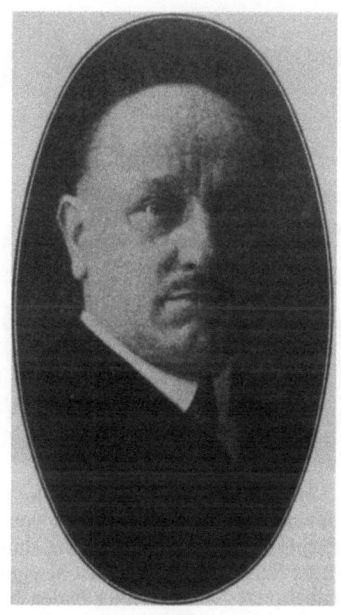

Abb. 78. Pietro Tullio (1881–1941). (Aus Revista di
Biologia 1942, 33:291–298)

Medizingeschichte

Pietro TULLIO (1881–1941) (Abb. 78) war
Professor für experimentelle Physiologie an
der Universität Cagliari in Sardinien. Während Forscher, wie z. B. FLUORENS, BREUER
und EWALD die Funktion des Gleichgewichtsorgans durch sukzessive Zerstörung einzelner
Funktionsteile zu ergründen suchten, war
TULLIO bestrebt, das Gleichgewichtsorgan lokal zu reizen. Auf diese Weise konnte er den
Reizeffekt immer wieder beobachten, was bei
zerstörenden Versuchen nicht möglich war.
FLUORENS hatte beobachtet, daß nach Durchtrennung einzelner Bogengangsnerven plötzliche, heftige Kopfbewegungen in der Ebene
des entsprechenden Bogengangs auftraten. Er
nahm an, daß diese Bewegungen von einem
intakten Bogengangssystem unterdrückt würden, die Bogengänge somit eine hemmende
Funktion hätten.
TULLIO wollte dieses Phänomen näher ergründen. Er begann damit, winzige Löcher in
Serie längs eines ganzen Bogengangs anzubringen. Er verband diese Löcher miteinander
und konnte so sukzessive den membranösen
Bogengang freilegen. Durch Kompression des
membranösen Bogengangs oder durch Strom-

applikation erzielte er nun eine Reizung des
Bogengangsrezeptors und konnte seine erregende Funktion nachweisen.
Während dieser Versuche beobachtete TULLIO, daß auch Schallreize sofort nach Eröffnung des Kanals motorische Reaktionen, d. h.
definierte Kopfbewegungen, auslösten, die jedoch bei Unterbrechung des Ampullarnerven
oder bei Verschluß der Bogengangsöffnung
mit Wachs wieder verschwanden (Abb. 79,
80). Die Kopfbewegungen lagen in der Ebene
des jeweiligen Bogengangs und konnten einen
Drehwinkel von 90° erreichen. Von TULLIO
wurde ein Film über diese Versuche auf dem
ersten Kongreß der italienischen Gesellschaft
für Oto-Neuro-Ophthalmologie im Oktober
1924 in Neapel gezeigt.
TULLIO konnte mit der Beschallung von Öffnungen an den Bogengängen exakt die Funktion des einzelnen Bogengangs demonstrieren. Es gelang ihm sogar, Kontraktionen der
Nackenmuskulatur bei Beschallung der Otolithenorgane zu filmen. Er veröffentlichte seine Beobachtungen 1930 in der „Monatsschrift
für Ohrenheilkunde" (Band 64, S. 160).

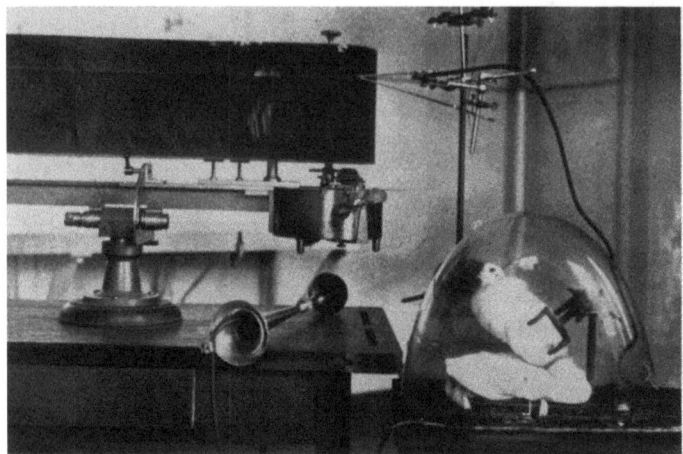

Abb. 79. Versuchsaufbau zur Messung der Kopfbewegungen einer Taube bei Applikation von Schallwellen. Rechts in einer Glasglocke sitzt eine Taube, deren Körper fixiert ist. Der Kopf ist beweglich. An der Schnabelspitze ist ein kleiner Faden befestigt, der über ein kleines Hebelsystem oberhalb der Glasglocke zu einem Schreiber führt (links oben). Es handelt sich dabei um eine große Schreibtrommel. In der Mitte unten ist eine kleine Hupe sichtbar, mit der Tullio das Geräusch erzeugte. (Aus Tullio u. Borghese 1932)

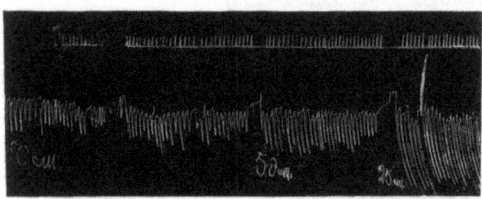

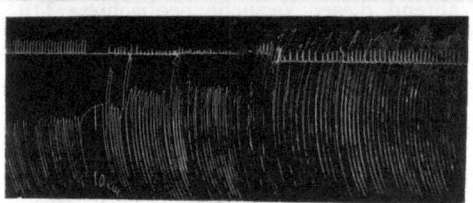

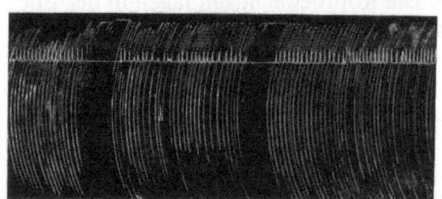

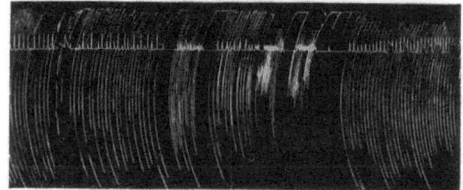

Ursache des Tullio-Phänomens

Es ist verwunderlich, daß beim Gesunden akustische Reize und die von ihnen ausgelösten Flüssigkeitswellen zu keiner Stimulation vestibulärer Strukturen führen, besonders angesichts der geringen Entfernung der Maculae sacculi und utriculi zum Steigbügel. Es gibt aber Erkrankungen, bei denen Schwindel durch Lärm regelmäßig ausgelöst wird. Eine zentrale Rolle scheinen dabei die Maculae sacculi und utriculi zu spielen, die an der medialen Wand des Vestibulums gegenüber der Steigbügelfußplatte liegen (Abb. 81).

1. Labyrinthfistel

Führt ein destruktiver Mittelohrprozeß, z. B. ein Cholesteatom, zu einer Labyrinthfistel, und steht der Prozeß, wie dies beim Cholesteatom oder beim Gehörgangskarzinom häufig der Fall ist, mit dem Trommelfell in Verbindung, dann kann ein akustischer Reiz direkt

Abb. 80. Registrierung der Taubenkopfbewegung bei verschiedenen Stimulusfrequenzen. (Aus Tullio u. Borghese 1932)

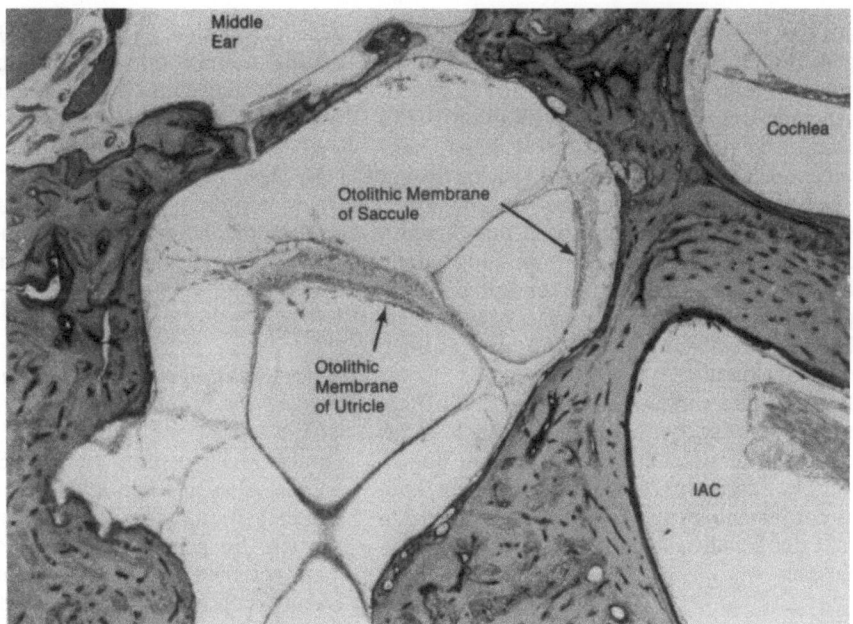

Abb. 81. Anatomie des Vestibulums zwischen Mittelohr und innerem Gehörgang (*IAC*). Beachte die Nähe der Steigbügelfußplatte zum Utriculus und zur Endolymphmembran des Sacculus. (Aus SCHUKNECHT 1974)

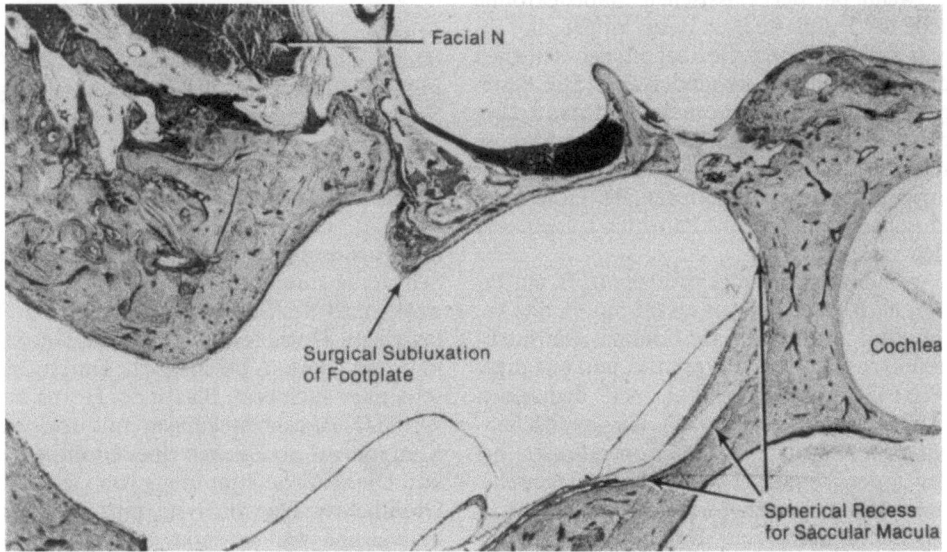

Abb. 82. Steigbügel, der nach Operation im Mittelohr in das Vestibulum luxiert ist. Steht er mit der gegenüberliegenden Endolymphmembran in Verbindung, dann entsteht ein Tullio-Phänomen. (Aus SCHUK-NECHT 1974)

auf das Vestibulum oder häufiger auf den Bogengang übertragen werden. Die Patienten spüren dann entweder hüpfende Umweltscheinbewegungen (bei Vestibulumfisteln) oder kurze ruckartige Drehbewegungen, meist verbunden mit einem Gefühl, ruckartig zur Seite gedrängt zu werden (bei Bogengangsfisteln). Steht die Labyrinthfistel mit Strukturen des Gehörgangs in Verbindung, dann kann man bereits durch Druck auf den Tragusknorpel horizontale Augenbewegungen, Umweltscheinbewegungen und eine Falltendenz auslösen.

Bekannt und einkalkuliert ist das Tullio-Phänomen bei der Tympanoplastik Typ V 2, bei der eine Fenestration des horizontalen Bogenganges ausgeführt wird, um bei einem knöchern verschlossenen ovalen Fenster einen Zutritt der Schallwellen zur Schnecke zu ermöglichen.

2. Folgezustände nach Operationen am Steigbügel

Bei Operationen am Steigbügel kann es zu schweren, akustisch auslösbaren Schwindelzuständen kommen
– wenn bei der klassischen Stapedektomie Teile der Fußplatte nach innen kippen, mit ihrem Rand aber noch flexibel mit den Knochen der ovalen Nische verbunden sind. Die Bewegung der Steigbügelprothese wird dann über dieses Fußplattenstück auf das membranöse Labyrinth bzw. auf die Macula sacculi oder utriculi übertragen (Abb. 82). Bei lauten Geräuschen können solche Patienten stürzen und sich verletzen;
– wenn eine Steigbügelprothese (z. B. ein Piston nach FISCH) länger als 0,5 mm in das Vestibulum reicht, kann sie Kontakt zum membranösen Labyrinth bekommen und auf diese Weise Schwindel auslösen. Auf demselben Mechanismus basiert auch ein geräuschabhängiger Schwindel nach Ohroperationen, bei denen der Steigbügel durch ein Bindegewebstransplantat ersetzt werden mußte. Wird in frischem Zustand eine Verbindung zum Trommelfell (z. B. über eine Columella hergestellt, dann kann bei zu fester Gehörgangstamponade oder bei einem Unterdruck im Mittelohr das Bindegewebstransplantat ins Vestibulum

gedrückt werden. Sacculus und Utriculus können dann direkt mit dem Trommelfell in Verbindung stehen und bei Geräuschen stimuliert werden.

> *Merke:*
> Das Auftreten eines Tulliophänomens in Zusammenhang mit einer Operation am Steigbügel ist immer ein Alarmsymptom.

3. Verwachsungen des membranösen Labyrinths mit der Steigbügelfußplatte

Dieser Mechanismus ist von SCHUKNECHT bei der Menièreschen Krankheit und bei entzündlichen Innenohrprozessen nachgewiesen worden. So gehört das Tullio-Phänomen zu den typischen Symptomen einer konnatalen Lues. Bei dieser Erkrankung kommt es zu Veränderungen des Ringbandes sowie zu Verwachsungen im Bereich des Innenohres.

4. Kongenitale Anomalien mit fehlender Steigbügelsehne oder Ausfall der Funktion des Musculus stapedius

Fehlt der Musculus stapedius oder ist er gelähmt, dann können Schallwellen hoher Amplitude ungebremst ins Innenohr gelangen. Schwindelerscheinungen sind beschrieben.

5. Lockerer Steigbügel

Die Auslösung von Augenbewegungen und Schwindel durch eine übermäßig starke Beweglichkeit des Steigbügels und offener Tube bei einem Hornbläser wurde 1986 von SCHERER und CLARKE beschrieben. Durch Geräusche, aber auch beim Blasen des Horns, traten vertikale Augenbewegungen mit rotierender Komponente als Zeichen eines Otolithenreizes auf. Die zeitliche Zuordnung von Geräusch zu Otolithenreiz bzw. zu Nystagmus und Muskelaktivierung war so exakt, daß erstmals eine Latenzmessung der Otolithenfunktion über die vestibulospinale Bahn durchgeführt werden konnte (BRANDT u. DIETERICH 1986). Inzwischen mehren sich die Hinweise, daß

Schwindelbeschwerden bei Bläsern offensichtlich gehäuft vorkommen.

G. Fistelsymptom

1. Pressorisches Fistelsymptom

Unter einem positiven pressorischen Fistelsymptom versteht man die Auslösbarkeit von Schwindel und Nystagmus bei Druckerhöhung im Mittelohrraum oder bei Druck auf die Ohrmuschel. Das Symptom tritt auf, wenn destruktive Prozesse zu einer Bogengangsfistel geführt haben.

a) Fistelsymptom bei Trommelfelldefekt

Druckänderungen im Gehörgang, aufgebaut mit einem Politzer-Ballon und einer Nasenolive, führen bei Bestehen einer Bogengangsfistel zu einer Perilymphströmung im knöchernen Bogengang. Die Perilymphbewegung wird an der Ampulle auf das membranöse Labyrinth und damit über die Endolymphe auf die Cupula übertragen (Abb. 83). Liegt die Fistel am horizontalen Bogengang, dann führt *Kompression* zu einem Nystagmus zur *kranken* Seite, Aspiration zu einem Nystagmus zur gesunden Seite. Bei der Durchführung der Untersuchung ist es wichtig, den halb komprimierten Politzer-Ballon auf den Gehörgang zu setzen und mit der Nasenolive den Gehörgang gut abzudichten (Abb. 84). Nur so ist es möglich, Druck und Sog im Wechsel auszuüben.
Beweis für das Vorliegen einer Labyrinthfistel ist neben der Erzeugung des Nystagmus die *Richtungsumkehr* beim Druck bzw. Sog.

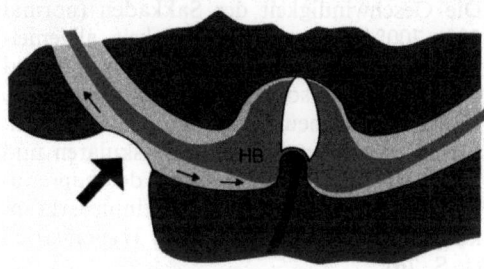

Abb. 83. Mechanismus der Entstehung des Fistelsymptoms

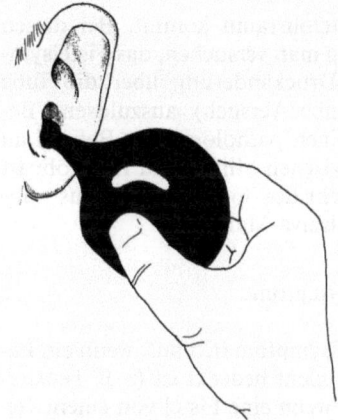

Abb. 84. Prüfung des Fistelsymptoms. Zu beachten ist, daß der Gehörgang gut abgedichtet ist und der Politzer-Ballon halb komprimiert ist, damit Druck und Sog im Wechsel ausgeübt werden können

Fehlerquelle: Wird der Gehörgang schlecht abgedichtet, dann entweicht Luft aus dem Gehörgang und aus dem Mittelohr, und es entsteht ein thermischer Effekt. Er kann besonders bei Patienten mit Radikalhöhlen beträchtlich sein. Wegen des Kaltreizes ist der Nystagmus immer zur gesunden Seite gerichtet.

b) Fistelsymptom ohne Trommelfelldefekt

Bei einer Luesinfektion kann es zu einem positiven Fistelsymptom allerdings umgekehrter Nystagmusrichtung trotz intaktem Trommelfell kommen. Es wird als Hennebertsches Zeichen beschrieben. Es handelt sich wahrscheinlich um eine Lockerung des Steigbügelringbandes, wodurch Trommelfellbewegungen verstärkt auf das Innenohr weitergeleitet werden. Außerdem steht die Membran des Utriculus und des Sacculus mit der Steigbügelplatte in Verbindung. Diese Patienten geben auch ein Tullio-Phänomen an.
Bei Patienten mit einer Fistel im Bereich der Bogengänge aber intaktem Trommelfell (z. B. bei genuinem Cholesteatom, bei Zustand nach Operation eines Cholesteatoms mit Tympanoplastik und bei der Fensterruptur) kann das Fistelsymptom vom Gehörgang aus nur schwer oder auch gar nicht ausgelöst werden, da es nicht zu einer genügenden Druckerhö-

hung im Mittelohrraum kommt. Bei diesen Patienten kann man versuchen, das Fistelsymptom durch Druckänderung über die Tube (Valsalva/Toynbee-Versuch) auszulösen. Beweisend für einen pathologischen Befund an der Grenze zwischen Mittel- und Innenohr ist z. B. die Umkehr des Spontannystagmus während eines Valsalva-Manövers.

2. Lagefistelsymptom

Das Lagefistelsymptom tritt auf, wenn ein Labyrinthdefekt nicht bedeckt ist (z. B. Fensterruptur), oder wenn eine Fistel von einem Gewebe bedeckt ist, das sich bei Lageänderung verschieben kann (z. B. Cholesteatom).

II. Zentral-vestibuläre Erkrankungen

A. Einleitung

Das zentral-vestibuläre System hat folgende Aufgaben:
- Zusammenführung der Informationen aus den 5 vestibulären Rezeptoren jedes Innenohres.
- Zusammenführung der vestibulären Informationen mit denen des somatosensorischen und optischen Systems.
- Wichtung der verschiedenen Informationen.
- Verknüpfungen der Informationen mit der Willkürmotorik.

Durch die Zusammenarbeit mit anderen zentral nervösen Strukturen wie parietotemporalem Kortex, pontinem Hirnstamm, Rückenmark, dem Brechzentrum und dem Limbischen System entstehen Schwindel, Spontan- oder Provokationsnystagmus, Ataxie und vegetative Effekte, z. B. Übelkeit und Erbrechen (Abb. 85). Die für die Erzeugung von Augenbewegungen einschließlich von Nystagmen wichtigen Hirnstrukturen sind im Hirnstamm lokalisiert. In der parapontinen Formatio reticularis (PPRF) werden Sakkaden für horizontale Augenbewegungen generiert und vertikale Sakkaden vorbereitet. Generiert werden vertikale Sakkaden nach oben im prätektalen Feld und die vertikalen Sakkaden nach unten im prärubralen Feld. Über dem Fasciculus longi-

tudinalis medialis sind die vestibulären Kerne mit den Augenmuskelkernen verknüpft, die wiederum von zerebellären Strukturen, insbesondere vom Flokkulus und Nodulus Informationen für die Tonisierung und die Blickstabilisation erhalten. Zwei für die Blickmotorik wichtige Systeme sollen hier kurz gegenübergestellt werden.

1. Das Sakkadensystem

Es ist für die raschen Blicksprünge zum Erfassen eines Sehzieles und auch für die schnelle Phase des vestibulären und optokinetischen Nystagmus zuständig. Die Fasern dieses Systems gehen vom prämotorischen frontalen Augenfeld aus und ziehen durch den vorderen Schenkel der inneren Kapsel zum Zwischenhirn (Abb. 87). Sie kreuzen in Höhe des Okulomotorius- und Trochleariskerns und ziehen dann zum pontinen Blickzentrum der paramedianen pontinen Formatio reticularis (PPRF). Ein Weg verläuft vom okzipitalen Kortex über parietale Strukturen zum frontalen Augenfeld und erreicht dann die parapontine Formatio reticularis.

Bei willkürlicher Blickwendung dienen Retina, okzipitaler, parietaler und frontaler Kortex zur Erfassung und Analyse des Sehzieles und zur Initiierung der Augenbewegungen, deren Geschwindigkeit, Richtung und Amplitude für horizontale Sakkaden in der PPRF, für vertikale Sakkaden nach oben im prätektalen, für vertikale Sakkaden nach unten im prärubralen Feld programmiert werden (Abb. 86). Während der Sakkade ist keine Korrektur möglich. Es besteht eine Perzeptionsblockade zur Vermeidung von Scheinbildern.

Die Geschwindigkeit der Sakkaden (normal 500–700°/s) nimmt bei Müdigkeit, allgemeiner Sedierung, z. B. mit Diphenhydramin und Benzodiazepam sowie nach Alkoholgenuß ab, aber auch bei neurologischen Systemerkrankungen sowie entzündlichen vaskulären und neoplastischen Veränderungen der supranukleären pontinen Region. Kleinhirnerkrankungen führen zu Hyper- und Hypometrien (s. S. 76).

Das Sakkadensystem wird untersucht, indem Lichtpunkte an verschiedenen Orten, entwe-

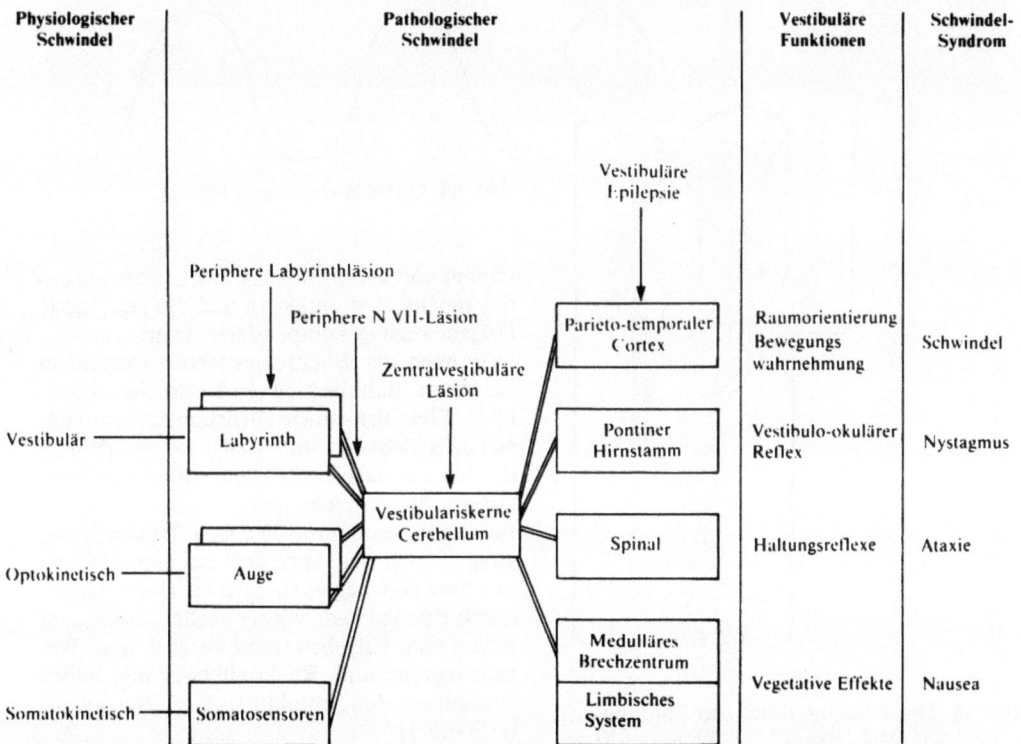

Physiologischer Schwindel	Pathologischer Schwindel	Vestibuläre Funktionen	Schwindel-Syndrom

Abb. 85. Klassifikation und Symptome physiologischer und pathologischer Schwindelformen. (Aus BRANDT 1988)

der in regelmäßiger (z. B. bei der Blickwinkeleichung) oder in zufälliger Reihenfolge aufleuchten.

2. Das Blickfolgesystem

Es ist für langsame Augenbewegungen zur Verfolgung von bewegten Sehzielen und für die Stabilisierung des Umweltbildes bei Eigenbewegung durch Verfolgung des Umweltbildes zuständig. Die Augen erreichen dabei eine Geschwindigkeit von 30–50°/s, im Einzelfall und bei Training (Filmvorführer) auch 100°/s. Beim Betrachten eines schneller bewegten Objektes, oder bei schnellerer Eigenbewegung wird das Bild unscharf. Im Gegensatz zur Sakkade ist die Geschwindigkeit einer Folgebewegung logischerweise nicht vorprogrammiert sondern hängt vom Reiz ab, d. h. sie kann während einer Bewegung geändert werden. Die Feinregulierung geschieht im Flocculus des Vestibulozerebellums.

Die Fasern dieses Systems kommen vom parietookzipitalen Großhirnbereich, um die Area 17 und ziehen entlang der Sehstrahlung zum Mittelhirn. Nach teilweiser Kreuzung gelangen sie über den Flocculus des Vestibulozerebellums zur präpontinen Formatio reticularis und zu den Augenmuskelkernen. Im Flocculus findet die Koordination mit den Fasern vom vestibulären System, außerdem die Feinregulierung bei Änderung der Objektgeschwindigkeit statt.

Bei Störungen des langsamen Folgesystems kann das Auge dem Sehziel nicht mehr adäquat folgen, es hängt nach. Das Abbild des fixierten Punktes auf der Netzhaut gerät zunehmend aus der Fovea, der Zone des schärfsten Sehens. Um ein weiteres Abdriften zu verhindern, wird nun das sakkadische System eingesetzt, das mit Aufholsakkaden die Störung kompensiert. Die normalerweise glatte Folgebewegung (Abb. 88) wird von Sakkaden durchsetzt (Abb. 89). Subjektiv bemerkt der

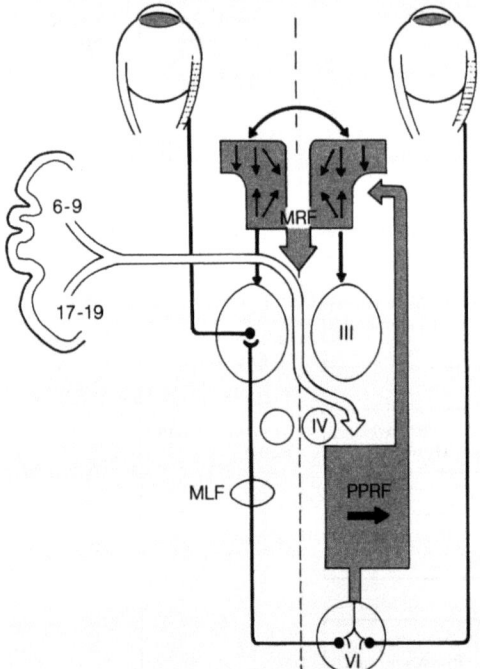

Abb. 86. Organisationsschema der Blickmotorik. (Modifiziert nach Brandt u. Büchele; Kömpf 1986). Horizontale Augenbewegungen werden generiert in der parapontinen Formatio reticularis (PPRF), vertikale nach unten im prärubralen, nach oben im prätektalen Feld. MLF Fasc. longit. med., MRF s. Abb. 87

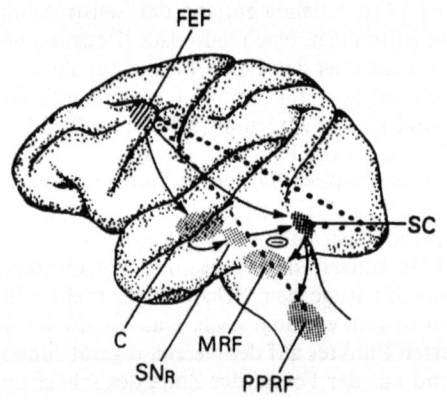

Abb. 87. Das sakkadische System beim Affen. *FEF* frontales Augenfeld, *SC* Colliculus superior, *C* Nucleus caudatus, *SN* Substantia nigra, *PPRF* paramediane pontine Formatio reticularis, *MRF* mesenzephale Formatio reticularis. (Nach Wurtz u. Hikosaka 1986 aus Marx 1989)

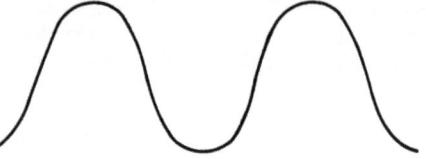

Abb. 88. Glatte Augenfolgebewegung

Patient von dieser Störung nichts, solange das Sakkadensystem intakt ist und die verringerte Folgebewegung kompensieren kann.

Störungen des Blickfolgesystems können im gesamten Bahnbereich auftreten bei Großhirn-, Kleinhirn- sowie Hirnstammerkrankungen. Bei Schäden unterhalb und im Bereich der Augenmuskelkerne können die Folgebewegungen diskonjugiert sein.

Bei eigen- und großflächigen Umweltbewegungen folgt das Auge dem bewegten Objekt nur über eine begrenzte Strecke. Dann wird es durch eine Sakkade wieder zurückgestellt, um erneut eine Folgebewegung auszuführen. Folgebewegung und Rückstellbewegung bilden zusammen den optokinetischen Nystagmus (s. Band 1).

Störungen des optokinetischen Nystagmus äußern sich in einer Verkleinerung der Relation Objektgeschwindigkeit zu Augenfolgegeschwindigkeit (bezeichnet als Verstärkungsfaktor oder Gain). Sie wird besonders bei hohen Anforderungen, z. B. bei hoher Objektgeschwindigkeit oder bei Beschleunigung der Objektgeschwindigkeit als Ermüdung sichtbar.

Wie bei allen okulomotorischen Störungen wird nicht ein Symptom alleine, sondern nur eine Kombination von Symptomen auf den Ort der Störungen hingewiesen. Tabelle 6 aus

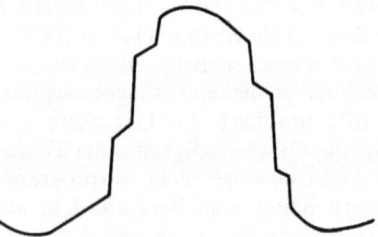

Abb. 89. Pathologisch veränderte, sakkadierte Augenfolgebewegung

Tabelle 6. Störungen von *horizontalen* Sakkaden, Blickfolgebewegungen, Blickhaltefunktion und optokinetischem Nystagmus (OKN) durch einseitige Großhirn-, Kleinhirn- und pontomesenzephale Hirnstammläsionen. (Aus BRANDT u. BÜCHELE 1984)

	Sakkadenstörung	Folgebewegungs-störung	Haltefunktions-störung	OKN-Minderung
Großhirn frontal	Sakkadenparese (flüchtig) kontraversiv mit Blickdeviation ipsiversiv	–	flüchtiger kontraversiver kortikaler blickparetischer Nystagmus	kontraversiv (nach Richtung der raschen Phase)
okzipital (parietal)	Keine Sakkadenparese, jedoch Blickstörung durch Hemianopsie	ipsiversiv	(ipsiversiv?)	kontraversiv
Hirnstamm pontomesenzephal	Sakkadenverlangsamung oder -parese ipsiversiv mit Blickdeviation kontraversiv	ipsiversiv	ipsiversiv	ipsiversiv
Kleinhirn	Sakkadendysmetrie (Sakkadenparese?)	ipsiversiv	ipsiversiv	kontraversiv

der Monographie von BRANDT und BÜCHELE (1984) über Augenbewegungsstörungen gibt einen Überblick über die Befundkonstellationen bei unilateralen zentral-vestibulären Läsionen.

Enge Nachbarschaftsbeziehungen bestehen zwischen dem zentral-vestibulären System und anderen Funktionssystemen, z. B. dem medullären Brechzentrum, der Pyramidenbahn, den sensiblen Bahnen (Tr. spinothalamicus und Lemniscus medialis) und anderen Hirnnervenkernen (Abb. 90). Zentralvestibuläre Störungen kommen deshalb nur selten isoliert vor. Sie sind häufig von anderen neurologischen Ausfällen begleitet. Es läßt sich daraus die Notwendigkeit einer engen Zusammenarbeit von Neurologie, HNO und Ophthalmologie ableiten.

Ein Hals-Nasen-Ohren-Arzt wird z. B. im Bereich des peripheren Gleichgewichtsorgans und des VIII. Hirnnervens diagnostisch und therapeutisch tätig sein, im Gebiet des zentral-vestibulären Systems deskriptiv. Die erhobenen Befunde müssen exakt dokumentiert werden. Leider findet man in ärztlichen Befunden und speziell in der Gutachtenspraxis immer wieder, daß von HNO-Ärzten neurologische Diagnosen und verbale Neuschöpfungen (z. B. Hirnstammtaumeligkeit oder das Syndrom des verlangsamten Hirnstamms) aufgestellt werden, deren Definitionen nicht haltbar sind und die nur mühsam aus der gutach-

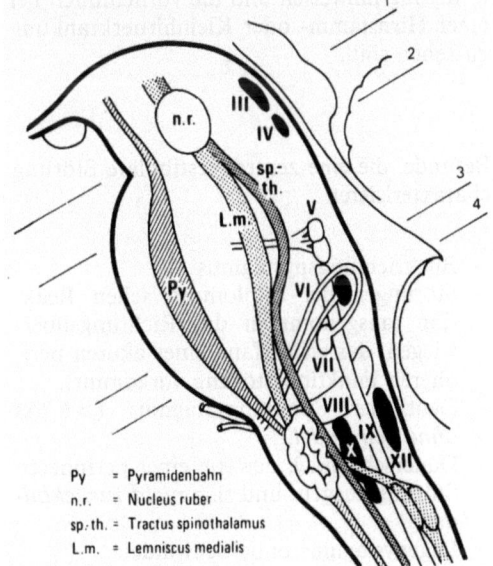

Py = Pyramidenbahn
n.r. = Nucleus ruber
sp·th. = Tractus spinothalamus
L.m. = Lemniscus medialis

Abb. 90. Die Lokalisation der wichtigsten Kerne und Bahnen im Hirnstamm. Die römischen Ziffern bezeichnen die jeweiligen Hirnnerven. Die arabischen Ziffern bezeichnen die Schnittebenen der Abb. 102

terlichen Bewertung eliminiert werden können. Umgekehrt sollte eine vom Neurologen gestellte peripher-vestibuläre Diagnose nie ohne die HNO-ärztliche Ohruntersuchung zustandekommen, denn auch bei der Diagnostik peripher-vestibulärer Erkrankungen können schwerwiegende diagnostische Fehler gemacht werden, z. B. wenn ein Lagefistelsymptom beim Cholestatom mit einem benignen paroxysmalen Lagerungsnystagmus verwechselt wird.

B. Symptome und Symptomenkonstellationen, die eindeutig auf zentral-vestibuläre Störungen hindeuten

Es gibt Symptome bzw. Symptomengruppen, die eindeutig auf zentralvestibuläre Schädigungen hindeuten, ja sogar auf den Ort der Erkrankung hinweisen. Sie lassen sich manchmal auch eindeutig einer bestimmten Erkrankung zuordnen. Im folgenden werden Befunde zusammengestellt, die auf eine zentrale Erkrankung hinweisen und die vornehmlich bei einer Hirnstamm- oder Kleinhirnerkrankung zu sehen sind.

Befunde, die eine zentral-vestibuläre Störung charakterisieren

- Blickrichtungsnystagmus
- Störungen der okulomotorischen Reaktion (ausgenommen das Richtungsüberwiegen, das zu Anfang einer akuten peripheren Funktionsstörung vorkommt).
- Deutlicher Spontannystagmus ($>6\,°/s$) *ohne Schwindel.*
- Dauerschwindel, der von einer peripheren Störung ausgeht und sich *nicht zurückbildet.*
- Lagenystagmus ohne Schwindel.
- Konvergierender Lagenystagmus.
- Rein vertikaler Spontannystagmus.
- Schwindel und/oder Nystagmus in Kombination mit einer Störung anderer Hirnnerven (außer N. facialis).

1. Symptome und Syndrome bei Hirnstammläsionen

Hirnstammläsionen im Eintrittsgebiet des N. vestibularis bzw. kleine Läsionen, die nur dieses Eintrittsgebiet oder einen oder mehrerer der vestibulären Kerne betreffen, können Symptome hervorrufen, die einer peripher-vestibulären Störung täuschend ähnlich sind. Eine sorgfältige neurologische Untersuchung wird dabei jedoch zusätzliche Funktionsstörungen aufdecken, z. B. ein periorales Taubheitsgefühl durch Beeinträchtigung der zentralen Trigeminusareale, eine einseitige Abschwächung des Würgereflexes oder eine Gaumensegelparese durch Beeinträchtigung der Nn. glossopharyngeus und vagus.

Eine völlige *Läsion der parapontinen Formatio reticularis* führt zu ipsiversiver Blicklähmung (beide Augen können nicht zur betroffenen Seite gewendet werden) und zu einer tonischen Deviation beider Augen zur Gegenseite. Inkomplette Läsionen der Region führen zu ipsiversiver Sakkadenverlangsamung, zu einem blickparetischen Nystagmus und zur Minderung des optokinetischen Nystagmus.

Eine *Läsion des Abduzenskerns* führt durch Beteiligung der internukleären Neurone für den Rectus medialis des anderen Auges immer zu einer Blickparese. Sie ist infolge der engen räumlichen Beziehung des Abduzenskerns zum intrafaszikulären Verlaufs des Facialis immer von einer „peripheren" Fazialislähmung ohne Geschmacksstörung begleitet.

Eine *Läsion des medianen Längsbündels* führt zum Bild der *internukleären Ophthalmoplegie* (s. S. 74).

Eine *beidseitige Läsion der parapontinen Formatio retikularis* führt zu einer beidseitigen kompletten Blickparese und zu einer Tetraplegie. Der Patient kann sich nur noch durch vertikale Augenbewegungen verständlich machen (locked in Syndrom).

Läsionen im mesodienzephalen Übergang führen zu Störungen der vertikalen Augenbewegungen. Klinisch am häufigsten sind isolierte Blicklähmungen nach oben. Sie kommen bei Tumoren, entzündlichen und vaskulären Prozessen sowie Traumen und beim Aquäductverschluß vor. Eine ähnliche Ätiologie haben kombinierte Blicklähmungen nach oben und unten.

Eine isolierte Blicklähmung nach unten ist extrem selten, da sie zwei genau definierte Läsionen im prärubralen Feld jeder Seite voraussetzt. Sie ist daher praktisch ausschließlich bei einem Verschluß der unpaaren A. thalamoperforata gefunden worden.

Bei einer *zentralen, supranukleären Hirnstammstörung* (z. B. beim Wallenberg-Syndrom) oder bei einer peripheren Läsion im Bereich des Utriculus findet man die *Okular-Tilt-Reaktion*. Dabei kommt es zu einer typischen Trias von Kopfwendung zur kranken Seite, einer Torsionsstellung der Augen zur kranken Seite und einer Schraubenabweichung der Augen (Skew-Deviation), d. h. das Auge der kranken Seite steht tiefer, das Auge der gesunden Seite höher als die optische Achse (Abb. 91) (Hertwig-Magendie-Schielstellung).

2. Symptome und Syndrome bei zerebellären Läsionen

Einseitige *Kleinhirnhemisphärenläsionen* führen zu Blickhaltestörungen nach ipsilateral (zentripetaler Rückdrift nach Sakkaden mit Korrektursakkade). Hieraus kann neben einem Blickrichtungsnystagmus ein *Rebound-Nystagmus* (s. S. 76) resultieren. Bei geschlossenen Augen bzw. Aufhebung der Blickfixation kommt es zu einem langsamen Drift der Augen nach kontralateral, die bei Fixation durch eine ipsiversive Sakkade korrigiert werden. Die Augenfolgebewegungen sind sakkadiert mit entsprechender Störung des optokinetischen Nystagmus nach ipsilateral. Die Fixationssuppression des vestibulookulären Reflexes ist nach ipsilateral gestört. Insgesamt resultiert ein von Fixationsimpuls und Wachheitsgrad abhängiger Spontan- und Blickrichtungsnystagmus. Blickfolgebewegungen sind nach ipsilateral sakkadiert.

Beidseitige *Kleinhirnhemisphärenstörungen* führen zu entsprechenden Symptomen nach beiden Seiten. Es kommt zu einer Störung aller Folgebewegungen und der Blickhaltefunktion mit daraus resultierenden sakkadierten Blickfolgebewegungen, einer Minderung des optokinetischen Nystagmus und einem Blickrichtungsnystagmus.

Flocculusläsionen führen zu einer Aufhebung der flokkulären hemmenden Impulse auf die Vestibulariskerne. Charakteristisch ist das Syndrom des nach unten schlagenden Vertikalnystagmus (Down-beat-Nystagmus) (s. S. 72). Gleichzeitig finden sich ein Blickrichtungsnystagmus, sakkadierte Augenfolgebewegungen, eine gestörte Fixationssuppression des vestibulookulären Reflexes und eine Enthemmung des experimentell ausgelösten vestibulären Nystagmus.

Nodulusläsionen führen zu vestibulärer Übererregbarkeit und zu einem Vertikalnystagmus nach unten in Kopfhängelage (s. S. 73).

Als Ausdruck einer gestörten Kontrolle des pontinen Blickgenerators findet man *Sakkadendysmetrien bei zerebellären Läsionen*. Sie kommen besonders bei mittelliniennahen Läsionen mit Beteiligung des Kleinhirnwurmes vor, sind aber auch beim Wallenberg-Syndrom (s. S. 80) und beim Kleinhirnbrückenwinkeltumor zu beobachten. Bei diesen lateralen Läsionen findet man eine Sakkadenhypermetrie beim Blick zur Seite der Läsion und eine Sakkadenhypometrie beim Blick zur Gegenseite.

Seltene zerebelläre Augenbewegungsstörungen sind *flatternde Oszillationen, erworbener Fixationspendelnystagmus und Opsoklonus*, die auf S. 76 beschrieben werden.

C. Spezielle Symptome und Syndrome bei zentral-vestibulären Störungen

Neben den allgemeinen Hirnstamm- und Kleinhirnsymptomen und -Syndromen gibt es

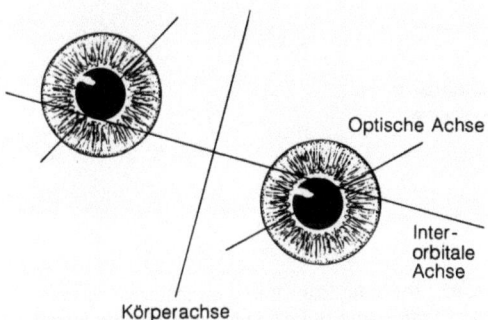

Optische Achse

Inter-
orbitale
Achse

Körperachse

Abb. 91. Hertwig-Magendie-Schielstellung der Augen

spezielle, die bei zentralen Gleichgewichtsstörungen häufiger vorkommen.

1. Vertikalnystagmus nach unten (Down-beat-Nystagmus)

Ein Vertikalnystagmus nach unten kommt bei Hirnstammstörungen vor. Er ist aber nicht hirnstammspezifisch, da er auch bei Läsionen des Flocculus des Kleinhirns vorkommt. Der Nystagmus kann meist nur dann gesehen werden, wenn bei Untersuchung mit der Leuchtbrille das Oberlid nach oben gezogen wird. Im Elektronystagmogramm ist der Vertikalnystagmus häufig im Lidschlag versteckt.

Typische Kennzeichen: Der Nystagmus wird durch Fixation nicht unterdrückt, d. h. er ist auch ohne Nystagmusbrille sichtbar. Er wird durch Seitblick und Kopfreklination verstärkt. Wie bei den meisten zentralen Nystagmusformen bleibt die Stärke des Nystagmus auch bei längerer Beobachtung gleich. Vertikale Augenfolgebewegungen sind nach oben glatt, nach unten sakkadiert. Es besteht eine Oszillopsie (Umweltbewegungen bei Kopfbewegungen, z. B. springendes Bild der Umgebung beim Gehen durch die Erschütterung des Kopfes). Der Patient zeigt eine deutliche Gangataxie und hat eine Fallneigung nach hinten.

Lokalisation: Einen schematischen Überblick über die Regionen, deren Schädigung zu Down-beat-Nystagmus führt, wurde von BRANDT zusammengestellt (Abb. 92).

– Mittellinienläsion am Boden des 4. Ventrikels zwischen den Vestibulariskernen

Dort kreuzen die Verbindungsbahnen zwischen den hinteren Bogengängen und den Okulomotoriuskernen. Der Down-beat-Nystagmus entspricht in diesem Fall einem beidseitigen Ausfall der hinteren vertikalen Bogengänge, denn deren symmetrische Reizung führt zu einer langsamen Augenbewegung nach unten (Abb. 24, S. 14) mit Sakkaden nach oben.

Ursache: Multiple Sklerose; Enzephalitis; vaskuläre Erkrankungen; Tumoren des 4. Ventrikels; Tumoren des Kleinhirnbrückenwinkels; zerebelläre Systematrophien; Intoxikation mit Barbituraten; unter der Therapie mit Diphenylhydantoin; bei Magnesium- und Vitamin B 12-Mangel.

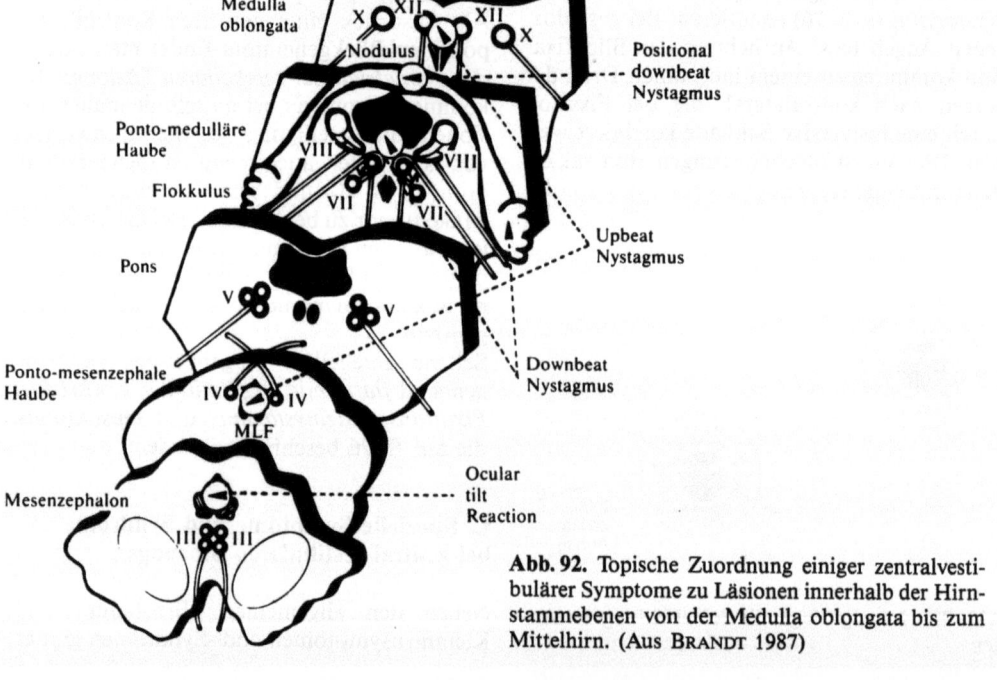

Abb. 92. Topische Zuordnung einiger zentralvestibulärer Symptome zu Läsionen innerhalb der Hirnstammebenen von der Medulla oblongata bis zum Mittelhirn. (Aus BRANDT 1987)

– Läsion beider Flocculi

Die Neurone des Flocculus im Vestibulozerebellum hemmen die Verbindungsbahnen von
den vorderen Bogengängen zum Okulomoto-
riuskern, über die tonische Impulse vom
Gleichgewichtsorgan zum M. rectus superior
des Auges gelangen (Abb. 93). Entfällt bei einer Störung beider Flocculi diese Hemmung,
dann kommt es zu einer langsamen Aufwärtsbewegung der Augäpfel, die von einer ab-
wärtsgerichteten Sakkade gefolgt wird.

Ursache: Meist mechanisch bei Einklemmung
basaler Kleinhirnanteile im Foramen occipitale magnum (basiläre Impression; Arnold-
Chiari-Syndrom) oder toxisch.

2. Vertikalnystagmus nach unten bei Kopfhängelage (Unterwurm-Lagenystagmus)

Der nach unten schlagende Nystagmus in
Kopfhängelage ist erschöpflich. Er unter-

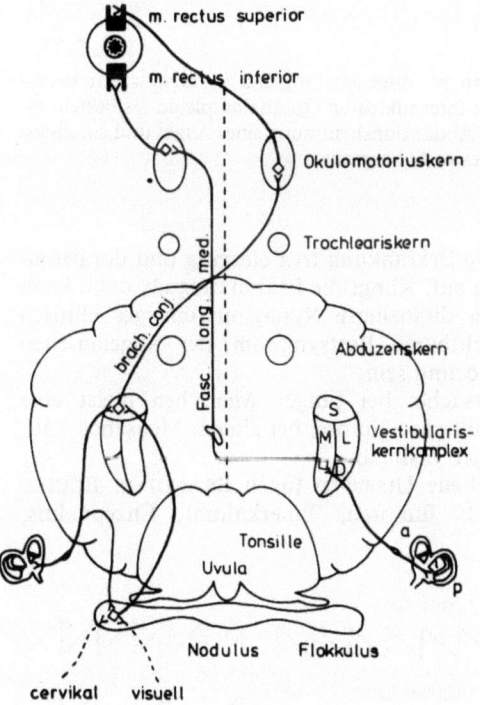

Abb. 93. Schema zur vestibulären und flockulären
Stabilisierung vertikaler Augenstellungen nach BA-
LOH u. SPOUNER (1981). Läsionen des Flocculus
beidseits können zu Down-beat-Nystagmus führen.
(Aus BRANDT u. BÜCHELE 1984)

scheidet sich damit vom vorgenannten reinen
Down-beat-Nystagmus, dessen Stärke konstant bleibt und der auch ohne Reklination
besteht (BRANDT/BÜCHELE).

Die differentialdiagnostische Abgrenzung
zum benignen paroxysmalen Nystagmus ist
leicht möglich durch unterschiedliche Heftigkeit, fehlende Rotation und fehlende Gegen-
läufigkeit der vertikalen Augenbewegungen
bei unterschiedlichen Körperpositionen.

Lokalisation: Läsionen   des   Nodulus
(Abb. 93).

Ursache: Wie bei Flocculusläsion.

3. Vertikalnystagmus nach oben (Up-beat-Nystagmus)

Dieser Nystagmus geht wie der Down-beat-
Nystagmus auf eine Störung der die Abwärts-
bewegung der Augen hemmenden oder der die
Aufwärtsbewegung fördernden Bahnen zurück. Dadurch entsteht eine langsame Augenbewegung nach unten, die von einer Sakkade
nach oben gefolgt ist. Der Nystagmus ist un-
erschöpflich, d. h. der Schaden liegt distal von
plastisch regulierenden Strukturen. Die vertikale Blickfolge nach oben ist gestört.

Lokalisation: Ponto-medulläre oder pontomesenzephale Haube (Abb. 92).

Ursache: Multiple Sklerose; Enzephalitis;
Hirnstammtumor; vaskuläre Erkrankungen.

4. Der zentrale Lagenystagmus

Der zentrale Lagenystagmus ist gekennzeichnet durch seine Beschwerdearmut und durch
die Unerschöpflichkeit noch nach Stunden.
Der Nystagmus ist regelmäßig reproduzierbar.
Typisch ist auch die fehlende Latenz zwischen
Einnahme einer Seitenlage und Auftreten des
Nystagmus. Dieser Nystagmus darf nicht verwechselt werden mit dem benignen paroxysmalen Lagerungsnystagmus, der beim Lagetest, z. B. beim Drehen von der Links- in die
Rechtsseitenlage, auftreten kann. Der benigne
paroxysmale Lagerungsnystagmus hat einen
anderen   Verlauf   (Krescendo-Dekrescendo)
und besticht durch den nahezu rein rotierenden Charakter.

Lokalisation: Vestibulariskerne und mittellinennahe Kleinhirnschäden.
Ursache: wie beim Vertikalnystagmus nach oben.

5. Okular-Tilt-Reaktion

Symptome: Typische Trias von
- „Kopfwendung zur kranken Seite",
- „Torsionsstellung der Augen zur kranken Seite",
- „Schraubenabweichung der Augen" (Skewdeviation), d. h. das Auge der kranken Seite steht tiefer, das Auge der gesunden Seite höher als die optische Achse (Abb. 91).

Lokalisation: Die Okular-Tilt-Reaktion wird ausgelöst
- von einer peripheren Läsion im Bereich des Utriculus,
- von einer zentralen supranukleären Hirnstammstörung, z. B. Wallenberg-Syndrom (BRANDT u. DIETERICH 1987).

Ursachen: Traumatisch bei einer peripheren Läsion; wie bei 3. bei einer zentralen Läsion.

6. Internukleäre Ophthalmoplegie (IO)

Bei dieser Erkrankung kommt es zu einer Unterbrechung des medianen Längsbündels zwischen Okulomotorius- und Abduzenskern. Dadurch kann der Musculus rectus medialis oculi der kranken Seite nicht mehr aktiviert werden. Folgende Symptome treten auf:
Adduktionshemmung eines Auges, d. h. beim Blick zur Seite bleibt das Auge der betroffenen Seite zurück (Abb. 94). Es tritt ein *dissoziierter Nystagmus* auf, d. h., daß das abduzierte Auge einen Nystagmus größerer Amplitude und größerer Frequenz aufweist als das zurückgebliebene. Es bestehen selten *Doppelbilder*, häufig wird ein *verschwommenes Sehen* angegeben. Im ENG sind die *Sakkaden verlangsamt*. Es besteht eine *hypermetrische Sakkadendysmetrie* (s. S. 76). Die Konvergenzbewegung der Augen ist intakt.
Die Störung beginnt mit der Verlangsamung der Sakkaden. Später ist bei monokulärer Ableitung eine sehr typische, einseitige Verlangsamung des optokinetischen Nystagmus sichtbar (Abb. 95).

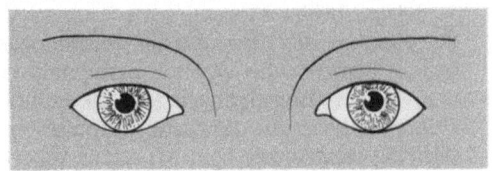

Blick gerade

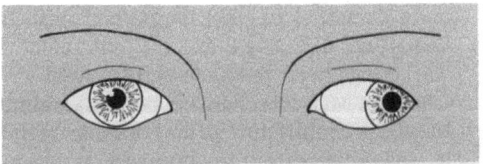

Blick nach links

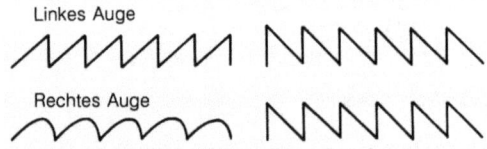

Abb. 94. Augenstellung und Nystagmusform bei einer internukleären Ophthalmoplegie. Es besteht eine Abduktionshemmung eines Auges und ein dissoziierter Nystagmus

Die Erkrankung tritt einseitig und doppelseitig auf. Klingt die Erkrankung ab, dann kann der dissoziierte Nystagmus einziges klinisch sichtbares Restsymptom der abgelaufenen Störung sein.
Ursache: bei jungen Menschen meist eine multiple Sklerose, bei älteren Menschen häufiger vaskulär.
Seltene Ursachen (nach BRANDT u. BÜCHELE): Tumoren, Tuberkulome, Enzephalitis,

Linkes Auge

Rechtes Auge

Abb. 95. Verlangsamung der Sakkaden eines optokinetischen Nystagmus bei einer internukleären Ophthalmoplegie rechts. *Obere Kurve:* linkes Auge, *untere Kurve:* rechtes Auge

Kryptokokkose, Lupus erythematodes, arteriovenöse Mißbildungen, Schädel-Hirntraumen, Intoxikation mit Medikamenten, Bestrahlung, intrathekale Chemotherapie.
Differentialdiagnostische Abgrenzung von nukleären und mechanischen Augenbewegungsstörungen und von der okulären Myasthenie (typische Zunahme der Beschwerden im Verlauf des Tages; Zunahme des Nystagmus bei anhaltendem Lateralblick).

7. Das Eineinhalb-Syndrom

Infolge einer Läsion der parapontinen Formatio reticularis und des medianen Längsbündels kommt es zur Blicklähmung zur Seite der Läsion zusammen mit ipsilateraler internukleärer Ophthalmoplegie. Wegen der Blicklähmung zur Seite der Läsion kommt es zu einer tonischen Augenabwanderung zur Gegenseite. Da aber wegen der internukleären Ophthalmoplegie der M. rectus medialis der Herdseite nicht aktiviert werden kann, wandert nur das Auge der Gegenseite nach lateral ab, ein Befund, der durch Lateralblick zur Gegenseite noch verstärkt wird (Abb. 96).

D. Symptome bei Kleinhirnläsionen

1. Kippdeviationen

Symptome: Es handelt sich um ruckartige Augenbewegungen (Sakkaden), die sich von physiologischen Einstellbewegungen der Augen durch die große Amplitude ($>4°$) und die geringere Frequenz (maximal 2 Hz) unterscheiden (Abb. 97).
Lokalisation der Schädigung: Kleinhirn.
Ursache: Systematrophien; Tumoren.

2. Erworbener Fixationspendelnystagmus

Symptome: Sinusförmige Bewegung eines, gelegentlich auch beider Augen, die nur bei offenen Augen auftritt. Der Pendelnystagmus imponiert als Flattern. Die Amplitude ist klein ($<5°$) und ändert sich auch beim Blick nach lateral nicht. Es bestehen Oszillopsien sowie eine Rumpfataxie bzw. ein Kopfhaltetremor.
Ursache: Bei 2/3 aller Patienten mit erworbenem Fixationspendelnystagmus wird eine multiple Sklerose gefunden.

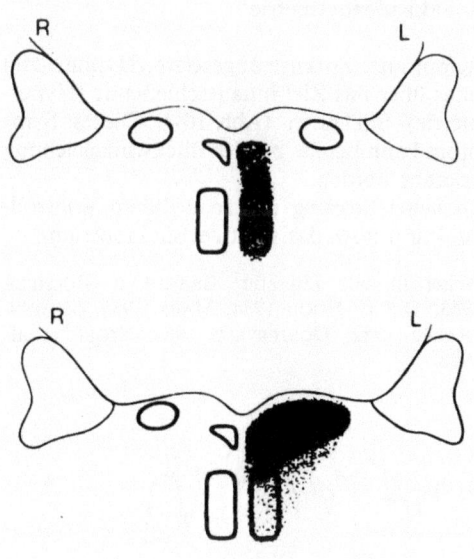

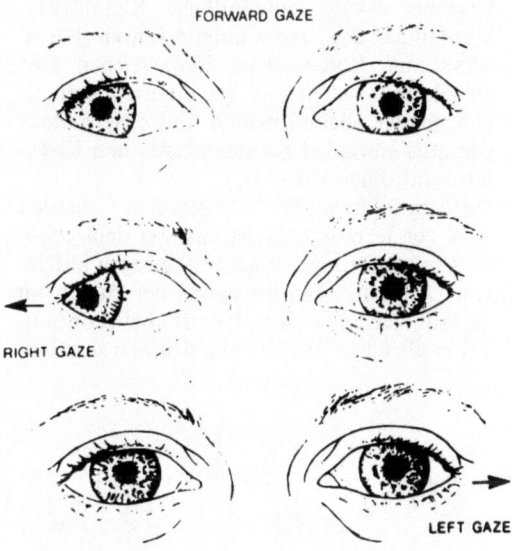

Abb. 96. Eineinhalbsyndrom. Darstellung des Ischämieareals in der parapontinen Formatio reticularis mit Erfassung des medianen Längsbündels.

Darstellung der Augenstellungen bei Geradeausblick, Rechtsblick und Linksblick. (Aus SHARPE et al. 1974)

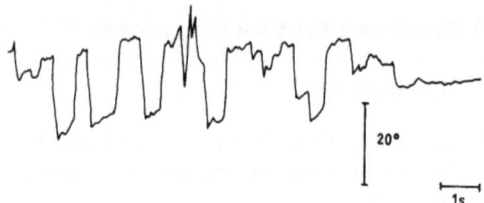

20°

1s

Abb. 97. Pathologische Kippdeviationen

Differentialdiagnose: Abgrenzung zum angeborenen Fixationsnystagmus gelingt leicht, denn dieser ändert seine Amplitude beim Blick zur Seite und wird dabei zum Rucknystagmus.

3. Opsoklonus

Symptome: Unregelmäßige Folge von Sakkaden hoher Amplitude mit Frequenzen von 6–12 Hz (Abb. 98). Salvenförmiges Auftreten häufig durch Lidschluß oder Willkürbewegungen aktiviert. Zusätzlich bestehen andere Kleinhirnsymptome wie Rumpfataxie, zerebelläre Sprachstörungen und Extremitätenmyoklonus.

Ursache: Akute, entzündliche Kleinhirnerkrankungen des Kindes unter 5 Jahren (DICHGANS und JUNG). Beim Erwachsenen tritt Opsoklonus selten auf bei diffusen Schädigungen der Kleinhirnrinde und des Nucleus dentatus sowie bei paraneoplastischen Kleinhirnsyndromen (BRANDT).

Differentialdiagnose: Abgegrenzt werden muß der Konvergenzspasmus, bei dem ebenfalls salvenförmige Augenbewegungen auftreten. Die Konvergenzbewegung der Augen im Verlauf der Sakkadensalven ist bei monokulärer Gleichstromableitung deutlich sichtbar.

4. Flatternde Oszillationen
(flutter like oscillations)

Großamplitudige Sakkaden ohne Intervall, ausgelöst durch Änderung der Blickrichtung. Sie können in der Erholungsphase eines zerebellären Opsoklonus vorkommen (Abb. 99).

5. Rebound-Nystagmus

Symptome: Dieser einfach zu erkennende Nystagmusablauf, der 1973 von HOOD et al. beschrieben wurde, ist gekennzeichnet durch einen Blickrichtungsnystagmus mit Dekrescendocharakter (Abb. 100). Er kann seine Richtung bei fortgesetztem Blick zur Seite umkehren, tut dies aber regelmäßig, wenn die Augen wieder in die Geradeausposition zurückgestellt werden. Diese Patienten haben bei experimentellen Reizen zyklisch veränderte Reizantworten, die denen eines periodisch alternierenden Nystagmus ähnlich sind.

Ursache: Zerebelläre Läsionen, die zu einer Enthemmung zentraler Regulationssysteme führen. Diese Enthemmung äußert sich auch in einem verlängerten Nachschlagen des Nystagmus nach rotatorischen und optokinetischen Reizen.

6. Sakkadendysmetrie

Symptome: Zu kurz angesetzte (Hypometrie) oder über das Ziel hinausschießende (Hypermetrie) Sakkaden (Abb. 101). Dieses Symptom kann bereits bei der Blickwinkeleichung erkannt werden.

Ursache: Störung der zerebellären Kontrollfunktion über das pontine Blickzentrum.

Weiterführende Literatur: BRANDT u. BÜCHELE 1983; DIX u. HOOD 1984; MARX 1984; MUMENTHALER 1982; OOSTERVELD 1984; STOLL et al. 1986.

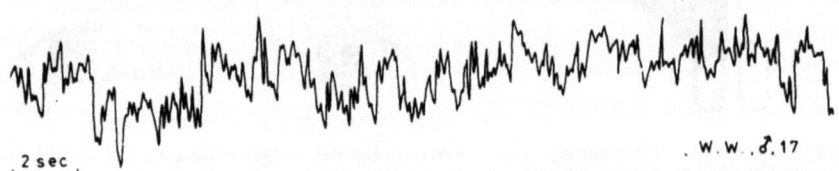

2 sec

W. W . ♂. 17

Abb. 98. Elektronystagmographische Registrierung eines Opsoklonus. (Aus BRANDT u. BÜCHELE 1983)

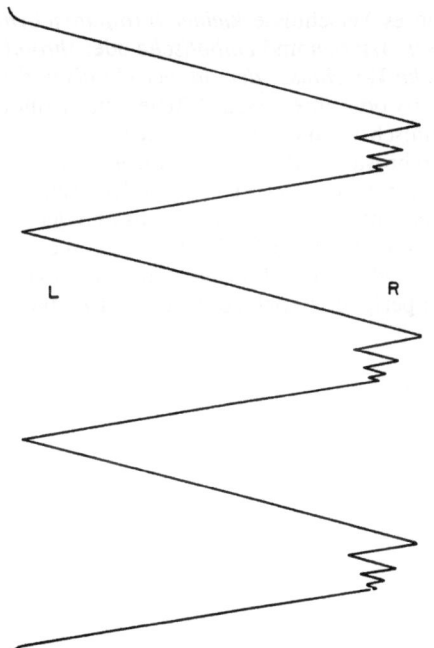

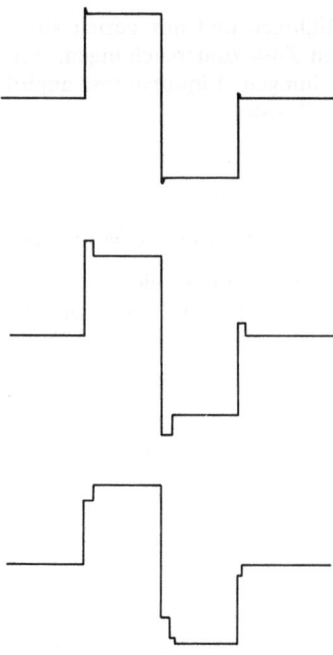

Abb. 99. Schema flatternder Oszillationen. (Aus COGAN 1954)

Abb. 101. Schema einer Sakkadendysmetrie. Dargestellt ist im Schema das Abbild der Augenbewegung im Elektronystagmogramm. *Obere Kurve:* Normale Blicksprünge mit geringfügiger Hypermetrie. *Mittlere Kurve:* Ausgeprägte Hypermetrie mit Überschießen der Augenbewegung. *Untere Kurve:* Hypometrie

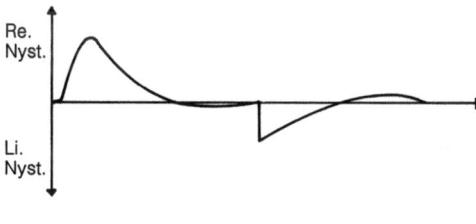

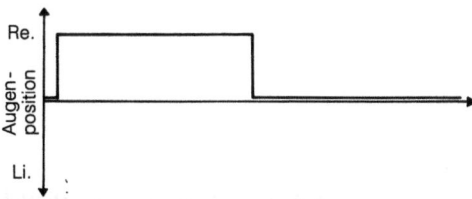

Abb. 100. Intensitätsverlauf eines Rebound-Nystagmus. *Obere Kurve:* Intensität und Richtung des Nystagmus. *Untere Kurve:* Blickbewegung. Beim Blick nach einer Seite entsteht ein Blickrichtungsnystagmus, dessen Intensität abfällt. Beim Blick zurück entsteht ein Nystagmus in entgegengesetzter Richtung

E. Zentralnervale Erkrankungen mit Auswirkungen auf das Gleichgewichtssystem

Neurologische Symptome sind niemals ätiologiespezifisch, sondern weisen jeweils nur auf den *Funktionsausfall* oder die *pathologische Reizung* einer zentral- oder peripher-nervalen Struktur hin. Da nervale Strukturen eine klar definierte Funktion haben und anatomisch gegliedert sind, lassen die Symptome immer Rückschlüsse auf die Lokalisation der Störung zu. Die anamnestische Erfassung von klar beschriebenen Symptomen und die Erhebung eines umfassenden neurologischen Status liefert somit *niemals* eine vollständige Diagnose, sondern zunächst nur die Identifikation des gestörten nervalen Substrates. Die weitere ätiologische Abklärung erfolgt durch bildgebende Verfahren und durch das Arsenal der vielfältigen und nur gezielt sinnvoll einsetzbaren Zusatzuntersuchungen, wie Laboruntersuchungen, Liquorstatus, angiologische Diagnostik usw.

1. Zerebrovaskuläre Störungen

Pathologisch-anatomische Vorbemerkung

Es sind nicht immer große Gefäße, die zu zerebralen Störungen führen. Am häufigsten

sind es Verschlüsse *kleiner intraparenchymatöser Arterien* und *embolische* oder *thrombotische Verschlüsse der Aa. vertebralis* und *basilaris* oder ihrer Äste. Seltener sind hämodynamisch verursachte Störungen.

Zerebrovaskuläre Erkrankungen lösen sehr häufig Schwindel aus, besonders wenn der Kreislauf der Arteria vertebralis und der Arteria basilaris betroffen ist. Dabei kann es zu einem reduzierten Blutfluß in der A. labyrinthi mit peripherer kochleovestibulärer Funktions-

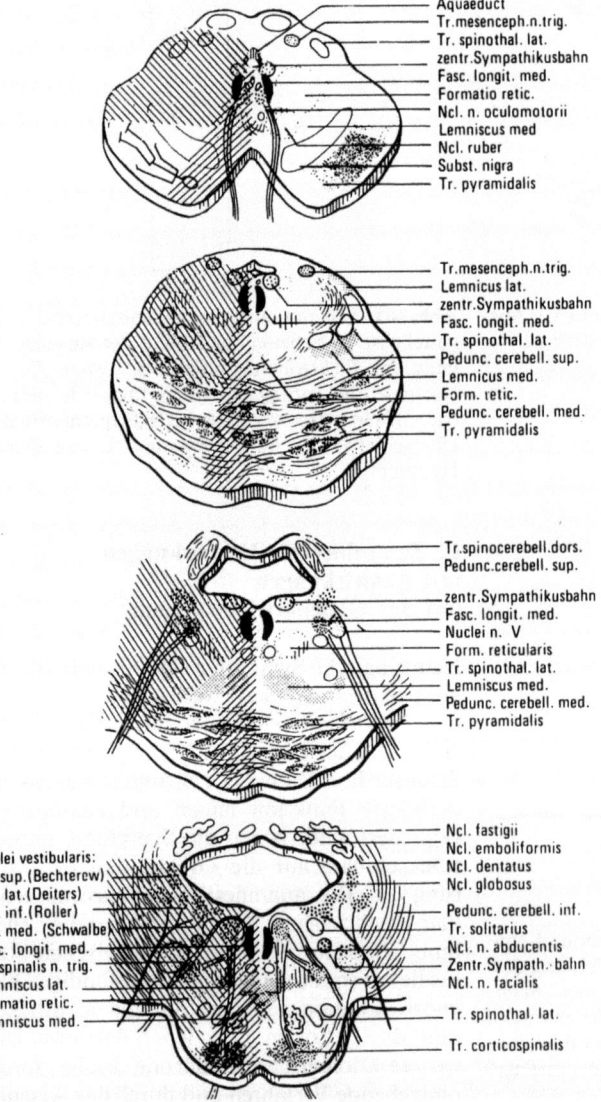

Abb. 102. Lage der wichtigsten Strukturen im Hirnstamm entsprechend den Schnittebenen der Abb. 90. Eingezeichnet sind die arteriellen Versorgungsareale im Hirnstamm, das paramediane (▨) und das dorsolaterale (▨) Versorgungsgebiet. (Aus MARX 1984)

störung kommen. Viel häufiger sind aber zentral-vestibuläre Gleichgewichtsstörungen, bedingt durch die Lage des Gleichgewichtskerngebietes am Boden der Rautengrube. Die mit zunehmenden Alter einsetzende Gefäßsklerose, spondylarthrotische Veränderungen am Halsskelett sowie pathologisch anatomische Veränderungen nach Frakturen und Luxationen führen im Hirnstamm zu einer Verminderung des Blutflusses. Das Vertebralis-Basilarisgebiet muß dann über die Kollateralen am Circulus Willisi zusätzlich versorgt werden. Es gibt aber anlagebedingte Hypoplasien an diesem Bindeglied zwischen Karotis- und Vertebraliskreislauf, insbesondere am Ramus communicans posterior zusätzlich zu einer einseitigen Vertebralishypoplasie. Die arterielle Versorgung des Hirnstamms ist dann nicht ausreichend. Auch ein Subclavian-Steal-Syndrom ist zu beachten und durch beidarmige Blutdruckmessung auszuschließen (s. S. 80).
Die Blutversorgung des Hirnstamms läßt sich in 4 Regionen aufteilen, von denen das paramediane und das dorsolaterale Gebiet für die Schwindeldiagnostik besondere Bedeutung haben (Abb. 102).

Paramedianes Versorgungsgebiet

Die Äste für dieses Gebiet kommen aus der A. vertebralis und basilaris. Sie versorgen zumindest teilweise die Strukturen neben der Mittellinie, in denen die für das Gleichgewicht so wichtigen Strukturen liegen wie die *paramediane pontine Formatio reticularis (PPRF)*, der *Fasciculus longitudinalis medialis* sowie die *Kernareale des N. trochlearis, N. oculomotorius* und *N. abducens*.

Dorsolaterales Versorgungsgebiet

Dieses Gebiet wird von Ästen der langen zirkumferierenden Kleinhirnarterien (A. cerebelli inferior anterior und posterior; A. cerebelli superior) versorgt. In ihm liegen die *Kerngebiete der basalen Hirnnerven Glossopharyngeus und Vagus, die Kerne des Nervus vestibularis und cochlearis, des Nervus facialis und trigeminus sowie des Nervus abducens.*

Aus der Nähe der Kerngebiete und der Bahnen im Hirnstamm zueinander kann man folgern, daß es eine isolierte Störung nur eines Kerns oder einer Bahn bei Durchblutungsstörungen praktisch nicht gibt.
Diskussionen entstehen immer wieder um den Begriff der vertebrobasilären Insuffizienz. Bei genauer klinischer und apparativer Diagnostik von zentral-nervalen vaskulären Störungen lassen sich oft sehr genaue Hirninfarktmuster identifizieren, so daß der „schwammige" Begriff der vertebrobasilären Insuffizienz ersetzt werden kann. Will man ihn benützen, dann sollte man ihn beschränken auf hämodynamische Mangeldurchblutungen, wobei dann aber immer eine Kombination aus mehreren Störungen zu fordern ist, z. B. Augenmotilitätsstörungen, beidseitige Sehstörungen, amnestische Episoden, Drop attacks (plötzliches Zubodenstürzen ohne Bewußtseinsverlust), Ataxie und Schluckstörungen. Es muß außerdem immer ein Angiom ausgeschlossen sein.

> *Merke:*
> Vertebrobasiläre Störungen sind Erkrankungen des höheren Lebensalters.
> Bei vertebrobasilären Störungen ist Schwindel immer kombiniert mit anderen Symptomen des Hirnstamms.
> Unter Beachtung dieser Bedingungen kann man feststellen, daß von hals-nasen-ohrenärztlicher Seite die Diagnose einer vertebrobasilären Insuffizienz viel zu häufig gestellt wird.

Durchblutungsstörungen

Bei den Durchblutungsstörungen unterscheidet man die *vertebrobasilären Infarktsyndrome* von der vertebrobasilären Insuffizienz. Sie sind definiert als akut auftretende oder innerhalb von 48 Stunden progrediente Symptomatik ohne rasche Rückbildungstendenz. Im CT und im NMR sind hypodense Zonen sichtbar.

Ursache: Verschluß von Ästen der A. vertebralis oder basilaris bzw. ihre Endäste, seltener subtotale Stenose.

Von den zahlreichen Syndromen (MUMENTHALER nennt 19) seien nur die erwähnt, die auffallende vestibuläre Symptome hervorrufen. Im übrigen wird auf die Übersichtsarbeit von P. MARX (1984) verwiesen sowie auf die einschlägigen neurologischen Lehrbücher, z. B. von M. MUMENTHALER.

a) Das Syndrom des dorsolateralen pontobulbären Übergangs (Babinski-Nagiotte-Syndrom)

Symptome:
– Zerebelläre Ataxie;
– Ipsilaterale Hornersche Trias mit Ptosis, Myosis, Enophthalmus;
– Kontralaterale motorische Hemiparese und Sensibilitätsstörungen;
– Regelmäßiger Blickrichtungsnystagmus;
– Spontannystagmus mit hoher Frequenz und hoher Amplitude nach kontralateral.

b) Das Syndrom der dorsolateralen Medulla oblongata (Wallenberg-Syndrom)

Symptome:
Ipsilateral:
– Hornersche Trias;
– Paresen der kaudalen Hirnnerven (Stimmband, Gaumensegel, Rachenhinterwand);
– Dysphagie, Dysphonie, Singultus, Übelkeit;
– Hemiataxie;
– Fallneigung zur Läsionsseite mit Augenabweichung zur Läsionsseite;
– Sensibilitätsstörungen des Gesichtes.
Kontralateral: Dissoziierte Sensibilitätsstörung.
Befunde am Gleichgewichtssystem: Blickrichtungsnystagmus; Spontannystagmus zur Gegenseite, der bei offenen Augen auch ohne Leuchtbrille sichtbar ist. In Dunkelheit nimmt die Stärke des Spontannystagmus ab, z. T. kehrt er seine Richtung um. Die langsame Blickfolge zur Gegenseite ist sakkadiert.

c) Subclavia-Anzapf-Syndrom (Subclavian-Steal-Syndrome)

Zu den vaskulären Erkrankungen, die eine Auswirkung auf die Durchblutung des Hirnstamms haben, gehört auch das Subclavia-Anzapf-Syndrom (subclavian-steal-syndrome).

Dieses Syndrom tritt bei hämodynamisch relevanten Stenosen und Verschlüssen einer A. subclavia oder des Truncus brachiocephalicus auf, wenn diese proximal vom Abgang der A. vertebralis liegen (Abb. 103). Zur Umgehung der Stenose wird ein Kollateralkreislauf über die Aa. vertebrales gebildet, was aber eine Strömungsumkehr in der A. vertebralis der selben Seite zur Folge hat. Je nach dem Blutbedarf des Armes und dem Grad der Stenose wird mehr oder weniger Blut aus dem Hirnstammkreislauf abgezapft. Für eine anhaltende Muskelarbeit kann der Kollateralkreislauf aber nicht ausreichend sein. Die Patienten klagen deshalb über Schmerzen im Arm während Muskelaktivität und über rasche Ermüdbarkeit des betroffenen Armes. Es können uncharakteristische Gleichgewichtsstörungen meist vom zentralen Typ auftreten, die aber

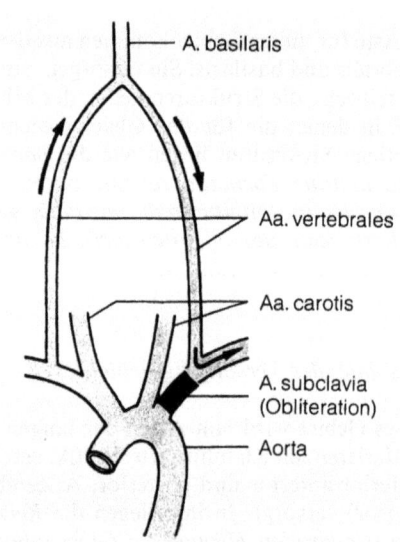

Abb. 103. Darstellung des Subclavia-Anzapf-Syndroms mit Richtungsumkehr in der A. vertebralis derselben Seite. (Aus FREUND u. SCHOOP 1966)

vom Patienten selten mit den Beschwerden im Arm in Verbindung gebracht werden.

Die Diagnose wird gestellt durch Anamnese und beidarmige Blutdruckmessung. Eine Blutdruckdifferenz von mehr als 25 mmHg systolisch zu Ungunsten der erkrankten Seite und eine Verstärkung der Differenz bzw. ein Verschwinden des Radialispulses bei Muskelarbeit weisen auf die Erkrankung hin. Die Strömungsumkehr im Vertebraliskreislauf wird dopplersonographisch nachgewiesen.

Therapie: Rekanalisation der Stenose mit Laserstrahl und Ballondilatation.

Differentialdiagnose: Eine ähnliche, aber mehr armbezogene Symptomatik macht das Skalenussyndrom. Bei dieser Erkrankung liegt der Ansatzpunkt des M. scalenus anterior zu weit dorsal an der ersten Rippe. Gelegentlich besteht eine Halsrippe oder ein ihr entsprechendes rudimentäres fibröses Band. Wird der Arm nach unten gezogen, z. B. beim Tragen schwerer Gegenstände, dann werden die A. subclavia und der Plexus brachialis ab-

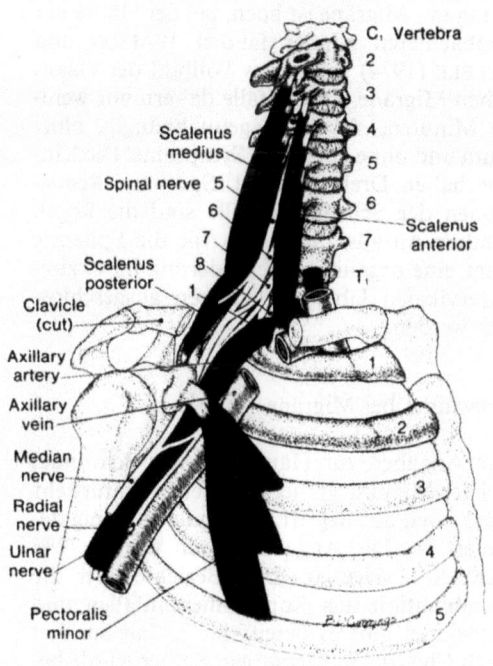

Abb. 104. Topographische Verhältnisse zwischen M. scalenus anterior und A. subclavia. (Aus TRAVEL u. SIMONS 1983)

gedrückt (Abb. 104). Es kommt zu einer Durchblutungsstörung des betroffenen Armes in Kombination mit Sensibilitätsstörungen.

Die Diagnose wird gestellt aus der Anamnese und dem Verschwinden des Radialispulses beim Zug des Armes nach unten. Das gelegentlich angegebene Adson-Manöver (der Puls verschwindet bei Kopfneigung nach rückwärts mit gleichzeitigem Drehen des Kinnes zur kranken Seite) ist häufig auch beim Gesunden pathologisch.

2. Migräne

Bei der *klassischen, einfachen Migräne* sind periodisch auftretende, dumpf drückende oder pulsierende Kopfschmerzen das beherrschende Symptom. Sie werden häufig halbseitig in der Stirn und hinter den Augen angegeben, jedoch auch doppelseitig. Begleitend treten vegetative Störungen sowie vorübergehend neurologische Reiz- und Ausfallssymptome auf (POECK). Mit zunehmender Schmerzintensität kommt es zu Übelkeit und Erbrechen und zu einer Überempfindlichkeit gegenüber akustischen und optischen Reizen. Für den Migräneanfall werden pathologische Veränderungen in der Tonisierung von Ästen der A. carotis externa und interna angeschuldigt.

Treten während dieser Migräneattacken zusätzliche neurologische Erscheinungen auf, spricht man von *komplizierter Migräne*. Als *„Migraine sans Migraine"* bezeichnet man das Auftreten nur dieser Begleiterscheinungen ohne die eigentliche Kopfschmerzsymptomatik. Je nach dem betroffenen Gebiet kennen wir bei der komplizierten Migräne folgende Bilder:

a) Ophthalmische Migräne

Kennzeichen: Dem Halbseitenkopfschmerz gehen visuelle Symptome voraus in Form von farbigen, blitzenden Figuren, die sich vom Zentrum des Gesichtsfeldes einseitig zur Peripherie hin ausbilden. Sie hinterlassen ein vorübergehendes homonymes Skotom. Der nun folgende Kopfschmerzanfall tritt kontralateral zum Gesichtsfeldausfall auf.

b) Ophthalmoplegische Migräne

Kennzeichen: Halbseitenkopfschmerz verbunden mit einer einseitigen homolateralen Parese des N. oculomotorius.

c) Migraine accompagnée

Kennzeichen: Halbseitenkopfschmerz verbunden mit halbseitigen Parästhesien und/oder Lähmungen, Aphasien.
Motorische Mono- und Hemiparesen, Aphasien.

d) Basilarismigräne

Kennzeichen: Okzipitale Kopfschmerzen, kombiniert mit Schwindel, Gangataxie, Dysarthrie oder Tinnitus, Parästhesien beider Hände, des Kopfes und auch der Zunge (MUMENTHALER). Eine bilaterale Visusminderung kann bestehen. Im Verlauf der Attacke kann Bewußtlosigkeit auftreten. Die Basilarismigräne ist eine Erkrankung des Jugendlichen. Frauen sind besonders häufig betroffen. Sowohl in der reinen Form der Basilarismigräne mit okzipitalem Kopfschmerz als auch in der kopfschmerzfreien Form kann die Unterscheidung zu anderen Erkrankungen Probleme bereiten. So haben die funktionellen Störungen der oberen HWS ähnliche Symptome. Beim Zervikalsyndrom sind die Schmerzen oft kopfbewegungsabhängig und bei Druck auf die Muskulatur der Nackenregion verstärkt. Bewußtlosigkeit kommt beim Zervikalsyndrom nicht vor. Typisch für das Vorliegen einer Migräne ist das gehäufte Auftreten in der Familie sowie die Dysarthrie, die beim Zervikalsyndrom kaum vorkommt.
Wichtigste differentialdiagnostisch in Frage kommende Erkrankung gegenüber der Migräne ist die Subarachnoidalblutung. Auffallend und für die Differentialdiagnose verwendbar ist der Verlauf der Schmerzattacke. Bei der Migräne entwickelt sich der Schmerz innerhalb von 20–30 Minuten. Hierin unterscheidet er sich vom urplötzlichen Vernichtungskopfschmerz einer Subarachnoidalblutung. Sie kann mit und ohne neurologische Ausfälle oder Bewußtlosigkeit beginnen.

Differentialdiagnostisch abzugrenzen sind außerdem das Angiom der hinteren Schädelgrube, das mit Schwindel, Erbrechen und neurologischen Ausfällen einhergehen kann, sowie die Raumforderung der hinteren Schädelgrube. Typisch ist dabei das morgendliche Erbrechen und ein in der Intensität schwankender Kopfschmerz. Neurologische Symptome und eine Stauungspapille können fehlen.

e) Benigner paroxysmaler Schwindel des kleinen Kindes (s. S. 103)

Kennzeichen: Heftige Drehschwindelattacken des Kleinkindes (etwa bis zum 4. Lebensjahr), verbunden mit Spontannystagmus, einer Fallneigung und Übelkeit.
Diese Erkrankung wurde 1964 erstmals von BASSER beschrieben und unglücklicherweise wie die Erwachsenenerkrankung bezeichnet. Der paroxysmale Schwindel des Kindes geht wahrscheinlich auf eine frühe Form einer Basilarismigräne zurück. Die familiäre Belastung mit Migräne ist hoch, bei der Hälfte der beobachteten Kinder fanden WATSON und STEELE (1974) später das Vollbild der klassischen Migräne. Die Anfälle dauern nur wenige Minuten, sie sind lageunabhängig, ohne Aura und ohne kochleäre Symptome. Die Kinder haben Drehschwindel. Spontane Remissionen der Schwindelanfälle sind die Regel. Andere Anfallskrankheiten wie die Epilepsie oder eine organische Veränderung im okzipitozervikalen Übergang müssen ausgeschlossen werden.

Schwindel bei Migräne

Die Angaben zur Häufigkeit von Schwindel bei der Migräne variieren in der Literatur sehr stark, weil der Begriff Schwindel zu wenig definiert ist. Die Angaben gehen von 5–72% (KAYAN u. HOOD). Erste Berichte über die Kombination aus Kopfschmerzanfällen und Schwindel gibt es bereits im 2. Jahrhundert nach Christus in Kleinasien. Später wurde besonders von LIVEING (1873) auf den Zusammenhang von Schwindel- und Kopfschmerzanfällen hingewiesen. KAYAN und HOOD stellten 1983 den zeitlichen Zusammenhang zwischen dem Auftreten von Schwindel und Kopfschmerzen zusammen. Von 200 Migränekranken hatten in ihrem Krankengut 54% Schwindel angegeben, 12% als Aura vor dem Kopfschmerzanfall, 27% während des Anfalls, *nur 4% nach dem Anfall*, dagegen wiederum 12% im anfallsfreien Intervall.

3. Epilepsie

Das Auftreten von Schwindel bei konvulsiven Erkrankungen ist seit langem bekannt. Echter Drehschwindel (Vertigo epileptica) kann auftreten bei Krampfherden in der vestibulären Rindenregion (hintere Hälfte des Gyrus temporalis superior oder temperoparietale Grenzzone (MATZ). Tritt Schwindel als Aura auf, so meist als kurzes Drehgefühl, seltener als Kippneigung bzw. als komplexe, unbeschreibbare Erscheinung. Während Schwindel beim Vollbild einer epileptischen Erkrankung diagnostisch keine Schwierigkeiten bereitet, kann bei abortiven Verlaufsformen und bei manchen Sonderformen der Epilepsie Schwindel, bzw. das, was der Patient als Schwindel bezeichnet, das hervorstechende Symptom sein. So werden die kurzfristigen Bewußtseinsstörungen im Rahmen von Absencen sowie eine plötzliche Umdämmerung im Rahmen komplexer psychomotorischer Anfälle nicht selten als Schwindel etikettiert (MATZ). Bei der vestibulären Anamnese sollte deshalb immer nach Eintrübungen des Bewußtseins gefragt werden. Bei jeder differentialdiagnostischen Überlegung zum Attackenschwindel muß an Erscheinungsformen der Epilepsie gedacht werden (s. S. 183) (Tabelle 7). Einige Epilepsien, die mit vestibulären Erkrankungen verwechselt werden können, seien kurz erwähnt. Als *Absencen* werden abrupt beginnende und ebenso endende Bewußtseinspausen von wenigen Sekunden, oft mit diskreten, kurzdauernden motorischen Phänomenen bezeichnet. Sie können eigenständig aber auch im Verlauf aller anderen Formen der epileptischen Anfallskrankheit auftreten. Besonders typisch sind sie für die *Petit-Mal-Absencen des Schulalters* (Pyknolepsie). Dabei kommt es nicht zu einer eigentlichen Ohnmacht, sondern zum Erstarren einer Tätigkeit oder Bewegung, die kurz darauf wieder normal weitergeführt wird. Un-

ter vielfältigen rhythmischen motorischen Elementen kann man auch nystaktische Augenbewegungen nach oben finden (POECK).

Bei der *psychomotorischen oder Schläfenlappenepilepsie* kommt es zu anfallsartigen, komplexen Phänomenen, die von den Patienten nur schwer beschrieben werden können. Dabei können Schwindel und Übelkeit auftreten sowie Bewußtseinseinschränkungen, die weniger tief sind und länger dauern als bei der Absence. Es kann eine retrograde Amnesie bestehen, so daß die Anamnese erschwert wird. Hier hilft die Fremdanamnese von Begleitpersonen weiter.

Als *Adversivanfälle* werden Anfälle mit Kopfdrehung bezeichnet, der angeblickte Arm wird manchmal angehoben. Dabei können kurze, nystagmusartige, konjugierte Seitwärtsbewegungen beider Augen auftreten. Zu diesen Anfällen kommt es bei frontalen Krampfherden der Gegenseite.

Die differentialdiagnostische Abgrenzung des epileptischen zum vestibulären Schwindel gelingt in der Regel durch die Bewußtseinsstörung bzw. die Bewußtseinslücken und durch krampfartige oder auch stereotype motorische Bewegungen, die beim vestibulären Schwindel nicht auftreten. Epileptische Anfälle können außerdem ausgelöst werden durch Schlafentzug, Alkohol, optische Stimuli mit häufigem Wechsel von starken Hell-Dunkelkontrasten, Schreckerlebnisse usw.

Häufiger als bei der Epilepsie selbst tritt Schwindel *als Nebenwirkung antiepileptischer Medikamente* auf, z. B. bei Einnahme von Primidon, Phenobarbital, Diphenylhydantoin, Carbamacepin. Die Schwindeldiagnostik bei diesen toxischen Erscheinungen kann periphere, zentrale und zentral-zerebelläre Störungen aufdecken. Sie sind bei Reduzierung der Dosis reversibel. Zur Einstellung und Überprüfung der Dosis wird die Serumkonzentration herangezogen.

Merke:
Während ein „epileptischer Nystagmus" nur ausgesprochen selten beobachtet wird, gehört dieser regelmäßig zur toxischen Wirkung von Antikonvulsiva (MATZ).

Weiterführende Literatur: JANZ (1969).

Tabelle 7. Einteilung der epileptischen Anfallsformen nach dem Vorschlag der internationalen Liga gegen Epilepsie. (Aus GASTAUT 1970)

I. Partielle Anfälle
A. Mit elementarer Symptomatik
  1. Mit motorischen Symptomen
    - fokal-motorisch (ohne Ausbreitung)
    - im Sinn eines Jackson-Anfalls
    - adversiv
    - die Haltung betreffend
    - somatisch hemmend
    - aphasisch
    - die Sprache betreffend (Stimmbildung und Sprachverlust)
  2. Mit besonders sensorischen oder somatosensorischen Symptomen
    - somatosensorisch
    - visuell
    - auditiv
    - olfaktorisch
    - gustatorisch
    - vertiginös
  3. Mit autonomen Symptomen
  4. Zusammengesetzte Formen
B. Mit komplexer Symptomatik (die manchmal mit elementarer Symptomatik beginnen kann)
  1. Nur mit Bewußtseinsverlust
  2. Mit Wahrnehmungsstörungen
    - mit Gedächtnisstörungen (einschließlich Amnesie, déjà vu, déjà vécu)
    - mit geistigen Störungen (einschließlich forciertem Denken, traumhaftem Zustand)
  3. Mit affektiver Symptomatik
  4. Mit psychosensorischer Symptomatik (Illusionen, Halluzinationen)
  5. Mit psychomotorischer Symptomatik (Automatismen)
  6. Zusammengesetzte Formen
C. Sekundär generalisierend (tonisch, klonisch oder tonisch-klonisch)

II. Generalisierte Anfälle
1. Absenzen
  a) einfache Absenzen
  b) komplexe Absenzen (mit anderen Phänomenen neben Bewußtseinsverlust)
    - mit leichter klonischer Komponente (myoklonische Absenzen)
    - mit Zunahme des Haltungstonus (retropulsive Absenzen)
    - mit Verminderung oder Verlust des Haltungstonus (atonische Absenzen)
    - mit Automatismen
  - mit autonomen Phänomenen (z. B. Absenzen mit Einnässen)
    - gemischte Formen
2. Massive bilaterale epileptische Myoklonie
3. BNS-Krämpfe
4. Klonische Anfälle
5. Tonische Anfälle
6. Tonisch-klonische Anfälle (Grand mal)
7. Atonische Anfälle
  a) von sehr kurzer Dauer (epileptische Sturzanfälle)
  b) von langer Dauer (atonische Absenzen einschließend)

8. Akinetische Anfälle (Bewegungsverlust ohne Atonie)

III. Unilaterale oder vorwiegend unilaterale Anfälle

IV. Unklassifizierbare epileptische Anfälle

4. Entzündliche Erkrankungen

Entzündliche Erkrankungen des ZNS und der Meningen können zu Gleichgewichtsstörungen führen, je nach dem Schwerpunkt ihrer Lokalisation. In der folgenden Aufzählung sind nur die Erkrankungen erwähnt, in deren Verlauf Gleichgewichtsstörungen auftreten und die bei der Differentialdiagnose zentralvestibulärer Befunde eine Rolle spielen.

a) Meningitis

Eine *eitrige* Meningitis kommt hämatogenmetastatisch, fortgeleitet und im Rahmen einer offenen Hirnverletzung vor. Dabei befällt die tuberkulöse Erkrankung und die Pilzerkrankung vor allem die Meningen der Hirnbasis und führt zu Paresen von Hirnnerven (z. B. N. oculomotorius). Differentialdiagnostisch muß eine Karzinose der Meningen ausgeschlossen werden.

Eine *lymphozytäre* Meningitis kann akut und chronisch verlaufen. Akute Störungen, die zum differentialdiagnostischen Bereich des Hörsturzes oder des akuten Ausfalls eines Gleichgewichtsorgans gehören, kommen vor allem bei der Mumpsmeningo-Enzephalitis, beim Zoster und bei der Frühsommermeningo-Enzephalitis vor. Chronische Formen treten beim Morbus Boeck, einer Pilzerkrankung und bei der Zystizerkose auf.

b) Enzephalitis

Zur Enzephalitis kommt es entweder im Rahmen einer Virusinfektion oder para- und postinfektiös als immunologische Reaktion des Zentralnervensystems. Je nach dem lokalisatorischen Schwerpunkt des entzündlichen Prozesses können eine kortikale Blicklähmung, Blickkrämpfe oder ein Nystagmus entstehen.
- Bei einer Infektion mit Herpes simplex-Viren treten vestibuläre Symptome selten auf.
- Beim Zoster ophthalmicus kommt es infolge der begleitenden basalen Meningitis zu Augenmuskellähmungen.
- Beim Zoster oticus erscheint neben einer Schädigung des N. facialis zeitlich häufig versetzt eine Schädigung des N. acusticus und/oder des N. vestibularis.
- Die Poliomyelitis kann sich unter anderem auch in den motorischen Hirnnervenkernen von Medulla oblongata und Brücke sowie in der vorderen Zentralwindung abspielen.
- Die Enzephalitis bei Toxoplasmose kann eigenständig und besonders als opportunistische Infektion bei Aids auftreten.
- Nach Fleckfieberenzephalitis kann eine zentrale Hör- und Gleichgewichtsstörung bleiben.

Neben der akuten, virusbedingten Enzephalitis gibt es *langsame* Viruserkrankungen des Zentralnervensytems.

1. Subakute sklerosierende Panenzephalitis (SSPE). Als Leitsymptom gelten Demenz, extrapyramidale Hyperkinesen und eine Tonuserhöhung der Muskulatur. Gelegentlich treten neurootologische Symptome in

Form von Tremor, Nystagmus, skandierender Sprache und einem akuten Tonusverlust mit Hinstürzen auf.
2. Jakob-Creutzfeldt-Krankheit. Bei dieser Erkrankung ist die Okulomotorik ergriffen; so entstehen ein horizontaler Blickrichtungsnystagmus oder eine vertikale Blickparese. Selten kommt es zu nukleären Atrophien.
3. Bei der progressiven multifokalen Leukenzephalopathie treten zerebelläre oder extrapyramidale Störungen der Bewegungskoordination auf.

c) Multiple Sklerose (MS, Encephalomyelitis disseminata)

Es handelt sich um eine ätiologisch und pathogenetisch nicht eindeutig geklärte Entmarkungserkrankung, deren Inzidenz in Mitteleuropa bei 3–7 Kranken pro 10000 Personen liegt. Die multiple Sklerose kann in der Pubertät beginnen, das Prädilektionsalter liegt zwischen dem 20. und 40. Lebensjahr. Eine Erstmanifestation nach dem 45. Lebensjahr ist selten.
Die Erkrankung führt zu umschriebenen Entmarkungsherden im Gehirn und Rückenmark. Anfänglich ist eine deutliche lokale Entzündungsreaktion vorhanden, später erfolgt Übergang in eine (kleinere) Narbe.

Pathophysiologie: Die multiple Sklerose ist eine Entmarkungskrankheit, bei der es zu einer Auflösung von Markscheiden kommt. Dadurch wird einerseits die Nervenleitung blockiert, andererseits kommt es durch den Wegfall des Nervenisoliermaterials zum Überspringen von Aktionspotentialen auf andere Nervenfasern. Die Entmarkungsherde sind um die oder entlang den großen Venen über das ZNS verteilt und haben die Größe eines Stecknadelkopfes bis Markstückes. Größere Herde können konfluieren. Im weiteren Krankheitsverlauf werden die Markscheiden durch Glia ersetzt, d. h. es bildet sich eine Narbe, die sklerosiert (Abb. 105).
Prädilektionsstellen sind der Sehnerv (Retrobulbärneuritis), der Hirnstamm, besonders der Bereich der Augenmuskelkerne, das Kleinhirn und seine Stiele, der Boden des 4. Ventri-

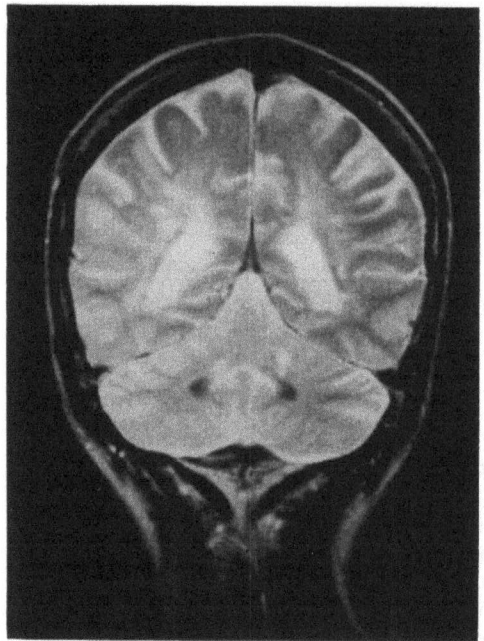

Abb. 105. Supra- und infratentorielle Herde einer multiplen Stenose. (Abbildung von Prof. Traupe, Abteilung für Röntgendiagnostik, Klinikum Steglitz der Freien Universität Berlin)

kels, die Pyramidenbahn und die Hinterstränge des Rückenmarks.

Diese Prädilektionsstellen bedingen eine besondere Betroffenheit des vestibulären Systems, wobei nicht nur das Gleichgewichtskerngebiet am Boden des 4. Ventrikels erfaßt wird, sondern vor allem auch das Vestibulozerebellum. Schäden an den Verbindungsbahnen zu den Augenmuskelkernen (Fasciculus longitudinalis medialis) führen zu einer Beeinträchtigung des vestibulookulären Reflexes.

Symptome: Die im akuten Schub oft sehr deutliche Symptomatik kann weitgehend oder vollständig abklingen. Bei längerer Dauer der Erkrankung kommt es dann jedoch infolge der immer mehr zunehmenden Herde zu bleibenden Funktionsausfällen und zu einem chronisch progredienten klinischen Verlauf.

Die Symptome sind vielfältig:
– Monokuläre und binokuläre Sehstörungen.
– Halbseitige oder nur arm- oder beinbetreffende Parese (anfänglich meist sehr diskret, später erheblich und mit starker Spastik verbunden).
– Halbseitige oder nur bestimmte Körperregionen betreffende Sensibilitätsstörungen. Dabei oft spinale Ataxie durch Hinterstrangstörung (Verlust der somatosensorischen Information).
– Zentrale vestibuläre Störungen mit Schwindel, Nystagmus, Blickdysmetrien und Gangataxie.
– Doppelbilder und/oder Oszillopsien bei internukleärer Ophthalmoplegie und anderen Augenbewegungsstörungen.
– Miktions- und Defäkationsstörungen.
– Dysarthrie, zerebelläre Ataxie.
– Die Muskeleigenreflexe sind entsprechend der zentral-nervalen Lokalisation der Störung regelmäßig gesteigert, Fremdreflexe, wie der Bauchhautreflex erlöschen dagegen. Das Babinski-Zeichen ist oft positiv.

Die *Diagnose* der multiplen Sklerose läßt sich, da keines ihrer Symptome pathognomonisch ist, nur dann stellen,
– wenn mehrere zentral-nervöse Störungen vorliegen,
– bildgebende Verfahren (Kernspintomographie) multiple herdförmige Läsionen nachweisen und
– im Liquor zerebrospinalis Zeichen einer chronischen Entzündung nachgewiesen werden können (intrathekale IGG-Synthese, oligoklonales IGG, Pleozytose) und
– andere Entzündungsursachen ausgeschlossen sind.

Ätiologie: Die Ätiologie der Erkrankung ist ungeklärt. Vieles weist darauf hin, daß die Erkrankung früh erworben wird und immunologische Prozesse eine wesentliche Rolle spielen.

Differentialdiagnose: In der Anfangszeit der Erkrankung kann eine Abgrenzung nötig werden zu Gelenk- und Muskelstörungen im Bereich des zervikookzipitalen Überganges.

Auch bei dieser, als Zervikalsyndrom bezeichneten Erkrankung können wechselnde Sensibilitätsstörungen im Nacken, der Ohrregion und im Schulter-Arm-Bereich auftreten zusammen mit Schwankschwindel und Nystagmus. Ein sicheres Unterscheidungsmerkmal ist der ausstrahlende Schmerz. Er kommt bei der multiplen Sklerose nicht vor, ist aber Leitsymptom beim Zervikalsyndrom.

Therapie: Eine kausale Therapie, die zur Heilung der Erkrankung führen würde, ist nicht bekannt. Im akuten Schub sind Kortikoide eindeutig schubabkürzend. Versuche einer langfristigen Immunsuppression haben dagegen bisher nur bescheidene Ergebnisse gezeigt.

5. Kleinhirnerkrankungen

Das Kleinhirn ist eine Regelzentrale für die Körperhaltung, für Zielbewegungen und für die Okulomotorik. Bewegungen werden vom Kleinhirn aber nicht in Gang gesetzt. Das Kleinhirn koordiniert Bewegungen über die Kleinhirnkerne, von denen nur erregende Bahnen abgehen, und es dämpft ausgeführte Bewegungen über die Rückkoppelungsschleifen der Kleinhirnrinde, von der nur hemmende Bahnen abgehen (TEN BRUGGENCATE). Eine Kleinhirnerkrankung führt demnach zu einer Störung der Koordination von Bewegungen und zu ungedämpften, ausfahrenden Bewegungen (Kleinhirnataxie).

a) Funktionelle Anatomie des Kleinhirns

Das Kleinhirn und die mit ihm verschalteten Hirnstammkerne werden funktionell eingeteilt in ein Vestibulozerebellum, Spinozerebellum und Pontozerebellum (Abb. 106). Das *Vestibulozerebellum* ist der älteste Teil, das sog. Archizerebellum. Es entspricht anatomisch dem Lobus flocculo-nodularis. Funktionell ist es die Schaltstelle zwischen okulomotorischem und vestibulärem System und hat dadurch Bedeutung für die zentrale Kompensation vestibulärer Defekte. Der Flokkuluskern an sich erhält visuelle, vestibuläre und somatosensorische Afferenzen und wirkt über seine Purkinje-Zellefferenzen hemmend auf die Gleichgewichtskerne (BRANDT u. BÜCHELE). Geregelt werden Augenfolgebewegungen und die Blickstabilisation. Bei Kopfbewegungen koordiniert der Flokkulus die Impulse vom optischen und vom vestibulären System, so daß auch während einer Kopfbewegung das Blickfeld stabil bleibt. Läsionen im Vestibulozerebellum bewirken demnach

- eine verminderte Fähigkeit für Blickfolgebewegungen,
- einen verminderten optokinetischen Nystagmus,
- eine gestörte Fixationssuppression,
- eine Enthemmung des vestibulär ausgelösten Nystagmus, so daß das Bild einer Übererregbarkeit eines Gleichgewichtsorgans entstehen kann (eine echte, periphere Übererregbarkeit des Gleichgewichtsorgans gibt es nur sehr selten, z. B. zu Beginn einer Labyrinthitis),
- eine verminderte Kompensationsfähigkeit eines Ausfalls eines Gleichgewichtsorgans sowie eine verminderte Fähigkeit, an ungewohnte Bewegungen zu adaptieren.

Das phylogenetisch jüngere *Spinozerebellum, auch Palliozerebellum* genannt, besteht aus den vordersten und hintersten Anteilen des Kleinhirnwurms und dem Para-Flocculus-Areal. Neben Fasern vom motorischen Kortex erhält dieses Areal vornehmlich Zuflüsse vom Rückenmark über den dorsalen spinozerebellären Trakt (DSCT; FLECHSIG) und über den ventralen spinozerebellären Trakt (VSCT; GOWERS). Diese Bahnen leiten sehr spezifische somatosensorische und sensible Informationen über die Empfindung der Haut, über Muskelkontraktionen, Gelenkbewegungen und über das Erreichen eines Ziels bei einer Bewegung zum Kleinhirn. Über den ventralen Trakt erhält das Kleinhirn zusätzlich Informationen über den Erregungszustand von Interneuronen, die bei Körperbewegungen aktiviert werden (TEN BRUGGENCATE). Es wird damit im Kleinhirn ein Bild der ausgeführten Bewegungen aufgebaut (Efferenzkopie).

Der spinovestibuläre Anteil des Kleinhirnwurms bildet zusammen mit dem Nc. fastigii und dem Nc. vestibularis lateralis (DEITERS) die ipsilateral verlaufende Regelschleife der Stützmotorik (Abb. 107), die folgendermaßen

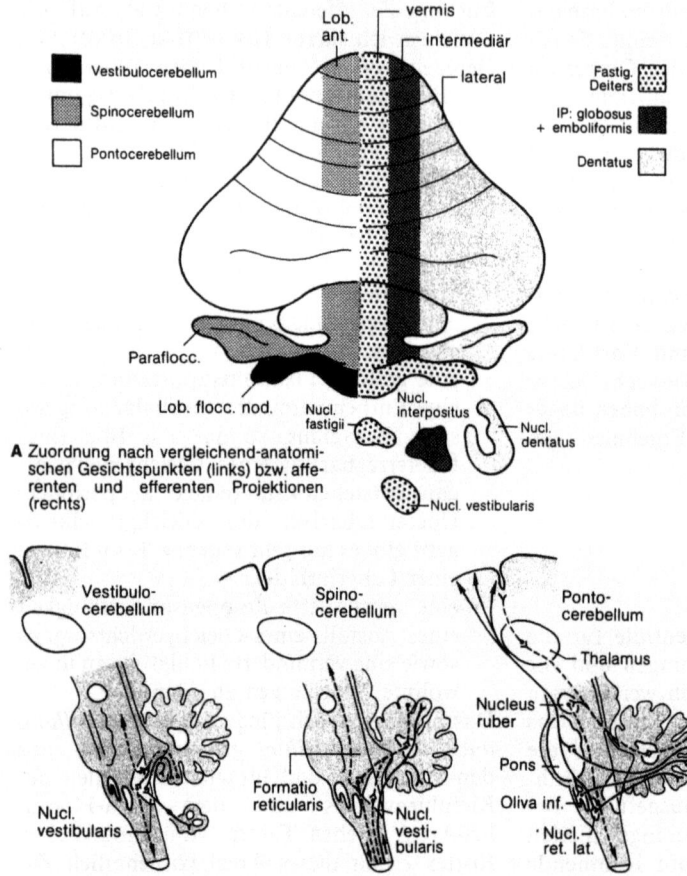

Abb. 106. Funktionelle Anatomie des Kleinhirns. (Nach BRODAL aus TEN BRUGGENCATE 1984)

abläuft: über die spinozerebellären Bahnen erhält das Kleinhirn die Informationen über den peripheren Erregungszustand. Es hemmt nun über den zerebellovestibulären Trakt die vom Deiterschen Kern des Gleichgewichtskerngebiets ausgehenden vestibulospinalen Bahnen und übt so wiederum Einfluß aus auf die spinalen Moto- und Interneurone. Diese Rückkoppelung ermöglicht die Kontrolle über den Muskeltonus, der für die Körperhaltung und für die Bewegungen notwendig ist.

Der phylogenetisch jüngste Teil des Kleinhirns, das *Neo- oder Pontozerebellum* besteht aus den Kleinhirnhemisphären und dem mittleren Anteil des Wurms. Es erhält über die Kerne der Brücke Afferenzen vor allem vom

Großhirn und ist verantwortlich für schnelle zielgerichtete Bewegungen, bei denen Rückkoppelungsschleifen nicht eingesetzt werden können.

Weiterführende Literatur: TEN BRUGGENCATE 1984; BRODAL 1981.

b) Allgemeine Kleinhirnsymptome

Aufgrund der sehr genau definierten Funktion des Kleinhirns können die Symptome einer Kleinhirnerkrankung gut beschrieben werden. Sie führen zu einem ähnlichen Bild wie die Trunkenheit, bei der es ja auch zu einer – allerdings seitengleichen – Störung der Regelkreise des Kleinhirns kommt:

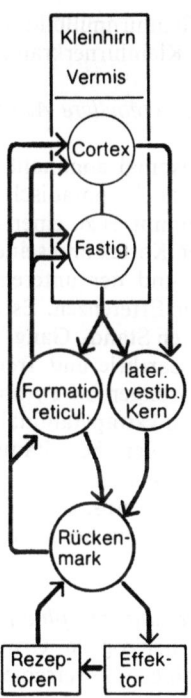

Abb. 107. Schema der neuronalen Regelung der Stützmotorik. (Aus TEN BRUGGENCATE 1984)

– Vorbeizeigen zur kranken Seite im Barany-schen Zeigeversuch.
– Intentionstremor beim Finger-Nase-Versuch und beim vertikalen Zeichentest.
– Dysdiadochokinese.
– Sprachstörungen mit abgehackter, explosiver Sprechweise. Zusammen mit Nystagmus und Intentionstremor bildet dieses Symptom die *Charcotsche Trias.*
– Schwankschwindel.
– Spontannystagmus zur kranken Seite, der durch Fixation *nicht* gehemmt wird.
– Zentraler Lagenystagmus, der seine Stärke über längere Zeit beibehält.
– Rumpfataxie: im Romberg-Test kommt es zu einer typischen Schwankform mit einer zugrundeliegenden Frequenz von ca. 3 Hz (MAURITZ et al.). Im Gegensatz zu vestibulären Erkrankungen ist die Ataxie auch bei geöffneten Augen vorhanden.
– Breitbeiniger Gang.
– Drehung zur kranken Seite beim Unterbergerschen Tretversuch. Bei diffusen oder mittelliniennahen Läsionen kommt es im Unterbergerschen Tretversuch zu einer Bewegung nach hinten.

c) Spezielle Krankheitsbilder

α) Einteilung nach Entstehungsgeschwindigkeit

Es gibt zahlreiche Erkrankungen, die zu einer Störung im Zerebellum führen. Von MUMENTHALER gibt es eine Einteilung der Kleinhirnerkrankungen nach deren Entstehungsgeschwindigkeit.

Symptome, die *plötzlich auftreten* ohne äußeren Anlaß, gehen meist auf spontane Kleinhirnblutungen zurück. Sie machen ca. 10% aller intrazerebralen Blutungen aus (MUMENTHALER). Ursache ist wie bei jeder intrazerebralen Blutung die arterielle Hypertonie, eine Behandlung mit Antikoagulantien oder ein rupturiertes Angiom. Es kommt bei der Kleinhirnblutung zu intensiven okzipitalen Kopfschmerzen, zu Schwindel, zu Übelkeit und zu Brechreiz. Zusätzlich bestehen die typischen Kleinhirnzeichen wie gestörte Blickkoordination, Gangataxie, Dysarthrie, eine horizontale Blicklähmung und ein Blickrichtungsnystagmus. Die suboccipitale Liquorpunktion sichert die Diagnose. Akut auftretende Kleinhirnsymptome entstehen auch durch Traumen.

Treten die Symptome *rasch innerhalb von Tagen* auf, dann handelt es sich meist um eine Intoxikation mit dem Antiepileptikum Diphenylhydantoin, um eine Entmarkungskrankheit (MS) oder um eine akute Entzündung, z. B. um die *akute zerebelläre Ataxie des Kindes.* Diese Krankheit tritt beim 2- bis 5jährigen Kind Tage und Wochen nach einer unspezifischen Erkrankung (z. B. Varizellen) auf. Es kommt zu Gangunsicherheit, Tremor und Augenbewegungsstörungen, z. B. einem Opsoklonus (s. S. 76). Nach Wochen und Monaten kommt es zu einer spontanen Rückbildung.

Symptome, die *im Verlauf von Wochen bis Monaten* konstant zunehmen, sind in der Regel Ausdruck einer raumfordernden Krankheit:

– *Spongioblastome:*
Die gutartigen Tumoren kommen im Kindes- und Jugendalter (5–15 Jahre) gehäuft im

Kleinhirn vor (25% der Hirntumoren in diesem Alter (MUMENTHALER)).

Symptome: Ataxie, Gleichgewichtsstörungen mit Nystagmus, Hirndruckzeichen, Kopfschmerzen, besonders morgens.

– *Medulloblastome* (20% der Hirntumoren beim Jugendlichen):

Die bösartigen Tumoren wachsen im Kleinhirnwurm, in den Kleinhirnhemisphären sowie in der Brücke und metastasieren schnell. Die Symptome gleichen denen des Spongioblastoms, zusätzlich treten früh Rückenmarksymptome hinzu durch die vom Liquor fortgetragenen Tochtergeschwülste.

– *Lindausche Tumoren* können isoliert oder im Rahmen der Hippel-Lindauschen Erkrankung zusammen mit der Angiomatose der Retina vorkommen. Die Kleinhirnangiome sitzen in der Regel in der Wand einer Zyste. Im mittleren Lebensalter beginnen diese angeborenen Veränderungen Kleinhirnsymptome und Hirndruckzeichen zu machen.

Symptome, die *über Monate progredient* verlaufen, sind meist Ausdruck chronischer Intoxikationen, z. B. chronischer Alkoholismus oder die paraneoplastischen Veränderungen bei malignen internen Grundleiden.

Symptome, die *sehr langsam und über Jahre* zunehmen, gehen auf allgemeine degenerative Veränderungen zurück, z. B.

– diffuse Atrophie des Kleinhirns,
– systematisierte Degeneration des Kleinhirns,
– olivopontozerebelläre Atrophie,
– Spätatrophie des Kleinhirns bei chronischem Alkoholismus,
– Störungen des Kupferstoffwechsels (HELL; WILSON). Bei dieser Erkrankung kommen akute Verläufe vor,
– Stoffwechselstörungen besonders bei Hypothyreose.

Weiterführende Literatur: MUMENTHALER 1990.

β) Degenerative Kleinhirnerkrankungen

Isolierte degenerative Kleinhirnerkrankungen führen zu einer Ataxie und zu vestibulären Symptomen. Degenerationen treten aber auch im Rahmen von Multisystemdegenerationen auf und erzeugen dann ein buntes Bild. Die folgende Aufstellung stammt von DICHGANS u. DIENER (1990), wie auch die Zusammenstellung der Kleinhirnmißbildungen und der metabolischen Kleinhirnerkrankungen.

– *Olivo-ponto-zerebelläre Atrophien (OPCA)*

Bei dieser autosomal dominant oder rezessiv vererbten aber auch sporadisch auftretenden Erkrankung kommt es zu einer Degeneration des vestibulären Kortex und seiner Afferenzen von der Pons und der unteren Olive unter Aussparung der Efferenzen. Es kommt zu einer progredienten Stand-, Gang- und Extremitätenataxie, Dysarthrie und Tremor sowie zu spastischen Störungen bei Pyramidenbahndegenerationen, zu extrapyramidal-motorischen Bewegungsstörungen bei Stammganglliendegeneration, zu Inkontinenz bei Mitbeteiligung des vegetativen Systems, zu Schluckstörungen und zu einer Demenz bei Mitbeteiligung des Kortex.

– *Isolierte Kleinhirnatrophie (CA)*

Es gibt eine heterogene Gruppe isolierter Kleinhirnatrophien, die verschiedene Teile des Kleinhirns betreffen, z. B. die Atrophie des Lobus anterior und die diffuse Kleinhirnatrophie. Hereditäre Formen sind selten. Sie werden ausnahmslos dominant vererbt. Die klinische Symptomatik beginnt mit einer langsam progredienten Stand- und Gangataxie. Es tritt eine zerebelläre Dysarthrie auf mit unartikuliert skandierender oder explosiver, dann häufig metallisch klingender Sprache.

– *Marinesco-Sjögren-Syndrom*

Der pathogenetische Mechanismus dieser Erkrankung ist unbekannt. Das Syndrom ist gekennzeichnet durch bilaterale, häufig kongenitale Katarakte, zerebelläre Ataxie mit Dysarthrie und Nystagmus (rotatorischer Spontannystagmus, Blickrichtungsnystagmus) und Oligophrenie. Die zerebelläre Symptomatik kann progredient, aber auch nach einer gewissen Entwicklung stationär sein. Neuropathologisch besteht eine ausgeprägte Kleinhirnatrophie mit Betonung im Kleinhirnwurm. Das Krankheitsbild ist bereits in der Kindheit ausgeprägt.

Eine Sonderform ist das *Gillespie-Syndrom*. Dabei besteht zusätzlich schon bei der Geburt eine Mißbildung der Iris mit partieller und kompletter Aniridie.

– Familiäre spastische Ataxie
Hierbei handelt es sich um eine sehr inhomogene Gruppe von Patienten mit den Leitsymptomen einer spastischen Paraparese der Beine und zerebellärer Ataxie. Im deutschsprachigen Raum wird die Erkrankung als spastische Spinalparalyse bezeichnet. Neuropathologisch finden sich zwar auch Veränderungen in der Kleinhirnrinde (überwiegend des Lobus anterior) und dem Nc. dentatus, vorwiegend aber im Bereich des Rückenmarkes. Im Gegensatz zu OPCA ist der Hirnstamm einschließlich Pons nicht betroffen. Der Erbgang ist autosomal dominant.

– Vestibulo-zerebelläre Ataxie und hereditäre paroxysmale Ataxie
Bei der sehr seltenen, autosomal dominant vererbten, vestibulozerebellären Ataxie kommt es zunächst episodisch zu Tinnitus, Schwindel, Gangataxie, Doppelbildern, Downbeat-Nystagmus oder rotatorischem Spontannystagmus. Die Attacken beginnen meist um das 50. Lebensjahr und dauern Stunden bis Tage. In der Folgezeit entwickelt sich dann langsam progredient eine auch im Intervall anhaltende zerebelläre Stand- und Gangataxie.

– Gerstmann-Sträussler-Scheinker-Krankheit
Das vorwiegend durch Zeichen der Kleinhirndegeneration geprägte Krankheitsbild gehört zu den zerebralen Amyloidosen und führt schließlich zur Demenz. Spongiöse Veränderungen der Hirnrinde mit starkem Neuronenschwund, starke Proliferation gemästeter Astrozyten und Amyloid-Plaques, die sich im Gegensatz zur Alzheimerschen Krankheit nicht überwiegend im Kortex des Großhirns, sondern vor allem in der Kleinhirnrinde finden, sind die pathologisch-anatomischen Charakteristika.

γ) Mißbildungen und Entwicklungsstörungen des Kleinhirns
Kleinhirnerkrankungen werden, wenn sie isoliert bestehen, bei Säuglingen und Kleinkindern häufig übersehen. Dies beruht teilweise auf der Tatsache, daß die kindliche Motorik ohnehin ataktisch, ungeglättet ist. Auch später können selbst bei sehr ausgeprägten, angeborenen Kleinhirndefekten die neurologischen Ausfälle gering sein; denn bei früher Läsion ist, normale Intelligenz und sonst ungestörte Hirnfunktion vorausgesetzt, die Kompensationsfähigkeit gut. Es fällt häufig nur eine Verzögerung der motorischen Entwicklung mit Ataxie (z. B. Intentionstremor) auf, die sich mit zunehmendem Alter ausgleicht.

– Agenesie
Agenesie, d. h. ein angeborenes völliges Fehlen des Kleinhirns ist sehr selten. Meist ist die Agenesie mit anderen Mißbildungen des Hirns, vor allem des Hirnstamms, verbunden und wird daher nur selten überlebt. Teilaplasien sind häufiger.

– Joubert-Syndrom
Bei dieser autosomal rezessiv erblichen Erkrankung des Kleinhirns besteht eine Wurmaplasie. Die Erkrankung ist neben der zerebellären Symptomatik durch Minderbegabung und periodische Atmung als Ausdruck einer extrazerebellären Schädigung gekennzeichnet.

– Dandy-Walker-Syndrom
Das Dandy-Walker-Syndrom geht ebenfalls mit Wurmaplasie, zumindest Aplasie des Unterwurms einher. In schweren Fällen besteht ein ausgedehnter, spaltförmiger Defekt zwischen den beiden häufig hypoplastischen Kleinhirnhemisphären. Das Tentorium steht hoch. Der Liquorabfluß ist meist vollständig blockiert, so daß ein Hydrocephalus occlusus mit entsprechender Vergrößerung des Kopfumfangs das führende und die Prognosen bestimmende Symptom ist.

– Chiari-Syndrom
Das Chiari-Syndrom findet sich in verschiedenen Schweregraden. Die einfachste Form – Chiari I – besteht in einer Kaudalverlagerung der Kleinhirntonsillen durch das Hinterhauptsloch in den oberen Zervikalkanal, jedoch ohne Kaudalverlagerung der Medulla oblongata. In einem Drittel der Fälle ist zusätzlich eine zervikale Syringomyelie nachzuweisen. Die relativ häufige Anomalie kann zeitlebens symptomlos bleiben. Klinische

Symptome, vor allem Kopfschmerzen und die Zeichen einer Syringomyelie sowie Schwindel und andere Zeichen der Unterwurmkompression (Spontannystagmus nach unten – Lagerungsnystagmus) entwickeln sich – wenn überhaupt – meist jenseits des 40. Lebensjahres. 20% der Betroffenen haben Ausfälle kaudaler Hirnnerven als Symptom der tonsillären Herniation, bei 10% bestehen zerebelläre Symptome.

Bei der Chiari II-Mißbildung (Arnold Chiari-Syndrom) ist auch der Hirnstamm nach unten herniiert. Telenzephale Mißbildungen, Hydrozephalus und häufig auch lumbosakrale Zelenbildung kennzeichnen das seltene, aber klinisch wesentlich schwerere, meist schon beim Neugeborenen manifeste Krankheitsbild.

Beim Chiari III-Syndrom tritt eine zervikale Meningomyelozele hinzu. Die Kinder, deren Meningomyelozele in der Regel das Kleinhirn und Teile der Pons und Medulla enthält, sterben meist rasch.

δ) Metabolische Kleinhirndegenerationen

Bei ausgepräger *Hypothyreose* kann es selten sehr langsam zu progredienter Kleinhirnataxie und -atrophie kommen, wobei die Symptome nach Substitution zumindest partiell reversibel sind. Auch bei *Hyper- und Hypoparathyreoidismus* wurde Ataxie beobachtet. *Vitamin-E-Mangel* führt gelegentlich zu Ataxie, jedoch von spinozerebellärem Typ. *Thiamin-Mangel* infolge Alkoholismus ist die Ursache der *Wernicke-Enzephalopathie*, nicht aber der alkoholinduzierten Atrophie des Kleinhirnvorderlappens.

III. Erkrankungen im optischen und okulomotorischen System

Über die optischen, die okulomotorischen, die vestibulären und die somatischen Afferenzen wird unsere Raumwahrnehmung gewährleistet, sowohl bei Eigenbewegungen als auch bei Umweltbewegungen. Eine Störung der optischen Wahrnehmung führt zu Unsicherheit und zu vermehrtem Schwanken, was häufig vom Patienten als Schwindel interpretiert wird. Es ist allgemein bekannt, daß zur Schwindeldiagnostik eine Untersuchung des

okulomotorischen Systems gehört. Sehr wenig bekannt und deshalb auch bei Schwindelpatienten zu wenig untersucht sind orthoptische Probleme, z. B. das latente Schielen, und auch Probleme mit falsch zentrierten oder schlecht sitzenden Brillen. Im folgenden werden die Erkrankungen aufgeführt, die in der Schwindeldiagnostik erfaßt werden müssen. Es handelt sich um die starke Fehlsichtigkeit und den angeborenen Fixationsnystagmus, um das Schielen und um Augenmuskelparesen.

A. Schwindel und Nystagmus bei Fehlsichtigkeit

Symptome: Für die Orientierung im Raum und für die bei Körperbewegungen notwendigen, reflektorischen kompensatorischen Blickbewegungen ist eine kontinuierliche Erfassung des Raumbildes erforderlich. Sehstörungen führen bei Blickbewegungen zu einer mangelnden Rückkopplung. Die Blickbewegungen werden unkontrolliert. Für ein räumliches Sehen ist zudem die exakte Koordination der Bewegungen beider Augen nötig (konjugierte Bewegungen). Störungen der Koordination führen zu Schwindel.

Bei früh erworbenen, starken Seh- und Fixationsstörungen sind die immer vorhandenen minimalen Augenbewegungen vergrößert. Das optische System erreicht damit eine Kontrastverstärkung und kann die Sehschwäche z. T. ausgleichen. Daraus resultiert ein Bewegungsmuster der Augen, das als *Blindennystagmus* bezeichnet wird. das aber auch bereits bei starken Sehstörungen auftreten kann. Die Augenbewegungen sind horizontal oder diagonal, selten vertikal. Sie haben Pendelform oder sind unregelmäßig ruckartig, bei starker Fehlsichtigkeit mit einem Visus unter 0,05 sind sie auch unkoordiniert. Die Amplitude der Augenbewegungen ist dann oft unterschiedlich stark auf beiden Augen ausgeprägt. Sie nimmt bei einem Fixationsimpuls, z. B. beim Betrachten eines Gegenstandes, zu.

Die als Blindennystagmus bezeichnete Augenbewegungsstörung ist umso ausgeprägter, je früher die Sehstörung einsetzt. So kommt es *immer* zu unkoordinierten Augenbewegungen, wenn die Sehstörung in den ersten Lebensjahren aufgetreten ist. Es können Kopf-gegenrucke bestehen.

Ursache: Das Auftreten des Blindennystag-mus ist vom Ort der Sehstörung unabhängig. Wichtig ist nur der frühe Zeitpunkt ihres Be-ginns. Man findet den Blindennystagmus bei der kongenitalen Katarakt, bei früher Opti-kusatrophie, bei Sehrindenaplasie, aber auch bei Farbenblindheit und Albinismus.

Differentialdiagnostische Abgrenzung:

– zu den Augenbewegungsstörungen bei den Seh- und Fixationsstörungen des Erwachsene-nalters: hier kommt es zu gehäuften Sakkaden im Sinne von Kippdeviationen, d. h. die na-türlichen, kleinen Einstellbewegungen der Au-gen sind vergröbert.

– zum angeborenen Fixationsnystagmus:

Die Differenzierung des angeborenen Fixa-tionsnystagmus vom Blindennystagmus ist ge-legentlich nicht einfach, da mit dem Fixa-tionsnystagmus oft ebenfalls Sehstörungen kombiniert sind. *Es handelt sich um* einen an-geborenen *Fixationsnystagmus*, wenn die Seh-störung schwach und die pendelförmigen Au-genbewegungen bei Fixation stark und koor-diniert sind. Außerdem ist eine auffallende Diskrepanz zwischen Augenbewegungen und Geringfügigkeit der Beschwerden vorhanden. *Es besteht ein Blindennystagmus*, wenn die Sehstörung stark ist und die Augenbewegun-gen unkoordiniert, unregelmäßig und relativ schwach sind. Zusätzlich ist aufgrund der Sehstörung eine Unsicherheit beim Stehen und Gehen vorhanden.

– zum sog. Bergarbeiternystagmus:

Der von OHM mit der Hebelnystagmographie beschriebene Nystagmus von Bergarbeitern soll auf langdauernde Arbeit bei schlechter Beleuchtung zurückgehen. Der Nystagmus ist – ähnlich dem Blindennystagmus – oft pen-delförmig, im Vergleich zu diesem aber unre-gelmäßig und unsymmetrisch. Er verschwin-det im Verlauf von 1–2 Jahren, wenn die Ar-beit bei schlechter Beleuchtung beendet wird. Heute wird ein Nystagmus bei Bergarbeitern nicht mehr beobachtet. Es wird sogar bezwei-felt, ob es ihn je gegeben hat.

B. Der kongenitale Fixationsnystagmus

Kongenitaler Fixationsnystagmus tritt auf, wenn das okulomotorische System nicht an das vestibuläre System angekoppelt ist. Ursa-che ist wahrscheinlich eine angeborene Stö-rung im zentralen optischen System. Die Er-krankung unterliegt einem X-chromoso-mal-rezessiven oder gelegentlich auch domi-nanten Erbgang. Sie tritt bereits im Säuglings-alter in Erscheinung und ist häufig begleitet von primären Sehdefekten. Zwingend gekop-pelt ist die Erkrankung an die Fähigkeit zum Binokularsehen.

Symptome: Beim kongenitalen Fixationsny-stagmus bestehen sehr typische, leicht zu dia-gnostizierende Augenbewegungen, die auch als „okulärer Nystagmus" bezeichnet werden. Die Augenbewegungen sind beim Blick geradeaus pendelförmig, sinusartig oder dreieckig. Beim Blick nach rechts oder links bekommen die Augenbewegungen jeweils in Blickrichtung ei-ne schnelle Komponente von hoher Amplitude, die aber doch langsamer ist als die schnelle Phase eines vestibulären Nystagmus (Abb. 108). Je weiter der Blick zur Seite geht, um so schneller wird diese schnelle Komponete und um so größer wird die Amplitude.

Bei jedem Patienten gibt es eine Augenstel-lung, in der die Augenbewegungen am gering-sten sind. Dieser Punkt des minimalen Ny-stagmus liegt meist nicht beim Geradeaus-blick, sondern etwas lateral davon. Typischer-weise dreht der Patient seinen Kopf so, daß der Punkt minimaler Augenbewegungen nach vorne zeigt, so daß er beim Geradeaussehen am wenigsten Augenbewegungen hat.

Typisch und namensgebend ist die Tatsache, daß der Nystagmus durch Fixation verstärkt wird, und zwar um so mehr, je intensiver fi-xiert wird. Mit dieser Eigenschaft unterschei-det er sich eindeutig vom vestibulären Nystag-mus, der durch Fixation unterdrückt wird (Abb. 109, 110). Bei Abdeckung eines Auges kann ein sehr heftiger Nystagmus auftreten, der als *Nystagmus latens* bezeichnet wird.

Der optokinetische Nystagmus ist häufig in-vers. Bei 46% seines Krankengutes fand KORNHUBER einen Linksnystagmus bei Bewe-gung des Reizmusters nach links (statt eines Rechtsnystagmus) und einen Rechtsnystag-mus bei Bewegung des Reizmusters nach rechts (statt eines Linksnystagmus).

Patienten mit einem kongenitalen Fixations-nystagmus haben in der Regel trotz der star-

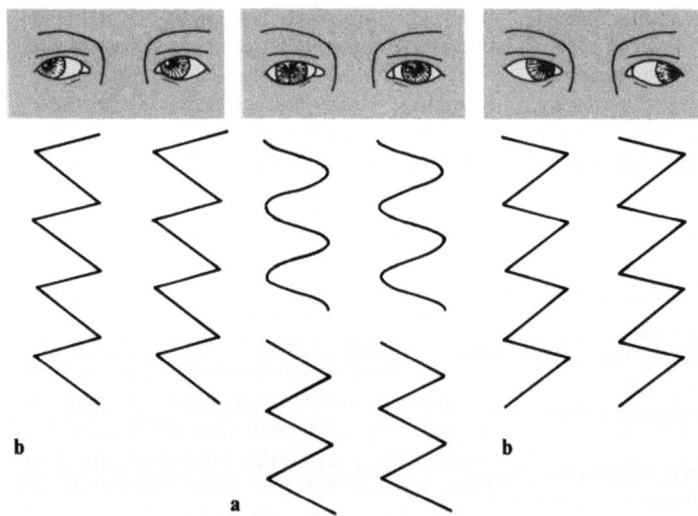

Abb. 108. Verlauf eines kongenitalen Fixationsnystagmus beim Blick geradeaus (**a**) und beim Blick zur Seite (**b**)

ken Augenbewegungen nur wenig Beschwerden.

Differentialdiagnostische Abgrenzung:

– gegen den erworbenen Fixationsnystagmus:

Dieser entsteht bei Schäden im Bereich des Hirnstamms und des Zerebellums infolge Hypoxie, Schädel-Hirntraumen, multipler Sklerose usw. Daher findet man begleitende neurologische und audiologische Symptome. Es handelt sich um einen zentral-vestibulären Nystagmus. Er ist schwächer als der angeborene Fixationsnystagmus.

– gegen den Blindennystagmus (s. S. 92).

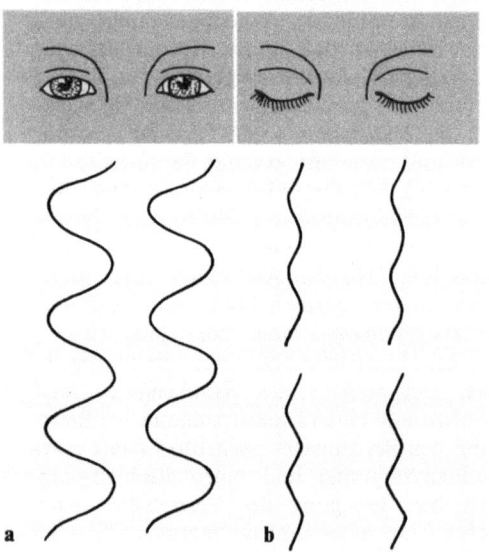

Abb. 109. Stärke des Fixationsnystagmus bei Fixation (**a**) und bei Lidschluß (**b**)

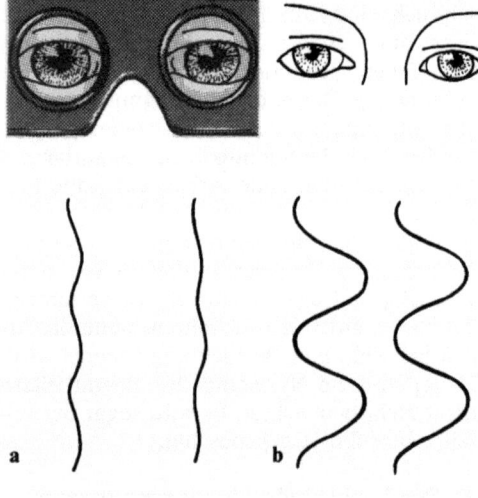

Abb. 110. Stärke des Fixationsnystagmus bei Ausschluß der Fixation mit einer Leuchtbrille (**a**) und bei Fixation (**b**)

C. Schwindel bei orthoptischen Störungen

Für die räumliche Wahrnehmung und für die optische Erfassung von Bewegungen ist nicht nur ein intaktes Sehvermögen wichtig, sondern auch ein normales Binokularsehen. Störungen des Binokularsehens können zu Unsicherheit und Schwindel führen, Symptome, die typischerweise im Verlauf des Tages zunehmen. Zu diesen sog. orthoptischen Störungen gehören das Schielen, die Fusions- und Konvergenzschwächen sowie die Störungen des Stereosehens. Sie werden bei der Diagnostik von Schwindel immer übersehen, obwohl bei orthoptischen Störungen Schwindel in Form von Unsicherheit zu erwarten ist und die Anamnese bereits auf eine orthoptische Störung hinweisen kann.

Eine Untersuchung über das Auftreten von Schwindelbeschwerden bei orthoptischen Störungen gibt es bisher nicht. Es liegt aber eine orthoptische Untersuchung an 100 Schwindelpatienten vor (FEICHT). Dabei fand sich eine Gruppe von Schwindelpatienten, bei der keine pathologischen Befunde bei der neurootologischen Untersuchung festgestellt werden konnten, die aber einen weit überdurchschnittlich hohen Anteil an pathologischen orthoptischen Befunden aufwies. Besonders häufig bestanden Schielstellungen größeren Ausmaßes und eine hohe Zahl (74%) an Fusionsschwächen im Vergleich zur Kontrollgruppe (20%). Diese Untersuchung läßt den Schluß zu, daß orthoptische Störungen am Zustandekommen des Symptoms Schwindel beteiligt sind. Ein Beweis dafür steht aus, da die Schwindelpatienten in dieser Studie nicht vor und nach einer orthoptischen Therapie untersucht wurden.

Im folgenden werden die orthoptischen Störungen beschrieben, die im Rahmen einer neurootologischen Untersuchung diagnostizierbar sind.

1. Schielen (Strabismus)

Schielen ist eine Störung der Fusion, die beim Gesunden über komplizierte Regelkreise aufrechterhalten wird. Man spricht von *Orthophorie*, wenn die Augen so stehen, daß im visuellen Kortex die binokulären Zellen gereizt werden. Bei Abdeckung eines Auges (Abdecktest) verläßt das abgedeckte Auge seine Position nicht. Dieser Zustand ist die Ausnahme. Weitaus häufiger ist die *Heterophorie*, die dadurch gekennzeichnet ist, daß bei Unterbrechung des Fusionszwangs durch Abdeckung eines Auges das abgedeckte Auge mehr oder weniger abwandert und damit in seine Ruhestellung geht. Der Bereich der Heterophorie, in dem durch Fusion ein Binokularsehen möglich ist und in dem keine anderweitigen Beschwerden bestehen, wird als *Normophorie* oder latenter Strabismus bezeichnet.

Sind die Fusionsmechanismen nicht mehr in der Lage, ein Binokularsehen aufrechtzuerhalten, dann besteht ein *manifester Strabismus*. Man unterscheidet das nicht paretische Schielen (*Strabimus concomitans*) vom paretischen Schielen (*Strabismus incomitans*). Die Richtung der Augenabwanderung beim Abdecktest (s. unten) wird mit einem Präfix angegeben. Eine Einstellbewegung von außen her wird mit *exo* (z. B. Exophorie), von innen her mit *eso* (z. B. Esophorie), von oben her mit *hyper* und unten mit *hypo* bezeichnet.

Die zentrale Leistung der Fusion kann durch mannigfaltige Faktoren beeinträchtigt werden, z. B. durch Alter, Ermüdung, schlechten Allgemeinzustand, verschiedene, speziell sedierende Pharmaka, Alkohol, Schädel-Hirntraumen und nicht zuletzt durch psychische Faktoren. Ein latenter Strabismus kann dadurch dekompensieren und manifest werden. Es kommt entweder zu Doppelbildern, oder/und es treten typische Beschwerden auf, wie frontale, tief in die Augen lokalisierte Kopfschmerzen besonders beim Lesen sowie eine Unsicherheit, die häufig als Schwindel bezeichnet wird. Leseschmerzen und Unsicherheit bei Müdigkeit sollten immer eine intensive Suche nach Heterophorien und anderen okulären Störungen, z. B. Refraktionsfehlern (s. unten) nach sich ziehen.

Ein sicheres Zeichen dafür, daß die Beschwerden durch eine Heterophorie ausgelöst werden, ist das Aufhören derselben nach Abdecken eines Auges (SCHMIDT 1984).

Diagnostik: Bei Beobachtung der Augenbewegungen mit der Leuchtbrille fällt bereits auf, daß bei manchen Patienten ein Auge abdriftet, d. h. daß ein latenter Strabismus besteht. Zur weiteren Diagnostik wird der *Abdecktest* oder der *Aufdecktest* benützt. Der Patient fixiert dabei einen Punkt oder besser eine punktförmige Lichtquelle in 5–6 m Entfernung. Für den Nahbereich werden gut sichtbare Punkte im Abstand von ca. 40 cm verwendet. Mit einer kleinen Platte von 6 cm Durchmesser wird ein Auge abgedeckt bzw. die Platte beim Aufdecktest entfernt. Wegen des fehlenden Fusionszwanges driftet beim Abdecktest ein heterophores Auge in die Schielstellung ab (Abb. 111) bzw. geht beim Aufdecktest von der Schielstellung in die Fusionsstellung (Fusionsbewegung) (Abb. 112). Quantitativ kann der Schielwinkel an der Verschiebung der Hornhaut-Reflexbildchen oder mit einer Prismenleiste bestimmt werden. Auf der Leiste sind Prismen unterschiedlicher Dioptrienzahl angeordnet. Mit Abdeckplatte und Prismenleiste wird diejenige Dioptriezahl bestimmt, bei der eine Einstellbewegung nicht mehr auftritt.

2. Störungen der Fusionsbreite

Heterophorien werden durch die Fähigkeit zur Fusion ausgeglichen. Dies geschieht zum Teil motorisch, zum großen Teil sensorisch.
Unter *motorischer Fusion* versteht man die durch das Gehirn gesteuerten Augenbewegun-

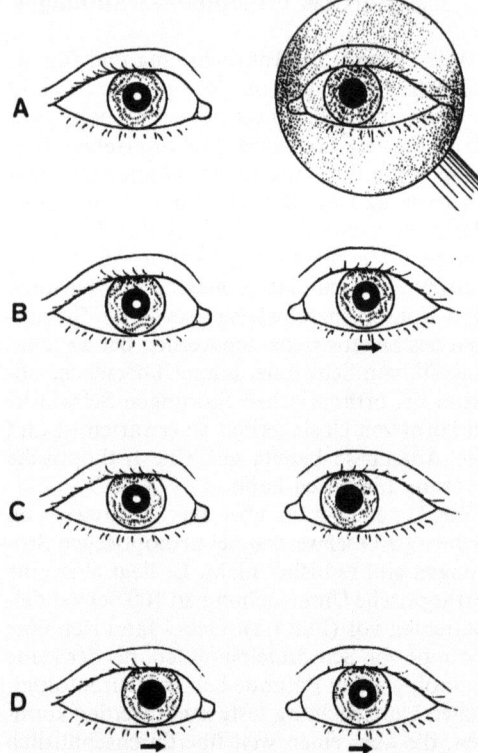

Abb. 112. Aufdecktest bei Esodeviation: Hinter der Abdeckscheibe ist das linke Auge nach innen abgewichen (*A*). Bei Aufdecken sind drei Beobachtungen möglich: (*B*) langsame Auswärtsbewegung (Fusionsbewegung) nur des linken Auges = Esophorie, (*C*) keine Bewegung = linksseitige, evtl. auch wechselseitige Esophorie, (*D*) schnelle Linksbewegung (Einstellbewegung) beider Augen = rechtsseitige Esophorie

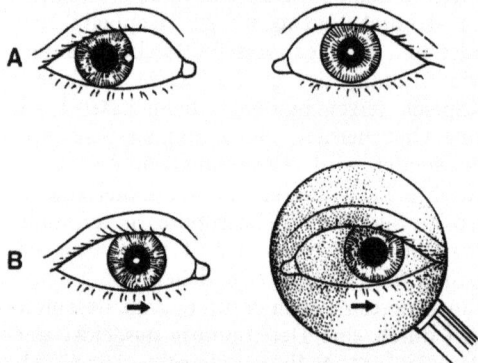

Abb. 111. Abdecktest bei Exophorie (manifester Strabismus) des rechten Auges. *A* Das rechte Auge steht in Schielstellung lateral, erkennbar am Lichtreflex. *B* Nach Abdeckung des führenden linken Auges wandert das rechte Auge von außen zur Mitte. Reflektorisch besteht eine Mitbewegung links

gen mit dem Ziel, Sehobjekte auf korrespondierenden Netzhautstellen abzubilden. Als *sensorische Fusion* wird die im Gehirn ablaufende Verschmelzung beider Augenbilder zu einer Sinneswahrnehmung bezeichnet. Mit Prismen oder Haploskopen kann man Bilder aus verschiedenen Richtungen anbieten. Als *Fusionsbreite* wird der Winkelbereich bezeichnet, in dem prismatisch nach außen und innen abgelenkte Bilder noch zur Fusion gebracht werden können.
Die Normwerte der Fusionsbreite schwanken je nach Untersuchungsmethode. Sie werden

etwa mit 10−20° Konvergenz, 4−6° Divergenz und 1−2° vertikale Fusionsbreite von SCHMIDT angegeben.
Zu manifestem Strabismus kann es somit auch bei verminderter Fusionsbreite kommen.

3. Störungen des Stereosehens

Das Stereosehen ist die komplexeste zentralnervale Leistung des Binokularsehens. Das Ziel ist die zentrale Berechnung der Tiefe eines jeden gesehenen Punktes (Tiefensehschärfe). Grundvoraussetzung für das Stereosehen ist eine beidäugige Simultanperzeption und eine ausreichende sensorische und motorische Fusion. Der zentral-nervale Vorgang des Stereosehens vollzieht sich in den Areae peri- und parastriatae. Dort werden die in Säulenanordnung stehenden Binokularzellen vom rechten und linken Auge gleichzeitig aktiviert. Störungen des Stereosehens führen zum Verlust der optischen Empfindung für die Tiefe des Raums. Wie beim Höhenschwindel (s. S. 161) kommt es aufgrund der fehlenden Relation zwischen Vorder- und Hintergrund zu einem vermehrten Körperschwanken und subjektiv zu Unsicherheit, besonders beim Gehen.

4. Schwindel bei Refraktionsfehlern und deren Korrektur

Refraktionsfehler (Myopien oder Hyperopien) führen zu Unsicherheit und Schwindel, wenn sie stark oder einseitig sind. Kennzeichen des Schwindels ist die Abhängigkeit von Belastungen. Typischerweise nimmt der Schwindel bei längerem Lesen oder Arbeiten unter hoher optischer Anforderung zu und verschwindet in Ruhe. Häufiger als der Schwindel bei Refraktionsfehlern ist der Schwindel bei der Korrektur dieser Störungen, besonders wenn die Korrektur im höheren Lebensalter erfolgt und sich der Patient an neue oder geänderte Brillengläser nicht gewöhnt. Schwindel tritt insbesondere dann auf, wenn die Stärke von Brillengläsern erheblich geändert wird, bei Bifokal- und Gleitsichtgläsern. Schwindel tritt auch auf, wenn fehler-

hafte Gläser verordnet wurden, z. B. bei fehlerhafter Korrektur eines Astigmatismus, oder wenn die Gläser nicht korrekt dem Augenabstand angeglichen sind.

> *Merke:*
> Die Frage nach einer zurückliegenden Sehschärfenkorrektur gehört zu jeder vestibulären Anamnese eines belastungsabhängigen Schwindels bzw. einer uncharakteristischen Unsicherheit.

5. Schwindel beim akuten Glaukomanfall

Patienten mit einem Glaukomanfall berichten nicht selten über Schwindelbeschwerden während des Anfalls. Gerade bei den ersten Anfällen kann dabei das Schwindelerlebnis stark sein und andere Symptome überdecken. Die vorherrschenden Symptome des klassischen Glaukomanfalls sind Schmerz, Übelkeit, Erbrechen und Rötung des befallenen Auges.

D. Schwindel bei Augenmuskelparesen

Augenmuskelparesen führen in der Anfangszeit bei bestimmten Blickrichtungen zu Doppeltsehen, das für den Patienten mit Unsicherheit und Schwindel korreliert ist. Das klinische Bild der Augenmuskelparese und die Untersuchungstechnik sind ausführlich in Band I dieses Buches wiedergegeben. Hier sollen die Ursachen der einzelnen Augenmuskelparesen sowie deren differentialdiagnostische Bedeutung dargestellt werden. Zusätzlich wird auf die ausführliche Darstellung von KÖMPF (1986) verwiesen.

1. Der III. Hirnnerv, N. oculomotorius

Okulomotoriusläsionen machen ca. 30% aller Augenmuskelparesen aus. Teilläsionen sind häufig, da das Kerngebiet des Nerven im Hirnstamm ausgedehnt ist und sich der Hirnnerv in der Orbita stark verzweigt. Eine bewertende Übersicht über die Ursachen von

Paresen ist in Tabelle 8 und 9 wiedergegeben. Wichtig im Zusammenhang mit der Schwindeldiagnostik ist das Erkennen nukleärer Hirnstammläsionen. Während die Ptosis, d. h. die Lidheberschwäche gleichsam das rasch zu erkennende Wahrzeichen einer *peripheren* Okulomotoriusläsion ist, kann diese bei nukleären Läsionen fehlen bzw. kann als letztes das Symptomenbild der Okulomotoriusläsion abrunden: „zuletzt fällt der Vorhang" (MATZ). Als obligates Zeichen einer nukleären Läsion im Hirnstamm gilt (DAROFF):

1. Kombination aus unilateraler Okulomotoriusparese, beidseitiger Ptose und kontralateraler Rectus superior-Parese.
2. Bilaterale Okulomotoriusparese ohne begleitende Lidheberparese, mit und ohne Mydriasis.

2. Der IV. Hirnnerv, N. trochlearis

Ein Ausfall des N. trochlearis ist gekennzeichnet durch eine isolierte Lähmung des M. obliquus superior, der den Bulbus senkt und

Tabelle 8. Ursachen monosymptomatischer Okulomotoriusparesen ohne klinisch nachweisbare intrakranielle Läsion. (Aus SCHMIDT u. MALIN 1986)

Häufige Ursachen	Diabetes mellitus
	Vaskuläre Ursachen (Hypertonie, Arteriosklerose)
Seltene Ursachen	Komplikationen nach neurochirurgischen Eingriffen
	Multiple Sklerose
	Polyneuroradikulitis, Fischer-Syndrom
	Lues
	Kollagenosen
	Sinusitis
	Ophthalmoplegische Migräne
	Herpes zoster ophthalmicus
	Tolosa-Hunt-Syndrom
	Postinfektiös
	Proliferative basale Meningitiden
Einzelfalldarstellungen	Sarkoidose, Leukosen, Morbus Hodgkin, multiples Myelom, Paget-Krankheit, Pseudotumor cerebri

Tabelle 9. Ursachen monosymptomatischer Läsionen des N. okulomotorius (N = 290). (Aus RUSH u. YOUNGE 1981)

Diagnose	%
Vaskulär	21
Tumor	12
Trauma	16
Aneurysma	14
Varia (MS u. a.)	14
Unklar	3

dreht. Eine Trochlearisläsion ist mit 19% Häufigkeit seltener als die Läsion anderer Augenmuskelnerven. Sehr häufig kann die Ursache nicht festgestellt werden. Einen Überblick über mögliche Ursachen einer Trochlearisläsion gibt Tabelle 10. Zusätzlich beachtet werden müssen Verletzungen an der Trochlea bei Siebbein- und Stirnhöhlenoperationen sowie Verdickungen der Trochlearis-Sehne (Brown-Syndrom). Die für die Schwindeldiagnostik wichtigen Kernläsionen kommen wegen der geringen Ausdehnung des Kerns im kaudalen Mittelhirn im Niveau der unteren vier Hügel und wegen des kurzen Wurzelverlaufs nur selten isoliert vor, dann meist bei lokalen Entmarkungen im Rahmen einer MS. In der Regel sind größere Bereiche des okulomotorischen Systems betroffen.

3. Der VI. Hirnnerv, N. abducens

Die Lähmung des N. abducens ist gekennzeichnet durch eine Funktionsstörung des M. rectus lateralis, der den Bulbus nach außen zieht. Sie ist mit 40−50% die häufigste aller

Tabelle 10. Ursache von Läsionen des N. trochlearis (N = 172). (Aus RUSH u. YOUNGE 1981)

Diagnose	%
Vaskulär	19
Tumor	4
Traumatisch	32
Varia, MS usw.	9
Unklar	36
Bilaterale Paresen	8

Augenmuskelparesen, was auf den langen peripheren Verlauf des Nerven entlang der Schädelbasis zurückgeführt wird. Wie beim N. trochlearis ist die Zahl der idiopathischen Läsionen mit 30% sehr hoch. Tabelle 11 gibt einen Überblick über bekannte Ursachen.

Auffallend ist die hohe Zahl von tumorbedingten Läsionen im Vergleich zu denen des N. trochlearis. In 66% von 3000 Patienten mit Hirntumoren fand ZIELINSKIE (1959) eine Abduzensläsion. Die Ursache liegt zum einen im langen, faszikulären Verlauf durch die Brückenregion, wo der Nerv von pontinen Gliomen und Medulloblastomen sowie von Herden der multiplen Sklerose geschädigt werden kann, zum anderen in dem bereits beschriebenen langen peripheren Verlauf. Tumoren des Kleinhirnbrückenwinkels, speziell das Akustikusneurinom, sind sehr selten an Läsionen des N. abducens beteiligt.

Läsionen des Abduzenskerns im Hirnstamm treten nur sehr selten isoliert auf. In der Regel ist aufgrund der Nähe des Kerns zu dem des VII. Hirnnerven eine ipsilaterale Fazialisparese vorhanden. Nukleäre Läsionen und supranukleäre Schäden im Bereich des pontinen Blickzentrums führen zu einer Lähmung des N. abducens, zusätzlich aber auch zu einer kontralateralen Lähmung des vom N. oculomotorius innervierten M. rectus medialis. Dadurch entsteht eine Blickparese beider Augen zur Seite der Abduzensläsion.

Beim Verlauf des Nerven von der Brücke bis zum Durchtritt durch das Tentorium an der Pyramidenspitze ist der Nerv schädigenden Einflüssen von der Schädelbasis her ausgesetzt. So ist die Abduzensparese zusammen mit Reiz- und Ausfallserscheinungen des N.

trigeminus Teil des *Gradenigo-Syndroms* bei Pyramidenspitzeneiterungen.

Die Abduzensparese ist auch ein häufiger Befund im Spätstadium eines Nasen-Rachenmalignoms, wenn dieses die Foramina der Schädelbasis durchbrochen hat. Paresen kommen weiterhin vor beim Clivuschordom, beim Basilarisaneurysma auf dem Clivus usw.

Weiterführende Literatur: Erkrankungen der Hirnnerven: SCHMIDT u. MALIN 1986; KÖMPF 1986; Strabismus: KAUFMANN 1986.

IV. Traumatische Gleichgewichtsstörungen

Schwindelbeschwerden nach Schädel-Hirntraumen sind sehr häufig. Sie gehen zurück auf direkte Läsionen der Gleichgewichtsorgane bei Felsenbeinfrakturen, auf zentrale Regulationsstörungen, aber auch auf indirekte Störungen beim posttraumatischen Zervikalsyndrom (z. B. Schleudertrauma). Die Diagnostik dieser Störungen ist wegen der Multimorbidität des Verletzten schwierig. Da auf ein Trauma häufig ein Versicherungsverfahren folgt, muß mit einer hohen Zahl von simulierenden und aggravierenden Patienten gerechnet werden. Damit hängt es sicher auch zusammen, daß bei vielen Patienten die Beschwerden nicht objektiviert werden können. Allerdings war es uns bis heute mit der üblichen neurootologischen Untersuchungstechnik nicht möglich alle möglichen Schäden zu erfassen. So fehlte bis vor kurzem ein klinisch einsetzbares Untersuchungsgerät für die Otolithenfunktion. Bedenkt man, daß die Otolithenorgane Beschleunigungsmesser sind, und daß Traumen nichts anderes als abnorme Beschleunigungen darstellen, dann ist bei jedem Schädel-Hirntrauma mit einer Läsion der Otolithenorgane zu rechnen. Auf diesen Zusammenhang weist auch das gehäufte Auftreten des benignen paroxysmalen Lagerungsschwindels beim Schädel-Hirntrauma hin. Klagt ein Patient über Beschwerden, die von den Otolithenorganen ausgelöst sein können, z. B. Liftgefühl, Gehen wie auf Watte, Nachschwanken nach Kopf- und Körperbewegungen und ist eine Simulation oder Aggravation weitgehend ausgeschlossen, dann muß im Sin-

Tabelle 11. Monosymptomatische Läsionen des N. abducens (N = 143). (Aus RUSH u. YOUNGE 1981)

Diagnose	%
Vaskulär (Diabetes)	17 (6)
Tumor	15
Trauma	17
Varia	21
(MS)	(4)
(Aneurysma)	(4)
Unklar	30

ne des „in dubio pro reo" die Möglichkeit einer unentdeckbaren Otolithenläsion vermerkt werden. Es ist zu hoffen, daß die derzeit auf den Markt kommenden Meßgeräte für die Otolithenfunktion dazu beitragen werden, das Problem zu verringern (s. S. 3).

Symptome bei Schädel-Hirntraumen

Beim Schädel-Hirntrauma kann Schwindel als Früh- oder als Spätsymptom auftreten. Darauf ist bei der vestibulären Anamnese speziell einzugehen.

A. Periphere otologische Symptome

1. Kompletter Ausfall der peripheren Gleichgewichtsfunktion und Ertaubung einer oder beider Seiten bei der Felsenbeinquerfraktur

Symptome bei einseitigem traumatischem Ausfall
- Spontannystagmus zur gesunden Seite,
- Kompensation des Defektes häufig behindert durch begleitende kontusionelle Schäden,
- benigner paroxysmaler Nystagmus als Durchgangssyndrom,
- bei okzipitalen Traumen ausgeprägte Ataxie mit Maximum bei 3 Hz Schwankfrequenz aufgrund einer Kleinhirnläsion,
- in Abhängigkeit von der Schwere des Traumas: Sehstörungen,
- arthrogene Dysfunktion im okzipitozervikalen Übergang: Beschwerden mit Latenz auftretend und lang anhaltend,
- einseitige Ertaubung mit Tinnitus,
- Sofort- oder Spätparese des N. facialis.

Symptome bei beidseitigem traumatischem Ausfall
- ausgeprägte Ataxie, die schwer zu behandeln ist aufgrund begleitender, zentraler Schäden,
- schwacher, unregelmäßiger Spontannystagmus,
- zentraler Lagenystagmus,

- ausgeprägter Zervikalnystagmus bei Kopfdrehung,
- ausgeprägte Oszillopsie,
- übrige Symptome wie bei einseitigem Ausfall.

2. Partielle Labyrinthläsion

Bei diesen traumatischen partiellen, audiologischen und vestibulären Störungen, bezeichnet als *Commotio labyrinthi*, fehlt ein Frakturnachweis. Der Beginn der Erkrankung muß eindeutig auf das Trauma zu beziehen sein (z. B. prä- und posttraumatische Audiogramme – cave Simulation –), außerdem muß die Läsion der Sinnesfunktion auf der Seite des Traumas stärker sein als auf der Gegenseite bzw. bei einseitigen Läsionen auf der Seite des Traumas liegen. Ein sehr sicheres Zeichen für eine traumatisch bedingte Störung ist der Spontannystagmus zur gesunden Seite nach dem Trauma, verbunden mit einer Seitendifferenz der thermischen Erregbarkeit. Sie ist vermindert auf dem Ohr, das dem Ort des Traumas am nächsten liegt. Theoretisch ist denkbar, daß eine vor dem Trauma vorhandene Seitendifferenz zugunsten der später traumatisierten Seite bei einer partiellen Läsion in einen seitengleichen Befund übergeht. Dieser Vorgang kann in ähnlicher Weise, jedoch wesentlich langsamer beim Akustikusneurinom auftreten (s. S. 52). Beim Schädel-Hirntrauma muß wegen der plötzlichen Aktivitätsverminderung vorübergehend ein Spontannystagmus sichtbar sein.

3. Benigner paroxysmaler Lagerungsschwindel

Es handelt sich um eine traumatische Schädigung der Otolithenorgane, wobei wahrscheinlich Otokonien abgesprengt werden und sich der Cupula des hinteren vertikalen Bogenganges anlegen (Cupulolithiasis) (s. S. 43). Selten können auch andere Bogengänge betroffen sein. Neben dieser Otolothengenese ist es auch denkbar, daß es zu einer direkten traumatischen Schädigung der Cupula des hinteren, vertikalen Bogengangs kommt, z. B. zum Abriß der Cupula von der Ampullenwand.

B. Zerebrale Symptome beim Schädel-Hirntrauma

1. Commotio cerebri

Definition: Gehirnerschütterung, die *nicht* von einer faßbaren, grob organischen Läsion des Gehirns begleitet ist. Dies schließt nicht aus, daß sehr kleine Kontusionsherde oder Mikroblutungen bestehen, die dem Nachweis durch bildgebende Verfahren entgehen, bei gründlichen und gezielten Untersuchungen aber entdeckt werden können. Schwindel entsteht nur, wenn das Kleinhirn oder der Hirnstamm betroffen sind. Er ist uncharakteristisch. Angaben über Schwankgefühl und Benommenheit herrschen vor. Es kann ein zentraler Lagenystagmus bestehen.

2. Contusio cerebri

Definition: Gehirnerschütterung mit morphologisch faßbaren Schädigungen der Hirnsubstanz.

Die Lokalisation des Schadens bestimmt die dabei auftretenden Symptome, z. B. verursacht eine pontomedulläre Läsion einen Vertikalnystagmus nach unten. Diagnostisch entscheidend ist die exakte Erfassung wichtiger zentraler Symptome, wie z. B. der Sakkadendysmetrien und der Sakkadenverlangsamung, die häufig nicht zum Routineprogramm einer neurootologischen Untersuchung gehören.

C. Traumatisch bedingte zervikale Erkrankungen

Sowohl beim Schädelkontakttrauma als auch bei den kontaktlosen Schleudertraumen oder Abknickverletzungen kann es zu morphologischen Schäden an der HWS (Wirbelfraktur, Bänderdehnung), zu Subluxationen und Luxationen sowie zu Distorsionen kommen. Sie sind röntgenologisch oft nicht faßbar. Als Spätfolge kann eine Dysfunktion der Wirbelgelenke, besonders des komplizierten Okziput-Atlas-Axisgelenks bestehenbleiben mit zervikalen Gleichgewichtsstörungen und ausstrahlenden Schmerzen.

Die traumatischen Veränderungen der HWS werden ausgedehnt im Kapitel über die zervikalen Erkrankungen besprochen (s. S. 106).

D. Häufigkeit und Verteilung vestibulärer Befunde bei traumatischen Gleichgewichtsstörungen

Statistische Erhebungen bei traumatischen Gleichgewichtsstörungen von MERAN et al. sowie von SCHMIDT zeigen ein sehr unterschiedliches Bild, je nachdem ob die Befunde kurze oder längere Zeit nach dem Trauma aufgenommen wurden. Im ersten Jahr nach dem Trauma fand MERAN

– in ca. 50% einen Provokationsnystagmus, davon hatten ca. 85% einen benignen paroxysmalen Lagerungsnystagmus;

Tabelle 12. Langjährige Beobachtungen einiger der häufigsten subjektiven und objektivierbaren Symptome nach Schädel-Hirn-Trauma bei insgesamt 31 Patienten. (Aus MEGIGHIAN u. SCHMIDT 1980)

Zeitpunkt des Unfalls Jahre	Drehschwindel	Peripherer Lagerungs- schwindel	Spontan- nystagmus	Peripherer Lagerungs- nystagmus	Blickrichtungs- nystagmus	Lage- nystagmus
	31	0	31	0	17	0
1	2	6	25	6	12	27
2	1	6	20	6	10	26
3	1	5	21	5	7	27
4	1	7	16	7	5	28
5	1	4	17	4	5	28
6	1	3	15	3	5	28
7	1	5	16	5	5	28
8	1	4	14	4	5	28

– in ca. 30% eine gravierende Seitendifferenz der thermischen Reaktion;
– in ca. 25% einen Spontannystagmus bei der Untersuchung mit der Frenzelbrille;
– in ca. 9% eine Störung der optokinetischen Reaktion.

8 Jahre nach dem Trauma fand MERAN
– in ca. 90% einen Lagenystagmus;
– in ca. 45% einen Spontannystagmus bei der Untersuchung mit der Frenzelbrille;
– in ca. 16% einen Blickrichtungsnystagmus;
– in ca. 13% einen paroxysmalen Lagerungsnystagmus.

Von MEGIGHIAN und C.L. SCHMIDT wurden 31 Patienten mit Schädel-Hirntraumen jährlich nachuntersucht. In Tabelle 12 ist der Verlauf der Symptome aufgezeichnet.

V. Gleichgewichtserkrankungen im Kindesalter

Schwindel in der Anamnese anzugeben fällt vielen Erwachsenen schwer. Kinder können dies besser, weil sie ihre subjektiven Empfindungen beschreiben und nicht bewerten. Kurze isolierte Schwindelattacken werden von Kindern auch nicht als etwas Bedrohendes empfunden. Über die Anamneseerhebung kann man somit viel Information gewinnen, vorausgesetzt, man läßt den Kindern Zeit, ihre Empfindungen zu beschreiben. Schwieriger ist die Diagnostik vestibulärer Störungen beim Säugling und beim Kleinkind. Hier ist man auf Beschreibungen der Eltern angewiesen, die es schwer haben, Gleichgewichtsstörungen von der physiologischerweise noch mangelhaften Gleichgewichtsregulation zu unterscheiden. Zusammen mit den Schwierigkeiten, Kinder exakt elektronystagmographisch zu untersuchen, erklärt dies den geringen Kenntnisstand über kindliche Gleichgewichtsstörungen. Es fehlen in weiten Bereichen verläßliche statistische Daten, vorhandene Mitteilungen entstammen einem selektionierten Krankengut. Sie zeigen aber recht deutlich, daß Schwindel beim Kind zu den seltenen Krankheitssymptomen gehört. So klagten von 600 Patienten einer Kinderneurologischen Abteilung der Universitätskinderklinik

Bern nur 22 über Schwindel (VASSELLA 1981).

Bei der Geburt ist das Gleichgewichtsorgan vollständig ausgebildet. Auch die wichtigen zentralen Verbindungsbahnen funktionieren bereits, denn sonst könnte die Schwerkraft nicht gemessen und verarbeitet werden. Auf kalorische und rotatorische Reize entsteht bereits ein entsprechender Nystagmus, seine Intensität ändert sich aber im Verlauf der kindlichen Entwicklung, als Zeichen der fortgesetzt ablaufenden Justierungsvorgänge bei sich änderndem motorischen Entwicklungsstand (Abb. 113). Die Ausreifung des Kleinhirns geht nur langsam voran. Seine Koordinationsleistung bleibt dadurch lange störbar. Vor-

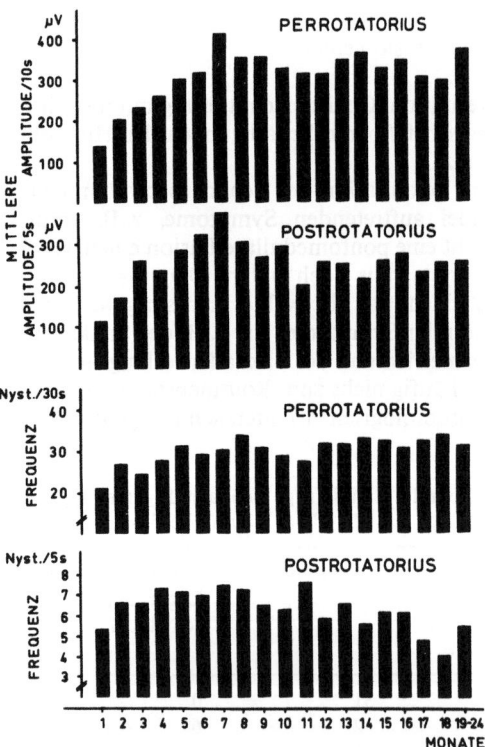

Abb. 113. Graphische Darstellung der Ergebnisse von 160 Untersuchungen an 50 gesunden Säuglingen und Kleinkindern im Alter von 9 Tagen bis 24 Monaten. Die Nystagmusparameter Frequenz und Amplitude sind, getrennt für die per- und postrotatorische Reaktion, über der Zeit aufgetragen. (Aus AUST 1986)

Tabelle 13. Ätiologie des Schwindels bei 22 Kindern, die 1979 in einer kinderneurologischen Ambulanz erfaßt wurden. (Aus VASSELLA 1981)

Partielles Anfallsleiden	10
Migräne	6
Paroxysmale benigne Vertigo	2
Psychosomatisch	2
Postkontusionell	1
Postmeningitisch	1

herrschendes Symptom vestibulärer Störungen im Kindesalter ist deshalb die Ataxie. Faßt man alle Schwindelformen zusammen, auch den physiologischen Bewegungsschwindel, dann ist Schwindel bei einer Reise sicher am häufigsten. Entsprechend der Zusammenstellung mehrerer Autoren folgen in der Häufigkeitsskala dann aber Schwindelanfälle, hervorgerufen durch Epilepsie, Migräne, als Folge einer Meningitis und als Folge von Traumen (Tabellen 13, 14).

A. Schwindel bei Bewegungskrankheit

Kinder reagieren sehr unterschiedlich, wenn sie z. B. in einem Kraftfahrzeug bewegt werden. Als Säugling und als Krabbler sind sie durch ihre Immobilität weitgehend resistent gegenüber einer Kinetose, denn sie bewegen ihren Kopf wenig und erzeugen damit im viel geringeren Maße einen Sinneskonflikt im Gleichgewichtskerngebiet (s. auch S. 167). Ähnlich immobil sind Greise, die ebenfalls nur selten unter einer Kinetose leiden. Die „Blütezeit" der kindlichen Reisekrankheit

Tabelle 14. Ätiologie des Schwindels bei 50 Patienten von EVIATAR u. EVIATAR (1977)

Zentraler Schwindel (42)	
Schwindelanfälle, epileptisch	25
Postmeningitisch	3
Posttraumatisch	4
Migräne	5
Psychosomatisch	5
Peripherer Schwindel (8)	
Neuronitis vestibularis	5
Paroxysmale gutartige Vertigo	2
Kongenitale Taubheit	1

liegt zwischen dem 4. und 10. Lebensjahr. In dieser Zeit sind Kinder im Auto unruhig und lösen durch ihre häufigen Kopfbewegungen Sinneskonflikte aus. Kinder in dieser Altersgruppe können außerdem bereits lesen. Sie erzeugen dann eine stationäre optische Umwelt bei gleichzeitig bewegter vestibulärer Umwelt. Diese zueinander nicht passenden Informationen führen sehr häufig zur Übelkeit. Eine plötzlich eingenommene ruhige Haltung und Stille auf der Rückbank sowie ein Gähnen können Müdigkeit anzeigen, viel häufiger sind sie aber die Vorboten der nun nicht mehr aufzuhaltenden Kinetose.

B. Schwindel bei Epilepsien

In ihrer Zusammenstellung über kindliche Schwindelformen fanden L. und A. EVIATAR (1977) in 50% EEG-Veränderungen in Form von diffusen, paroxysmalen, epilepsiespezifischen Entladungen und von fokalen, paroxysmalen Spitzen und Wellen. Die Kinder mit *fokalen* EEG-Veränderungen klagten über Schwindelanfälle, Kopfschmerzattacken, Übelkeit bis zum Erbrechen sowie Stürze und Bewußtlosigkeit. Einige Kinder hatten fokale Kloni im Bereich des Gesichtes und der Arme. Gehäuft bestand ein Lagenystagmus, ein Richtungsüberwiegen zur Seite des Fokus bei der thermischen Prüfung und eine ipsilaterale Untererregbarkeit des Gleichgewichtsorgans. Fokale epileptische Anfälle waren häufig mit Tinnitus und akustischen Sensationen kombiniert.

Kinder mit *generalisierten* EEG-Veränderungen hatten Schwindelanfälle, die nur manchmal mit einem Sturz und Bewußtlosigkeit und nur manchmal mit einem Krampfanfall endeten. Im Intervall waren die Gleichgewichtsbefunde überwiegend normal.

C. Schwindel bei Migräne

Migräne kommt bereits im Kindesalter vor. Besonders die Migraine accompagnée, die sich im Basilarisstromgebiet abspielt, führt neben den allgemeinen Migränesymptomen, besonders dem Kopfschmerz, in ca. 10% zu paroxysmalen, kochleovestibulären Symptomen mit Tinnitus, Hörverlust, Schwindel und Ataxie (VASSELLA). Die Schwindelanfälle dauern bis zu 60 Minuten und damit deutlich länger als wenn eine Epilepsie zu grunde liegt. Eine Sonderform der Migräne und als Migräne äquivalent bezeichnet ist der *benigne paroxysmale Schwindel des Kindesalters*. Bei diesem, recht einheitlichen Krankheitsbild fehlen die kochleären Symptome. Der Schwindelanfall tritt im Gegensatz zum benignen paroxysmalen Schwindel des Erwachsenen ohne auslösende Körperbewegungen auf und dauert mit einigen Minuten deutlich länger als die peripher-mechanisch ausgelöste Erwachsenenkrankheit (Tabelle 15). Es handelt sich gewöhnlich um einen Drehschwindel, der ohne Prodrome auftritt. Die Vigilanz ist gestört. In ca. 1/3 der Fälle beschrieben DUNN und SNYDER (1976) einen Tortikollis, der auch als eigenständiges, paroxysmales Krankheitsbild bei Kindern derselben Altersgruppe vorkommt und ebenfalls als Migräneäquivalent bezeichnet wird.

Kopfschmerzen bestehen weder im Anfall noch im Intervall. Charakteristisch sind Veränderungen der thermischen Erregbarkeit der Gleichgewichtsorgane. DUNN und SNYDER sowie KÖNIGSBERGER et al. (1970) fanden in ca. 20% eine beidseitige Unerregbarkeit, in weiteren 30% eine beidseitige Untererregbarkeit. Nur in ca. 25% war der Befund einseitig. Ein Teil der Kinder konnte Jahre nach dem Verschwinden der Schwindelanfälle nachuntersucht werden. Nur bei wenigen hatte sich der Befund normalisiert.

Die Dauer des Intervalls zwischen den einzelnen Anfällen ist sehr verschieden. Sie reicht von wenigen Tagen bis zu einem Jahr mit einem Häufigkeitsgipfel von 4–6 Wochen. Kinder können schon ab dem ersten Lebensjahr betroffen sein, bei nur ca. 15% der Kinder beginnt die Erkrankung nach dem 4. Lebensjahr (DUNN u. SNYDER). Die Anfälle halten wenige Jahre an und enden dann spontan. Übergänge in andere Formen der Migräne sind häufig beobachtet worden. Auffallend ist die hohe Migränebelastung in der Familie dieser Kinder (mehr als 50%).

Differentialdiagnostisch muß die vestibuläre Epilepsie abgegrenzt werden, die sich vor allem durch die Bewußtseinsänderung und durch akustische Sensationen unterscheidet (Tabelle 16). Frühformen der Menièreschen Erkrankung können besonders bei monosymptomatischen Anfangsverläufen differentialdiagnostische Schwierigkeiten bereiten. Weiterhin sind okzipitozervikale Übergangsanomalien, vertebrobasiläre Gefäßanomalien, infratentorielle Tumoren und andere Formen endokranieller Drucksteigerung auszuschließen.

Eine medikamentöse Therapie wird nur bei ausgeprägten Anfällen durchgeführt, z. B. mit dem Dopaminantagonisten Domperidon und Azetylsalizylsäure. Eine Antimigränetherapie im Intervall ist nur sehr selten erforderlich.

D. Schwindel bei Kreislaufregulationsstörungen

Im Kindesalter ist die orthostatische Dysregulation häufig. Typisches Symptom ist das Schwarzwerden vor den Augen mit eventuell anschließender Synkope. In leichteren Fällen und zu Anfang eines orthostatischen Kollapses kann Drehschwindel vorherrschen. Die Diagnose wird mit dem Kreislauftest nach Schellong gestellt (s. S. 150).

E. Schwindel bei multipler Sklerose

In 4–10% aller Fälle von multipler Sklerose treten die ersten Anfälle bereits im Kindesalter auf (VASSELLA). Häufig wird dabei Schwindel als erstes Symptom angegeben. Wie bei der multiplen Sklerose der Erwachsenen kann die Diagnose kaum bei der ersten Schwindelerscheinung gestellt werden, son-

Tabelle 15. Unterscheidungskriterien bei kindlichem Schwindel. (Aus HAMANN u. CZETTRITZ 1987)

Lagerungsschwindel	Migräneschwindel
< 60's	> 1 min
peripher	zentral
bei Lagewechsel	nicht unbedingt bei Lagewechsel
häufig nach Trauma	kein Trauma vorausgegangen
> 4 J	< 4 J

Tabelle 16. Anfallsartige Drehschwindelattacken mit Fallneigung. (Aus BRANDT u. BÜCHELE 1984)

Benigner paroxysmaler Schwindel der Kindheit (Basser 1964)		Vestibuläre Epilepsie
Erstmanifestation:	1. – 4 Lebensjahr (selten später)	unspezifisch
Attacke		
Dauer:	0,5 – 5 min (selten Stunden)	Sekunden bis Minuten
Frequenz:	1 – 5/Monat (z. T. Cluster)	unspezifisch
Bewußtsein:	nicht gestört	häufig beeinträchtigt, z. T. vestibuläre Aura mit Übergang in Adversivanfall oder grand mal Anfall
Nystagmus:	häufig (obligat?)	möglich als kontraversiver Rucknystagmus oder Pendeloszillation
Körperhaltung:	Stand-Gang-Störung (Sonderform: benigner paroxysmaler Torticollis?)	häufig ipsiversive Auge-Kopf-Rumpfrotation
Nausea:	gelegentlich	selten
Hören:	normal	häufig Tinnitus oder akustische Halluzinationen
EEG:	normal	häufig Krampfpotentiale oder Herd temporoparietal
Antikonvulsiva:	kein Effekt	Therapieerfolg
Aetiologie:	Beziehung und Übergang zur Migräne	temporoparietale Hirnläsion, häufig Tumor
Verlauf:	Spontanheilung: Monate bis wenige Jahre	unspezifisch

Differential-diagnose in der Kindheit:	– familiärer periodischer Schwindel mit vertikalem Nystagmus
	  – psychogen funktionelle Schwindelzustände
	  – vertebrobasiläre Gefäßanomalie; infratentorieller Tumor; benigner paroxysmaler Lageschwindel
	  – *Basilarismigräne*	

dern erst im weiteren Krankheitsverlauf, wenn die multiplen, anfangs transitorischen Symptome der multiplen Sklerose zum Schwindel hinzutreten.

F. Die Menièresche Erkrankung bei Kindern

Gewöhnlich wird die Menièresche Erkrankung als eine Erwachsenenerkrankung aufgefaßt, obwohl Prosper MENIÈRE in seinem Artikel 1861 bereits Kinder mit dem typischen Symptomenkomplex erwähnt hatte. HÄUSLER et al. berichteten von 14 Kindern, die in vier verschiedenen neurootologischen Zentren zur Behandlung gekommen waren. Das jüngste Kind war 7 Jahre alt. In der Regel waren die ersten Symptome aber erst nach dem 10. Le-

bensjahr aufgetreten. Bei 9 der 14 Kinder war die Erkrankung in typischer Weise ohne auslösende Faktoren aufgetreten. 5 der Kinder hatten laut HÄUSLER ein sekundäres Menièresches Syndrom nach Mumps, Hämophilus influencae Infektion, Meningitis, Felsenbeinfraktur sowie kongenitalen oder embryopathischen Komplikationen. Alle Kinder entwickelten das Vollbild der Erkrankung.

Wie bei der Menièreschen Erkrankung generell, so ist es auch hier schwierig, die Symptome einer echten Menièreschen Erkrankung von anderen Erkrankungen abzugrenzen. Bei der Zusammenstellung von HÄUSLER et al. fällt z. B. auf, daß 4 der 9 Kinder mit idiopathischer Menièrescher Erkrankung gleichzeitig über Migräne klagten. Vermutlich ist auch beim Kind die Inzidenz der klassischen, hydropsbedingten Menièreschen Erkrankung geringer als gemeinhin angenommen.

G. Schwindel im Rahmen infektiös toxischer Prozesse

Im Rahmen einer akuten Otitis media und ihrer Vorstufen, dem Sero- oder Mukotympanon, kommt es nur selten zu Gleichgewichtsstörungen. Häufiger findet man dagegen Schwindel beim Cholesteatom, wenn die Labyrinthkapsel arrodiert ist. Es bestehen die typischen Symptome der peripher-vestibulären Erkrankung mit Spontannystagmus zur gesunden Seite und einer Fallneigung zur kranken Seite, verbunden mit einem positiven Fistelsymptom.

Neben diesen peripheren Störungen kommt Schwindel und vor allem eine Ataxie beim Kleinkind im Rahmen der bekannten Kinderkrankheiten para- und postinfektiös vor. Die Symptome sind auf eine Zerebellitis zurückzuführen (HENNER). Klinisch auffallend ist die Regression der bisher schon erreichten, statomotorischen Fähigkeiten (DIETZE).

H. Familiär-periodischer Schwindel mit Vertikalnystagmus

Diese sehr seltene, autosomal dominant vererbte Krankheit führt zu minuten- bis wochenlang anhaltenden Anfällen von Ataxie, Dysarthrie, Schwindel und einem Vertikalnystagmus. Die Symptome können bereits im Säuglings- und Kleinkindesalter auftreten. Die Ursache dieser wahrscheinlich im Hirnstamm gelegenen Erkrankung ist unbekannt. Stoffwechselstörungen sind bei den betroffenen Familien nicht gefunden worden.

J. Schwindel bei Spasmus nutans

Der Spasmus nutans kommt bereits in der Kindheit vor. Aufgrund einer supranukleären Okulomotoriusstörung kommt es zu einem Fixationspendelnystagmus, einem begleitenden Kopftremor sowie einem kompensatorischen Schiefhals. Der Kopftremor ist besonders stark nach Kopfbewegungen. Der Kopf pendelt sich dann in die neue Haltung ein. In der Regel kommt es zu einer spontanen Rückbildung dieser Erkrankung.

Abzugrenzen ist die kompensatorische Kopfschiefhaltung bei einem angeborenen Fixationsnystagmus. Die Kopfschiefhaltung entspricht in diesem Fall dem meist etwas lateral gelegenen Minimalpunkt fixationsbedingter Augenbewegungen.

Abzugrenzen von einem Spasmus nutans sind raumfordernde Prozesse in Höhe des 3. Ventrikels und des Chiasma opticum (DIETZE).

VI. Zervikal-vestibuläre Erkrankungen

A. Anatomische Vorbemerkungen

Wichtig für das Verständnis und vor allem für die Diagnostik zervikaler Gleichgewichtsstörungen ist die Kenntnis der Anatomie und Pathophysiologie der Region, denn bei Patienten mit Gleichgewichtsstörungen gehört die Untersuchung des zervikalen Wirbelsäulen- und Muskelapparates zur Grunduntersuchung.

Die Halswirbelsäule mit ihrem Muskel-, Sehnen- und Bänderapparat hat zum einen eine tragende Funktion für den Kopf und die Halseingeweide, zum anderen hat sie die Aufgabe, den Kopf möglichst vielfältig zu bewegen. Somatosensoren in den Muskeln, Sehnen und Gelenken der Halswirbelsäule informieren das Zentralnervensystem über ausgeführte Bewegungen und über die Stellung des Kopfes zum Rumpf.

Die Halswirbelsäule ist – wie die übrige Wirbelsäule – gekrümmt und kann dadurch die zehnfache Belastung aushalten, als wenn sie gestreckt wäre (Abb. 114). Die Anordnung der Wirbel in einer Kette (KÜGELGEN u. HILLEMACHER) hat aber zur Folge, daß sich eine Fehlstellung *eines* Halswirbels in alle anderen Kettensegmente fortsetzen muß. So kann letztlich eine funktionelle Bewegungsstörung im Ileosakralgelenk zu einer Störung oder Fehlstellung im Kopfgelenksbereich führen. Das heißt, bei der Suche nach der Ursache einer funktionellen Störung im Kopfgelenksbereich muß man sich auch mit weiter kaudal liegenden Segmenten beschäftigen.

Anatomisch und funktionell läßt sich die Halswirbelsäule mit ihrem Muskelbandapparat einteilen in eine obere HWS (C1 – C2 mit

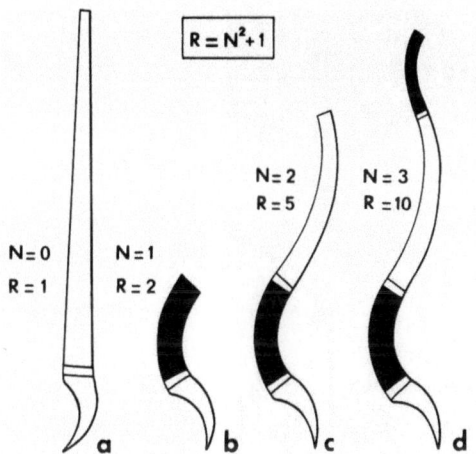

$$R = N^2 + 1$$

N = 2
R = 5

N = 3
R = 10

N = 0
R = 1

N = 1
R = 2

a   b   c   d

Abb. 114a–d. Die Krümmung der Wirbelsäule steigert deren Belastbarkeit (R) auf axial gerichtete Druckkräfte. Zahl der Krümmungen = N. Gegenüber einem geraden Stab (**a**) weist eine dreifach gekrümmte Wirbelsäule (**d**) eine 10fach erhöhte Belastbarkeit auf ensprechend der im Bild angegebenen Formel. (Aus KAPANDJI 1985)

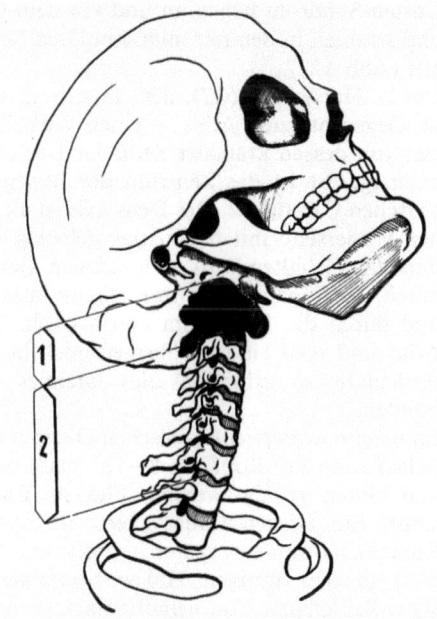

Abb. 115. Funktionelle Einteilung der HWS in einen oberen und unteren Bereich. (Aus KÜGELGEN u. HILLEMACHER 1989)

den sog. Kopfgelenken (Abb. 115)) und in eine untere HWS (C3–C7). Der 7. Halswirbel hat eine Sonderstellung. Morphologisch und funktionell gilt er als Übergangswirbel zur Brustwirbelsäule.

1. Die obere Halswirbelsäule

Der kaudalste Anteil der Hinterhauptsschuppe mit dem Foramen occipitale magnum war ursprünglich ein Wirbelkörper (C0). Er wurde in den Schädel assimiliert. Das Gelenk zwischen den Hinterhauptskondylen und den Foveae articulares superiores des Atlas wird daher als oberes Kopfgelenk C0/C1 bezeichnet. Der *Atlas* (C1) (Abb. 116) ist wie ein querovaler Ring geformt. Er hat keinen Dornfortsatz, jedoch kräftige Querfortsätze, auf denen die Gelenkfortsätze zu C0 liegen. Durch die Foramina processus transversi zieht auf beiden Seiten die A. vertebralis. Sie bildet an der Oberfläche des Atlas eine große Ausgleichsschleife mit mehreren Krümmungen (Abb. 117), bevor sie durch die Dura mater tritt und sich auf dem Clivus mit der A. vertebralis der Gegenseite zur A. basilaris vereint. Bei Kopfbewegungen wird die A. vertebralis erstaunlich stark bewegt (Abb. 118). Bewegungshindernisse am Wirbel, z. B. ein Foramen arcuale atlantis, können bei hypermobilen Menschen oder beim Vorliegen einer Gefäßverhärtung durch Arteriosklerose (Abb. 119) zu einer Einengung der Arterie und zu anfallsartig auftretendem, kopfstellungsabhängigem, starkem Schwindel führen. Die Kopfstellungsabhängigkeit wird dabei nicht immer bemerkt, besonders wenn der Schwindel im Schlaf ausgelöst wird. Die Patienten erwachen mit Schwindel.

Für den Hals-Nasen-Ohren-Arzt ist der Querfortsatz des Atlas von klinischer Bedeutung (Abb. 120), denn er liegt im Spatium retromandibulare direkt unter dem äußeren Gehörgang. Er ist zwischen Mastoid und aufsteigendem Unterkieferast zu tasten. An ihm setzen 8 Muskeln an, 5 kurze (M. rectus capitis lateralis; M. rectus capitis anterior; M. obliquus capitis superior; M. obliquus capitis inferior; M. intertransversus) und 3 lange (M. levator scapulae; M. scalenus medialis; M. splenius cervicis). Fehlhaltungen im Bereich

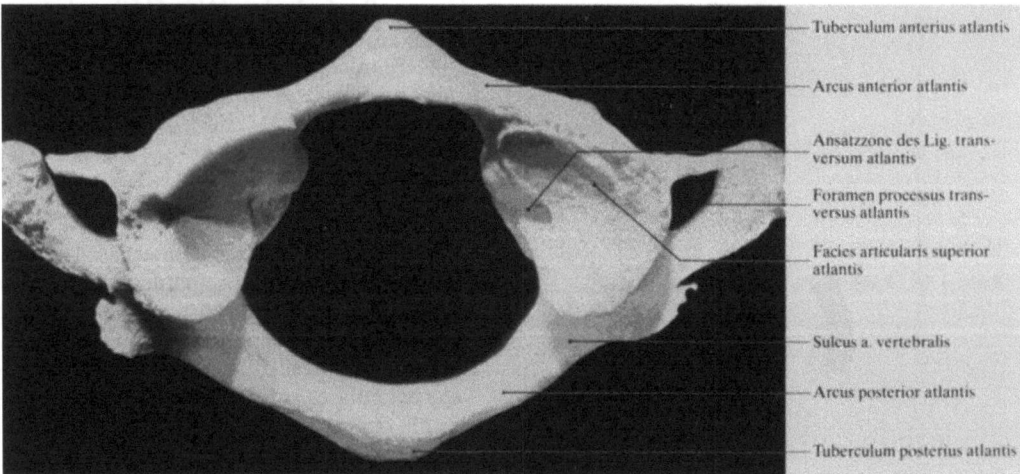

Abb. 116. Blick auf den Atlas von oben. (Aus LANG 1981)

der Kopf- und Schultergelenke führen zu fehlerhaften Anspannungen dieser Muskeln, zu Insertionstendopathien und damit zu lokalem Spontanschmerz, der vom Patienten tief in das Ohr projiziert wird (Abb. 121). Bei Ohrenschmerzen ohne Ohrsymptome und ohne

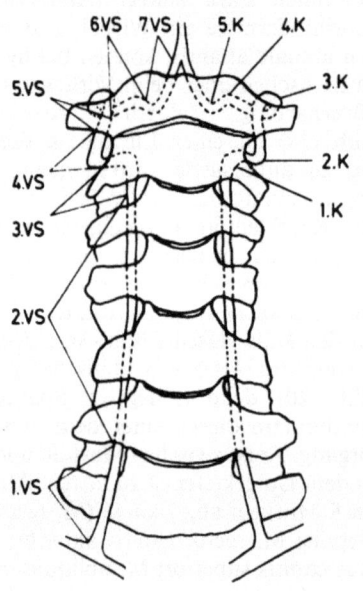

Abb. 117. Verlaufsstrecken (*VS*) und Krümmungen (*K*) der A. vertebralis. (Aus RIEBEN 1978)

Zeichen einer Tubendysfunktion muß an Insertionstendopathien am Querfortsatz und an eine funktionelle Bewegungsstörung des Atlas gedacht werden.

Differentialdiagnostisch muß das Costen-Syndrom bei Arthrose im Kiefergelenk in Erwägung gezogen werden. Die Schmerzen beim Costen-Syndrom liegen im und vor dem Ohr und strahlen in den retromandibulären Raum aus (Abb. 122).

Der 2. Halswirbel (C2), der *Axis*, besitzt — im Gegensatz zum Atlas — einen Wirbelkörper, von dessen kranialer Seite der Dens axis aufsteigt. Er ist das Zentrum der Bewegung zwischen C1 und C2. Der Dens axis ist an seiner Vorderseite mit dem Atlas gelenkig verbunden. Gehalten wird er in diesem Gelenk durch das Ligamentum transversum atlantis und durch die Ligamenta alaria (Abb. 123). Atlas und Axis sind im übrigen noch in den Articulationes atlanto-axiales laterales verbunden.

Im *oberen Kopfgelenk* (zwischen Okziput und Atlas) kann der Kopf um 8–13° nach vorne und hinten geneigt werden (Flexion; Extension). Ein Nicken findet zuerst im oberen Kopfgelenk und erst später in größerem Ausmaß in den übrigen Halswirbelsegmenten statt. Bei leichter Kopfneigung nach vorne ist auch eine geringe Lateralflexion von 4° möglich. In ähnlichem Ausmaß von 4–5° ist auch eine Rotation durchführbar.

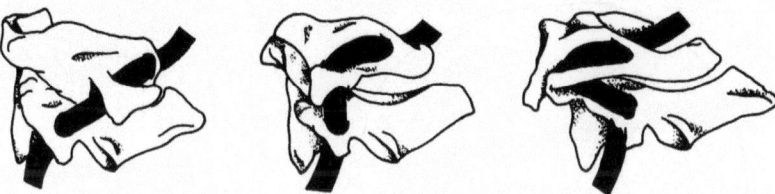

Abb. 118. Verlaufsänderung der A. vertebralis bei Kopfdrehungen. (Aus DVORAK u. DVORAK 1988)

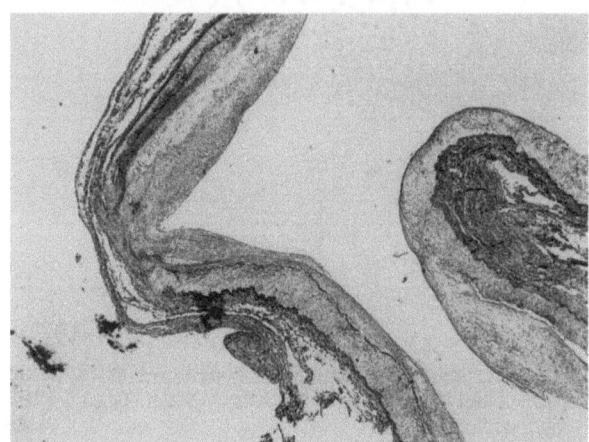

Abb. 119. Arteriosklerotische Ablagerungen an der Wand der A. vertebralis an der Durchtrittsstelle durch die Membrana atlantooccipitalis. (Aus RIEBEN 1978)

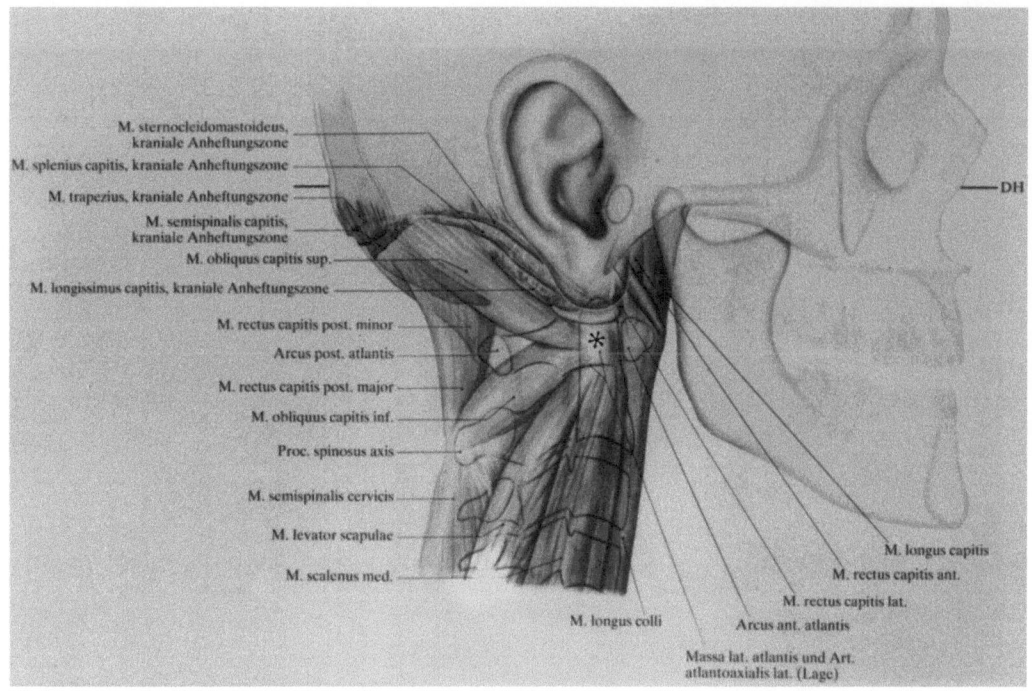

M. sternocleidomastoideus, kraniale Anheftungszone
M. splenius capitis, kraniale Anheftungszone
M. trapezius, kraniale Anheftungszone
M. semispinalis capitis, kraniale Anheftungszone
M. obliquus capitis sup.
M. longissimus capitis, kraniale Anheftungszone
M. rectus capitis post. minor
Arcus post. atlantis
M. rectus capitis post. major
M. obliquus capitis inf.
Proc. spinosus axis
M. semispinalis cervicis
M. levator scapulae
M. scalenus med.
M. longus colli
Arcus ant. atlantis
Massa lat. atlantis und Art. atlantoaxialis lat. (Lage)
M. longus capitis
M. rectus capitis ant.
M. rectus capitis lat.
DH

Abb. 120. Lage des Atlasquerfortsatzes (∗) unter dem Ohr. Er ist eine wichtige muskuläre Schaltstelle, an dem 8 Muskeln ansetzen. (Aus LANG 1979)

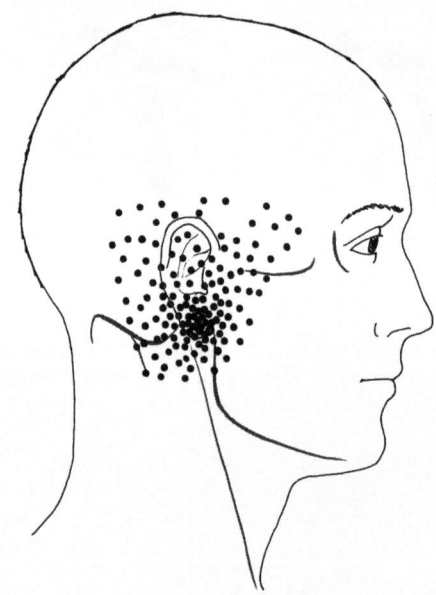

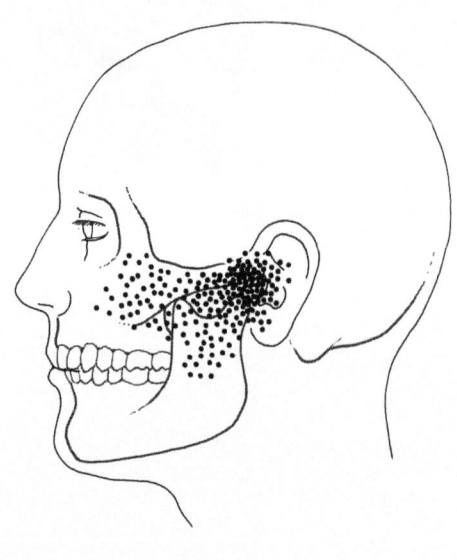

Abb. 121. Schmerzprojektion bei Insertionstendopathien am Querfortsatz des Atlas. (Nach TRAVELL u. SIMONS 1983)

Abb. 122. Schmerzprojektion bei der Arthrose des Kiefergelenks (Costen-Syndrom). (Nach TRAVELL u. SIMONS 1983)

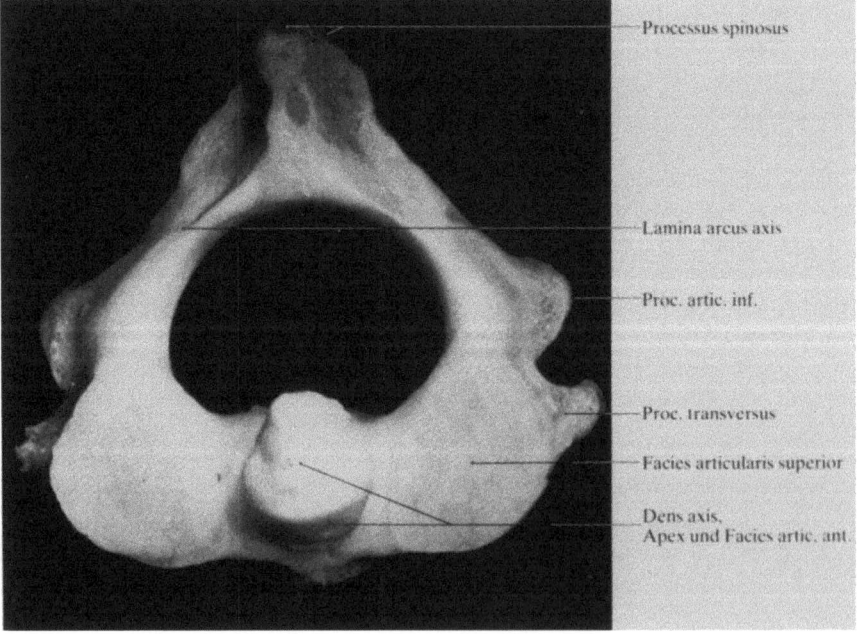

Abb. 123. Blick auf den zweiten Halswirbel (Axis) von oben. (Aus LANG 1981)

Im *unteren Kopfgelenk* (zwischen Atlas und Axis) finden hauptsächlich Drehbewegungen statt. Die Rotationsausschläge betragen durchschnittlich 43°, was der Hälfte der gesamten Rotationsbeweglichkeit der Halswirbelsäule entspricht (DVORAK u. HAYEK 1987). Zusätzlich ist eine Flexion und Extension von 10 – 15° möglich.

2. Die untere Halswirbelsäule

Sie dient als Kraftaufnahmezone für die axial gerichtete Belastung durch den Kopf und als Bewegungssegment. Zwischen zweitem und drittem Halswirbelkörper liegt die oberste Bandscheibe. Durch die seitlichen Wirbelfortsätze zieht die A. vertebralis. Ihre Foramina transversaria sind röntgenologisch im Übersichtsbild nicht darstellbar. Knöcherne Veränderungen, die den Kanal und damit die A. vertebralis einengen, können somit nur im konventionellen Tomogramm oder im Computertomogramm nachgewiesen werden. Indirekte Informationen über die Weite dieser Foramina erhält man auf Schrägaufnahmen, wenn man die Weite der benachbarten Foramina intervertebralia betrachtet. Durch sie ziehen die Spinalnerven, deren ventrale Wurzeln den Plexus cervicalis und den Plexus brachialis (C5–Th1) bilden. Es gibt Muskeln im Schulter-Arm-Bereich, die im wesentlichen von einem Segment versorgt werden. Diese sog. Kennmuskeln sind für die Differentialdiagnose zervikaler Störungen wichtig (KÜGELGEN u. HILLEMACHER 1989): C5 = M. deltoideus; C6 = M. brachioradialis; C7 = Daumenballenmuskel; C8 = Kleinfingerballenmuskel.

Topodiagnostisch ebenso bedeutsam sind die sensiblen Hautareale. Sie sind in Abb. 124 dargestellt.

B. Pathophysiologie

Es gibt in der Medizin Gebiete, über deren Bedeutung heftig diskutiert wird, und zu denen es entgegengesetzte und nicht vereinbare Meinungen gibt. Im Kopf-Halsbereich gehören dazu die Dysphagien sowie die zervikal bedingten Hör- und Gleichgewichtsstörungen. Gemeinsam ist diesen Gebieten, daß es für sie keine exakten Untersuchungsverfahren bzw. Meßmethoden gibt bzw. gab. Am Beschwerdebild der Dysphagie läßt sich ablesen, wie mit der Entstehung interdisziplinärer Arbeitsgruppen und mit dem Einsatz moderner Untersuchungsmethoden, z. B. der Videohypopharyngo-oesophagometrie, der Mano- und pH-metrie, der Sono- und Endosonographie, der intraluminalen Sphinkterelektromyogra-

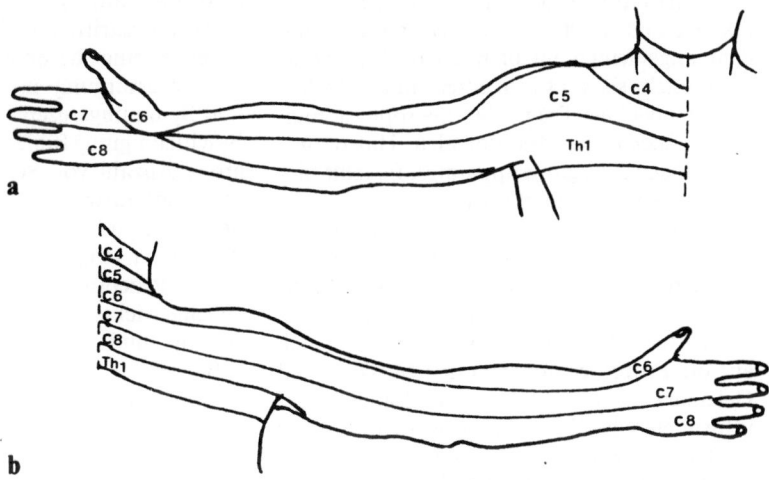

Abb. 124 a, b. Sensible Hautareale der zervikalen Nerven C4–C8. (Aus DVORAK u. DVORAK 1988)

phie, die Zahl der organisch erklärbaren Erkrankungen anwächst, und die Zahl der als psychogen diagnostizierten Dysphagien (z. B. Globus hystericus) abnimmt. Ähnliches gilt für das Krankheitsbild der Dysphonie, bei der sich durch Meßmethoden, z. B. der transoralen Elektromyographie und die Stimmfeldmessung, die Zahl der organischen Krankheiten am Gesamtkollektiv erhöhte.

Der Halsbereich dorsal der Wirbelsäulenvorderkante spielt in der Medizin eine vernachlässigte Rolle. Die funktionelle Anatomie der Kopfgelenke ist schwierig, die klinische Untersuchung durch dicke Haut und einen ausgeprägten Muskelmantel erschwert. Gleichzeitig ist das anatomische und entwicklungsgeschichtliche Basiswissen unter den Ärzten gering. Die Röntgenologie ist nur bei einer größeren Anzahl von Aufnahmen (Funktionsaufnahmen, Tomogramme) wirklich aussagekräftig. Die Funktionsmessung der Gelenke ist nur sehr erfahrenen Untersuchern zugänglich.

Die dorsale Halsregion macht nicht nur lokale Schmerzen, sondern auch Beschwerden in entfernten Gebieten, z. B. Schluckbeschwerden durch die Aufhängung von Schluckmuskeln an der Schädelbasis und an Wirbelfortsätzen (z. B. M. biventer), sie macht Schmerzen in der Ohr- und Temporalregion durch die unter dem Ohr liegende, muskuläre Schaltstelle des Atlasquerfortsatzes (Abb. 120) und durch Irritationen der Nn. occipitales. Diese lokalen und ausstrahlenden Schmerzen sind dem allgemeinen medizinischen Verständnis zugänglich, sie sind kein Streitpunkt. Anders ist dies bei der Frage der neurophysiologischen Bedeutung des dorsalen Halsraums, speziell des Bewegungsapparates. Es fehlt hier an Untersuchungsmethoden.

Die Elektromyographie dieses Gebietes ist schwierig und wegen der Nähe zum Rückenmark, zu den Meningen und zur A. vertebralis gefährlich. Sie wird deshalb nur selten ausgeführt. Indirekte Meßverfahren stützen sich auf die Propriozeptoren in den Muskeln und Gelenken der oberen Halswirbelsäule. Diese informieren das Zentralnervensystem über die Stellung des Kopfes zum Rumpf. Die zervikalen Afferenzen führen zu vielen Hirnstammkernen, so auch zu den vestibulären und okulomotorischen. Durch Reizung am Hals kann man auf indirektem Weg an diesen Systemen Veränderungen wahrnehmen.

Zur Reizung der zervikovestibulären Verbindungsbahnen wird der Halsdrehtest durchgeführt. Der Kopf wird fixiert und der Körper gedreht, so daß das Gleichgewichtsorgan selbst nicht gereizt wird. Gesucht wird ein durch die Halsdrehung ausgelöster Nystagmus, die Veränderung eines vorbestehenden Spontannystagmus und die Richtungsumkehr eines Nystagmus bei unterschiedlichen Kopfhaltungen. Der Halsdrehtest hat aber, sofern manuell ausgeführt, viele Fehlerquellen, ist schwierig auszuwerten und liefert oft nicht reproduzierbare Befunde. Der Hals bzw. das obere Bewegungssegment der Wirbelsäule mit seinen Muskeln ist als Ursache von Gleichgewichtsstörungen deshalb heftig umstritten. Es gibt scharfe Gegner und ebenso scharfe Befürworter, wobei auffällt, daß von den „Halsgegnern" die wenigen vorhandenen Untersuchungsmethoden wie manuelle Diagnostik, Röntgenfunktionsaufnahmen oder der Halsdrehtest nicht durchgeführt werden. Nachdem keine bessere Meßmethode in Sicht ist, muß damit gerechnet werden, daß die Kontroverse auch in Zukunft bleiben wird.

Der Autor dieses Buches bekennt sich zu den Befürwortern von halsbedingten Gleichgewichts- und Hörstörungen. Die folgenden Kapitel sollen die zervikale Neurophysiologie kurz beschreiben und entsprechende Krankheitsbilder aufzeigen.

Es ist unbestritten, daß die oberen zervikalen Gelenke eine besonders dichte sensorische Nervenversorgung in Form von Dehnungs- und Spannungsrezeptoren und verschiedenen Beschleunigungsfühlern besitzen und eine große Anzahl von Schmerzrezeptoren (Nociceptoren) aufweisen. In gleicher Weise ist unbestritten und in vielen neurophysiologischen Arbeiten nachgewiesen, daß die Afferenzen dieser Rezeptoren direkt oder indirekt auf gleichgewichtsrelevante Zentren des Hirnstamms und des Großhirns projizieren, so z. B.

– ipsilateral monosynaptisch auf Motoneurone des Deitersschen Kernes im Gleichgewichtskerngebiet (TEN BRUGGENCATE et al. 1972);

– ipsilateral auf Zentren des Kleinhirns. Die Kerne einer dieser Bahnen, des ventralen spinozerebellären Traktes (VSCT) stehen zudem unter supraspinaler Kontrolle (TEN BRUGGEN-CATE 1984), d. h. sie werden von zentral herüber Bewegungsintentionen informiert, so daß eine schnelle Rückkoppelung erfolgen kann. Dieser Mechanismus wird als die Kopie einer Efferenz (Efferenzkopie) bezeichnet. Über den dorsalen und ventralen spinozerebellären Trakt werden die Purkinje-Zellen des Kleinhirns aktiviert. Die Purkinjezellen des Kleinhirnwurms innervieren ihrerseits die Motoneurone des Deitersschen Kerns inhibitorisch, von denen die verstibulospinale Bahn zu den Streckermuskeln abgeht:

– kontralateral nach Kreuzung kaudal der unteren Olive über eine Umschaltung in den Vestibulariskernen zu den Motoneuronen des Abduzenskerns (HIKOSAKA u. MAEDA 1973) (Abb. 125);
– zu den Kernen der Formatio reticularis;
– ipsi- und kontralateral polysynaptisch auf die Region der vorderen Suprasylvianschen Furche (DEECKE et al. 1979).

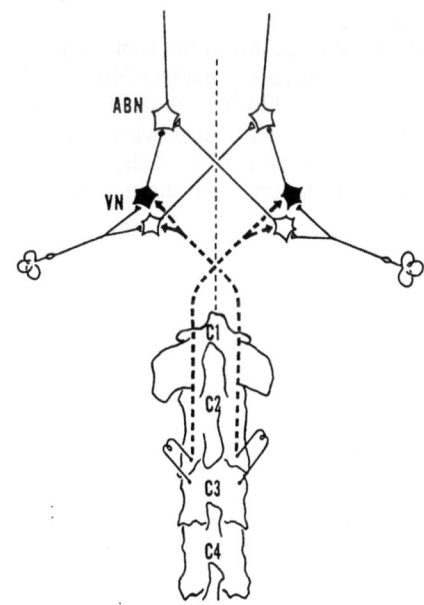

Abb. 125. Verschaltungen zervikaler Afferenzen über die Gleichgewichtskerne (*VN*) zum Kern des N. abducens (*ABN*). (Aus HIKOSAKA u. MAEDA 1973)

– Literatur dazu: BRANDT u. BÜCHELE 1984; GUTMANN 1984; HÜLSE 1983; TEN BRUGGENCATE 1984.

Die Bewegungselemente der oberen Halsregion sind somit in die neurophysiologischen Mechanismen der Blickkonstanz, der Raumorientierung und der Haltungsregulation eingebunden. Sie tragen zur Kopf-Rumpfkoordination bei und haben auch Anschluß an den vestibulookulären Reflexvorgang, d. h. an die Nystagmusgenerierung. Die somatischen Sensoren des oberen Halssegmentes sind deshalb schon als weiteres Sinnesorgan des Gleichgewichtes – neben dem Gleichgewichtsorgan und dem okulomotorischen System – beschrieben worden.

Im Gleichgewichtskerngebiet werden die zervikalen Informationen umgeschaltet. Dies geschieht in Zellen, die auch vom Gleichgewichtsorgan und vom okulomotorischen System her Informationen erhalten, in sogenannten Konvergenzneuronen. Mengenmäßig ist der zervikale Beitrag aber deutlich geringer. Nur 50% der Neurone, die vom Gleichgewichtsorgan und vom okulomotorischen System angesteuert werden, können auch von zervikal her stimuliert werden.

Die Efferenzen vom Gleichgewichtskerngebiet führen u. a. zu den Augenmuskelkernen. Bei einer Seitendifferenz der Aktivität in den beiden Gleichgewichtskerngebieten entsteht ein Nystagmus. Im Verlauf von Kopfdrehungen kommt es zu einer seitendifferenten Aktivierung propriorezeptiver Afferenzen vom Hals. Die so entstehende Seitendifferenz im Gleichgewichtskerngebiet löst einen Nystagmus aus, der in Analogie zum vestibulookulären Reflex (VOR) als zervikookulärer Reflex (COR) bezeichnet wird (Abb. 126).

Beim Gesunden kann man einen Nystagmus hervorrufen, wenn man das Gleichgewichtsorgan oder das okulomotorische System reizt. Wenn man isoliert die Halsrezeptoren aktiviert, z. B. durch Drehung des Körpers bei fixiertem Kopf ist der Nystagmus aber schwach. Offensichtlich geht der zervikookuläre Reflex in den Gesamtkomplex der Körperhaltung nur geringfügig ein, kybernetisch gesprochen ist seine Bewertung gering. Dies ist durchaus sinnvoll, wenn man bedenkt, daß eine Reizung ausschließlich zervikaler Strukturen bei den Bewegungen, die wir im tägli-

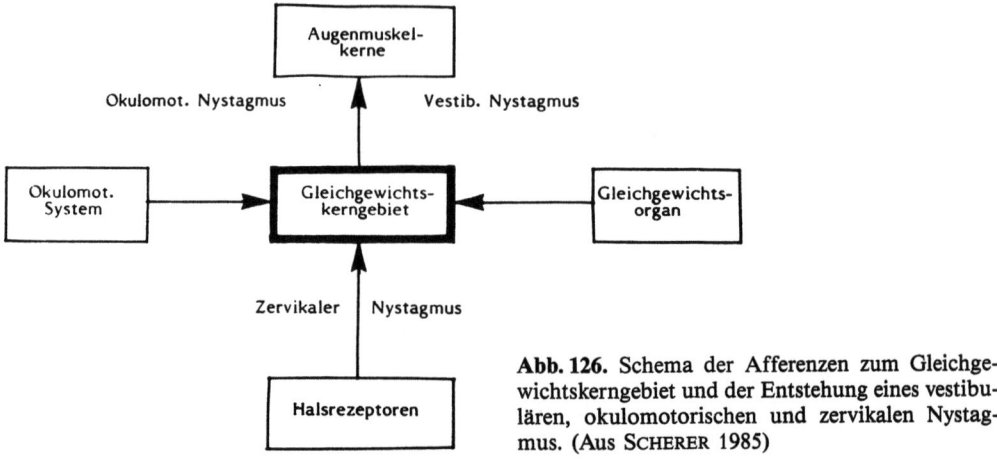

Abb. 126. Schema der Afferenzen zum Gleichgewichtskerngebiet und der Entstehung eines vestibulären, okulomotorischen und zervikalen Nystagmus. (Aus SCHERER 1985)

chen Leben ausführen, nicht vorkommt. Es werden immer alle Systeme gleichzeitig aktiviert, wobei die Informationen, die das Gleichgewichtskerngebiet vom Gleichgewichtsorgan und vom okulomotorischen System erhält, stärker und trennschärfer sind als die Informationen von den Halsmuskeln und Kopfgelenken.

Dennoch gibt es Fälle, in denen der zervikale Nystagmus deutlich sichtbar wird:

1. Beim Säugling (Abb. 127). Hier ist das okulomotorische System noch nicht ausreichend mit dem vestibulären System verschaltet. Die bereits funktionierende Zusammenarbeit zwischen Halsrezeptoren und Gleichgewichtssy-

stem kommt stärker zum Tragen. In den ersten Lebenstagen wird bei Kopfbewegung ein zervikaler Nystagmus sichtbar. Er wurde bereits 1918 von BARANY beschrieben.

2. Beim Ausfall beider Gleichgewichtsorgane (Abb. 128). Auch hier wird der zervikookuläre Reflex nach dem Wegfall der wichtigsten Informationsquelle für das Gleichgewicht stärker bewertet.

3. Wenn die spinovestibulären Afferenzen zum Gleichgewichtskerngebiet über das Normale gesteigert sind und zusätzlich eine Seitendifferenz der zervikalen Aktivität besteht (Abb. 129). Dies ist z. B. der Fall, wenn Gelenke eine Fehlstellung aufweisen und Sehnen

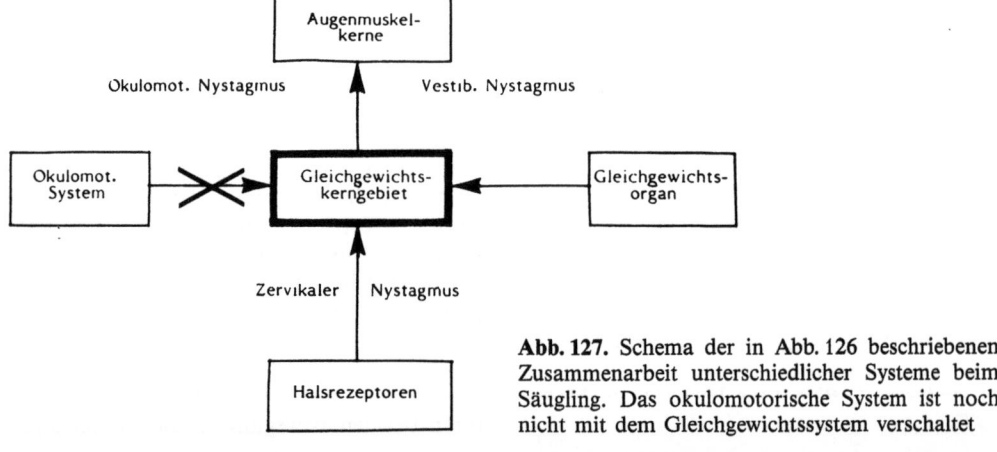

Abb. 127. Schema der in Abb. 126 beschriebenen Zusammenarbeit unterschiedlicher Systeme beim Säugling. Das okulomotorische System ist noch nicht mit dem Gleichgewichtssystem verschaltet

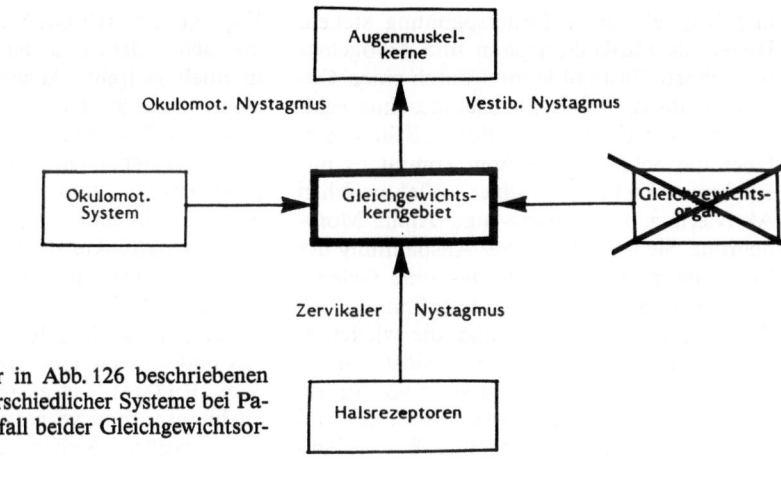

Abb. 128. Schema der in Abb. 126 beschriebenen Zusammenarbeit unterschiedlicher Systeme bei Patienten mit einem Ausfall beider Gleichgewichtsorgane

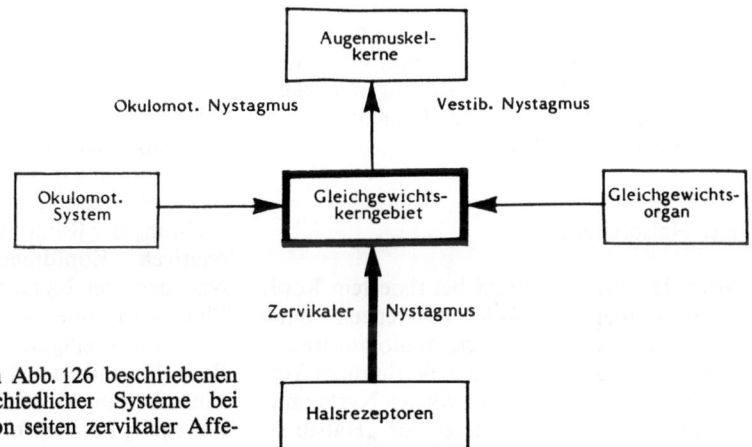

Abb. 129. Schema der in Abb. 126 beschriebenen Zusammenarbeit unterschiedlicher Systeme bei übermäßiger Aktivität von seiten zervikaler Afferenzen

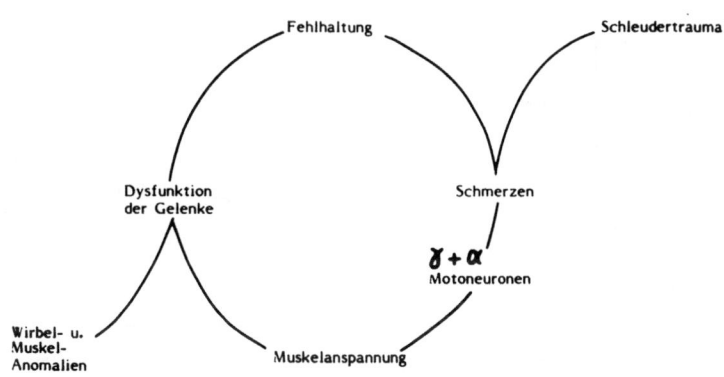

Abb. 130. Circulus vitiosus im Bereich des Nackens, der zu erhöhter Aktivität zervikaler Afferenzen führt

und Muskeln unter Dauerspannung stehen. Dieser als Muskelhartspann und Myogelose bezeichnete Zustand kommt durch einen Circulus vitiosus (Abb. 130) zustande. Eine Fehlhaltung oder ein Trauma führt zu Schmerzen. Über die Schmerzrezeptoren kommt es auf Rückenmarksebene zu einer reflektorischen Aktivierung der Gamma- und Alpha-Motoneurone. Sie führen zu einer Anspannung der Muskulatur, die ihrerseits das freie Gelenkspiel beeinträchtigt. Damit verschlimmert sich die Dysfunktion der Gelenke, die wiederum Fehlhaltung und Schmerzen auslöst. Dieser sich aufschaukelnde Prozeß kann von supraspinal begrenzt werden, wobei ein buntes Bild zervikaler Symptome entsteht, z. B. Zervikalnystagmus ohne subjektive Symptome, Spontannystagmus mit und ohne Nackenschmerzen, Nackenschmerzen und radikulär ausstrahlende Schmerzen ohne Schwindel usw. Dieses Bild wird noch kompliziert, wenn man neben den funktionellen Störungen organische Veränderungen in die Betrachtung mit einbezieht (s. S. 128ff).

Der Halsdrehtest

Wird der Rumpf gedreht bei fixiertem Kopf, dann werden zervikale Afferenzen ohne gleichzeitige vestibuläre und okulomotorische Stimulation aktiviert. Unter bestimmten Voraussetzungen kann ein zervikaler Nystagmus ausgelöst werden. Bei dieser, als „Halsdrehtest" bezeichneten Untersuchung wird der Kopf gewöhnlich aus Sicherheitsgründen nur manuell fixiert und der Untersuchungsstuhl manuell gedreht. Augenbewegungen werden elektronystagmographisch registriert (s. Band I, S. 114). Bei manueller Durchführung ist der Test unsicher, nicht standardisierbar und reproduzierbar. Außerdem treten wegen der Manipulationen am Kopf (Festhalten in Dunkelheit) Artefakte in der Ableitung von Augenbewegungen auf, die einen eventuell vorhandenen Nystagmus überdecken. Diese Untersuchung ist deshalb schwierig durchzuführen und äußerst schwierig auszuwerten.

Von HOLTMANN et al. (1988a) ist ein Untersuchungsaufbau vorgestellt worden, mit dem unter großem Sicherungsaufwand eine maschinelle Durchführung des Halsdrehtestes möglich ist. HOLTMANN fand Personen, die eine deutliche zervikookuläre Reizantwort in Form eines zervikal ausgelösten Nystagmus hatten, der ohne wesentliche Latenz innerhalb der ersten ein oder zwei Sekunden *während* der Kopf-Halsdrehung auftrat und den Reiz um einige Sekunden überdauerte (zervikaler Nachnystagmus) (Abb. 131). Die langsame Phase des Nystagmus wies ausnahmslos in Richtung der Rumpfdrehung, d. h. sie war der relativen Kopfdrehung entgegengerichtet. Nachdem der Nystagmus nach der schnellen Phase bezeichnet wird, handelt es sich um einen Linksnystagmus bei Rechtsdrehung des Rumpfes und um einen Rechtsnystagmus bei Linksdrehung des Rumpfes. Bezogen auf die Bewegung des Kopfes zum Rumpf handelte es sich um einen Linksnystagmus bei Verände-

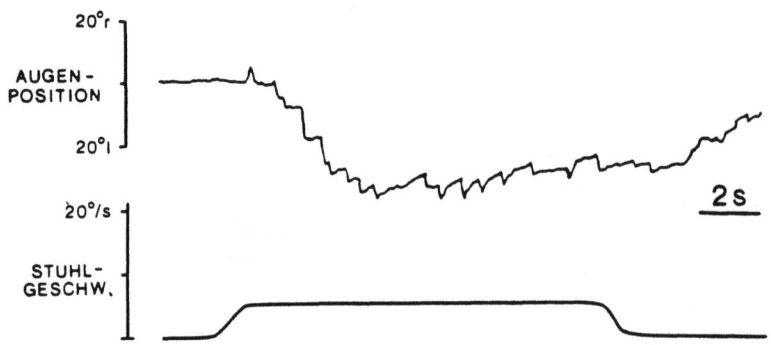

Abb. 131. Nystagmus und Schlagfeldverlagerung des zervikookulären Reflexes. (Aus HOLTMANN 1988)

rung der Kopfposition nach links und um einen Rechtsnystagmus bei Veränderung der Kopfposition nach rechts.

Unmittelbar nach Beginn des Reizes war eine Schlagfeldverlagerung des Auges zu beobachten in Richtung der relativen Kopfbewegung, d. h., der langsamen Phase des Nystagmus entgegengesetzt. Schlagfeldverlagerung und langsame Phase eines schwachen, zervikalen Nystagmus können sich gegenseitig auslöschen, so daß nur schnelle Sakkaden übrig bleiben (Abb. 132). Der Intensitätsverlauf ist bei beiden Erscheinungen ähnlich. Es besteht eine starke Abhängigkeit beider Effekte von der Reizstärke (Abb. 133), was einem Tuning-Verhalten entspricht. Ein Reaktionsmaximum liegt bei einer Halsdrehgeschwindigkeit von 5°/s. Oberhalb und unterhalb dieses maximalen Bereiches fallen die Werte stark ab. Als Hauptarbeitsgebiet zervikaler Afferenzen läßt sich somit eine Halsdrehgeschwindigkeit von ca. 5°/s definieren. Nach Ablauf und Form der Augenbewegungen handelt es sich um *phasische zervikale Reflexe*, die der geschwindigkeitscodierten Entladungsrate zentraler Neurone entsprechen. Diese Ergebnisse stehen im Widerspruch zu den früher veröffentlichten Einteilungen von COLLARD et al. (1967)

und MOSER et al. (1972), wonach ein Zervikalnystagmus I. Grades vorliege, wenn der Nystagmus bei schneller Drehung auftrete und ein Zervikalnystagmus II. Grades, wenn er *auch* nach langsamer Drehung zu beobachten sei. Diese Einteilung kann nach den Ergebnissen von HOLTMANN nicht mehr aufrechterhalten werden.

Subjektiv nehmen die untersuchten Personen bei langsamer Rumpfdrehung eine Kopfdrehung wahr, die tatsächlich nicht stattgefunden hat; bei schnellerer Rumpfdrehgeschwindigkeit nehmen sie die tatsächliche Rumpfdrehung wahr. Bei langsamen Rumpfdrehungen wird offensichtlich die vom Gleichgewichtsorgan ausbleibende Information übersehen. Das heißt, die beim Halsdrehtest fehlende Kopfbewegung wird somit erst bei höheren Rumpfdrehgeschwindigkeiten erkannt.

Eine Untersuchung an labyrinthlosen Personen zeigte ein anderes Bild. Hier fand sich kein Tuningverhalten des COR, sondern die Geschwindigkeit zervikal ausgelöster Augenbewegungen stieg kontinuierlich an (Abb. 134).

Daraus ist abzuleiten, daß oberhalb einer Frequenz von 5 Hz beim Gesunden eine zervikale Afferenz im Gleichgewichtskerngebiet unter-

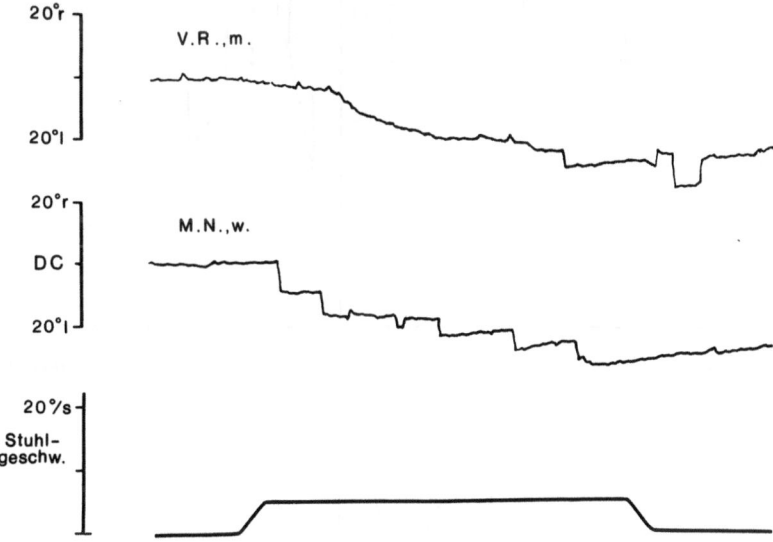

Abb. 132. Zervikookuläre Reaktion zweier Personen, V.R. und M.N. Die langsamen Nystagmusphasen sind durch den gleichzeitig vorhandenen Drift nach links nicht sichtbar. Übrig bleiben Sakkaden (relative Kopfdrehung nach links). (Aus HOLTMANN 1988)

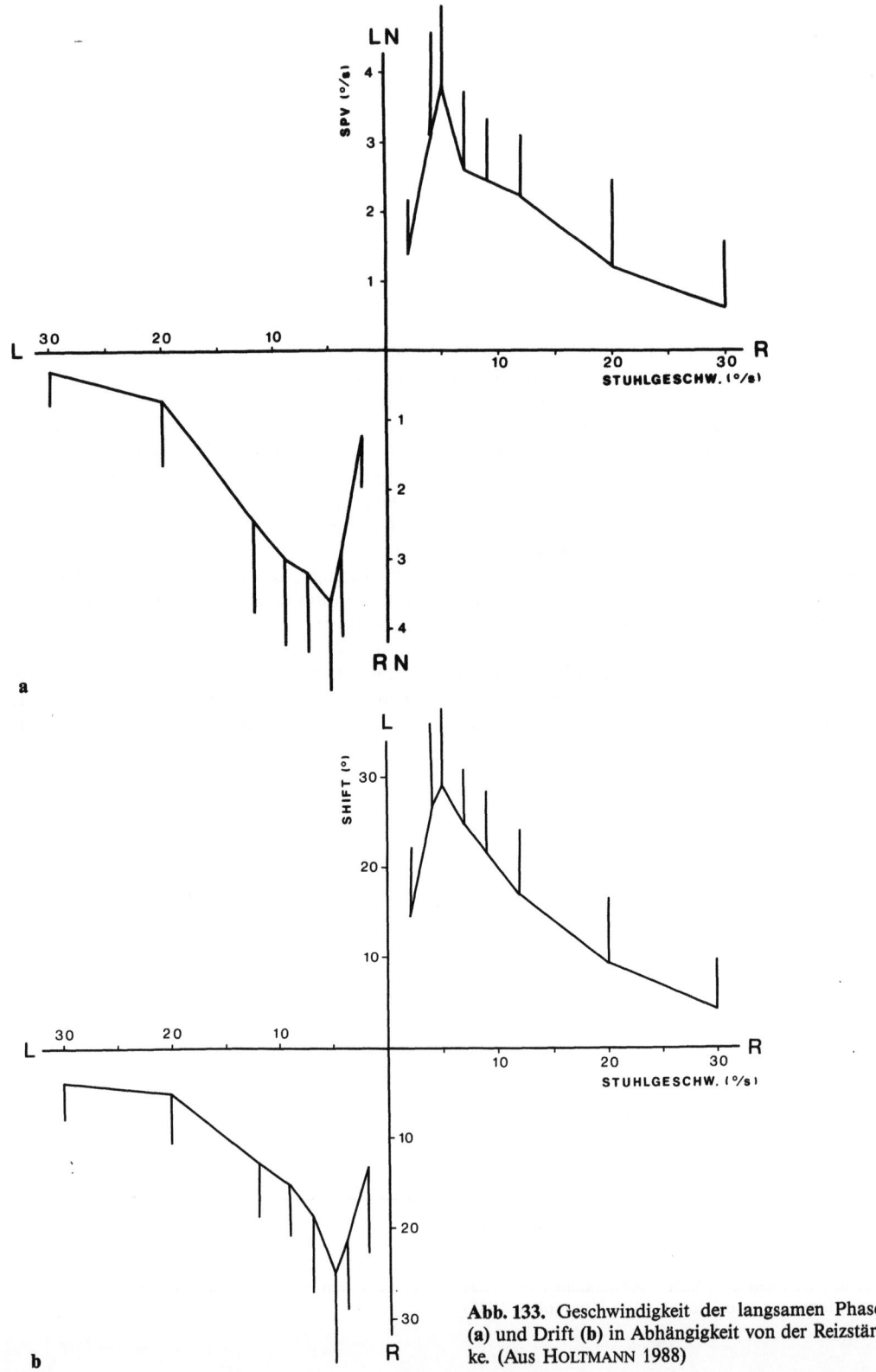

Abb. 133. Geschwindigkeit der langsamen Phase (a) und Drift (b) in Abhängigkeit von der Reizstärke. (Aus HOLTMANN 1988)

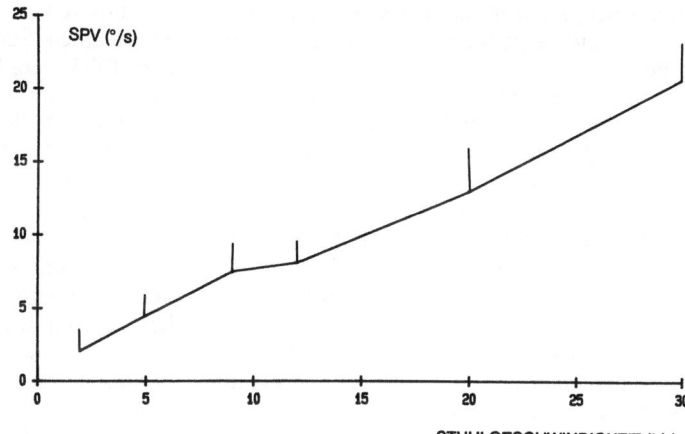

Abb. 134. Ausmaß der zervikookulären Reaktion bei Labyrinthlosen in Abhängigkeit von der Drehgeschwindigkeit; n = 10. (Aus HOLT-MANN 1988)

drückt wird, wenn synchrome Meldungen von den Bogengängen fehlen. Bei Labyrinthlosen fehlt diese Unterdrückung, weil das ZNS gewöhnt ist, keine Meldungen von den Bogengängen zu erhalten. Das Zentralnervensystem benützt für seinen Informationsbedarf dann andere, z. B. zervikale oder okulomotorische Afferenzen. Legt man die Kurven der Patienten mit und ohne Labyrintherregbarkeit übereinander, so wird dieser Vorgang sehr deutlich (Abb. 135). Interessant ist in diesem Zusammenhang der Vergleich mit dem Ansprechverhalten vestibulär und optokinetisch stimulierter Neurone bei der Krabbe (SANDEMANN) (Abb. 31). Auch hier ist deutlich zu sehen, daß die Spezifität vestibulärer Afferenzen bei höheren Stimuli liegt. Daraus folgt, daß bei niedrigen Kopfdrehgeschwindigkeiten im Gleichgewichtskerngebiet zervikale und optokinetische Informationen höher bewertet werden als Informationen vom Gleichgewichtsorgan. Bei stärkeren Drehreizen ist dies umgekehrt. Dieses integrative, auswählende Verhalten ist durchaus sinnvoll, wenn man bedenkt, daß beim Menschen weitgehend nur schnelle und sehr schnelle Kopfbewegungen bis zu 1000°/s vorkommen. In diesem Bereich ist das Gleichgewichtsorgan hoch sensitiv. Vom Gleichgewichtskerngebiet und von übergeordneten Regionen, z. B. der Formatio reticularis, müssen deshalb andere Informanten, wie z. B. die Nackenrezeptoren, die bei hohen Stimulusgeschwindigkeiten keine adäquate Reak-

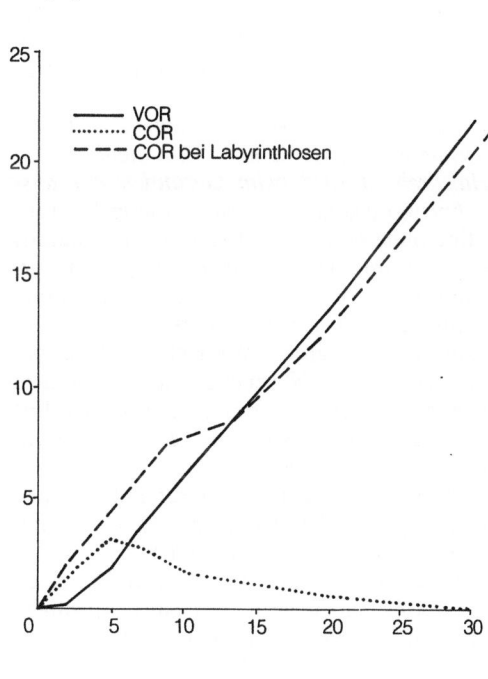

Abb. 135. Die zervikookuläre Reaktion (*COR*) bei Labyrinthgesunden und Labyrinthlosen in Abhängigkeit von der Stuhldrehgeschwindigkeit. Zum Vergleich ist die vestibulookuläre Reaktion (*VOR*) Gesunder eingetragen. (Nach HOLTMANN 1988)

tion geben, nicht in die Bewertung eines Vorgangs eingebracht werden. Sie werden unterdrückt.

Folgende Aussagen lassen sich treffen:

– Es gibt beim Gesunden einen zervikal ausgelösten Nystagmus und eine zervikal ausgelöste Augendeviation. Die Stärke der Augenbewegungen steigt linear mit der Geschwindigkeit einer Halsdrehung an, wird aber oberhalb einer Geschwindigkeit von 5° pro Sekunde durch labyrinthäre Impulse unterdrückt.

– Beim Wegfall der labyrinthären Impulse (z. B. bei einen Labyrinthausfall) entfällt die Hemmung. Ein zervikaler Nystagmus steigt weiter kontinuierlich an mit steigender Drehgeschwindigkeit des Halses.

– Diese zervikookulären Reflexmechanismen bestehen nahezu bei allen Personen, *sind aber nur während einer Drehung vorhanden.* Wird der Körper zur Seite gedreht und dann festgehalten (tonische Haltephase), dann besteht in der Regel kein Nystagmus. Von HOLT-MANN konnte nur bei 2 von 40 Personen in dieser tonischen Haltephase ein zervikaler Nystagmus nachgewiesen werden, *d. h. ein Nystagmus in tonischer Seithaltephase im Halsdrehtest wird beim Gesunden nur ausnahmsweise gefunden.* Tritt in dieser Kopfposition ohne wesentliche Latenz ein Nystagmus auf, der vor dieser Untersuchung nicht vorhanden war, und ändert er seine Richtung, wenn der Hals in Gegenrichtung gedreht ist, dann ist er mit großer Wahrscheinlichkeit pathologisch. Der Nystagmus muß außerdem von den Rezeptoren des Nackens ausgelöst sein, nachdem der Kopf als Träger des Gleichgewichtsorgans fixiert war.

Auf der Suche nach den zugrunde liegenden, pathologischen Mechanismen müssen mehrere Möglichkeiten bedacht werden:

1. Es kommt zu einem anhaltenden Druck einer zervikalen Struktur auf einen sensiblen, zervikalen Nerven. Sofern dies einseitig erfolgt oder einseitig stärker ist, müßte es zu einer Seitendifferenz der Aktivität in den beiden vestibulären Kerngebieten führen, wie dies auch bei einer einseitigen, periphervestibulären Funktionsstörung der Fall ist. Es müßte ein Spontannystagmus sichtbar werden. Dies ist auch tatsächlich der Fall. Bei 83 Patienten mit einem positiven Halsdrehtest aus unserem Untersuchungsgut hatten 67 (81%) einen Spontannystagmus (im Sitzen, beim Blick geradeaus, in vollständiger Dunkelheit). Beim Gesunden findet man unter denselben Bedingungen einen solchen Nystagmus in 20–30%.

2. Es kommt zu einer einseitigen oder einseitig vermehrten Reizung sensibler, tonischer Rezeptoren. Dieser Vorgang ist vergleichbar mit dem Nystagmus einer Labyrinthitis. Auch in diesem Fall kommt es zu einer Seitendifferenz der Aktivität in den Gleichgewichtskernen, sei es durch direkte Stimulierung des Kerngebietes oder durch Wegfall der über das Kleinhirn geleiteten Hemmung.

Eine unphysiologische Reizung zervikaler Afferenzen tritt auf bei konstanter Dehnung einer Gelenkkapsel oder bei übermäßiger Aktivität von Muskeln der Kopfgelenke C0/C1; C1/C2 und wahrscheinlich auch C3/C4.

Es ist zu diskutieren, ob die bei funktionellen, zervikalen Erkrankungen gehäuft bestehende, latente Übelkeit auf einen Widerspruch zwischen der Meldung zervikaler, vestibulärer und okulomotorischer Afferenzen zurückzuführen ist, wie wir dies von den Kinetosen kennen; z. B. steht eine zervikale, einseitige Hyperaktivität, die eine nicht vorhandene Kopfdrehung suggeriert, in Gegensatz zur Meldung der Gleichgewichtsorgane und des okulomotorischen Systems, daß der Kopf nicht bewegt werde.

3. Ein zervikaler Nystagmus bei tonischer Seithaltephase des Kopfes kann auch auftreten bei einem pathologischen Prozeß im Bereich des Hirnstamms und des Kleinhirns (z. B. MS), wobei normale, sonst nicht in Erscheinung tretende Änderungen des zervikalen Informationsstroms zu abnormen Reaktionen im Gleichgewichtskerngebiet führen. In diese Kategorie müssen sehr intensive Nystagmusreaktionen gezählt werden, von denen man annehmen muß, daß sie nicht ausschließlich zervikal ausgelöst sein können (Abb. 136). Bisher gibt es keine experimentellen Untersuchungen darüber, welche Nystagmusstärke noch alleine zervikal ausgelöst sein kann.

4. Besteht eine längere Latenz zwischen Rumpfdrehung im Halsdrehtest und dem Auftreten eines Nystagmus, hat dieser Krescendocharakter und hält er längere Zeit an, so besteht während dieser Kopfhaltung mögli-

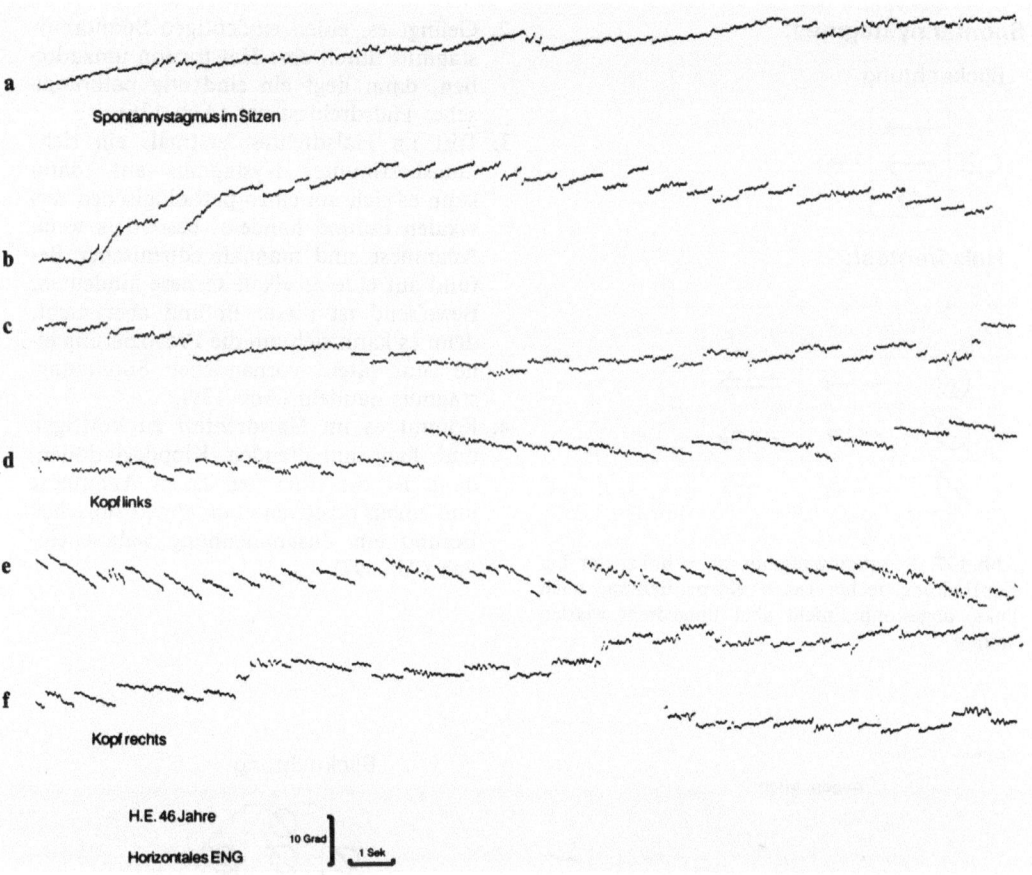

a

Spontannystagmus im Sitzen

b

c

d

Kopf links

e

f

Kopf rechts

H.E. 46 Jahre

10 Grad   1 Sek

Horizontales ENG

Abb. 136 a – f. Ableitung der horizontalen Augenbewegungen bei einem Halsdrehtest. Es besteht bei Kopfhaltung gerade ein ausgeprägter Spontannystagmus wechselnder Stärke nach links (a–c). Bei Kopfhaltung links (nach Körperdrehung nach rechts) entsteht ein starker Rechtsnystagmus (d). Bei Kopfhaltung rechts (nach Körperdrehung nach links) bestehen noch einige Sekunden lang rechtsgerichtete Nystagmusschläge, die dann umdrehen in einen linksgerichteten Nystagmus (e, f)

cherweise eine Einengung eines für das vestibuläre System relevanten Gefäßes.

Diese kopfhaltungsabhängigen Gefäßveränderungen sind in einem eigenen Kapitel (s. S. 128) besprochen.

Man kann sich eine Fülle von Möglichkeiten vorstellen, wie über die zervikalen Afferenzen eine Seitendifferenz im Gleichgewichtskerngebiet entstehen kann. Es ist auch möglich, daß

eine einseitige zervikale Überaktivität durch eine Kopfbewegung ausgeglichen, durch eine andere verstärkt wird. Dabei kann im Halsdrehtest ein Befund entstehen, wobei ein Spontannystagmus bei Kopfhaltung auf einer Seite verstärkt wird, bei Kopfhaltung auf der anderen Seite aber verschwindet. Die pathognomonische Umkehrbarkeit eines Nystagmus durch Halsdrehung ist dann nicht vorhanden (Abb. 137). Von einem allgemeinen unspezifischen, nicht zervikalen Spontan- und Provokationsnystagmus ist dieser Befund nicht zu unterscheiden.

Folgende Befunde im Halsdrehtest haben Aussagekraft:

1. Jeder richtungswechselnde Nystagmus *beweist*, daß ein durch Halsdrehung ausgelöster Befund vorliegt (Abb. 138), sofern ein Blickrichtungsnystagmus ausgeschlossen ist.

Spontannystagmus:

Blickrichtung

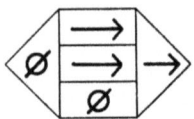

Halsdrehtest:

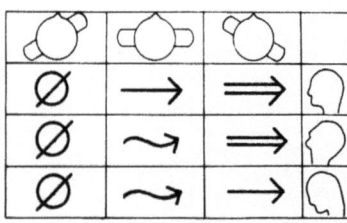

Abb. 137. Spontannystagmus nach links, der bei Kopfhaltung rechts (nach Körperdrehung nach links) abgestoppt, nicht aber umgedreht werden konnte

2. Gelingt es, einen eindeutigen Spontanny-stagmus durch eine Halstorsion umzudre-hen, dann liegt ein eindeutig pathologi-scher Halsdrehtest vor (Abb. 136).
3. Tritt im Halsdrehtest erstmals ein rich-tungsbestimmter Nystagmus auf, dann kann es sich um einen pathologischen zer-vikalen Befund handeln, besonders wenn Anamnese und manualmedizinischer Be-fund auf eine zervikale Genese hindeuten. Beweisend ist dieser Befund aber nicht, denn es kann sich um die Provozierung ei-nes nur latent vorhandenen Spontanny-stagmus handeln (Abb. 139).
4. Kommt es im Halsdrehtest zu kräftigen und lang anhaltenden Kippdeviationen, dann ist bei einer zervikalen Anamnese und einem positiven manualmedizinischen Befund ein Zusammenhang wahrschein-lich (Abb. 97).

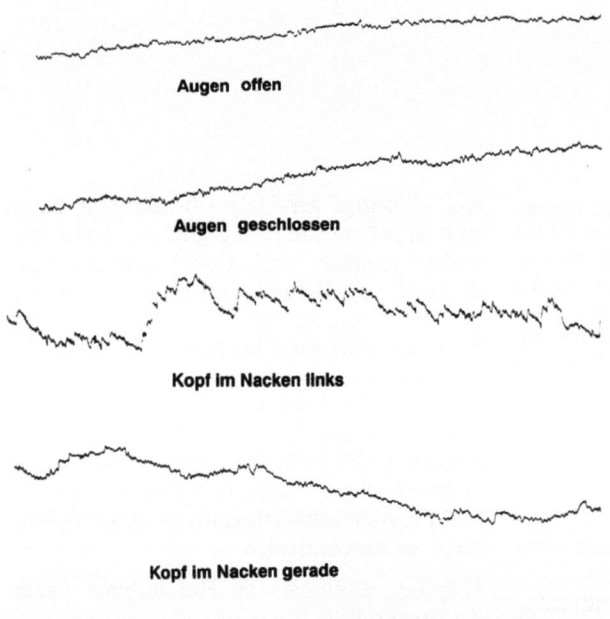

Augen offen

Augen geschlossen

Kopf im Nacken links

Kopf im Nacken gerade

Kopf im Nacken rechts

a

Blickrichtung

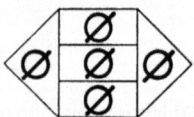

Halsdrehtest:

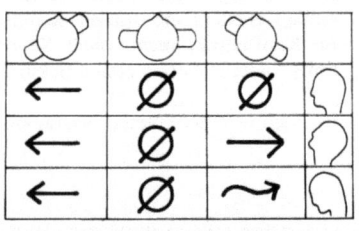

b

Abb. 138. Richtungswechselnder Ny-stagmus im Halsdrehtest ohne Spon-tannystagmus. **a** Nystagmografiekur-ve, **b** schematische Darstellung

Spontannystagmus:

Blickrichtung

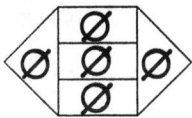

Halsdrehtest:

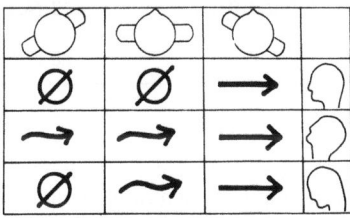

Abb. 139. Richtungsbestimmter Nystagmus im Halsdrehtest. Halsdrehtest nicht pathologisch

---

Merke:
- Ein Nystagmus, der beim Halsdrehtest auftritt, sollte immer im Zusammenhang mit Spontan- und Provokationsnystagmus gesehen werden.
- Ein positiver Halsdrehtest beweist, daß der beobachtete Befund zervikal ausgelöst ist.
- Ein negativer Halsdrehtest beweist nicht, daß bei dem Patienten keine zervikale Gleichgewichtsstörung vorliegt.

C. Funktionelle Störungen im Bereich des okzipitozervikalen Übergangs

Spricht man von funktionellen Störungen im Bereich der HWS, so ist damit eine reversible Funktionsstörung der Gelenkmechanik gemeint, deren Ursache *primär* vertebragen, z. B. bei einer fortgeleiteten Schiefstellung im Ileosakralgelenk, aber auch *sekundär* reflektorisch bei einem einseitigen erhöhten Muskeltonus sein kann. Der früher häufig gebrauchte Begriff der Gelenkblockierung ist durch den Terminus „Dysfunktion" ersetzt

worden. Die Einschränkung der Gelenkbeweglichkeit führt über den auf S. 116 beschriebenen segmentalen Reflex zu einer Erhöhung des Muskeltonus, zu schmerzhaften Myogelosen und Insertionstendinosen sowie zu Schmerzen und Sensibilitätsstörungen in entfernten Dermatomen.

Klinisches Bild einer funktionellen Kopfgelenkstörung ist die Bewegungseinschränkung, die tastbare Muskelverdickung oder -verhärtung, der lokale Druckschmerz und die Schiefhaltung, die sich im Zwei-Waagen-Test sehr einfach nachweisen läßt. Dabei steht der Patient mit jedem Bein auf einer einfachen Waage. Gewichtsdifferenzen von mehr als 4 kg gelten als pathologisch (LEWIT 1986). Gleichgewichtsstörungen treten bei funktionellen Kopfgelenkstörungen häufig auf, wobei infolge der Projektion zervikaler Afferenzen auf Konvergenzneurone des Gleichgewichtskerngebietes, auf das Kleinhirn und die Formatio reticularis alle Symptome vorhanden sein können. Bei allen Gleichgewichtserkrankungen muß deshalb eine funktionelle zervikale Störung mit berücksichtigt werden und umgekehrt.

Patienten klagen über Sekundenschwindel (DD: Herzrhythmusstörung), anfallsartig auftretendes Dreh- oder Unsicherheitsgefühl, besonders morgens (DD: Morbus Menière) und über Schwindel bei besonderen Kopfhaltungen (DD: benigner paroxysmaler Lagerungsschwindel). Der Schwindel älterer Menschen, der z. B. beim Aufhängen von Vorhängen auftritt, wird zwar oft als klassischer Halsschwindel bezeichnet, geht aber mehr auf einen Mangel an propriozeptiven Afferenzen im Alter, auf Sehstörungen (Bifokalgläser!) und auf die Veränderung der Otolitheninformation bei Reklination des Kopfes zurück.

Von JURK und BECKER (1989) wurden die Beschwerden von 120 Patienten mit nachgewiesenen zervikalen Gleichgewichtsstörungen analysiert. Vorherrschend waren Drehschwindel sowie Kopfschmerz als Begleit- oder Primärsymptom. HÜLSE beschrieb bei 48% seiner Patienten Drehgefühl von Sekunden- bis Minutendauer und bei 39% Instabilität und Unsicherheit. DECHER (1969) fand in einer Literaturzusammenstellung bei über 1100 Patienten mit Zervikalsyndrom, daß 41% Drehschwindel hatten.

Tabelle 17. Manualmedizinische Untersuchung von Patienten mit Schwindel und zervikalen Beschwerden. Im Zeitraum 1/88 bis 6/89 wurden *264* Patienten untersucht

Eine segmentale Dysfunktion im HWS-Bereich hatten:	245 (92,8%)
Eine segmentale Dysfunktion im Bereich C0/C1 hatten:	190 (72,0%)
– isoliert nur bei C0/C1:	94 (35,6%)
– bei C0/C1, kombiniert mit Befunden im Bereich anderer HWS-Segmente:	96 (36,4%)
– bei C0/C1 + C1/C2:	48 (18,2%)
Eine segmentale Dysfunktion im Bereich C1/C2 hatten:	105 (39,8%)
– isoliert nur bei C1/C2:	34 (12,9%)
– bei C1/C2, kombiniert mit Befunden im Bereich anderer HWS-Segmente (ohne C0/C1):	42 (16,0%)
Eine segmentale Dysfunktion im Bereich anderer HWS-Segmente (ohne C0/C1, C1/C2) hatten:	12 (4,5%)
Keine segmentale Dysfunktion im HWS-Bereich hatten:	20 (7,6%)

Eine eindeutige Beziehung besteht zwischen Symptom und Lokalisation der Bewegungseinschränkung. Von 264 Patienten, die wegen Verdachts auf halsbedingten Schwindel an unserer Klinik manualmedizinisch untersucht wurden, hatten 92,8% eine segmentale Dysfunktion im HWS-Bereich (gegenüber 11% in einem Vergleichskollektiv), davon 72% im Bereich C0/C1 (Tabelle 17). Eine Dysfunktion im Gelenk C1/C2 hatten dagegen nur 39% der Patienten.

Ein anderes Bild ergibt sich, wenn man Hörsturz-Patienten manualmedizinisch untersucht. Von 195 Patienten hatten 95,9% eine segmentale Dysfunktion im HWS-Bereich, davon 78,5% in Höhe C1/C2 (Tabelle 18).

Vestibuläre Befunde sind bis auf eine Nystagmusumkehr im Halsdrehtest unspezifisch und nicht immer reproduzierbar.

Horizontaler Spontannystagmus: Er ist bei Patienten mit funktionellen Störungen im Bereich der Kopfgelenke häufiger vorhanden als bei Gesunden. Mit der Frenzel-Brille ist er selten, elektronystagmographisch dagegen gut nachweisbar. Auch vertikaler Spontannystagmus kommt vor.

Die Angaben über die Häufigkeit von Spontannystagmus bei funktionellen Kopfgelenkstörungen unterscheiden sich beträchtlich, je nachdem, ob ein Spontannystagmus im Elektronystagmogramm bewertet wurde oder auch, ob er unter der Frenzel-Brille sichtbar sein mußte. Einen Spontannystagmus im Elektronystagmogramm fanden wir in 80% der Patienten mit funktionellen Kopfgelenkstörungen gegenüber 30% bei halsgesunden Schwindelpatienten. MOSER, CONRAUX und GREINER fanden 62% gegenüber 45%. Ein

Tabelle 18. Manualmedizinische Untersuchung von Hörsturzpatienten. Im Zeitraum 1/88 bis 6/89 wurden *195* untersucht

Eine segmentale Dysfunktion im HWS-Bereich hatten:	187 (95,9%)
Eine segmentale Dysfunktion im Bereich C1/C2 hatten:	153 (78,5%)
– isoliert nur bei C1/C2:	75 (39,0%)
– bei C1/C2, kombiniert mit Befunden im Bereich anderer HWS-Segmente:	77 (39,5%)
– bei C0/C1 + C1/C2:	43 (22,0%)
Eine segmentale Dysfunktion im Bereich C0/C1 hatten:	89 (45,6%)
– isoliert nur bei C0/C1:	20 (10,2%)
– bei C0/C1, kombiniert mit Befunden im Bereich anderer HWS-Segmente (ohne C1/C2):	8 (4,1%)
Eine segmentale Dysfunktion im Bereich anderer HWS-Segmente (ohne C0/C1, C1/C2) hatten:	6 (3,1%)
Keine segmentale Dysfunktion im HWS-Bereich hatten:	8 (4,1%)

Spontannystagmus im Elektronystagmogramm *und* unter der Frenzelbrille war dagegen nur in 16% (HÜLSE 1983) und 15% (MOSER 1990) sichtbar.

Während beim frischen Funktionsverlust eines Gleichgewichtsorgans Spontannystagmus und Richtungsüberwiegen stets kombiniert auftreten, kann bei zervikalen Störungen mit Spontannystagmus das Richtungsüberwiegen fehlen und selten sogar eine andere Richtung haben. Die Ursache hierfür liegt in Änderungen der Kopfhaltung während einer Gleichgewichtsuntersuchung sowie in der höheren Wertigkeit der afferenten Information aus stimulierten okulomotorischen und vestibulären Organen.

Lagerungsnystagmus: Beim Lagerungstest werden verschiedene Körperlagen eingenommen, wobei der Kopf jeweils gerade gehalten oder zur Seite gedreht wird. Gesucht wird mit diesem Test eigentlich ein benigner paroxysmaler Lagerungsnystagmus. Durch die Kopfdrehung und die im Verlauf der Untersuchung eingenommenen Kopfhängelagen stellt er aber auch eine massive zervikale Provokation dar. Sowohl funktionelle als auch vaskuläre zervikale Störungen können dabei durch einen Provokationsnystagmus auffallen. Bei funktionellen zervikalen Störungen ist der Nystagmus im Lagerungstest schwach bis höchstens mittelstark. Die Stärke des Nystagmus kann gleichbleiben, z. T. aber nach sofortigem Beginn langsam abnehmen. Der Nystagmus kann nach längerem Intervall beginnen, er bleibt aber schwach (differentialdiagnostisch wichtig zum vaskulär bedingten Schwindel). Der Nystagmus ist nicht konstant reproduzierbar. Wegen seiner geringen Stärke und mangelnden Reproduzierbarkeit ist er mit der Lupenbrille schlecht nachzuweisen. Die Elektronystagmographie wird bei dieser Untersuchung nicht eingesetzt, einmal wegen der starken Bewegungsartefakte, zum andern weil elektronystagmographisch rotierende Augenbewegungen nicht erfaßt werden können. Für die Zukunft ist mit der Videonystagmographie eine deutliche, diagnostische Verbesserung zu erwarten.

Seitendifferenz der thermischen Erregbarkeit: Bei Patienten mit funktionellen Störungen der oberen HWS kommen ausgeprägte Seitendifferenzen der thermischen Erregbarkeit vor, die man jedoch auch bei der Untersuchung beschwerdefreier Patienten finden kann. Die Seitendifferenz kann nur dann als zervikal verursacht angesehen werden, wenn die Untersuchung der thermischen Seitendifferenz vor und nach einer manualmedizinischen oder krankengymnastischen Behandlung Unterschiede zeigt. Statistiken darüber gibt es bisher nicht. HÜLSE konnte bei Patienten mit funktionellen Kopfgelenkstörungen nur eine Verlängerung der thermischen Nystagmusdauer feststellen. Alle anderen Nystagmusparameter waren von denen eines gesunden Kollektivs statistisch nicht zu unterscheiden. MOSER fand gar keinen Unterschied der thermischen Seitendifferenz bei Patienten mit und ohne Zervikalbefund.

Nystagmus beim Halsdrehtest: Der Halsdrehtest wird verschiedenenorts unterschiedlich ausgeführt und bewertet. MOSER (1985) z. B. wertet einen Nystagmus wenn er *während und nach* einer Körperdrehung bei fixiertem Kopf auftritt, andere Untersucher berücksichtigen nur den Nystagmus *bei Seithaltung des Kopfes,* der zusätzlich noch eine Richtungsumkehr aufweisen muß. Damit sind statistische Zahlen über das Auftreten eines pathologischen Befundes beim Halsdrehtest nicht vergleichbar. Nach den Untersuchungen von HOLTMANN kann Nystagmus *während* einer Halsdrehung nicht mehr als pathologisch angesehen werden, da er ein für den Körper sinnvolles physiologisches Phänomen darstellt (s. S. 117ff) und bei *jedem* Gesunden nachgewiesen werden konnte. Bewertet man nur die Nystagmusschläge, die während einer Kopf-Seithaltung auftreten und trennt sie von einem Spontan- und Provokationsnystagmus, z. B. durch Richtungsumkehr, so finden sich pathologische Befunde in einer Häufigkeit von ca. 40% bei 203 Patienten, bei denen eine zervikale Störung vermutet wurde. Abzuziehen ist davon die Häufigkeit, mit der ein gleicher Befund auch beim Gesunden vorliegt. Von 40 untersuchten, manualmedizinisch kontrollierten, gesunden Personen konnte HOLTMANN im sog. tonischen Halteteil seiner sehr exakt durchgeführten Untersuchung nur bei zwei Personen (5%) einen einseitigen Nystagmus nachweisen. Einen Nystagmus mit Richtungsumkehr fand er in keinem Fall.

Das Auftreten eines Nystagmus mit Richtungsumkehr bei Seithaltung des Kopfes gegenüber dem Körper (tonischer Halteteil des Halsdrehtests) deutet demnach auf eine zervikale Störung hin.

Eingrenzend muß aber festgestellt werden, daß wegen der unsicheren Untersuchungstechnik bei manueller Ausführung des Halsdrehtestes und wegen der schwierigen Abgrenzung des oft schwachen Nystagmus vom Grundrauschen des Elektronystagmogramms und der immer vorhandenen Augenunruhe das Ergebnis des Halsdrehtestes immer kritisch gesehen werden muß. Die Diagnose einer funktionellen zervikalen Gleichgewichtsstörung sollte man deshalb nur stellen, wenn mehrere pathologische Befunde einschließlich einer exakten manualmedizinischen Untersuchung vorliegen.

Therapie der funktionellen Kopfgelenkstörung: Die Behandlung der funktionellen Kopfgelenkstörung richtet sich nach dem jeweilig vorliegenden Befund und der Aktualität der Beschwerden. Sie ist sehr vielfältig und kann hier nicht im einzelnen wiedergegeben werden, zumal Spezialkenntnisse aus orthopädischem und manualmedizinischem Bereich erforderlich sind. Neben Sofortmaßnahmen wie Gelenkmobilisation und Schmerzausschaltung ist die Unterbrechung des Reflexbogens sinnvoll. Dazu eignet sich die Behandlung sog. Triggerpoints, die oft mit Akupunkturpunkten übereinstimmen, z. B. die Injektion von adrenalinfreien Lokalanästhetika oberflächlich in die Schleimhaut des Retromolargebietes (Abb. 140) nach GLEDISCH. Zusätzlich erfolgt eine Lockerung des Schultergürtels sowie bei Bedarf eine Wärmebehandlung (Literatur dazu: SAUER 1985). Daneben muß eine Langzeitbehandlung erfolgen, in deren Verlauf zwei wichtige Punkte zu beachten sind:

1. In der Anfangszeit der Behandlung kann es durch die manualmedizinische Arbeit an den Muskeln der oberen HWS zu einer Aktivierung sensibler Afferenzen und so zu einer kurzzeitigen Verschlechterung des Krankheitsbildes kommen. Die Verschlechterung muß zeitlich begrenzt sein (maximal 2–3 Ta-

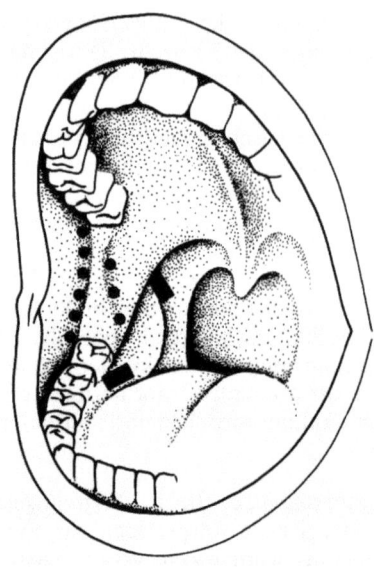

Abb. 140. Injektionspunkte bei der Neuraltherapie nach Gledisch. (Aus SAUER 1985)

ge), sonst ist die Richtigkeit der Diagnose zu überprüfen.

2. Die funktionellen Kopfgelenksstörungen mit ihrem bunten Symptomenbild können alle klassischen Gleichgewichtserkrankungen imitieren, insbesondere den Morbus Menière, den benignen paroxysmalen Lagerungsschwindel, den einseitigen cochleären Funktionsverlust im Tief- und Hochtonbereich, die rezidivierenden Symptome einer multiplen Sklerose, die vertebrobasiläre Insuffizienz, Infarktsyndrome usw. Umgekehrt ist es natürlich auch möglich, daß neben einer klassischen Erkrankung ein Zervikalsyndrom besteht, das an der Ausbildung der Symptome selbst nicht oder nur geringfügig beteiligt ist. Eine manualmedizinische und krankengymnastische Behandlung kann eine Beschwerdelinderung bringen, *die von der eigentlichen Erkrankung ablenkt. Daher sind Nachuntersuchungen stets notwendig.*

D. Das Hypermobilitätssyndrom

Streng abzugrenzen von der funktionellen, auf einer *Bewegungseinschränkung* basierenden, zervikalen Störung sind Patienten mit einer übersteigerten Beweglichkeit der Gelenke.

Ihre Beschwerden sind ähnlich, z. T. schlimmer. Sehr unterschiedlich ist jedoch die Behandlung.

Bei Kindern ist die HWS besser beweglich als beim Erwachsenen, maximal beweglich ist sie vom 11. bis zum 14. Lebensjahr. Bei Ante- und Retroflexion kann es sogar zu einer Verschiebung des Axis gegenüber dem 3. Halswirbel kommen. Dieser physiologische Vorgang wird als Pseudosubluxation bezeichnet. Manche Kinder und auch Erwachsenen (Frauen mehr als Männer) haben eine abnorm gesteigerte Beweglichkeit in allen Gelenken (generalisiertes Hypermobilitätssyndrom). Generalisierte Formen erkennt man an einer extremen, passiven Überstreckbarkeit der Fingergrundgelenke (Abb. 141), die Übergänge zum Normalbefund sind aber fließend. Es gibt Patienten mit einer isolierten Hypermobilität, z. B. ausschließlich zervikal oder ausschließlich zwischen C1/C2 oder C2/C3. Die Abgrenzung zu Traumafolgen ist schwierig. Kinder mit Hypermobilität klagen sehr häufig

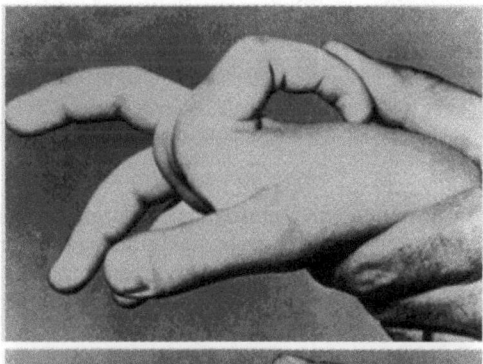

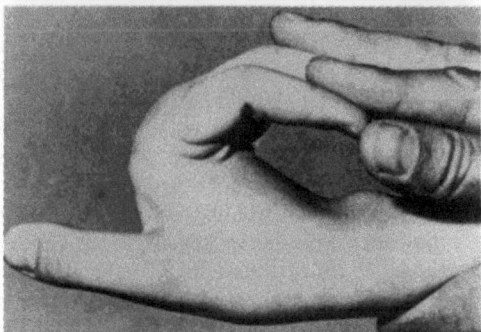

Abb. 141. Überstreckbarkeit der Fingergrundgelenke bei Hypermobilitätssyndrom. (Aus TORKLUS u. GEHLEN 1987)

über Kopfschmerzen, besonders bei Fehlhaltung (horizontal ausgerichtete Schultische). Dauerschwindel wird von Kindern seltener angegeben. Es kommen aber anfallsartige Schwindelformen vor, die dem Beschwerdebild des benignen paroxysmalen Lagerungsschwindels nicht unähnlich sind (s. S. 45). Die Symptome beim Erwachsenen reichen von klinischer Inapparenz über Kopf-, Augen-, Schulter- und Armschmerzen, über Schwindel (anfallsartig), über Sehstörungen bis hin zu Drop attacks.

Das wichtigste diagnostische Zeichen dieser Störung ist die Hypermobilität der Kopfgelenke. Sie ist gut zu untersuchen, wenn man hinter dem Patienten steht und den Kopf passiv rotiert. Der 90° Winkel ist dabei als Hilfslinie gut zu sehen, wenn Kinn und Nase in Richtung Schulter zeigen. Von DVORAK et al. (1987) wurden Grenzwerte der normalen und hypermobilen Kopfbeweglichkeit angegeben (Tabelle 19). Sie liegen für die gesamte HWS bei aufrechter Kopfhaltung bei ca. 100°. Läßt sich der Kopf passiv weiterdrehen, dann liegt eine Hypermobilität vor. Wird der Kopf maximal anteflektiert, dann ist die Rotationsfähigkeit der unteren HWS durch den Bandapparat gesperrt. Es läßt sich so die Rotationsbewegung in den beiden Kopfgelenken isoliert testen, wobei man vor dem Patienten stehen sollte, um den Winkel zwischen Nasenrücken und der Senkrechten ablesen zu können. Der Grenzwert für die Hypermobilität der Kopfgelenke liegt bei 64°, für ihre Hypomobilität bei 28°.

Tabelle 19. Grenzwerte der pathologischen Beweglichkeit im Bereich der oberen HWS. (Aus DVOŘÁK 1988)

	Verdacht auf Hypermobilität	
C_0/C_1		8° und mehr
C_1/C_2		56° und mehr
C_2/Th_1		47° und mehr
C_0/C_1	Rechts-Links-Differenz	5° und mehr
C_1/C_2		8° und mehr
C_2/Th_1		10° und mehr
	Verdacht auf Hypomobilität	
C_1/C_2		28° und weniger

E. Vaskuläre zervikale Störungen

Die Aa. vertebrales sowie die A. basilaris versorgen mit ihren Ästen die infratentorielle ZNS-Region, d. h. über die A. labyrinthi das Gleichgewichtsorgan und über die Aa. cerebelli inferiores anteriores und posteriores das Kleinhirn und das Gleichgewichtskerngebiet. Es ist verständlich, daß Durchblutungsstörungen der A. vertebralis, sofern sie nicht chronischer Natur und kompensiert sind, zu Schwindel und objektivierbaren Gleichgewichtsstörungen führen können.

Das Lumen der A. vertebralis unterliegt schon beim Gesunden starken Schwankungen. Seitengleich kräftig ausgeprägt ist die Arterie nur in ca. 25%, einseitig hypoplastisch in 74%, davon einseitig nur fadenförmig in 10% (KRAYENBÜHL u. YASARGIL 1957). SERRE et al. (1970) fanden in 3% eine einseitige Aplasie. Kompensiert werden einseitige Hypo- und Aplasien über Kollaterale von der Gegenseite und von Ästen der A. carotis externa sowie im Bedarfsfall durch Strömungsumkehr aus der A. vertebralis der Gegenseite oder über den Circulus arteriosus Willisi. Einengungen der A. vertebralis treten schon bei normalen Kopfbewegungen auf. Bei Rotation des Kopfes nach einer Seite und Seitwärtsneigung des Kopfes zur Gegenseite wird der Durchfluß in der A. vertebralis der Seite, zu der das Gesicht zeigt, bis auf einen Wert von 1−2% des Ausgangswertes reduziert. Dasselbe geschieht bei Retroflexion und gleichzeitiger Rotation (VOIGT u. CHRAST 1971). Von GUTMANN stammt eine sehr übersichtliche Graphik über die Durchflußmenge in der A. vertebralis bei unterschiedlichen Kopfhaltungen (Abb. 142). Die Drosselung der Blutzufuhr in der A. vertebralis ist meist von kurzer Dauer und damit unkritisch, da die beschriebenen extremen Kopfhaltungen im täglichen Leben selten vorkommen, sieht man einmal von Kinobesuchern auf Sitzplätzen in den vorderen Reihen ab. Zu wenig beachtet wird die Mangeldurchblutung aber sicherlich bei Operationen am hängenden oder gedrehten Kopf.

Schwindel kann entstehen, wenn mehrere Faktoren zusammentreffen, z. B. eine extreme Kopfhaltung im tiefen Schlaf (besonders bei Bauchlage) und einer Hypoplasie der Gefäße auf der Gegenseite oder bei hypermobilen Pa-

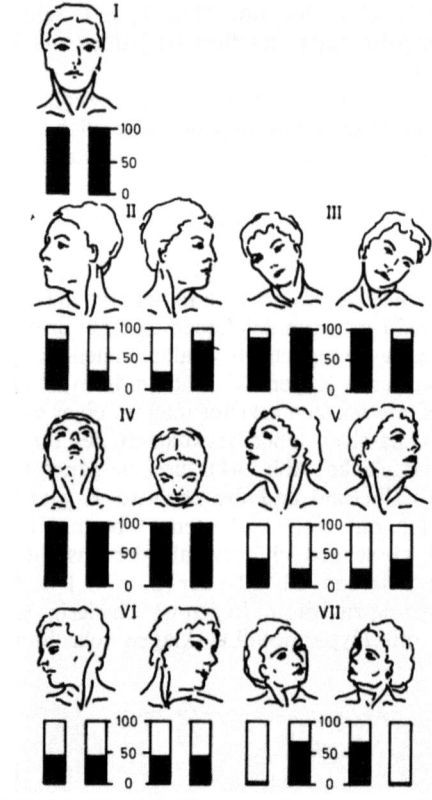

Abb. 142. Durchflußmenge in der A. vertebralis bei unterschiedlichen Kopfhaltungen. (Aus GUTMANN 1984)

tienten mit einer einseitigen Hypoplasie der A. vertebralis und zusätzlich einem Foramen arcuale atlantis (s. S. 132), welches die Beweglichkeit der Arterie und damit die Funktion der Ausgleichsschleife behindert.

Besonders schwindelauslösend sind plötzlich auftretende Durchblutungsstörungen bei Kopf-, Hals- oder Schulterbewegungen aber erst dann, wenn sie nicht sofort kompensiert werden können. Dies ist vor allem dann der Fall, wenn gleichzeitig eine Arteriosklerose der Gefäße, eine schwache Anlage des hinteren Anteils des Circulus Willisi oder eine Hypo- oder Aplasie der gegenseitigen Gefäße vorliegt. Prädilektionsstellen für arteriosklerotische Ablagerungen sind der Abgang der A. vertebralis von der A. subclavia und die Atlasschleife.

Hinweise auf pathologische Gefäßveränderungen erhält man durch die zervikale und transkranielle Doppler-Sonographie und die digitale Subtraktionsangiographie. Zusätzliche Befunde bringt die De Kleijnsche Hängeprobe (Abb. 56). Der Kopf wird dabei gedreht und nach dorsal überstreckt, wie dies auch beim Lagerungstest passiert. Hinweise auf eine vaskuläre Gleichgewichtsstörung bestehen, wenn ein Nystagmus nach einer Latenz von einigen Sekunden auftritt, lange anhält und an Stärke zunimmt. Differentialdiagnostisch muß der benigne paroxysmale Lagerungsnystagmus abgegrenzt werden, der ebenfalls mit Latenz einsetzt, nach wenigen Sekunden das Maximum erreicht und dann ebenso rasch wieder abklingt (Krescendo-Dekrescendo-Charakter) (Abb. 143).

Drei Syndrome müssen noch in Zusammenhang mit vaskulären, zervikalen Gleichgewichtsstörungen genannt werden, das Subclavian-Steal-Syndrom, das Syndrom der vorderen Skalenuslücke und das Syndrome sympathique cervicale postérieur.

1. Subclavian-Steal-Syndrom

Es tritt auf, wenn eine – meist arteriosklerotische – Stenose der A. subclavia proximal des Abgangs der A. vertebralis besteht. Der Arm der betroffenen Seite ist dadurch mangeldurchblutet. Es kommt zu einer Zusatzversorgung des Armes über die beiden Aa. verte-

brales (Abb. 103), wobei auf der erkrankten Seite die Strömung umkehren muß. Das Vertebralisstromgebiet wird angezapft. In Ruhe führt das sog. Anzapf-Phänomen in der Regel zu keinen Symptomen. Bei muskulärer Aktivität des betroffenen Armes steigt jedoch der Blutbedarf, es wird dem Kopf mehr Blut entzogen als die A. vertebralis der Gegenseite und der Circulus arteriosus liefern können, und es kommt zu Schwindel als erstem Anzeichen einer basilären Mangeldurchblutung, außerdem zu Schmerzen im Arm. Die Diagnostik ist einfach, wenn man an diese Möglichkeit denkt und den Patienten entsprechend befragt. Die Erkrankung läßt sich auch diagnostizieren durch Blutdruckmessung beidseits. Auf der kranken Seite ist der Blutdruck niedriger als auf der gesunden. Die Behandlung besteht in einer Beseitigung der Stenose.

2. Syndrom der vorderen Skalenuslücke

Durch die vordere Skalenuslücke ziehen die Arteria subclavia und der Plexus brachialis (Abb. 104). Setzt der M. scalenus anterior zu weit dorsal an der ersten Rippe an oder existiert eine Halsrippe knöchern oder nur rudimentär als fibröses Band, dann ist die Lücke eingeengt. Wird die Schulter, z. B. beim Tragen von Lasten, nach unten gezogen, so können die A. subclavia und in schweren Fällen auch der Plexus brachialis komprimiert werden. Die Symptome von seiten des Armes sind vorherrschend. Schwindel tritt auf, wenn eine prästenotische, aneurysmatische Erweiterung des Gefäßes besteht mit einseitiger Druckerhöhung im Vertebraliskreislauf.

Die Diagnostik ist leicht bei gründlicher Anamnese und beidseitiger Blutdruckmessung, während eine Last getragen wird. Bei Retroflexion des Kopfes und gleichzeitiger Drehung zur kranken Seite hin (Adson-Manöver) fällt auf der kranken Seite der Blutdruck stark ab.

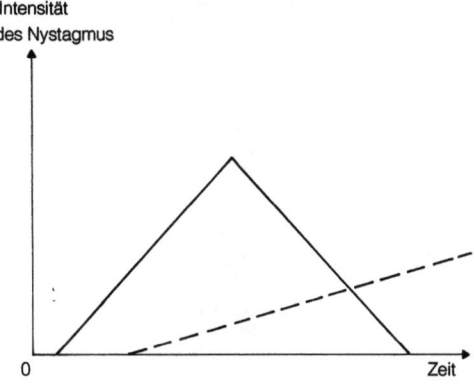

Abb. 143. Verlauf von Schwindel und Nystagmus bei einem benignen paroxysmalen Lagerungsschwindel (——) und bei einer Drosselung der Durchblutung im Hirnstammbereich (– – –)

3. Syndrome sympathique cervicale postérieur (BARRÉ/LIEOU)

Dieses Syndrom wurde 1928 von BARRÉ und LIEOU beschrieben. Sie gingen davon aus, daß das sympathische Nervengeflecht (N. vertebralis oder Frankscher Nerv) um die A. vertebralis durch pathologische Veränderungen der HWS gereizt wird. Über die sympathischen Fasern werde eine Änderung des Gefäßtonus im Versorgungsgebiet der A. vertebralis ausgelöst, und es entstehe eine funktionelle Irritation im kochleovestibulären Kerngebiet. Später wurden direkte Einflüsse des Sympathikus auf das Innenohr für die Gleichgewichtsstörungen angeschuldigt.

Das Syndrom ist mangels einer Nachweismethode gegenüber den funktionellen zervikalen Kopfgelenksstörungen zurückgetreten. Nicht auszuschließen ist aber eine Beteiligung des Frankschen Nerven bei der Entstehung des Sekundenschwindels, nachdem von KUNERT und TOROK Potentialänderungen im Innenohr bei taktiler und elektrischer Reizung des Nervengeflechtes gefunden wurden.

F. Angeborene Anlagevarianten des okzipitozervikalen Übergangs mit Auswirkungen auf das Gleichgewicht

Es gibt eine Fülle von Anlagevarianten und Mißbildungen der oberen HWS, die auf direktem und indirektem Weg einen Einfluß auf das vestibuläre System ausüben. Als Beispiel sei das Arnold-Chiari-Syndrom genannt, bei dem durch die Hypoplasie der Schädelbasis die Kleinhirntonsillen im Foramen occipitale magnum eingeklemmt werden können (s. S. 91). Neben dieser mechanischen Kompression nervaler Strukturen können Durchblutungsstörungen auftreten durch direkte Lumeneinengung der A. vertebralis und auch durch Irritation des sympathischen Plexus vertebralis. Venöse Stauungen können durch Mißbildungen auftreten, auch Liquorabflußstörungen. Zusätzlich können Anlagevarianten und Mißbildungen die spätere Entstehung funktioneller Störungen begünstigen.

DIEKMANN beschreibt das Symptomenbild (in abnehmender Häufigkeit): Hinterkopf-Nackenschmerzen, Drehschwindel, Gangunsicherheit, Gliedmaßenparesen, Parästhesien, Sprachstörungen, Heiserkeit, Doppelsehen, synkopale Anfälle, Ohrgeräusche, Hörminderung und Schluckstörungen.

Entwicklungsgeschichte

Die Anlagevarianten des okzipitozervikalen Übergangs erklären sich aus entwicklungsgeschichtlichen Vorgängen. Wie bereits erwähnt, ist der Atlas nicht unser erster Wirbel, sondern ca. unser vierter. Die ersten sog. Primärwirbel wurden in den Schädel integriert, der letzte, der das Foramen occipitale magnum bildet, heißt Proatlas. Rudimente des Proatlas können in veränderter Form vorhanden sein. Sie werden als *Manifestation des Okzipitalwirbels* bezeichnet. Der Dens axis war ursprünglich der Körper des Atlas. Er verlor den Kontakt zum Atlas und wurde in den Axis assimiliert. Beim Kind ist gelegentlich eine später wieder verschwindende Bandscheibe zwischen Atlas und Axis als *subdentale Synchondrose* (Abb. 144) nachweisbar. Die Verknöcherung des Dens geschieht von verschiedenen Knochenkeimen aus. Die Basis stammt vom Atlas, die Spitze dagegen wird vom Zentrum des Proatlas gebildet. Dieser obere Knochenkeim ist beim Kind als *Ossiculum terminale Bergmann* sichtbar. Kommt es nicht zu einer Verschmelzung der knöchernen Anlagen, dann bleibt der Dens axis geteilt in einem hypoplastischen Körper und ein *Os odontoideum* (Abb. 145) (TORKLUS u. GEHLE 1868/69). Behält der Dens axis seine normale Größe, dann wird ein akzessorisches Knöchelchen oberhalb des Dens als *Ossiculum termi-*

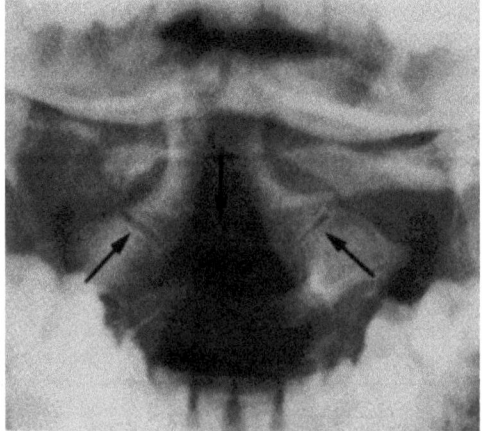

Abb. 144. Persistierender Rest der subdentalen Synchondrose im Axiskörper bei einem 14jährigen Jungen. (Aus TORKLUS u. GEHLE 1987)

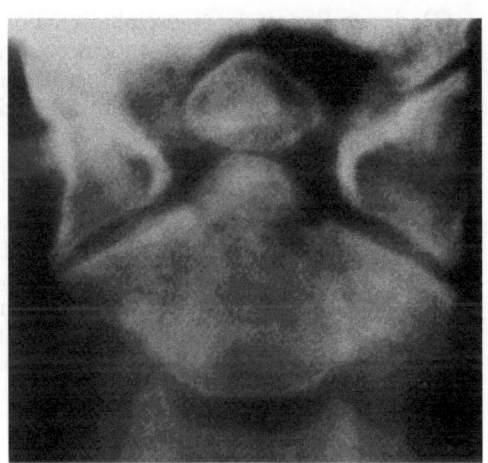

Abb. 145. A.p.-Tomogramm; quer-ovales hypertrophes Os odontoideum mit der regelhaften Denshypolasie. (Aus TORKLUS u. GEHLE 1987)

nale persistens bezeichnet. Es hat im Gegensatz zur Denshypoplasie keinen Krankheitswert.

Mißbildungen

Neben diesen Anlagevarianten gibt es eine Vielzahl von Mißbildungen, die sehr übersichtlich von TORKLUS und GEHLE (1987) in der Monographie über die obere Halswirbelsäule zusammengestellt worden sind (Tabelle 20).

1. Manifestation des Okzipitalwirbels

Es gibt eine verwirrende Vielfalt von Erscheinungsformen dieser Fehlbildungen. Klinisch treten sie in Erscheinung, wenn sie das Foramen occipitale magnum einengen oder wenn die Hinterhauptskondylen verlagert sind.

Arcus praebasioccipitalis: Es handelt sich um eine, dem vorderen Atlasbogen entsprechende Spange des Proatlas. Er ist häufig kombiniert mit einem Condylus tertius (Abb. 146).

Condylus tertius: Wie der Arcus praebasiooccipitalis ist er ein Rudiment der hypochordalen Spange. Der Condylus tertius steht in gelenkiger Verbindung mit dem Dens axis und kann dessen Beweglichkeit und damit die des Kopfes einschränken.

Processus paracondylicus: Es handelt sich um einen zapfenförmigen Vorsprung der Hinterhauptsschuppe, der verschiedene Formen und Größen haben kann. Sein anatomischer Gegenspieler ist der Processus epitransversus. Er geht vom Processus transversus des Atlas aus und ragt nach oben. Beide Knochenvorsprünge können wie Stalaktiten aufeinander zuwachsen und auch miteinander verbunden sein (Abb. 147). Die Beweglichkeit des Kopfes wird dadurch erheblich eingeschränkt. Die Verbindung kann auch oben und unten gelenkig sein (Massa paracondylica). Die Verände-

Tabelle 20. Systematik der Entwicklungsstörungen im okzipitozervikalen Bereich. (TORKLUS u. GEHLE 1987)

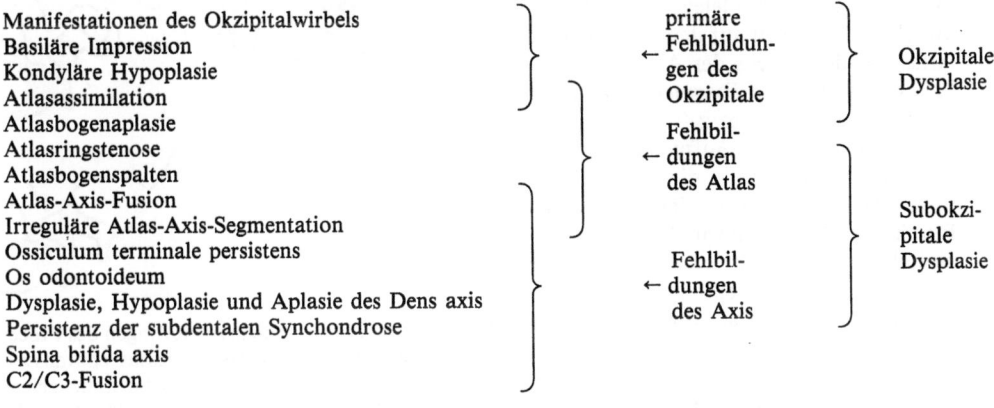

Manifestationen des Okzipitalwirbels		
Basiläre Impression	primäre Fehlbildungen des Okzipitale	Okzipitale Dysplasie
Kondyläre Hypoplasie		
Atlasassimilation		
Atlasbogenaplasie	Fehlbildungen des Atlas	Subokzipitale Dysplasie
Atlasringstenose		
Atlasbogenspalten		
Atlas-Axis-Fusion		
Irreguläre Atlas-Axis-Segmentation		
Ossiculum terminale persistens		
Os odontoideum	Fehlbildungen des Axis	
Dysplasie, Hypoplasie und Aplasie des Dens axis		
Persistenz der subdentalen Synchondrose		
Spina bifida axis		
C2/C3-Fusion		

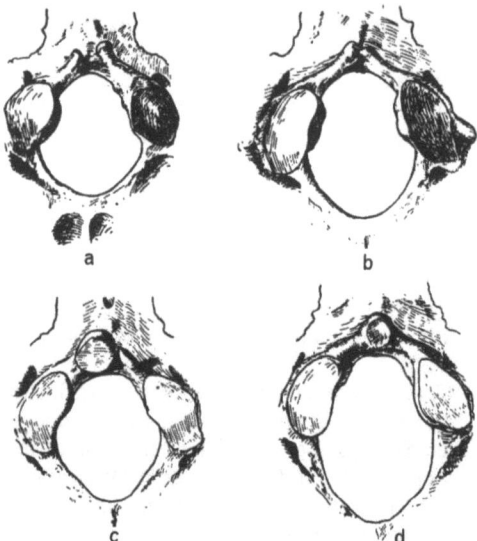

Abb. 146 a–d. Persistierende hypochordale Spange des Proatlas in verschiedenen Abstufungen. **a** Processus basilaris, **b** Arcus praebasiooccipitalis, **c** paramedianer Condylus tertius, daneben einseitiger Processus basilaris, **d** Arcus praebasiooccipitalis mit Condylus tertius. (Aus TORKLUS u. GEHLE 1987)

rungen speziell des Processus paracondylicus können röntgenologisch mit dem Processus styloideus verwechselt werden.

Als Therapie ist bei entsprechendem Beschwerdebild einer starken Bewegungseinschränkung, von Kopfschmerzen und Schwindel eine operative Entfernung dieser lateralen Spangenbildungen leicht möglich.

Ponticus posterior: Gelegentlich findet man knöcherne Spangen auf dem Querfortsatz des Atlas, die den Sulcus der A. vertebralis überbrücken, wobei das *Foramen arcuale atlantis* entsteht. Durch dieses z. T. bereits auf einer gewöhnlichen a.-p.-Aufnahme (Abb. 148) sichtbare Foramen zieht die A. vertebralis mit ihren Begleitvenen und dem sympathischen Frankschen Nerven sowie dem Nervus suboccipitalis. Er versorgt motorisch die kurzen Nackenmuskeln, die eine große Rolle bei der Perzeption der Kopfhaltung im Vergleich zum Rumpf spielen und deren sensible Afferenzen zum Gleichgewichtskerngebiet ziehen. Der Nerv anastomosiert mit dem dorsalen Ast von

C2, dessen Endast der N. occipitalis major ist (TORKLUS u. GEHLE). Der Ponticus posterior kommt mit 13% bei der Gesamtbevölkerung relativ häufig vor. Primär scheint ihm keine krankmachende Bedeutung zuzukommen. Es wurden aber angiographisch Kompressionen der A. vertebralis im Foramen gefunden, die mit episodischen Beschwerden, z. B. basilärer Migräne oder menièriformen Schwindelanfällen kombiniert waren. In unserem Krankengut fand sich ein Jugendlicher mit nächtlichen Schwindelanfällen, bei dem ein Foramen arcuale atlantis mit einer Hypermobilität kombiniert war.

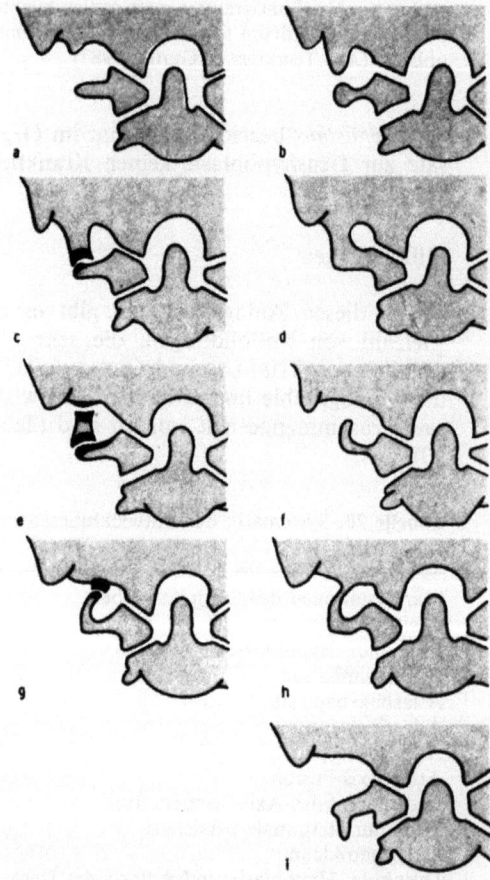

Abb. 147. Verschiedene Abstufungen des Processus paracondylicus und des Processus epitransversus. Schwarz gezeichnet sind akzessorische gelenkige Verbindungen. (Aus TORKLUS u. GEHLE 1987)

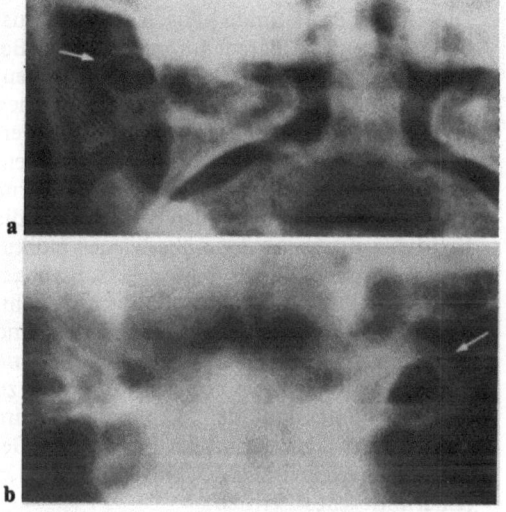

Abb. 148. a Vollständiger Ponticus lateralis. Er ist bereits sichtbar auf der regulären a.p.-Übersicht. **b** Vollständiger Ponticus lateralis im a.p.-Tomogramm. (Aus TORKLUS u. GEHLE 1987)

Diagnostisch kommt in diesen Fällen die digitale Subtraktionsangiographie bei verschiedenen Kopfhaltungen in Frage, bei Nachweis der Gefäßkompression die technisch nicht schwierige Resektion des Foramens.

Basiläre Impression: Diese mit 1,9% (BURWOOD u. WATT 1974) nicht seltene Veränderung trägt in ihrer *primären Form* einen irreführenden Namen. Das Okziput ist nicht imprimiert, sondern zu flach ausgebildet, was von einer frühzeitigen Verknöcherung der okzipitalen Wachstumsnähte oder einer Fehlanlage herrührt. Der Klivus ist oft abgeflacht und verkürzt (*Platybasie*). Die ersten Halswirbel stehen dadurch näher am Kopf, der Dens axis tritt in das Foramen occipitale magnum ein und kann bei Kopfbewegungen auf die Medulla drücken. Bei der *sekundären Form* der Erkrankung, hervorgerufen durch Knochenerweichungen beim Morbus Paget, Osteogenesis imperfecta, Osteomalazie, Hyperparathyreoidismus und fibröser Dysplasie handelt es sich um eine echte Impression der Schädelbasis oder besser eine Invagination.

Die primäre Form ist häufig kombiniert mit multiplen, okzipito-zervikalen Fehlbildungen, z. B. der Atlasassimilation, der Manifestation des Okzipitalwirbels und dem Klippel-Feil-Syndrom (s. S. 137). Das Foramen occipitale magnum ist primär verkleinert, es wird aber durch lippenförmig vorspringende Okzipitalkondylen noch zusätzlich eingeengt. Das Foramen erhält auf der submentookzipitalen Aufnahme ein fahrradsattelähnliches Aussehen (TORKLUS u. GEHLE). Vier Punkte weisen uns auf diese klinisch bedeutsame Variation im okzipito-zervikalen Übergang hin:

1. Auf der a.-p.-Röntgenaufnahme mit geöffnetem Mund können die Atlantoaxialgelenke nicht dargestellt werden. Gaumen und Oberkiefer projizieren sich auf die Gelenke (Abb. 149).
2. Auf einer seitlichen Schädelaufnahme überragt der Dens axis eine Linie, die vom harten Gaumen zum tiefsten Punkt der Hinterhauptsschuppe gelegt wird (MC-

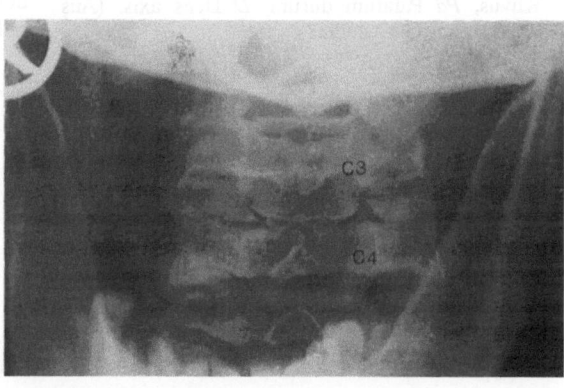

Abb. 149. Verdacht auf basiläre Impression, weil sich auf dem a.-p.-Bild bei geöffnetem Mund die lateralen Atlantoaxialgelenke nicht darstellen. (Aus TORKLUS u. GEHLE 1987)

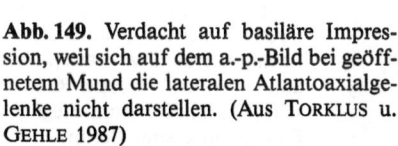

GREGOR Basallinie) um mehr als 6 mm (ohne Berücksichtigung des röntgenologischen Vergrößerungsfaktors) (Abb. 150, 151).

3. Auf einem a.-p.-Tomogramm oder auf einer vollständigen a.-p.-Aufnahme des Schädels überragt der Dens axis die Verbindungslinie zwischen den zwei Ansätzen des M. digastricus, die Biventerlinie (Abb. 152).

4. Patienten mit basilärer Impression haben einen auffallend kurzen Hals und einen tiefen Haaransatz (hommes sans cou).

Wird röntgenologisch nach pathologischen Veränderungen am okzipitozervikalen Übergang gesucht, dann darf auf der a.-p.-Aufnahme das Mastoid nicht ausgeblendet sein, auf der seitlichen Aufnahme nicht der harte Gaumen.

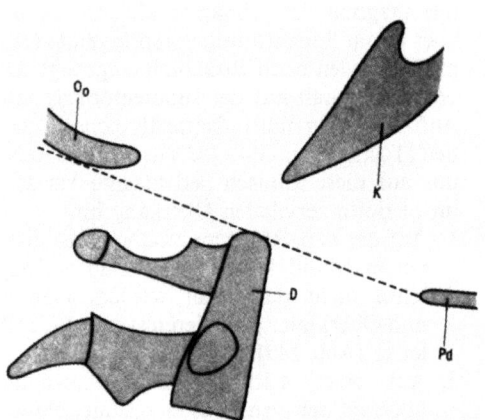

Abb. 150. McGregor-Basallinie. Sie verläuft vom Hinterrand des harten Gaumens zum tiefsten Punkt der Okzipitalschuppe. Sie berührt normalerweise die Densspitze tangential. *Oo* Os occipitale, *K* Klivus, *Pd* Palatum durum, *D* Dens axis. (Aus TORKLUS u. GEHLE 1987)

Die klinischen Befunde hängen von der Ausprägung der basilären Impression ab. Bei schwacher Ausprägung bestehen oft Nackenkopfschmerzen aufgrund der erzwungenen Hyperlordosierung der HWS. Zu Beschwerden kommt es oft erst nach kleinen Traumen. Ist das Foramen occipitale magnum von vorne durch den Dens und von den Seiten durch die Kondylen eingeengt, dann überwiegen radikuläre und medulläre Symptome, z. B. abgeschwächte Berührungssensibilität im Gesicht, Teilparesen der kaudalen Hirnnerven und auch des N. facialis. Schwindelanfälle sind häufig wie auch Drop attacks. Kommt es zu einer Kompression der Hinterstränge im Rückenmark, dann kann der Patient das Gefühl eines elektrischen Schlages empfinden (Lhermittesches Zeichen).

Sind schwere zentral-vestibuläre Gleichgewichtsstörungen vorhanden, dann deutet dies auf die häufige Kombination der basilären Impression mit dem Arnold-Chiari-Syndrom hin. Dabei sind Teile der Kleinhirntonsillen in das Foramen occipitale magnum getreten, das durch die basiläre Impression zusätzlich eingeengt ist (Abb. 153, 154).

Therapeutisch kommen nur operative Maßnahmen in Frage, z. B. die Dekompression des Foramen occipitale magnum oder die Fixierung des Axis an die Hinterhauptsschuppe, wodurch die Exkursion des Dens in die Medulla verhindert wird.

2. Kondyläre Hypoplasie

Diese Fehlbildung tritt zusammen mit der basilären Impression, aber auch isoliert auf. Bei der isolierten Form treten die ersten Halswirbel höher, das Okziput ist normal ausgebildet.

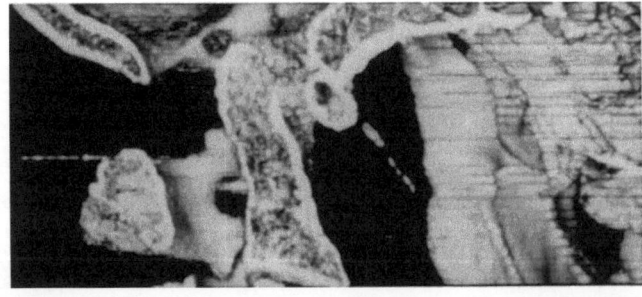

Abb. 151. Dreidimensionales CT-Bild einer basilären Impression, bei der der Dens axis in das Foramen occipitale magnum eingetreten ist. Deutlich sichtbar ist auch der abgeflachte Clivus (Platybasie). (Abbildung von Prof. Traupe, Radiologische Klinik, Klinikum Steglitz der Freien Universität Berlin)

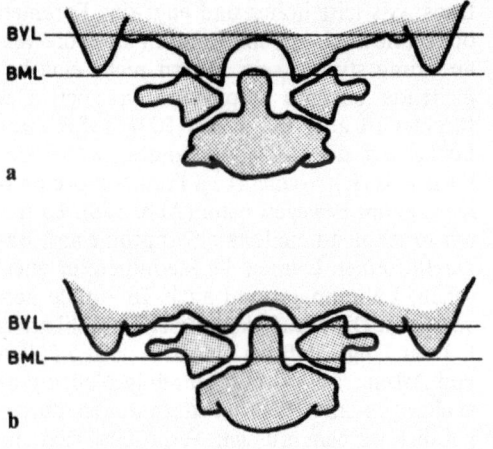

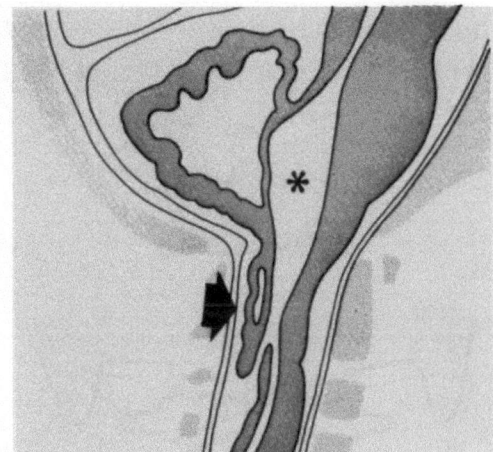

Abb. 152a, b. Basiläre Impression im a.p.-Bild. **a** Normale Relation mit lateralem Anstieg der Schädelbasiskontur. **b** Bei basilärer Impression ist der mediane Anteil der Schädelbasiskontur angehoben. Die Densspitze überschreitet die Biventerlinie. *BVL* Biventerlinie, *BML* Bimastoidlinie. (Aus TORKLUS u. GEHLE 1987)

Abb. 153. Arnold-Chiari-Syndrom. Herniation von Kleinhirnanteilen mit zungenförmigem Tiefertreten in den Spinalkanal (*Pfeil*). Erweiterung des vierten Ventrikels (*Stern*) durch Störung des Liquorabflusses infolge Passagebehinderung zwischen Medulla oblongata und verlagerten Kleinhirnanteilen. (Aus TORKLUS u. GEHLE 1987)

Bei asymmetrischer Ausbildung kommt es zu einem ossären Schiefhals. Die Störung wird mit dem Gelenkachsenwinkel der Atlantookzipitalgelenke diagnostiziert (Abb. 155). Dieser Winkel beträgt durchschnittlich 125°, ist bei der kondylären Hypoplasie aber vergrößert. Klinisch kommt es je nach Ausprägung des Befundes zu einer Verringerung der Beweglichkeit im oberen Kopfgelenk. Die Funktion des Gelenkes kann ganz aufgehoben sein. Daraus resultieren Funktionsstörungen der Ausgleichsschlinge der A. vertebralis. Schwindel entsteht sekundär bei Ausbildung einer muskulären Dysfunktion.

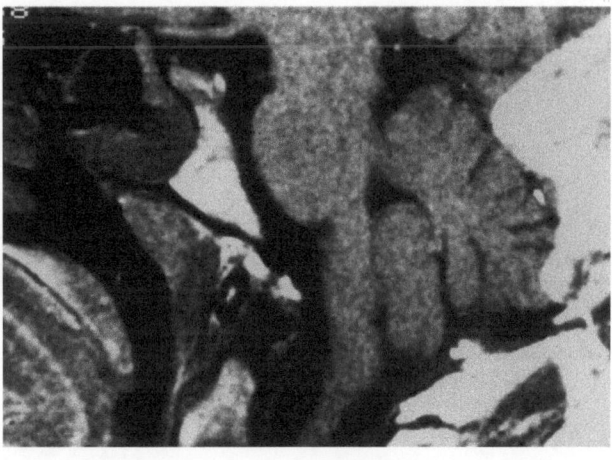

Abb. 154. Kernspintomographische Darstellung eines Arnold-Chiari-Syndroms mit Eintritt der Kleinhirntonsillen in das Foramen occipitale magnum. (Abbildung von Prof. Traupe, Abteilung für Röntgendiagnostik, Klinikum Steglitz der Freien Universität Berlin)

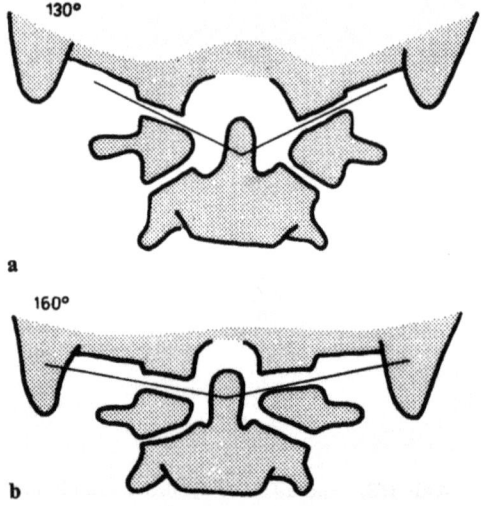

a

b

Abb. 155. Gelenkachsenwinkel der Atlantookzipitalgelenke beim normalen (**a**) und bei einer kondylären Hypoplasie (**b**). (Aus TORKLUS u. GEHLE 1987)

3. Atlasassimilation

Es handelt sich um eine teilweise oder ganze atlantookzipitale Fusion (Abb. 156). Der

Dens axis tritt höher und engt das Foramen occipitale magnum ein. Klinisch kann die Veränderung stumm sein, sofern nicht eine begleitende basiläre Impression vorliegt. Gefürchtet ist aber die in fast 50% auftretende Lockerung des Atlasquerbandes, wobei der Dens axis sich vermehrt im Foramen occipitale magnum bewegen kann (Abb. 158). Es treten zunehmend medulläre Symptome auf. Bagatelltraumen können die Medulla akut quetschen, Lähmungen und auch Todesfälle hervorrufen. Die Häufigkeit dieser Komplikation hat zur Folge, daß bei diagnostizierten Fällen von Atlasassimilation regelmäßig Nachuntersuchungen mit Funktionsaufnahmen durchgeführt werden müssen. Vergrößert sich die altantodentale Distanz, dann muß eine Spondylodese erfolgen.

4. Kongenitales Okzipitalgleiten

Bei einer Atlasassimilation ist das obere Kopfgelenk inaktiv. Alle Bewegungen passieren im unteren Kopfgelenk, das zu einem primitiven Gleitgelenk reduziert ist. Gleitbewegungen in Schubladenart mit Ausschlägen bis zu 10 mm kommen vor mit all ihren negativen Folgen für die A. vertebralis und die Medulla.

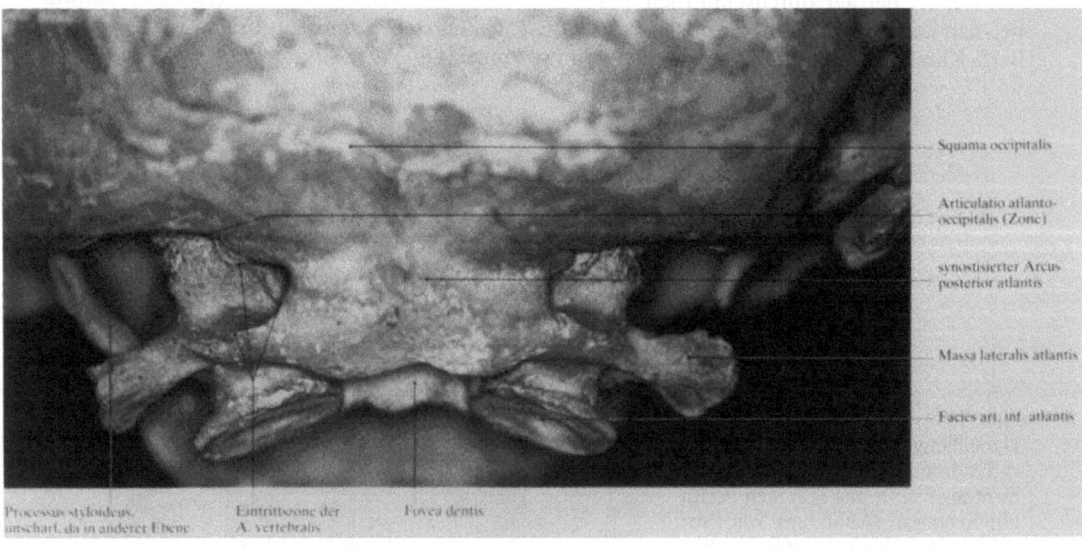

Abb. 156. Vollständige Atlasassimilation. (Aus LANG 1981)

5. Klippel-Feil-Syndrom

Generell bezeichnet dieses Syndrom die Reduktion der Zahl der Wirbelkörper entweder
durch Blockwirbelbildung, durch Aplasie
oder durch Atlasassimilation. Es handelt sich
dabei um meist komplexe und schwerwiegende Differenzierungsstörungen. Das klinische
Bild ist bestimmt durch die Stenosierung des
Zervikalkanals und die Höhe der Veränderungen. Die Symptomatik beginnt oft mit Synkopen und ist progredient bis zur Tetraplegie.
Diagnostisch hinweisend ist die Bewegungseinschränkung, ein kurzer Hals der breit
(sphinxartig) ansetzt. Die Therapie besteht in
einer Spondylodese mit Fusionierung.

6. Atlasbogenaplasie bzw. -teilaplasie

Bei dieser meist im dorsalen Teil des Atlas gelegenen Mißbildung kann es zu einer Instabilität in Abhängigkeit vom Ausmaß der Störung
kommen. Die gelenkige Atlas-Dens-Verbin-
dung und die Atlantookzipitalgelenke bleiben
dabei erhalten. Die Diagnose gelingt mit der
axialen Röntgenaufnahme.

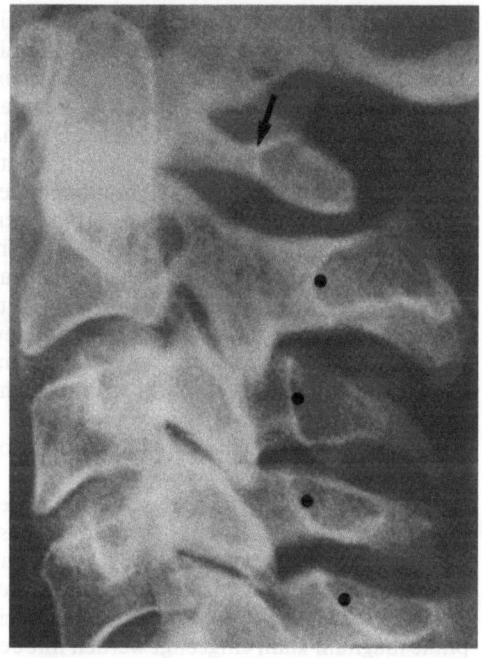

Abb. 157. Atlasringstenose. Stufenförmiges Vor-
springen der Bogenabschlußlinie des Atlas (*Pfeil*)
gegenüber der Bogenabschlußlinie von C2 bis C5
(●). Gefahr der Markkompression. (Aus TORKLUS
u. GEHLE 1987)

7. Atlasringstenose

Sie ist gefährlich wegen der Beeinträchtigung
der Liquorzirkulation und der möglichen
Markkompression. Erkennbar ist die Störung
im seitlichen Röntgenbild am stufenförmigen
Vorsprung der Bogenabschlußlinie von C1 gegenüber C2 (Abb. 157). Sind Symptome vorhanden, dann muß eine Laminektomie durchgeführt werden.

8. Os stylohyoidale

Diese Veränderung hat primär mit der Wirbelsäule nichts zu tun, viel dagegen mit
Schwindel. Die knöcherne Verbindung zwischen Processus styloideus und Hyoid kann
die A. carotis einengen und über den Druck
auf das Glomus caroticum anfallsartig zu
Blutdruckschwankungen führen. Die Symptome werden als stylokeratohydoidales Syn-

drom (auch Eagel-Syndrom) zusammengefaßt. Primär besteht eine Bewegungseinschränkung kombiniert mit Kopfschmerzen
und Schweißausbrüchen. Vestibulär hervor-
stechend sind Schwindelanfälle.

G. Erworbene Erkrankungen des zervikookulären Übergangs mit Auswirkungen auf das Gleichgewicht

1. Entzündungen

a) Spondylitis rheumatica

Rheumatische Erkrankungen weisen vor allem im Spätstadium bis zu 40% Mitbeteili-
gungen im Zervikalbereich auf. Durch den
rheumatischen Prozeß kommt es u. a. zu einer
Lockerung von Bewegungssegmenten oder zu

Spondylitis. Besonders betroffen sind das Ligamentum transversum atlantis, später die Ligamenta alaria. In 6–8% aller rheumatischen Erkrankungen kommt es zu einer atlantoaxialen Dislokation (Abb. 158 u. 159). Die Distanz zwischen Atlas und Dens im seitlichen Röntgenbild beträgt statt maximal 2 mm beim Gesunden bis zu 10 mm. Funktionsaufnahmen mit Ventral- und Dorsalflexion sind erforderlich. Im Rahmen der atlantoaxialen Dislokation besteht eine Instabilität mit Kipp-Gleitbewegungen des Atlas. In späteren Stadien wird der Dens axis arrodiert, er erscheint im Röntgenbild zugespitzt. Der Dens kann komplett abgebaut werden.

Die Behandlung besteht in einer Spondylodese.

Gelegentlich rutscht der Atlas von den Gelenkflächen ab, er tritt tiefer (vertikale Atlasdislokation). Der Dens axis steht scheinbar höher, was als pseudobasiläre Impression bezeichnet wird (Abb. 159). Das Foramen occipitale magnum kann eingeengt werden mit der Gefahr einer Kompression der Medulla. Vor-

herrschend sind Miktionsstörungen, Parästhesien und Paresen und in deren Folge Gangunsicherheit. Schwindel entsteht durch Unterbrechung der sensiblen Fasern.

Zum Formenbild der rheumatischen Erkrankung gehören auch die Arthritis der Kopfgelenke mit unscharfem Gelenkspalt und die Blockbildung besonders bei juvenilen Formen der Polyarthritis. Zu einer weiteren Lockerung der Halswirbelsäule kommt es, wenn die Zwischenwirbelscheiben befallen sind (rheumatische Discitis). Die Wirbelkörper luxieren, sie stehen nicht mehr übereinander (Stufenleiterphänomen).

Im Kindesalter tritt die rheumatische Arthritis zuerst in Form eines akuten Schiefhalses auf. Solche Fälle heilen nach antirheumatischer Behandlung aus, andere münden in die atlantoaxiale Dislokation und Instabilität.

Nach Tonsillitis oder Otitis media kann bei Kindern das *Grisel-Syndrom* auftreten. Die Kopfzwangshaltung mit Schmerzen steht im Vordergrund, es folgt die atlantoaxiale Dislokation und die Stufenleiterbildung. Schwindel und Gehstörungen entstehen, wenn die Medulla komprimiert wird.

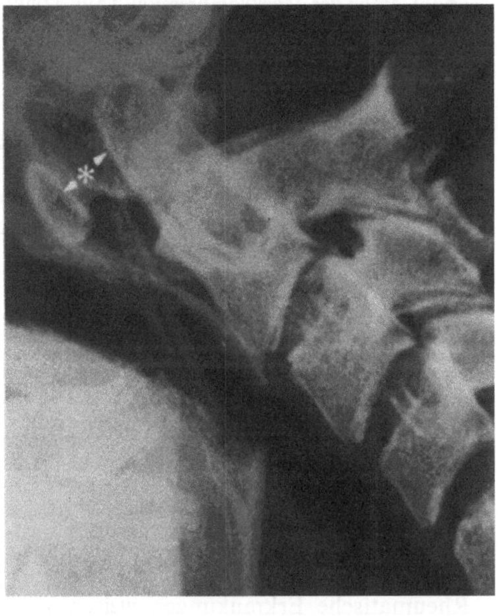

Abb. 158. Atlantoaxiale Dislokation bei Atlasassimilation. Funktionsaufnahme in Anteflexion des Kopfes. Vergrößerung der atlantodentalen Distanz auf 9 mm. (Aus TORKLUS u. GEHLE 1987)

b) Spondylitis tuberculosa

Ein tuberkulöser Prozeß der oberen Halswirbelsäule zerstört die Kopfgelenke. Es kommt zur Dislokation. Später werden die Wirbelkörper zerstört, ein Vorgang, der als *Malum suboccipitale* bezeichnet wird. Auch Senkungsabszesse können sich ausbilden.

c) Unspezifische Spondylitis

Es handelt sich um eine bakterielle Spondylitis, die entweder direkt oder hämatogen entsteht. Blockwirbelbildung ist häufig. Abzugrenzen ist die *renale Osteopathie* bei Dialysepatienten. Es kommt zu multiplen entzündlichen, osteolytischen Veränderungen.

2. Degenerative Veränderungen

Sie sind im Bereich der oberen HWS selten. Randkantenosteophyten finden sich vor allem

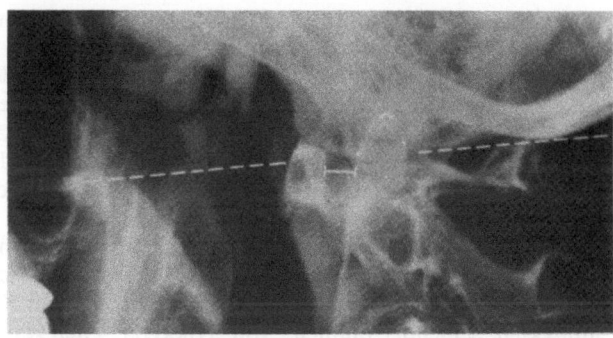

Abb. 159. Rheumatische atlantoaxiale Dislokation. Erweiterung des Zahngelenkspaltes auf 6 mm. Zusätzlich besteht eine pseudobasiläre Impression. Die Densspitze überragt die McGregor-Basallinie (*gestrichelt*) um 12 mm. (Aus TORKLUS u. GEHLE 1987)

an den kranialen Gelenkflächen. Grundsätzlich gilt, daß degenerative Veränderungen selten zu Schwindel führen. Es besteht oft ein krasses Mißverhältnis zwischen einer ausgeprägten Osteochondrose und Spondylarthrose und der Geringfügigkeit der Beschwerden. Die Wirbelsäule versteift sich selbst. Damit wird zwar im Alter die Beweglichkeit eingeschränkt, die Beschwerden eines Zervikalsyndroms kommen aber zur Ruhe.

H. Tumoren der HWS

Tumoren der oberen HWS-Region sind gefährlich, weil sie oft primär nur Schmerzen und eine Bewegungseinschränkung machen. Die Symptome sind sehr ähnlich denen einer funktionellen Kopfgelenkstörung. Es ist eine Regel, daß vor jeder Manipulation im Kopfgelenkbereich röntgenologisch ein osteolytischer tumoröser Prozeß ausgeschlossen sein muß, da die Manipulation sonst zu Tetraplegien führen kann.

Von den verschiedenen Tumoren, die an der Wirbelsäule auftreten, sind nur die tumorähnlichen, aneurysmatischen Knochenzysten und das maligne Chordom im oberen HWS-Bereich gehäuft anzutreffen. Das Chordom geht von Resten der Chordaanlage aus. Sein Wachstum ist sehr langsam und führt deshalb kaum zu akuten Beschwerden. Schwindel besteht fast nie, weil das prall gefüllte Chordom an der Schädelbasis den Kopf trotz größerer Knochenzerstörungen stützt. Die Patienten kommen oft wegen Nasenatmungsbehinderung zum Arzt, wenn das Chordom ventral der Wirbelsäule den Nasen-Rachenraum vor-

wölbt. Auffallend ist die pralle und rundliche Form der Vorwölbung.

Die Chordome müssen operativ entfernt werden, was aber wegen der Nähe zum Spinalkanal nicht immer gelingt.

Aneurysmatische Knochenzysten führen zu einer Rarefikation des Knochens. Der Wirbelkanal kann eingeengt werden, was zu den bekannten Symptomen von seiten der oberen Halswirbelsäule führt.

Metastatische Veränderungen der Wirbelsäule kommen auch im Kopfgelenkbereich vor, insbesondere bei Mamma-, Schilddrüsen-, Prostata- und Bronchialtumoren sowie beim Hypernephrom. Erstes Symptom ist der tiefe Nackenschmerz, bei entsprechendem Sitz des Tumors auch Bewegungseinschränkung und Schwindel.

Intradurale Tumoren

Die Meningeome, Neurinome, Ependymome, Sarkome und Angioblastome, die intradural vorkommen, machen klinisch ein sehr buntes Bild. Die Diagnostik ist schwierig, da sie sich bei routinemäßiger Röntgendiagnostik nicht darstellen, gut dagegen im CT und besonders im NMR.

J. Traumatische Veränderungen der HWS

Die Beurteilung von Traumafolgen an der HWS und ihrem Muskel-Bänderapparat stellt ein großes Problem vor allem für den am Gleichgewicht gutachterlich und diagnostisch tätigen Arzt dar, denn es läßt sich zwar beim

Kontakttrauma und seinen direkten Folgezuständen wie Commotio labyrinthi, Felsenbeinfraktur, Commotio- und Contusio cerebri eine gute Beziehung zwischen Anamnese und Befund herstellen, selten aber bei den Spätfolgen, besonders wenn diese mit einer längeren Latenz aufgetreten sind. Dies gilt sowohl für die Schädelkontakttraumen, bei denen es immer auch zu einer indirekten Gewalteinwirkung auf die Wirbelsäule und besonders auf die Kopfgelenke kommt, als auch für die rein indirekten Schleudertraumen. Von TORKLUS u. GEHLEN wurden die häufigsten Unfallursachen zusammengestellt:

1. Der Fall eines schweren Gegenstandes auf den Kopf, z. B. Balken, Ladeluken, Koffer, Mehlsack, usw.
2. Der Sturz des Körpers auf den Kopf, z. B. beim Überschlagen mit dem Automobil oder beim Kopfsprung in zu flaches Wasser
3. Die plötzliche Beschleunigung oder Abbremsung des Rumpfes mit Vor- und Rück-

Tabelle 21. Übersicht über Schäden bei HWS-Traumen (ohne direkte offene Verletzungen). (Aus ERDMANN 1983)

I. Schäden am Nervensystem
  a) Halsmarkschäden
    – Commotio spinalis
    – Contusio spinalis
    – Spinale Lazeration
    – Compressio spinalis
  b) Radikuläre Schäden
II. Schäden an der Wirbelsäule und an den Weichteilen
  a) Distorsionen (ohne röntgenologisch faßbare Verletzungen)
    – Bei Schleuderverletzungen nach dorsal
    – Bei Abknickverletzungen
    – Bei Rotationsverletzungen
  b) Frakturen
    – Bei Abknickverletzungen
      – Absprengungen des Processus articularis superior
      – Densfrakturen
    – Bei Rotationsluxationen
      – mit einseitiger Fraktur im Wirbelgelenk

schleuderbewegungen des Kopfes, z. B. beim Auffahrunfall.

Schwindel ist ein sehr häufiges Symptom nach diesen Traumen, entweder als Folge einer Schädigung vestibulärer Strukturen oder auch indirekt. So kann ein Ausfallsnystagmus nach Felsenbeinfraktur kaum kompensiert werden, wenn der Patient infolge einer Dysfunktion im Kopfgelenkbereich den Kopf nicht richtig bewegen kann. Schwindel nach einem Kontakttrauma kann auch ausschließlich von einer zervikalen Folgestörung herrühren. Die Gleichgewichtsprüfung ergibt dabei oft kein befriedigendes Resultat. Liegt z. B. gleichzeitig eine Seitendifferenz in der Erregbarkeit der Gleichgewichtsorgane vor mit einer Untererregbarkeit auf der traumatisierten Seite, die der Patient aber schon vor dem Unfall gehabt haben kann, so ist schnell die Diagnose einer Contusio labyrinthi gestellt und die Diagnose einer behandelbaren funktionellen Kopfgelenkstörung übersehen. Die Konsequenz für das Gutachten ist gravierend, denn bei der Contusio labyrinthi handelt es sich um einen Dauerschaden, bei der funktionellen Kopfgelenkstörung nicht.

Die funktionelle Untersuchung des Halses mit Abschätzung der Kopfbeweglichkeit, die Röntgenuntersuchung der HWS im a.-p.- und seitlichen Strahlengang sowie Funktionsaufnahmen bei Ante- und Retroflexion gehören zum diagnostischen Untersuchungsgang des Schwindels, wenn in der Anamnese ein Trauma besteht.

Im folgenden soll auf die häufigsten Verletzungen im oberen Zervikalbereich hingewiesen werden (Tabelle 21).

1. Distorsion

Unter einer Distorsion versteht man eine Verletzungsform, bei der röntgenologisch eine traumatische Veränderung an der Wirbelsäule nicht sichtbar ist. Je nach Schweregrad treten Weichteilverletzungen wie Bänderdehnungen, Bänderausrisse, Luxationen usw. auf. Von ERDMANN stammt eine Einteilung der Distorsion in drei Grade (Tabelle 22).

Tabelle 22. Symptome bei den verschiedenen Graden einer Distorsion. (Aus ERDMANN 1983)

Symptome:	Distorsion I°	Distorion II°	Distorsion III°
a) Intervall	+	+/∅	∅
b) Neurolog. Primärsymptome (z. B. Parästhesien in Händen u. Armen)	∅	+ .	+
c) Positive Röntgenbildmerkmale			
primäre	∅	∅	+
sekundäre	∅	∅/+	+
(reparative Narben u. dergl.)			

2. Schleudertrauma

Unter einem Schleudertrauma versteht man die ruckartige Beschleunigung des Kopfes durch einen unerwarteten Auffahrunfall direkt von hinten oder tangential von hinten. Es handelt sich dabei um eine Sonderform der Distorsion. Für die Schwere der Verletzung ist bedeutsam, daß die Beschleunigung des Kopfes einsetzt, während die Muskulatur des Halses entspannt ist. Der biphasische Bewegungsablauf (Abb. 160) ist so schnell, daß die Muskulatur auch während der Bewegung nicht mehr angespannt werden kann. Ähnlich einem Sturz, bei dem man sich nicht abstützen kann, wird der Kopf bewegt ohne seinen normalerweise vorhandenen muskulären Schutzmechanismus.

Von der Automobilindustrie wurden viele Unfalltypen im Modell simuliert, so daß man den Schädigungsmechanismus gut nachvollziehen kann. Es hat sich gezeigt, daß Vorwärtsbeschleunigungen (Anteflexion) gegenüber den Rückwärtsbeschleunigungen keine wesentliche Rolle spielen. Nach ERDMANN (1973) kumuliert die Beschleunigung in einem der Bewegungssegmente, es kommt dann dort zu einem monosegmentalen Schaden. Röntgenologische Veränderungen fehlen, weil bei einer traumatischen Rückwärtsbewegung des Kopfes ausschließlich Scherwirkungen auftreten, und weil es bei der Verschiebung eines Wirbelkörpers nach dorsal zu keinem knöchernen Anschlag kommt (Abb. 161). Bei einer Ventralbewegung eines Wirbelkörpers, wie sie bei einem frontalen Unfall auftritt, schlägt dagegen der höher gelegene Wirbelkörper am Processus articularis superior des darunter gelegenen Wirbelkörpers an (Abb. 162). Es kann zu Dislokationen kommen (Spätschäden selten), aber auch zu Frakturen (Spätschäden häufig). Diese Form des Traumas wird als *Abknickverletzung* (Abb. 163) bezeichnet. Tabelle 23 zeigt einen Vergleich zwischen den Symptomen des Schleudertraumas und der Abknickverletzung.

Primär besteht beim Schleudertrauma eine nuchale Schmerzsymptomatik verbunden mit vegetativen Symptomen wie Übelkeit und

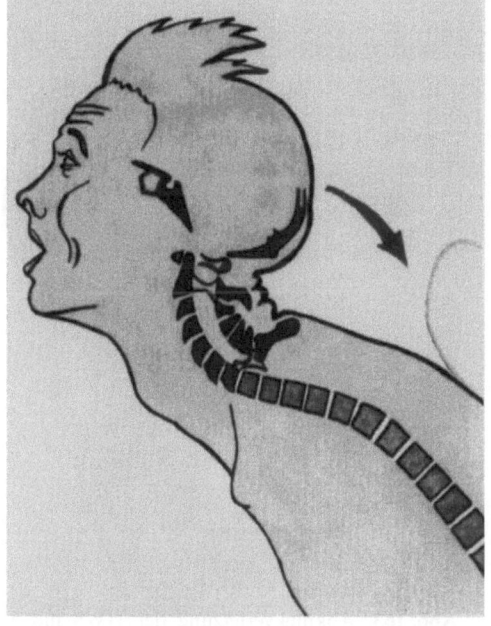

Abb. 160. Bewegungsablauf beim Schleudertrauma. (Aus ERDMANN 1983)

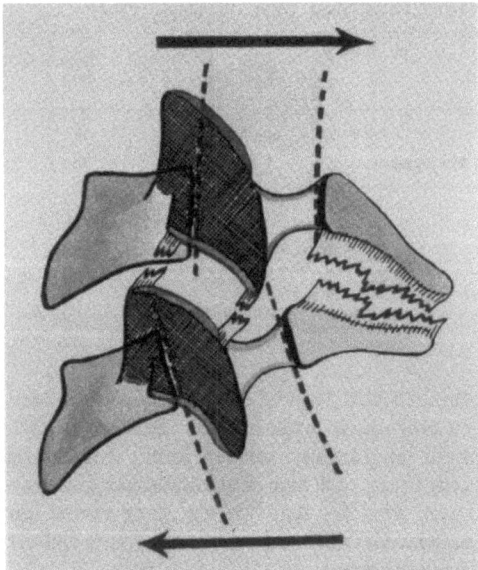

Abb. 161. Transversaldislokation eines Wirbelkörpers (des oberen) nach dorsal. Es kommt dabei zu einer Verletzung des Bandapparates. Ein Anschlag knöcherner Strukturen findet nicht statt. (Aus ERDMANN 1983)

Tabelle 23. Vergleich der Symptome einer Abknickverletzung ohne Fraktur mit denen einer Schleuderverletzung. (Aus ERDMANN 1983)

Abknickverletzung	Schleudertrauma
Wenn Knochen nicht beteiligt:	Wenn Knochen nicht beteiligt:
Harmlos.	Nicht immer harmlos.
also: Distorsion I° oder II°	also: Distorsion I°, II° *und* III°
Kein Dauerschaden	In Einzelfällen ein Dauerschaden

Brechreiz. Über Schwindel wird häufig geklagt, wobei im Gegensatz zum Schädelkontakttrauma die undefinierten, ungerichteten Beschwerden überwiegen, z. B. Unsicherheit, verstärktes Schwanken, breitbeiniger Gang usw. Regelmäßig ist die Kopfbeweglichkeit schmerzhaft eingeschränkt. In Abhängigkeit vom Schweregrad der Verletzung bestehen weitere Symptome.

Anhand der Traumastärke, der Symptome und der Abklingquote fand ERDMANN drei Gruppen (Grad I–III), deren Beschwerdedauer festgelegt wurde, z. B. maximal drei

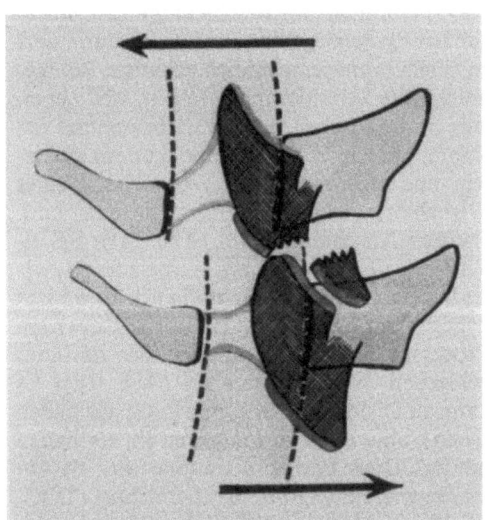

Abb. 162. Transversaldislokation des Wirbelkörpers nach ventral mit Luxationsfraktur. Es findet ein Anschlag des Wirbels am Processus articularis superior des daruntergelegenen Wirbels statt, der dabei abgesprengt wird. (Aus ERDMANN 1983)

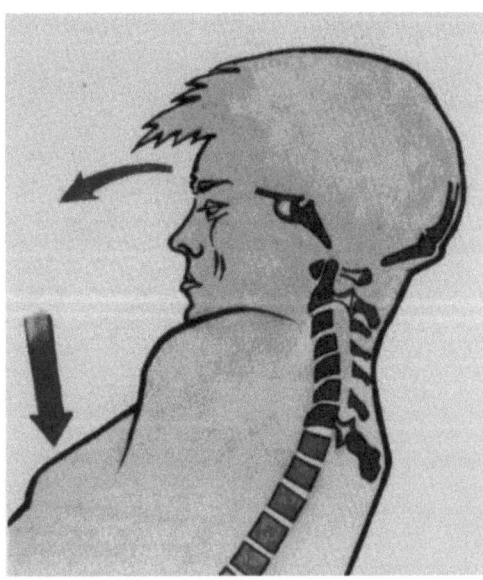

Abb. 163. Abknickverletzung der HWS mit Ventralverlagerung von Wirbelkörpern. (Aus ERDMANN 1983)

Monate für ein leichtes Schleudertrauma, maximal zwei Jahre für ein mittelstarkes Trauma. Diese Festlegung bereitet in der Gutachtenspraxis Probleme, weil manche Patienten nach dem primären Beschwerdeabbau und einem freien Intervall erneut Schwindel und Gleichgewichtsstörungen bekommen. Die Ursache kann vielgestaltig sein, z. B. eine primär nicht erkannte Fraktur oder Luxation (z. B. die Rotationssubluxation), ein bis dahin klinisch stummer Vorschaden, z. B. eine degenerative Veränderung, eine nicht oder nicht vollständig behandelte Kopfgelenksstörung, aber auch posttraumatische psychosomatische Beschwerden. Zuletzt muß natürlich auch an eine unfallunabhängige Zweiterkrankung gedacht werden. Notgedrungen muß man auf alle möglichen Ursachen eingehen und eine sehr umfangreiche Diagnostik betreiben.

Bei der Gutachtensuntersuchung gehört dazu neben der subtilen Röntgenfunktionsdiagnostik und der Messung der Kopfbeweglichkeit auch ein CT oder NMR. In einem Patientenbeispiel wurde nach einem Schädeltrauma ein erheblicher, einseitiger Substanzverlust im Kleinhirnbereich übersehen, weil sich die Parteien um die Frage der Simulation oder Aggravation einer Ataxie gestritten hatten, die nach freiem Intervall aufgetreten war. Ein CT deckte den Schaden auf und substanzierte die Beschwerden.

3. Schädelkontakttrauma

Während beim Schleudertrauma der Körper unter dem Kopf wegbewegt wird und dabei das charakteristische, biphasische Peitschenhiebphänomen mit Kopfvor- und -rückbewegung auftritt, wird beim Schädelkontakttrauma der Kopf und z. T. auch der Körper angeschlagen. Er wird impulsartig beschleunigt, wobei aber meist die Rückbewegung fehlt. Bei alleinigem Kopftrauma kann es zu einer erheblichen Abknickung der HWS kommen, zu Frakturen, Distorsionen der Bänder, Gefäßverletzungen mit Einblutungen in das Rückenmark. Sind die Symptome von seiten des Schädels und des ZNS vorherrschend, z. B. Platzwunden, Contusio mit Bewußtlosigkeit und manchmal auch dem benignen paroxysmalen Lagerungsschwindel, so kann die

Notwendigkeit einer Röntgen-HWS-Diagnostik untergehen oder es können die Röntgenaufnahmen wegen Transportunfähigkeit des Patienten von unbefriedigender Qualität sein. Spätschäden können dann auftreten und in Diagnostik sowie ursächlicher Zuordnung schwierig werden.

Im folgenden werden Frakturen im Bereich der oberen HWS beschrieben. Eine Zuordnung zu Symptomengruppen erfolgt nicht, da die Symptomatik bunt ist und sich mit den Symptomen des Schädeltraumas vermischt. Im Einzelfall muß abgewogen werden, ob geklagte Beschwerden oder Befunde zueinander passen.

4. Frakturen im Bereich der HWS

a) Jefferson-Fraktur

Bei axialer Gewalteinwirkung, z. B. bei einem Sturz auf die Kopfmitte oder wenn ein schwerer Gegenstand auf den Kopf fällt, kommt es zwischen Okziput und Axis durch die Stellung der Gelenkflächen zu einer massiven, nach lateral gerichteten Kraft (Abb. 164). Unterhalb von C2 wird die Kraft durch die Zwischenwirbelscheiben und die Lordose abgepuffert. Es kommt zu einer Sprengung des Atlasringes, was im a.-p.-Bild an einem ein- oder doppelseitigen Auseinanderweichen der Massae laterales atlantis und einer Verbreiterung des paradentalen Raumes leicht erkannt werden kann (Abb. 165, 166). Das Atlasquerband reißt, der Dens wird aber noch von den Ligamenta alaria gehalten. Dadurch kommt es trotz atlantoaxialer Instabilität nicht zu einer Kompression des Rückenmarks. Im seitlichen

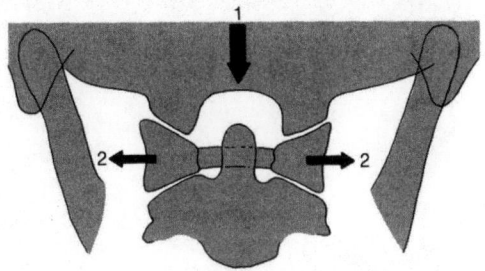

Abb. 164. Schema der Entstehung einer Jefferson-Fraktur

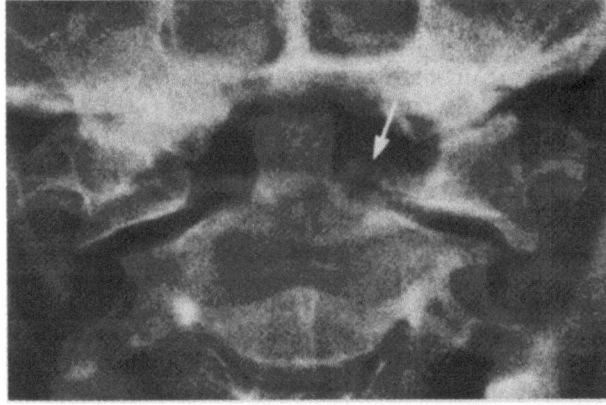

Abb. 165. Jefferson-Fraktur mit Lateraldislokation beider Massae lateralis. Linksseitiger Ausriß des Ansatzes des Ligamentum transversum. (Aus BROCHER 1955)

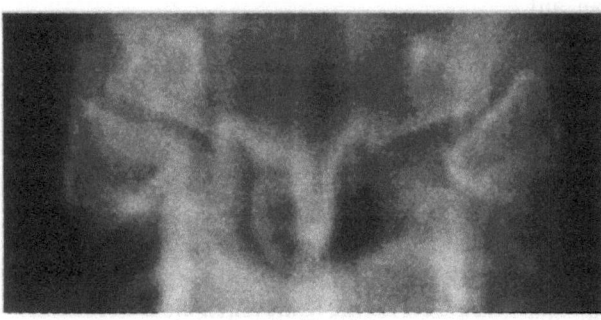

Abb. 166.   Jefferson-Fraktur-Abriß der Massa lateralis rechts. (Aus TORKLUS u. GEHLE 1987)

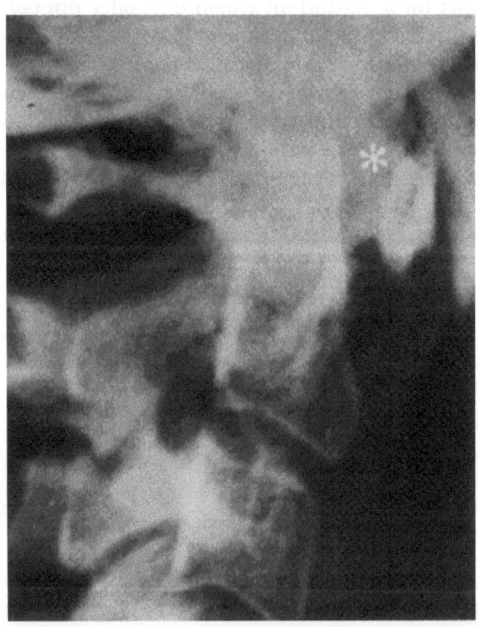

Röntgenbild sieht man die Vergrößerung des altantodentalen Spaltes (Abb. 167). Trifft die Gewalteinwirkung seitlich schräg auf, dann kann es zu einer Kompressionsfraktur der Massa lateralis kommen. Im Röntgenbild erkennt man dies an einer einseitigen Verschmälerung der Massa lateralis (Abb. 168).

b) Frakturen der Atlasbögen

Bei massiven Ante- oder Retroflexionsbewegungen kann der hintere Atlasbogen ein- oder mehrfach brechen, bei Retroflexionsverletzungen manchmal kombiniert mit einer Zer-

---

Abb. 167. Jefferson-Fraktur, Abriß. Aufgrund des Verletzungsmechanismus zwangsläufig begleitende anteriore Dislokation des Atlas. Die atlantodentale Distanz (*Stern*) ist auf 5 mm vergrößert. Die Haltefunktion des Dens axis wird von den Ligg. alaria übernommen. (Aus TORKLUS u. GEHLE 1987)

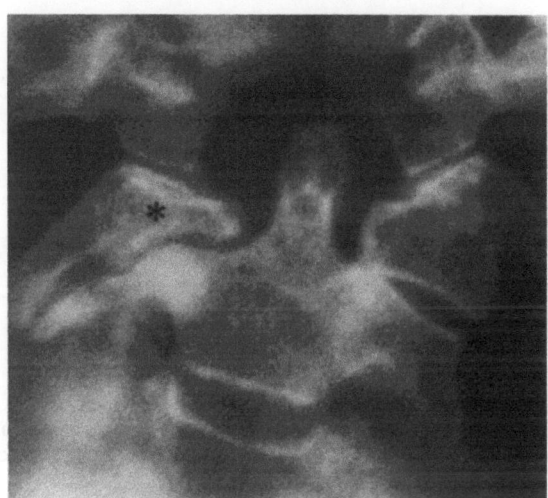

Abb. 168. Jefferson-Fraktur: Einseitige Kompressionsfraktur (*Stern*) der Massa lateralis mit Sekundärarthrose und kontralateraler Verkantung. (Aus TORKLUS u. GEHLE 1987)

reißung des vorderen Längsbandes und der Bandscheibe C2/C3. Es kommt zu einer Vorwölbung des Retropharyngealraumes. Isolierte Frakturen des vorderen Bogens sind selten.

c) Frakturen des Dens axis

Densfrakturen an der Spitze machen keine wesentlichen Symptome, am Hals und am Sockel des Dens führen sie zu Instabilität (Abb. 169). Sie muß durch lange Ruhigstellung behandelt werden oder durch chirurgische Osteosynthese. In einem hohen Prozentsatz kommt es zur Ausbildung einer Pseudoarthrose.

Sowohl die Frakturen durch Hyperflexion als auch durch Hyperextension können mit einer Atlasringfraktur kombiniert sein, sie sind dann röntgenologisch sichtbar. Isolierte Densfrakturen dagegen entziehen sich oft in den ersten Tagen dem röntgenologischen Nach-

weis. Sie werden sichtbar, wenn die Resorption des traumatisierten Gewebes einsetzt. Sehr selten kann eine Densnekrose auftreten. Frakturen des Axisbogens treten besonders bei Autoüberschlagsunfällen auf und bei maximaler Retroflexion des Kopfes. Neurologische Ausfälle sind selten. Es besteht aber die Gefahr einer Dorsalverlagerung des Axis.

5. Traumatische Luxationen

Bei Schleudertraumen kann es zu einer Zerreißung oder Lockerung von Bändern kommen, ohne daß eine Fraktur vorliegt. Besonders betroffen sind das Atlasquerband, das den Dens hält, das Kreuzband und die Ligamenta alaria. Je nach Lockerungsgrad kommt es zu einer Vergrößerung der atlantodentalen Distanz. Die Störung ist nur bei Funktionsaufnahmen in Anteflexionshaltung sichtbar. Bei Kopfbewegungen in diese Richtung können

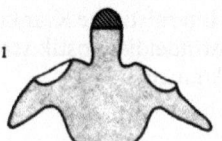 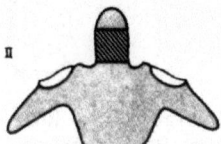 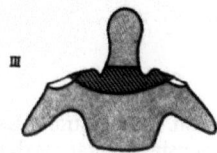

Abb. 169. Klassifikation der Densfrakturen in Typ I–III nach Lokalisation der Fraktur. *I* Denskuppenfraktur, *II* Denshalsfraktur, *III* Denssockelfraktur. (Aus TORKLUS u. GEHLE 1987)

lästige Schwindelanfälle und Synkopen auftreten. Bei Ruhigstellung mit einer Halskra-
watte verschwinden die Beschwerden.

Eine Luxation durch Rotation des Kopfes ist
selten. Sie führt zu starken Schmerzen, die
aber wieder vollständig verschwinden können.
Heftige Schwindelanfälle können über Jahre
bestehen. Die sogenannte antrale Lateraldislokation wird im a.-p.-Bild bei Seitneigung des
Kopfes sichtbar. Es kommt zu einer Verschiebung der Lateralkante des Atlas über das Gelenk hinaus (Abb. 170). In ähnlicher Weise
kann eine Luxation des Axis auftreten, wenn
die Bandscheibe C2/C3 mitverletzt ist.

6. Transversaldislokation der Halswirbelkörper im Drehsinn

Dabei werden die Gelenkflächen auf der einen
Seite gegeneinander gedrückt, auf der anderen Seite auseinandergezogen. Bei starker Gewalteinwirkung kommt es typischerweise zu
einer einseitigen Fraktur des Wirbelquerfort-
satzes (Abb. 171).

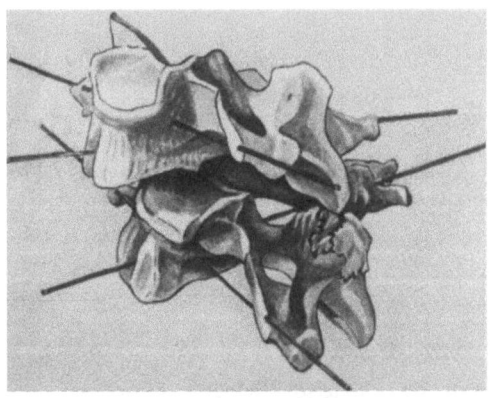

Abb. 171. Einseitige Wirbelfraktur bei Transversaldislokation im Drehsinn. (Aus ERDMANN 1983)

VII. Internistische Erkrankungen mit Auswirkungen auf das Gleichgewicht

Zahlreiche internistische Erkrankungen nehmen Einfluß auf das Gleichgewichtssystem.
Am häufigsten führt eine Störung der zerebralen Hämodynamik den Schwindelpatienten zum Arzt (Tabelle 24), wie z. B. eine rasche
Änderung der arteriovenösen Druckdifferenz,
eine zu hohe Blutviskosität oder Strombahnhindernisse. Schwindel entsteht auch bei einer
Störung der Blutgashomöostase, z. B. bei pulmonaler Insuffizienz, bei Anämie und bei
Hyperventilation. Zu wenig beachtet in der
Schwindeldiagnostik sind Stoffwechselkrankheiten wie Diabetes, Hyperparathyreoidismus, Nebennierenrindeninsuffizienz u. a.
Schwindel ist für den Internisten nicht nur eine diagnostische Aufgabe, sondern auch ein
Alarmsymptom für Unverträglichkeit oder
Überdosierung mancher Medikamente, allen
voran die Digitalispräparate, aber auch die
Antidiabetika und die Antiepileptika. Im folgenden soll versucht werden, die zahlreichen
internistischen Störfaktoren zu beschreiben,
um internistische Krankheiten im Rahmen der
Schwindeldiagnostik screeningmäßig erfassen
zu können.

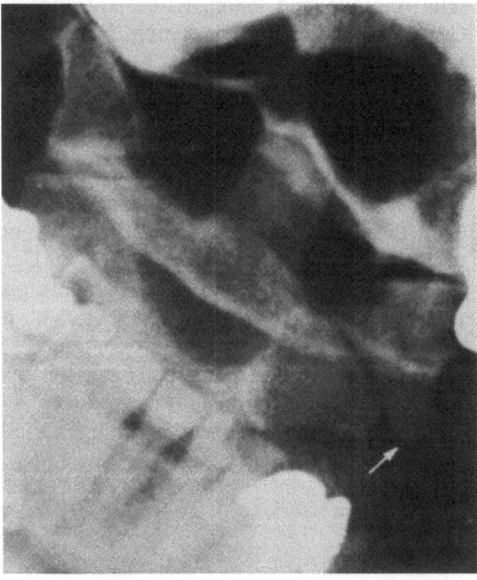

Abb. 170. Antrale Lateraldislokation mit Rota-
tionsinstabilität als Traumafolge. Bei Seitwärtsneigung des Kopfes rutscht auf der Neigungsseite die
Massa lateralis um 5 mm (*Pfeil*) von der Axisschul-
ter. (Aus TORKLUS u. GEHLE 1987)

Tabelle 24. Internistische Störfaktoren für das Gleichgewicht

---

Änderung der anteriovenösen Druckdifferenz
Druckanstieg
Druckabfall — Kardiovaskuläre
                Erkrankungen
          — Regulationsstörungen
Druckumstellung — Schrittmacherimplantation
             — Schrittmacherfehlfunktion
Änderung der Blutviskosität
Hypervolämie
Hypovolämie
Strombahnhindernisse
Störung der Blutgashomöostase bei
pulmonaler Insuffizienz
Anämie
Hyperventilation
Stoffwechselkrankheiten
Diabetes
Hypothyreose
Hyperthyreose
Hyperaldosteronismus
Hyperparathyreoidismus

A. Änderung der arteriovenösen Druckdifferenz

1. Schwindel bei Anstieg des zerebralen Perfusionsdruckes

Hypertonie bewirkt selbst keinen Schwindel, sieht man von den Spätschäden durch die Arteriosklerose ab. Schwindelauslösend sind nur die bei einer Hypertonie vestärkt vorhandenen Blutdruckänderungen, die von der Autoregulation zerebraler Gefäße nicht abgefangen werden können. Sie treten anfallsartig auf und können deshalb bei der Untersuchung des Schwindelpatienten nur selten erfaßt werden. Der Untersucher muß sich auf die Eigenanamnese, die Familienanamnese und hausärztliche Befunde stützen. Beachtet werden müssen auch die antihypertensiven Medikamente sowie die Art ihrer Einnahme. Nicht selten sind medikamentös ausgelöste Blutdruckschwankungen Ursache morgendlicher Schwindelbeschwerden.

Definition hypertoner Blutdruckwerte (FERLINZ):

- Labile Hypertonie: überschießender Blutdruckanstieg auf physiologische oder psychische Belastungen

- Grenzwerthypertonie: Blutdruck zwischen 140/90 und 160/95 mmHg
- Chronische Hypertonie: Dauernde Erhöhung des arteriellen Blutdruckes auf über 160 mmHg systolisch und über 95 mmHg diastolisch
- Maligne oder akzelerierte Hypertonie: Diastolischer Blutdruck über 120–130 mmHg, rasche Progredienz, Augenhintergrundveränderungen Stadium III–IV nach THIEL
- Altershypertonie: Erhöhung des systolischen Blutdrucks über 160 mmHg bei normalem diastolischem Druck und Alter über 65 Jahre

Symptome: Charakteristisch für den hypertoniebedingten Schwindel bzw. für Blutdruckveränderungen bei hypertoner Kreislauflage ist das Zusammentreffen von uncharakteristischen Schwindelanfällen wechselnder Ausprägung mit wechselndem, nicht zu einer vestibulären Störung passendem Spontan- oder Provokationsnystagmus (z. T. pathologische Nystagmusschläge im Sinne der „Ecriture Central" und dumpfen Kopfschmerzen). Die Symptome sind abhängig vom Schweregrad der Hypertonie. Die Patienten haben oft Herzklopfen, sind nervös und zittern.

Erkrankungen:

a) Essentielle oder primäre Hypertonie
b) Renale Hypertonie
c) Renovaskuläre Hypertonie (z. B. Nierenarterienstenose)
d) Conn-Syndrom
e) Phäochromozytom: Es bewirkt z. T. eine Dauerhypertonie, z. T. Blutdruckkrisen, wobei zusätzlich zu den genannten Symptomen starkes Schwitzen und Gewichtsverlust bestehen
f) Kardiovaskuläre Hypertonie, z. B. bei Aortenisthmusstenose.

2. Schwindel bei Abfall des zerebralen Perfusionsdruckes

Ein Blutdruckabfall ist die wohl häufigste intern-medizinische Ursache von anfallartigen Schwindelbeschwerden. Der Abfall kann sowohl von hypertoner als auch von hypo- oder normotoner Ausgangslage auftreten. Entscheidend für das Auftreten von Schwindel sind die Geschwindigkeit und die Dauer des Blutdruckabfalls. Anamnestisch und pathophysiologisch muß man den Blutdruckabfall aufgrund einer kardiovaskulären Erkrankung vom Blutdruckabfall bei Regulationsstörungen unterscheiden. Der Schwindel bei Hypotonie variiert von einem unbestimmbaren, nicht mit Nystagmus einhergehenden, differentialdiagnostisch schwer einzuordnenden Dauerschwindel bis zum starken Drehgefühl mit und ohne Nystagmus, mit dem oft eine Synkope eingeläutet wird. Eine genaue Anamnese für die Zeit vor und während des Anfalls führt hier oft zur Diagnose.

3. Kardiovaskuläre Erkrankungen

a) Herzrhythmusstörungen (Tabelle 25)

Schwindel kann Leitsymptom einer Rhythmusstörung sein. Beim Sinusknotensyndrom tritt Schwindel sogar mit prägnanter Häufigkeit auf (Tabelle 26). Er ist bei Extrasystolen kurz, ruckartig und muß differentialdiagnostisch vom Sekundenschwindel der funktionellen zervikalen Erkrankungen unterschieden werden. Bei länger anhaltenden Rhythmusstörungen, besonders bei den tachykarden Formen, kann der Schwindel uncharakteristisch sein (Benommenheit im Kopf) und oft stundenlang anhalten. Differentialdiagnostisch macht diese Störung wenig Probleme, da die Tachykardie vom Patienten und seinen Begleitpersonen beim „Griff zum Puls" meist bemerkt wird.

aa) Bradykarde Rhythmusstörungen
Die Schwindelform ist uncharakteristisch. Dauer und Ausmaß der Schwindelbeschwerden sind abhängig von der Beeinträchtigung des Herzminutenvolumens. Bei stärker abneh-

Tabelle 25. Herzrhythmusstörungen, die Schwindel verursachen. (Aus LYTHIN 1987)

Supraventrikuläre Extrasystolen, ventrikuläre Extrasystolen
Paroxysmale supraventrikuläre Tachykardie
Paroxysmale ventrikuläre Tachykardie
Transitiver AV-Block + präautomatische Pausen
Sinusknotensyndrom

Tabelle 26. Beschwerden beim Sinusknotensyndrom. (Nach BLÖMER 1984)

Symptome	(N = 100)
Schwindel	67 !!!
Synkopen	39
mit Insult	9
Palpitationen	
Tachykardie	14
Bradykardie	25
Leistungsabfall	34
Herzinsuffizienz	16
Angina pectoris	16
Beschwerdefrei	6

mendem Herzminutenvolumen Übergang in starkes Drehgefühl und Bewußtlosigkeit. Weitere Beschwerden: Präkordiales Druckgefühl und Atemnot.

Formen bradykarder Rhythmusstörungen (nach FERLINZ):
Regelmäßige Form:
– Sinusbradykardie (< 60 min)
– Sinuatrialer Block
– Totaler AV-Block
Unregelmäßige Form:
– Sinusarrhythmie
– Sinusrhythmus mit supraventrikulären
– oder ventrikulären Extrasystolen
– Bradykardes Vorhofflimmern
– AV-Dissoziation
Erkrankungen:
Regelmäßige bradykarde Rhythmusstörungen können bei zahlreichen kardialen Erkrankungen auftreten, aber auch nach Infekten und bei Systemerkrankungen (Tabelle 27).

Anfallsweise auftretende bradykarde Rhythmusstörungen
– Adams-Stokes-Morgagni-Syndrom
Bei diesem Syndrom setzt der Herzschlag kurzzeitig aus. Nach 4 Sekunden tritt Schwindel auf, nach 8 Sekunden wird es schwarz vor den Augen, nach 10 Sekunden tritt Bewußtlosigkeit ein und nach 30 Sekunden zerebrale Krampfanfälle.
Differentialdiagnostisch müssen Sekundenschwindel zervikaler Natur, die orthostatische Dysregulation, die Hyperventilationstetanie und die Epilepsie abgegrenzt werden. Dabei

Tabelle 27. Ursachen bradykarder Rhythmusstörungen. (Aus FERLINZ 1984)

Koronare Herzkrankheit
Herzinsuffizienz
Nach Infekten (z. B. Angina tonsillaris, Virusinfekt, rheumatisches Fieber, bakterielle Endomyokarditis)
Bei Vitien
Bei Systemerkrankungen mit infiltrativem Befall, z. B. des Erregungsleitungssystems
Bei Hirndrucksteigerung (Hirntumoren, Meningitiden)
Schilddrüsenunterfunktion
Typhus abdominalis
Ikterus

ist auffallend, daß ein Patient mit einem Adams-Stokes-Morgagni-Syndrom im Gegensatz zur Epilepsie nach dem Anfall keine Beschwerden hat.

– Carotis-Sinus-Syndrom

Bei diesem Syndrom kommt es zum Aussetzen der Herzaktion bei Druck auf den Carotis-Sinus ohne Prodromi. Die Symptome verlaufen wie diejenigen des Adams-Stokes-Morgagni-Syndroms. Eine kurzzeitige Bewußtlosigkeit durch Druck auf den Sinusknoten kann auch auftreten bei Halsdrehung und Reklination des Kopfes sowie bei unbewußtem Druck auf den Hals, z. B. beim Rasieren.

Differentialdiagnostisch müssen zervikale Erkrankungen abgegrenzt werden, besonders, wenn die Blutzufuhr gedrosselt wird, z. B. beim Subclavian-Steal-Syndrom, bei einseitiger Hypoplasie der A. vertebralis und bewegungsabhängiger Drosselung der kontralateralen A. vertebralis beim Vorliegen eines Foramen arcuale atlantis usw. (s. S. 132).

– Sick-Sinussyndrom

Bradykardie infolge sinuaurikulärer Blockbildung durch Kardiomyopathie oder koronare Herzkrankheit.

ab) Tachykarde Rhythmusstörungen

Sie treten als Dauererscheinungen und vorübergehend anfallsartig auf (paroxysmale Tachykardie). Für die Schwindeldiagnostik sind nur die anfallsartigen Störungen bedeutend, da sie von den anfallsartig auftretenden Gleichgewichtsstörungen, z. B. bei der Meniè-

reschen Krankheit, unterschieden werden müssen. Die charakteristischen Symptome sind:

– Herzklopfen, Herzjagen, Herzstolpern,
– präkordiales Druckgefühl verbunden mit Luftnot,
– flüchtige Bewußtseinsstörungen,
– vermehrter Harndrang am Ende der Rhythmusstörung,
– Schwindel tritt nur auf, wenn die tachykarde Rhythmusstörung hämodynamisch relevant ist. Es kann dann auch Übelkeit bestehen.

Ursachen der tachykarden Rhythmusstörung (FERLINZ):

1. Dauerformen bei extrakardialen Ursachen: Vegetative Übererregbarkeit, Fieber, Hyperthyreose, Anämie, Tumorkachexie.
Bei kardialen Ursachen: Herzinsuffizienz, koronare Herzerkrankung, Endokarditis, Myokarditis.

2. Vorübergehend auftretende Formen:
Bei vegetativer Übererregbarkeit, „paroxysmaler Tachykardie" (besonders abends in der Phase der Entspannung), bei Intoxikationen (Koffein, Alkohol, Nikotin, Adrenalin, Atropin, Thallium), bei Lungenembolie.

> *Merke:*
> Anfallsartig auftretender Schwindel und Übelkeit sind nicht nur Symptome der Menièreschen Krankheit, sondern treten auch bei hämodynamisch wirksamen Rhythmusstörungen auf. Beim jüngeren Menschen kann Schwindel und Übelkeit das erste Symptom einer Endo- oder Myokarditis mit tachykarder Rhythmusstörung sein.

Die tachykarden Rhythmusstörungen spielen auch eine wesentliche Rolle bei der Loslösung von Mikro- und Makrothromben, die zu zerebralen Embolien führen. Auslösender Faktor ist dabei der häufige Rhythmuswechsel.

b) Andere organische Ursachen für einen Abfall des Herzminutenvolumens

Ein akuter Abfall des Herzminutenvolumens und damit Schwindel tritt auf bei Dekompensation einer Aortenstenose, Pulmonalstenose, bei hypertropher obstruktiver Kardiomyopathie, Mitralstenose, Mitralklappenprolaps, Perikarditis konstriktiva und myokardialer Herzinsuffizienz (LYDTIN 1987).

c) Orthostatische Kreislaufregulationsstörung

Das Blut „versackt" beim Aufstehen oder Aufrichten aus liegender oder gebückter Haltung in der unteren Körperhälfte. Als Ursache kommen längere Bettlägerigkeit, ein schweres variköses Syndrom, eine grenzwertig niedrige Blutdruckausgangslage usw. in Betracht. Die Störung ist bei jungen Frauen wegen der primär niedrigeren Blutdrucklage häufig.

Eine Orthostasereaktion kann aber auch in aufrechter Position auftreten bei längerem Stehen, emotionell stark wirksamen Situationen und bei Traumen des Plexus solaris.

Schwindel und Übelkeit, verbunden mit Blässe und Schwitzen sind die charakteristischen Symptome vor der Bewußtlosigkeit. Sie bessern sich rasch im Liegen. Es können generalisierte Myoklonien auftreten, zusammen mit Stuhl- und Harnabgang.

Differentialdiagnose:
- zu den epileptischen Anfällen,
- zu den Rhythmusstörungen,
- zu den hypotonen Regulationsstörungen im Rahmen einer diabetischen oder alkoholischen Polyneuropathie,
- zur primären neurogenen Hypotonie: Patienten (meist Männer) des höheren Lebensalters mit Schädigung hypothalamischer Areale. Es handelt sich um ein progressives Krankheitsbild mit Blutdruckabfall im Stehen, Sehstörungen und Schwindel. Typisch ist die Kollapsneigung ohne Tachykardie und ohne Schweißausbruch. Zusätzlich bestehen Tremor und Ataxie.

d) Schwindel bei Schrittmacherimplantation und dessen Mal-Funktion

Bei der Implantation eines Schrittmachers kommt es sehr häufig zu passageren, z. T. aber lang anhaltenden Schwindelbeschwerden. Der weitgehend uncharakteristische und manchmal erst nach Tagen und Wochen auftretende Schwindel geht auf die Kreislaufum-

stellung (Frequenz- und Blutdruckänderung) zurück.

Als *Schrittmachersyndrom* wird ein lageabhängiger Schwindel bezeichnet bei Patienten mit einem Sinusknotensyndrom, die mit einem ventrikelgesteuerten Herzschrittmacher versorgt sind (MOST). Schwindelauslösend ist dabei der Wechsel zwischen Eigenrhythmus des Herzens und schrittmacherunterstützter Funktion. Dabei kommt es zu einem Blutdruckabfall.

Blutdruck- und Frequenzwechsel nach Schrittmacherimplantation können zur Loslösung von Thromben und zu zerebralen Ischämien führen.

> *Merke:*
> Heftiger Schwindel nach Schrittmacherimplantation weist auf eine zerebrale Embolie hin.

Während Schwindel und die Implantation eines Schrittmachers anamnestisch gewöhnlich korreliert werden, wird der Zusammenhang zwischen Schwindelbeschwerden und einem schon jahrelang liegenden und nicht mehr richtig funktionierenden Schrittmacher gewöhnlich übersehen. Die Frage nach einem Schrittmacher und dessen Liegedauer gehört deshalb in jede gründliche vestibuläre Anamnese. Folgende Schrittmacherfunktionsstörungen sind klinisch relevant:

- Batterieerschöpfung und Batteriedefekt:
Ein Batteriedefekt ist heute sehr selten. Bei jahrelang liegenden Schrittmachern muß aber eine Batterieerschöpfung einkalkuliert werden. Dabei kommt es zu einer allmählichen Reduktion der Stimulationsfrequenz, die im EKG sichtbar wird.

- Elektrodenbruch bzw. Elektrodendislokation:
An mechanisch stark beanspruchten Stellen kann die Elektrode brechen. Es kann auch eine Dislokation der Elektrodenspitze auftreten. Kennzeichen ist die Wirkungslosigkeit des Schrittmachers und im Fall der Dislokation ein röntgenologisch nachweisbares Flattern der Elektrodenspitze.

- Narbenbildungen im Bereich der Elektrodenspitze:
Sie führen zu einem allmählichen Abbau der Schrittmacherfunktion, wobei auch Rückkop-

pelungsmechanismen   (Demand-Funktion) nicht mehr nachweisbar sind.

e) Blutdruckabfall bei Einnahme blutdrucksenkender Medikamente

Bei der Verordnung blutdrucksenkender Medikamente muß bei der Einstellung der Dosierung auf eine medikamentös induzierte Orthostasereaktion geachtet werden. Dies gilt besonders dann, wenn arteriosklerotisch veränderte Gefäße, z. B. beim Diabetiker, eine periphere Blutdrucksteuerung nicht mehr möglich machen.

f) Blutdruckabfall bei Stoffwechselkrankheiten

Eine Hypotonie mit den begleitenden Schwindelbeschwerden tritt auch bei Stoffwechselerkrankungen auf. Schwindel ist hier selten das führende Symptom. Es muß aber zugegeben werden, daß diese Schwindelursachen Stiefkinder des diagnostisch am Gleichgewicht tätigen Arztes sind:

– primäre   Nebennierenrindeninsuffizienz (Morbus Addison)
  Symptome: U. a. Kraftlosigkeit, Müdigkeit, Schwindel, orthostatische Kollapszustände, Anorexie mit Übelkeit und Erbrechen, Potenzstörungen, psychische Veränderungen.
  Zur Hypotonie kommt es infolge einer Hypovolämie.
– Sekundäre Nebennierenrindeninsuffizienz bei Hypophysenvorderlappeninsuffizienz.
– Hypothyreose:
  Zu Schwindel kommt es infolge der Hypotonie. Gelegentlich wird aber die typische Antriebsarmut beim Myxödem als Schwindel interpretiert.
– Hyperparathyroidismus bei begleitender renaler Schädigung.

B. Änderungen der Blutviskosität

Es besteht ein direkter Zusammenhang zwischen der Durchblutung des Gehirns und der Viskosität des Blutes, abzulesen am Hämatokrit (Abb. 172). Je höher die Viskosität, um so niedriger ist der Blutfluß. Bei hoher Blutviskosität können diffuse, zentrale Schwindel-

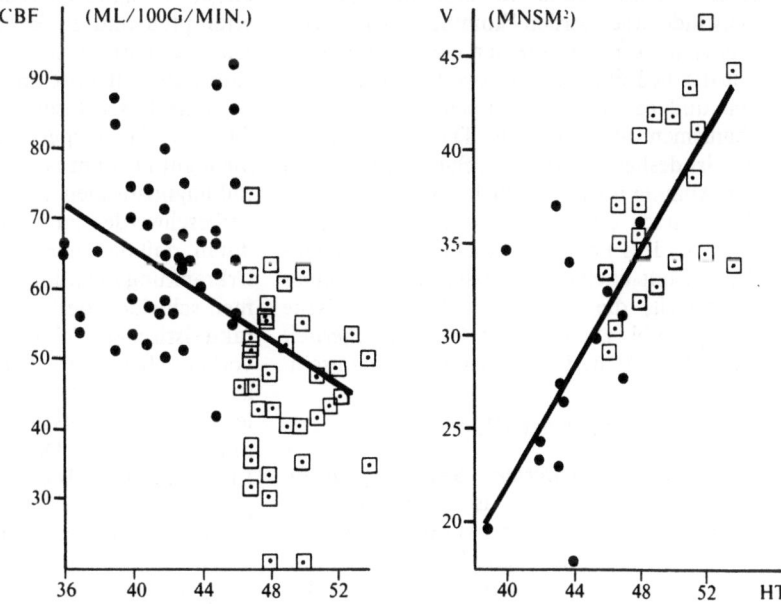

Abb. 172. Abhängigkeit des zerebralen Blutflusses (*CBF*) und der Viskosität (*V*) von dem Hämatokritwert (*HT*). (Aus Lydtin 1987)

beschwerden bestehen, häufiger noch sind aber akute Durchblutungsstörungen des Labyrinths mit Hörsturz und/oder ein akuter Funktionsverlust eines Gleichgewichtsorgans. Schwindel als Ursache erhöhter Blutviskosität besteht häufig beim älteren Menschen bei unzureichender Flüssigkeitszufuhr, aber auch als Reaktion auf eine verminderte Sauerstoffaufnahme bei pulmonalen Störungen. Zu wenig beachtet ist die erhöhte Blutviskosität bei Langzeitbehandlungen der Herzinsuffizienz oder des Hochdrucks mit Diuretika.

Die Messung des Hämatokritwertes sollte zur Hörsturz- und Schwindeldiagnostik gehören. Ein Hämatokritwert über 0,45% sollte Anlaß zu viskositätssenkenden Maßnahmen geben, wobei der Aderlaß bei normovolämischen Patienten am effektivsten ist, die Flüssigkeitszufuhr bei hypovolämischen Patienten. Dem Autor ist ein Patient bekannt, bei dem sich eine ausgeprägte pankochleäre Schwerhörigkeit bei HK 0,48 noch während eines Aderlasses vollständig zurückbildete.

Wie die zu hohe Blutviskosität zu einem verminderten Antransport von Sauerstoff zu den Arteriolen im Innenohr und im ZNS führt, so besteht bei der *Anämie* zwar ein guter Blutfluß, es fehlen jedoch die Sauerstoffträger. Bei einer Anämie kann es deshalb auch zu Schwindelbeschwerden kommen. Die Symptome hängen ab von der Geschwindigkeit, mit der bedrohliche Grenzwerte erreicht werden und davon, wie kompensatorische Mechanismen funktionieren. Das Symptomenbild ist deshalb bei den verschiedenen Formen der Anämie unterschiedlich und ist verschieden je nach dem Stadium der Erkrankung. Der von dem Patienten beschriebene Schwindel beginnt uncharakteristisch in Form einer Mattigkeit, die sich über eine motorische Schwäche bis zur massiven Gangunsicherheit steigert. Parästhesien können vorhanden sein.

C. Veränderungen der Blutgase

Zu einer *verminderten Sauerstoffzufuhr* durch Störungen der Blutgashomöostase kommt es bei pulmonalen Erkrankungen. Gefährlich ist die verminderte Sauerstoffzufuhr bei unkonditionierten Bergsteigern in großer Höhe und beim Fliegen in großer Höhe ohne Druckkabine bzw. ohne Sauerstoffmaske. Dabei kommt es zu einem fortschreitenden Abbau zerebraler Leistungen bei gleichzeitiger Einschränkung der Kritikfähigkeit. Wegen der ungehinderten Abgabe von CO_2 besteht gleichzeitig kein Drang zur kompensatorisch notwendigen Hyperventilation. Schwindel und Sehstörungen treten als Spätsymptome auf und warnen den nun läppisch gewordenen Patienten meist nicht mehr. Das Früherkennen gefährlicher Symptome der Hypoxie wird von Piloten in Druckkammern bei kurzzeitig unterbrochener Sauerstoffzufuhr geübt (Abb. 173).

Zu einer *Verminderung des CO_2-Gehaltes* im Blut kommt es beim *Hyperventilationssyndrom*. Es tritt ein unsystematischer Schwindel auf (nahe der Ohnmacht), der von einer dekompensierten respiratorischen Alkalose über den Anstieg des zerebralen Gefäßwiderstandes ausgelöst ist. Gleichzeitig können Extrasystolen mit Abfall des Herzminutenvolumens auftreten, wodurch die Situation verschärft wird. Außerdem bestehen periorale, später ausgedehnte Sensibilitätsstörungen sowie charakteristische Krämpfe (Pfötchenstellung der Hände). Wegen der aufkommenden Angst wird die auslösende, meist vom Patienten selbst nicht bemerkte Hyperventilation verstärkt. Es kann zu generalisierten zerebralen Krämpfen und zu Bewußtlosigkeit kommen. Charakteristisch ist die dekompensierte respiratorische Alkalose im Anfall und der normale Säure-Basenstatus im Intervall.

Obwohl die Hyperventilationstetanie allgemein gut bekannt ist, wird sie in den differentialdiagnostischen Erwägungen von Schwindelbeschwerden zu wenig beachtet. Dies liegt daran, daß das sehr charakteristische Bild der Erkrankung nicht immer gegeben ist. Es kommen schleichende Verläufe vor, wobei uncharakteristischer Schwindel ohne Nystagmus vorherrschen kann. Schwer zu interpretieren ist die Erkrankung, wenn zum Schwindel eine leichte Sensibilitätsstörung der unteren Extremität hinzutritt. Der Patient kann dies als Liftgefühl oder als Gehen wie auf Watte interpretieren.

Differentialdiagnostisch sind die orthostatischen Regulationsstörungen, Otolithenstörungen, alle zentralen Gleichgewichtsstörungen sowie die echte Tetanie bei Hyperparathyreoidismus auszuschließen.

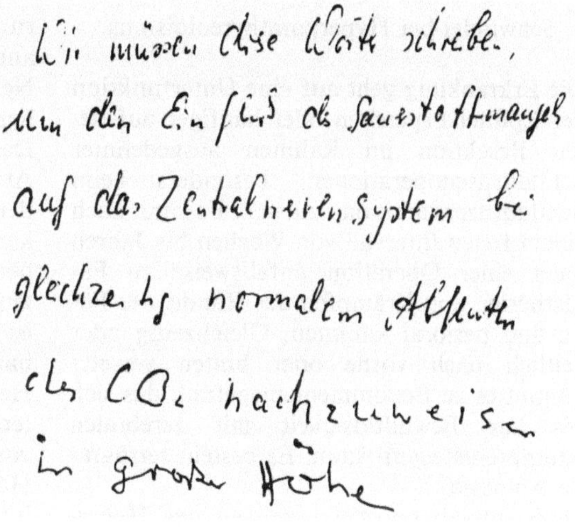

Abb. 173. Zerfall der Schrift bei fortgesetzter Hypoxie in einer Sauerstoff-Unterdruckkammer

D. Endokrine Erkrankungen

1. Schwindel bei Diabetes mellitus

Bei der Hyperglykämie tritt Schwindel gegenüber anderen Symptomen in den Hintergrund. Nur beim Präkoma diabeticum kann Schwindel angegeben werden. Er ist uncharakteristisch und beschreibt mehr die typische Müdigkeit, Abgeschlagenheit und das fortdauernde Nachlassen der körperlichen und geistigen Leistungsfähigkeit. Mit fortschreitendem Blutzuckeranstieg kommt es auch zu Übelkeit und Erbrechen, was bei den oft gleichzeitig vorhandenen Oberbauchkoliken als akutes Abdomen mißverstanden werden kann.

Wichtiger für die Schwindeldiagnostik sind die Patienten mit Diabetes mellitus, die medikamentös behandelt werden. Hier kann es zu einer Hypoglykämie kommen.

Schwindel besteht bei jeder Hypoglykämie. Er ist abhängig von der Stärke des Blutzuckerabfalls und geht von leichter Benommenheit kontinuierlich über in Bewußtlosigkeit. Nachdem Zucker das Grundnahrungsmittel des Zentralnervensystems ist, kommt es wie beim Flug in großen Höhen ohne Sauerstoffatmung zu einer Einschränkung der Kritikfähigkeit und zum Nichterkennen der sich zuspitzenden Situation. Seitdem man bei abgestürzten Düsenjägerpiloten extrem niedrige Blutglukosewerte fand, müssen Piloten vor dem Start ausreichend Nahrung zu sich nehmen.

Bei einem medikamentös eingestellten Diabetespatienten kann Schwindel episodenartig auftreten, ohne daß dem Patienten der Zusammenhang klar wird, besonders dann, wenn neu verordnete Medikamente die Wirkung oraler Antidiabetika potenzieren (Tabelle 28). Zu anfallsartigem Schwindel kommt es auch bei der Hypoglykämie eines Insulinoms. Die Symptomatik kann der Temporallappenepilepsie (s. S. 83) ähnlich sein.

> *Merke:*
> Uncharakteristischer Schwindel ist das Frühsymptom der Hypoglykämie. Bei medikamentös eingestelltem Diabetes ist der Schwindel episodenartig.

Tabelle 28. Medikamente mit potenzierender Nebenwirkung auf orale Antidiabetika (Sulfonylharnstoffe). (Aus FERLINZ 1984)

Salycilsäure
Phenylbutazon
Dicumarol
Sulfonamide
Betarezeptorenblocker
Monoaminooxydasehemmer
Antituberkulotika

2. Schwindel bei Hyperparathyreoidismus

Die Erkrankung geht auf eine Unterfunktion der Epithelkörperchen oder häufiger auf deren Resektion im Rahmen ausgedehnter Schilddrüsenoperationen, besonders beim Schilddrüsenkarzinom, zurück. Es kann nach einem freien Intervall von Wochen bis Jahren nach einer Operation anfallsweise zu Parästhesien und Krämpfen der Hände, der Füße und perioral kommen. Gleichzeitig oder zeitlich nach vorne oder hinten versetzt kommt es zu Benommenheitsgefühl, das sich bis zur Bewußtlosigkeit mit zerebralen Krämpfen steigern kann. Es besteht retrograde Amnesie.

Differentialdiagnostisch müssen das Hyperventilationssyndrom, eine Tetanusinfektion, ein Delirium tremens und eine Epilepsie ausgeschlossen werden.

Schwindel bei primärer Nebennierenrindeninsuffizienz (Morbus Addison): Zu Schwindel kommt es im Rahmen der hypovolämischen Hypotonie.

3. Schwindel bei Schilddrüsenfunktionsstörungen

Weder bei der Hypo- noch bei der Hyperthyreose ist Schwindel ein hervorgehobenes Syndrom. Bei akuten hyperthyreoten Verläufen, der thyreotoxischen Krise, kann aber Schwindel primär angegeben werden. Er kennzeichnet die fortschreitende Adynamie, die mit zunehmender motorischer Unruhe kombiniert ist und den rapiden Gewichtsverlust. Akute Psychosen und choreatische Zustandsbilder kommen vor.

VIII. Medikamentös und toxisch ausgelöster Schwindel

A. Medikamentöser Schwindel

Es ist unmöglich, alle Medikamente aufzuführen, die Schwindel hervorrufen können. Dies liegt zum einen an der Unschärfe des Begriffs Schwindel, der auf viele Zustandsände-rungen unseres Körpers anzuwenden ist, zum anderen daran, daß das Wort Schwindel als Nebenwirkung aus juristischen Gründen nahezu bei allen Beipackzetteln aufgeführt ist.

Das Nervensystem ist ganz besonders häufig Arzneimittelnebenwirkungen ausgesetzt, denn die Mehrzahl aller verabreichten Medikamente zielt auf eine Beeinflussung zentralnervöser Funktionen oder enthält Komponenten mit zentralem Ansatzpunkt. Nicht immer ist die zentralnervöse Wirkung so klar erkennbar wie bei der sedierenden Behandlung von Herz-Kreislauf- und Schilddrüsenkrankheiten. Auch die Spasmolytika zur Behandlung von Erkrankungen der Intestinalorgane und Harnwege, die Myotonolytika zur Behandlung von Erkrankungen des Bewegungsapparates, die Sympathikushemmer zur Blutdrucksenkung und Gefäßerweiterung und auch die Appetitzügler haben einen pharmakologischen Angriffspunkt an nervalen Strukturen.

Es gibt kein einziges neurologisches Kardinalsymptom, das nicht auch durch Medikamente hervorgerufen werden könnte, und es gibt kaum ein neurologisches Krankheitsbild, das nicht durch Arzneimittelschäden vorgetäuscht werden kann (v. REY).

Dies gilt folgerichtig auch für das Gleichgewichtssystem. Es ist weiträumig verschaltet und ist damit nicht nur leicht durch Medikamenteffekte zu stören, sondern wartet mit einer bunten Palette von Schwindelsymptomen auf in Form von Drehgefühl, Benommenheit, Unsicherheit, Ataxie, einem Gefühl der Leere, einem Gefühl des Betrunkenseins usw. Es ist nicht verwunderlich, daß die Literatur über die Nebenwirkungen von Arzneimitteln auf das Gleichgewicht außerordentlich groß, aber auch gleichzeitig sehr unsystematisch ist. Trotzdem lassen sich gewisse Regeln aufstellen:

Schwindel kann entstehen:
- bei zu raschem Anfluten eines Medikaments,
- als chronische Wirkung eines Medikaments auf das Nervensystem
- bei Überdosierung
- und nach abruptem Absetzen eines Medikaments.

1. Schwindel bei zu raschem Anfluten eines Medikaments

Diese Situation entsteht im wesentlichen nur bei intravenöser Gabe zerebral wirksamer Medikamente, wie nach Injektion von Schmerzmitteln (z. B. Pentazolin) und Spasmolytika. Dabei kann es zu einem schnell einsetzenden, z. T. dramatischen Schwindel kommen, der unsystematisch ist, aber auch als Drehgefühl mit horizontalem Nystagmus auftreten kann. Dieser Drehschwindel geht möglicherweise auf die Dekompensation einer physiologisch vorhandenen Seitendifferenz im vestibulären System zurück. Ein begleitender Blutdruckabfall kann das Problem verschärfen. Jeder Notarzt kennt diesen Effekt. Der Patient hat nach der Injektion keine Schmerzen mehr, dafür aber Schwindel.

2. Schwindel bei chronischer Medikamenteinwirkung

Es ist zu erwarten, daß die unerwünschte Wirkung von Medikamenten auf das Gleichgewichtssystem bei chronischer Einwirkung symmetrisch ist, es wird also keine einseitige Symptomatik, wie z. B. ein Ausfallnystagmus, zu finden sein. Bei der schädigenden Wirkung ototoxischer Substanzen auf das Gleichgewichtsorgan kann wegen fehlender Seitendifferenz im System Schwindel generell fehlen und neben dem Hörverlust nur eine geringfügige Unsicherheit bestehen. Die höheren Gleichgewichtsfunktionen, wie die Zusammenarbeit von okulomotorischem und vestibulärem System und verschiedene okulomotorische Funktionen werden leichter gestört als die Grundfunktionen der Gleichgewichtsorgane. Sehr charakteristisch ist das Nebenwirkungsbild bei der Einnahme von Barbituraten (PETRUCH u. SCHUMM 1974). Es kommt dabei zu einer Störung des langsamen Blickfolgesystems, des optokinetischen Nystagmus, die visuelle Suppression wird aufgehoben, und das optische System besitzt nicht mehr die Fähigkeit, den Blick lateral zu halten. Dadurch kann ein grobschlägiger, mittel- bis hochfrequenter Blickrichtungsnystagmus entstehen, der als Barbituratnystagmus bekannt geworden ist. Diese Störung ist sehr ähnlich der Läsion des Flocculus im Kleinhirn. Neben dieser unerwünschten Wirkung des Barbiturates auf physiologische Abläufe kann es aber auf der anderen Seite einen pathologischen Nystagmus, z. B. einen Ausfallsnystagmus. Dadurch wird zwar das Symptom Schwindel gebessert, die kompensatorischen Mechanismen hingegen werden unterdrückt.

3. Schwindel bei Absetzen eines Medikaments

Die Frage, ob Schwindel in Zusammenhang mit dem Absetzen eines Medikaments aufgetreten sei, kommt in vestibulären Anamnesen kaum vor. Dieser Bereich medikamentöser Nebenwirkungen auf das Gleichgewicht ist deshalb bisher wenig untersucht. Von Tranquilizern wie Diazepam und Chlordiazepoxyd weiß man, daß es nach dem Absetzen zu Schwindel bis hin zu Krampfanfällen kommen kann (ASCHOFF 1968; RYN u. MCCABE 1974). Nach dem Absetzen von Östrogenen wurden Schwindelbeschwerden und Fazialisparesen beobachtet.

4. Schwindel bei Überdosierung von Medikamenten

Schwindel kann das Alarmsymptom einer Medikamentenüberdosierung sein. Klassische Beispiele findet man bei den Digitalis- und Antikonvulsivpräparaten und den Medikamenten gegen Rhythmusstörungen.

5. Schwindel als Nebenwirkung von Medikamenten

Im folgenden soll auf einige Medikamentengruppen eingegangen werden, bei denen Schwindel als unerwünschte Nebenwirkung bekannt ist (Tabelle 29). Wegen der Fülle der in Frage kommenden Präparate kann die Aufzählung nicht vollständig sein.
Es muß immer im Auge behalten werden, daß solche Nebenwirkungen einerseits die Patienten zum Arzt führen, gleichzeitig aber die klinischen Gleichgewichtsuntersuchungen dadurch empfindlich gestört werden. So ist z. B.

Tabelle 29. Medikamente, die Schwindel auslösen

Medikamente gegen Schwindel
Zytostatika
Barbiturate
Psychopharmaka
Antikonvulsiva
Antiarrhythmika
Antihypertonika
Antirheumatika
Antikonzeptiva
Betablocker
Alphablocker
Nitrate
Calciumantagonisten
Orale Antidiabetica
Diuretica
Anti-Parkinsonmittel (Dopamin)
Tetracycline
Aminoglykoside
Sulfonamide

eine zentral- und auch peripher-vestibuläre Diagnostik unmöglich, wenn die Patienten vor der Untersuchung Barbiturate eingenommen haben.

a) Medikamente gegen Schwindel

Medikamente gegen Schwindel setzen z. T. am zentralen Gleichgewichtssystem an, z. T. wirken sie über vaskuläre oder biochemische Mechanismen. Durch ihren Ansatzpunkt am zentralen Gleichgewichtssystem kommen sie auch als potentielle Schwindelauslöser in Frage. Ein besonders gutes Beispiel ist das Betahistin, das von HNO-Ärzten in großem Stil und über längere Zeit gegen Morbus Menière, leider aber auch oft kritiklos gegen alle Schwindelbeschwerden eingesetzt wird. Als Regel kann gelten:

> Kommt es im Verlauf einer antivertiginösen Therapie zu uncharakteristischen Schwindelbeschwerden, die nicht zum Bild der ursprünglichen Krankheit passen, so ist an eine unerwünschte Wirkung der antivertiginösen Therapie zu denken.

b) Antibiotika

Es gibt eine Reihe von Antibiotika, die ototoxisch wirksam sind (Tabelle 30) und zu einer Zerstörung von Sinneszellen führen. Der toxische Effekt ist sehr unterschiedlich, mit steigender Dosierung und bei Ausscheidungsstörungen aber verstärkt. Bei systemischer Behandlung mit diesen Medikamenten kann bereits bei einer einmaligen Gabe ein irreversibler Schaden am Gleichgewichtsorgan auftreten. Er ist in der Regel bilateral symmetrisch und wird erst spät entdeckt, wenn die Patienten nicht mehr bettlägerig sind.
Die ototoxische Wirkung der Antibiotika wird zur lokalen Therapie bei Morbus Menière benützt.

c) Diuretika

Von den Diuretika wirkt nur das Schleifendiuretikum Furosemid toxisch auf das Gleichgewichtsorgan. Wie bei den Antibiotika kommt es auch hier zum irreversiblen Untergang von Sinneszellen.

d) Zytostatika

Besonders die alkylierenden Substanzen können das periphere Gleichgewichtsorgan schädigen. Von Zyklophosphamid ist die direkte Schädigung vestibulärer Haarzellen bekannt. Bei der Medikation von 5-Fluouracil ist eine zerebelläre Ataxie und eine internukleäre Augenbewegungsstörung möglich, bei Vincristin eine Augenmuskellähmung mit Diplopie. Von anderen Zytostatika ist zwar Schwindel als Therapiefolge bekannt, es gibt aber keinen Bezug auf eine bestimmte Hirnregion. Außerdem ist es schwierig, das Symptom Schwindel von der allgemeinen Schwäche der Patienten bei zytostatischer Therapie zu trennen.

e) Zerebral wirksame Medikamente

Sie greifen mehr oder weniger intensiv in die Funktion des Zentralnervensystems ein. Barbiturate wurden bereits erwähnt. Deren schwindelauslösende Wirkung tritt besonders

Tabelle 30. Ototoxische Medikamente. (Aus FEDERSPIL 1984, ergänzt)

Ototoxische Medikamente	Vorwiegender Wirkungsort soweit bekannt	Grenzdosen mg/kg/KG soweit bekannt
Streptomycin	vestibulotoxisch	
Kanamycin	cochleotoxisch	
Neomycin		
Gentamycin	vestibulotoxisch	50
Tobramycin		75
Sisomycin	vestibulotoxisch	45
Dibecain		100
Netilmycin	vestibulotoxisch	200
Amikacin	cochleotoxisch	120
Ribostamycin		
Salicylat		
Chinin		
Ethacrylsäure	cochleotoxisch	
Furosemid	vestibulotoxisch	
Cisplatin		
Lokalanästhetika	über eine Labyrinthanästhesie	
Benzalkoniumchlorid		

bei Präparaten mit langer Halbwertszeit auf. Dabei ist zu beachten, daß der Beginn des Schwindels nicht unbedingt mit dem Zeitpunkt der Medikamenteneinnahme zusammenfallen muß.

Die Psychopharmaka sind potente Schwindelgeneratoren. Im wesentlichen stören sie das okulomotorische System:

– *Trizyklische Antidepressiva,* z. B. Amitryptilin, Clomipramin und Imipramin können schon in therapeutischen Dosen das schnelle Augenbewegungssystem stören und in toxischen Dosen sogar komplette Ophthalmoplegien hervorrufen. Es kommen auch Imbalancephänomene wie Down-beat-Nystagmus vor.

– Die *Benzodiazepine* stören wie die Antidepressiva zuerst das schnelle Augenbewegungssystem, also die Sakkaden, in höheren Konzentrationen aber auch die langsamen Folgebewegungen. Ihre Nebenwirkung ist schwächer als die der Barbiturate. Interessant an der Nebenwirkung der Benzodiazepine ist der 1979 von BLAER u. GAVIN beschriebene Effekt einer Reduktion bestehender Seitendifferenzen im vestibulären System, d. h. das Gleichgewicht wird eingeebnet auf erniedrigtem Niveau.

– *Lithiumsalze* machen vornehmlich eine Ataxie.

– Die *Neuroleptika* wirken dämpfend und machen so relativ wenig Schwindelbeschwerden. Neben stark dämpfenden Neuroleptika, z. B. Haloperidol, und den schwächeren, z. B. Triflupromazil, finden wir auch das sog. Breitbandneuroleptikum Sulpiride, das in der Behandlung der Meniéreschen Krankheit eingesetzt wird. Es dämpft und erregt gleichzeitig. Andere Nebenwirkungen wie Galaktorrhöe und Zyklusstörungen sind zu beachten.

f) Antikonvulsiva

Die am häufigsten gebrauchten Antikonvulsiva Phenytoin oder Carbamazepin können erhebliche Störungen im okulomotorischen System bis hin zur Ophthalmoplegie, aber auch einen periodisch alternierenden Nystagmus auslösen (SPECTOR et al.). Auch Down-beat-Nystagmus und eine erhebliche Ataxie sind bekannt. Doppelbilder sind bei der Medikation von Carbamazepin in 18% beobachtet worden. Die Blickfolgefähigkeit wird so deutlich gestört, daß der Blickfolgetest verwendet werden kann, um eine gefährlich werdende

Dosierungshöhe rechtzeitig zu erkennen. Immerhin ist zu bedenken, daß eine erhebliche Störung im okulomotorischen System eine gefährliche Auswirkung auf das Fahrverhalten im Straßenverkehr haben kann.

g) Antiarrhythmika und Antihypertonika

Jede Rhythmusstörung kann Schwindel auslösen, auf der anderen Seite kann aber eine antiarrhythmische Therapie ebenfalls schwere Gleichgewichtsstörungen hervorrufen. Die Angabe der Schwindelpatienten, sie würden Antiarrhythmika einnehmen, muß deshalb in doppelter Hinsicht aufhorchen lassen, denn zum einen kommt eine cardiale, zum anderen eine medikamentöse Ursache des Schwindels in Frage. Ähnliches gilt für den hohen Blutdruck und seine Behandlung.

Von den Antiarrhythmika können Schwindel hervorrufen:

– *Chinidin* durch eine direkte Wirkung auf das Gleichgewichtsorgan (HART u. NAUNTON 1964),

– *lipophile Betarezeptorenblocker*, wie z. B. Propafenon, durch eine erhebliche und langdauernde Störung des okulomotorischen Systems. Damit werden das optische und vestibuläre System entkoppelt. Die sehr langdauernde Wirkung nach intravenöser Gabe des Medikaments wurde von uns elektronystagmographisch aufgezeichnet. Amiodaron führt in 54% zu Ataxie mit begleitender Unsicherheit (CHARNESS et al. 1984). Schwindel wird auch von Alprenolol ausgelöst. Die Nebenwirkung von Betarezeptorenblockern kann durch Kalziumantagonisten, die selbst wenig Nebenwirkungen haben, erhöht werden.

– Moderne Beta-1-Rezeptorenblocker, z. B. Metoprolol oder Pindolol, machen wenig Schwindel.

– *Lidocain und Nitroglycerin*, die in der Behandlung von Herz- und Kreislauferkrankungen verwendet werden, können Schwindel auslösen. Dabei spielt der z. T. beträchtliche Blutdruckabfall mit eine ursächliche Rolle.

h) Antirheumatika

Antirheumatika werden häufig verordnet. Sie können neben einer ophthalmologischen Stö-

rung auch Liftgefühl, das Gefühl des leichten Kopfes und Trunkenheitsgefühl hervorrufen. Bei Indometacin wurden diese Störungen in 15% der behandelten Patienten gefunden (O. BRIEN 1967).

i) Antikonzeptiva

Von Antikonzeptiva ist bekannt, daß im Verlauf der Einnahme Schwindel auftreten kann. Von EVIATAR wurden gründliche, neurootologische Untersuchungen betrieben, die aber keinen pathologischen, vestibulären Befund zutage brachten. Die Ursache des Schwindels ist damit noch ungeklärt.

Zuletzt soll noch gezeigt werden, daß nicht nur die genannten Stoffgruppen Schwindel hervorrufen können, sondern auch vermeintlich harmlose Einzelpräparate.

Das als harmlos eingestufte Gurgelmittel *Chlorhexedin* kann Schwindel hervorrufen. IGARASHI konnte in einer gründlichen, tierexperimentellen Studie Schäden am Gleichgewichtsorgan beobachten.

Clioquinol kann eine okuläre Störung mit einem undulierenden Nystagmus hervorrufen, es ist in der enteralen Form gegen Darmerkrankungen nicht mehr im Handel, dagegen noch als Salbe. *Appetitzügler*, wie z. B. Fenfluramin, können Schwindel auslösen. In 18% klagten Patienten über Schwindel und in 67% über Unsicherheit.

Das als Mydriatikum verwendete *Cyklopentolat* kann ebenfalls Schwindel auslösen.

B. Toxischer Schwindel

Schwindel ausgelöst von Toxinen tritt vielfältig auf. Am bekanntesten ist die Alkohol- und Nikotinwirkung. Sie sind im Band I, S. 134 beschrieben. Grundsätzlich gilt, daß alle berauschenden Substanzen gleichgewichtstoxisch sind, so z. B. organische Lösungsmittel, Rauschgifte u. a. Eine Liste der gleichgewichtstoxischen Schwermetalle und anderer Gifte findet sich in Tabelle 31.

Tabelle 31. Toxisch bedingter Schwindel

Arsen
Blei
CO
Cadmium
Kalium
Quecksilber
Organische Lösungsmittel
Alkohol
Nikotin
Rauschgifte

IX. Phobischer Schwindel

Von BRANDT und DIETERICH wurde 1986 erstmals ein Syndrom beschrieben, bei dem *Schwindel in Form von Benommenheit* und subjektiver *Stand- und Gangunsicherheit* mit *Angstgefühlen* (Vernichtungsangst) kombiniert sind. Dieses als „phobischer Attacken-Schwankschwindel" bezeichnete Syndrom

rangierte in der schwerpunktmäßig am vestibulären System arbeitenden Neurologischen Klinik der Autoren an dritter Stelle hinter dem paroxysmalen Lagerungsschwindel und der Neuritis vestibularis. Die Einschätzung kann sicher nicht auf andere Kliniken und ärztliche Praxen übertragen werden.

Die Patienten fühlen sich nach den Ermittlungen der Autoren organisch krank und klagen über Schwindel bzw. Gleichgewichtsstörungen. Angst als Grundursache wird erst bei Befragen angegeben. Die Erkrankung tritt bei neurotischen Persönlichkeiten auf, wenn sie sich in einer außergewöhnlichen Reizsituation befinden.

Symptome: Initial bestehen ein *kurzes Benommenheitsgefühl* (Schwanken der Wachheit) und *Schwankschwindel*, ausgelöst durch optische Sinnesreize wie Brücken, Treppen, leere Räume, Straßen, Autofahren oder soziale Situationen wie Kaufhäuser, Besprechungen usw. Es folgt dann das Kernsymptom der Erkrankung, die *Angstattacke* von Krescen-

Tabelle 32. Merkmale des phobischen Attacken-Schwankschwindels. (Aus BRANDT u. DIETERICH 1986)

Definition	Spontane und reizinduzierte, als organische Krankheit empfundene Attacken von Schwankschwindel, Stand- und Gangunsicherheiten mit (und auch ohne) Crescendo-Vernichtungsangst bei zwanghafter Charakterstruktur und deutlichem Leidensdruck.
Häufigkeit	An dritter Stelle der Schwindelursachen im neurologischen Krankengut: 1. benigner paroxysmaler Lagerungsschwindel 2. Neuritis vestibularis 3. phobischer Attacken-Schwankschwindel 4. Morbus Menière 5. zentraler Lageschwindel
Charakteristika	Leitsymptome sind Schwindel und Gleichgewichtsstörung im aufrechten Stand überwiegend in Form kurzer Attacken, gelegentlich als Dauerunsicherheit, die Begleit- und Folgeangst muß durch Exploration aufgedeckt werden. Schwindel tritt auch ohne Angst auf, was den Patienten eine organische Krankheit vermuten läßt. Typische Auslöser sind Sinnesreize (Brücken, Treppen, leere Räume, Straßen, Autofahren) oder soziale Situationen (Kaufhäuser, Restaurant, Konzert, Besprechung, Empfang) mit Neigung zur raschen Konditionierung, Generalisierung sowie Ausbildung von Vermeidensverhalten. Erstmanifestation häufig nach besonderen Belastungsphasen oder Krankheitserlebnissen; Verlauf in Phasen über Monate bis Jahre, durch Verhaltenstherapie beeinflußbar.
Patienten	Geschlechtsverteilung ausgeglichen, Häufigkeitsgipfel des Erkrankungsalters Frauen 2.–3. Dekade, Männer 3.–4. Dekade. Primärpersönlichkeit: zwanghafte Charakterstruktur mit hohem Eigenanspruch, während der Beschwerdephasen (reaktiv?) depressiv mit Affektlabilität.
Mechanismus des Schwindels	Hypothese: durch ängstliche Introspektion ausgelöste Fehlabstimmung zwischen Efferenz und Efferenzkopie, so daß aktive Kopf- und Körperbewegungen als passive Beschleunigungen oder Scheinbewegungen erlebt werden.

do-Dekrescendo-Charakter. Sie dauert Sekunden bis Minuten und verläuft z. T. wellenförmig. Gleichzeitig tritt ein Gefühl der *Schwäche, Bewegungshemmung und Koordinationsstörung der Beine und des Kopfes* auf. Die Patienten suchen eine Stütze. Zum Bild gehört eine *psychomotorische Unruhe mit Fluchtreaktionen.* Entsprechend den Autoren soll die phobische Attacke nur kurz anhalten, danach geht der Patient wieder zu seinem normalen Tagesablauf über, ohne daß man ihm die abgelaufenen Ereignisse anmerkt.

Charakteristisch für den phobischen Attackenschwindel ist die Diskrepanz zwischen anfänglicher panischer Angst und nachfolgender Amnesie der abgelaufenen Ereignisse. Diese Diskrepanz unterscheidet das Syndrom von den organischen Krankheiten, bei denen immer ein „Nachhall" besteht.

Die Attacken treten unregelmäßig auf, z. T. mehrmals täglich. Die Patienten haben eine Erwartungsangst, wodurch neue Attacken konditioniert werden. Typischerweise bessert sich die Erkrankung nach Alkoholgenuß und bei besonderer körperlicher Aktivität.

Die Autoren, die zum Zeitpunkt der Beschreibung 71 Patienten überblickten, konnten bei mehreren Patienten eine initiale vestibuläre Funktionsstörung als Auslöser der phobischen Entwicklung eruieren (einen Überblick über die Erkrankung gibt Tabelle 32). Als Ursache wurde eine Fehlschaltung beim zentralen Rückkopplungsmechanismus (Efferenzkopie) angegeben, wodurch der Informationsgehalt einer aktiven Körperbewegung nicht an das Gleichgewichtssystem rückgemeldet bzw. von diesem nicht verarbeitet wird. Diese „Entkoppelung" kann dazu führen, daß es bei Körperbewegungen zu Umweltscheinbewegungen kommt, die Eigenbewegung wird dann plötzlich als Objektbewegung wahrgenommen.

Therapie: Von den Autoren wird ein Gespräch über die auslösenden Mechanismen vorgeschlagen sowie eine kontrollierte Eigen-Desensibilisierung. Eine begleitende neurologisch-psychiatrische Untersuchung und entsprechende Behandlungsführung müssen erfolgen.

Kapitel III

Physiologischer Schwindel

I. Einführung

Die Fähigkeit der Lebewesen, sich in ihrer Umwelt zu orientieren und zu bewegen, ist gewährleistet durch eine komplexe, im Unterbewußtsein weitgehend automatisch ablaufende Organisation ineinandergreifender, sich gegenseitig ergänzender und ersetzender Sinnessysteme. Dabei muß der Körper sich selbst auf vertraute Orientierungsgrößen, z. B. Schwerkraft, optische Linien oder auf bewegte Gegenstände beziehen und seine eigenen Bewegungen mit der dabei auftretenden Änderung der Bezugsgrößen verrechnen. Jedes dabei benutzte Sinnessystem hat seine mechanischen Besonderheiten und physiologischen Grenzen. Kommt man bei seinen eigenen Bewegungen in einen solchen Grenzbereich (z. B. beim Stehenbleiben nach längerem Walzertanzen), dann tritt als situationsbezogene Erscheinung Drehschwindel auf, der als *physiologischer Schwindel* bezeichnet werden muß.

Das vestibuläre System des Menschen und das der Tiere hat sich phylogenetisch dahingehend entwickelt, daß Lebewesen auf der Erde stehen und sich bewegen können. Im Gegensatz zum Tier hat sich der Mensch frühzeitig um Hilfsmittel zur Fortbewegung gekümmert, sei es, daß er ein Tier verwendete, ein Schiff oder, seit der Erfindung des Rades vor ca. 6000 Jahren, einen Wagen. Diese Maßnahmen waren sinnvoll, der Mensch handelte sich damit aber ein Problem ein, denn nun paßten einige Sinnesmeldungen nicht mehr zueinander, z. B. die Information von der Haut, man sitze und die optische und vestibuläre Information, man bewege sich. So entstand die *Reisekrankheit*, die in Wirklichkeit keine Krankheit, sondern ein physiologisches Phänomen ist.

Die nicht zueinander passenden Informationen stellen das Zentralnervensystem vor die Entscheidung, welche Information die richtige ist, besonders dann, wenn aufgrund mechanischer Besonderheiten der Sensoren eine Information vom ZNS nicht als richtig erkannt werden kann. Dies führt zu fehlerhafter Interpretation einer gegebenen Situation, bezeichnet als *räumliche Desorientierung*. Sie spielt in der Flugmedizin eine ganz wichtige Rolle.

Das ZNS braucht für die Aufrechterhaltung des Gleichgewichtes beim Stehen und Gehen eine Mindestmenge an Informationen, unter anderem auch optische Parameter wie die Relation zwischen Vorder- und Hintergrund. Wird die Mindestmenge unterschritten, oder fehlt der Vordergrund, dann nehmen die physiologischerweise immer vorhandenen Schwankbewegungen zu. Diese als *Höhenschwindel* bekannte Erscheinung tritt z. B. beim Stehen vor einem Abgrund, auf Hausdächern, Türmen oder auf Bergen auf. Psychologische Faktoren spielen bei der Verarbeitung dieser physiologischen „Ataxie" eine wichtige Rolle.

II. Pathophysiologie

A. Statische Orientierung

Der Mensch verfügt über eine Fülle von sensiblen und sensorischen Systemen, die zur Orientierung herangezogen werden können. Am bedeutendsten für die statische Orientierung sind die Schwerkraftsensoren (Macula sacculi und utriculi), das visuelle System und die Somatosensoren, die uns Informationen über den Kontakt des Körpers mit dem Boden oder einer Unterlage liefern. Die Informationen aus diesen drei Eingängen werden u. a. im Gleichgewichtskerngebiet verarbeitet.

Wird z. B. der Kopf schräg gehalten, so stellt das optische System eine Schrägstellung der „optischen Vertikalen" fest, d. h. eine Schrägstellung von Dingen, die normalerweise senkrecht stehen. Dies bedeutet, daß entweder die Gegenstände tatsächlich schräg stehen oder durch die schräge Kopfhaltung nur schrägstehend erscheinen. Ein Vergleich der optischen mit der vestibulären Meldung über die Schrägstellung des Kopfes gegenüber der konstanten Schwerkraftvertikalen sowie ein Vergleich mit Meldungen aus den Halsrezeptoren führt letztlich zur richtigen räumlichen Orientierung, nämlich zu der Erkenntnis, daß nicht die Umwelt, sondern der Kopf schräg steht. Diese Feststellung wird als *Raumkonstanz* bezeichnet.

Die Bewertung der jeweiligen sensorischen Eingänge ist dem jeweiligen Lebensraum und den darin vorkommenden Reizen individuell angepaßt. Bei einer Languste z. B. wird die Bewertung des Schwerkraftsystems um so stärker, je weniger Informationen vom somatosensiblen System eingehen, d. h. je weniger Beine des Tieres Kontakt mit seiner Unterlage haben (SCHÖNE et al. 1976; STEIN u. SCHÖNE 1972). Betrachtet man den Lebensraum dieser Tiere an Steilküsten in zumeist stark bewegtem Gewässer, dann wird diese Bewertungsform sinnvoll.

Ähnliche *additive* Verschaltungen somatosensibler Eingänge sind auch im Deiterschen Kern im Gleichgewichtskerngebiet von Katzen gemessen worden (TEICHMANN et al. 1975). Sie bestehen wahrscheinlich in gleicher Weise auch beim Menschen.

Die komplizierten Verschaltungen der jeweiligen Sinneseingänge sind zwar anatomisch von Anfang an ausgebildet, zur neurophysiologischen Funktion gebracht werden sie aber erst durch die aufkommenden Erfordernisse des Sichbewegens in der Umwelt. Die Systeme werden „angekoppelt". Unterbleibt z. B. beim Menschen diese Ankoppelung durch Erkrankung oder Bewegungsunfähigkeit in den ersten Lebensmonaten, dann kann sich ein System sinnwidrig verhalten, wie wir dies von dem okulären Fixationsnystagmus (s. S. 93) kennen.

Die Bewertung der einzelnen sensorischen Eingänge ist auch abhängig von zentralen Faktoren, wie z. B. der Stimmung oder bei Tieren vom Erblicken einer Beute. Sie unterliegt auch ständigen Anpassungs- und Justiervorgängen, d. h. die Fähigkeit, sich zu orientieren, wird den jeweiligen Veränderungen des Lebensraumes angepaßt.

Untersuchungen über die Leistungen des vestibulären Systems von Piloten unterschiedlichen Ausbildungsgrades und unterschiedlicher Fluggattung beweisen dies eindrucksvoll (Abb. 174). Vom Anfänger zum fertigen Düsenpiloten nimmt die vestibuläre Leistung, gemessen an der Gesamtamplitude des Nystagmus nach Drehreiz, deutlich zu. Wird aber zum Hubschrauberpiloten ausgebildet, der beim Flug in Erdnähe eine intensive optische Kontrolle über seine Drehbewegungen hat, dann unterbleibt diese vestibuläre Leistungssteigerung, weil sie nicht benötigt wird.

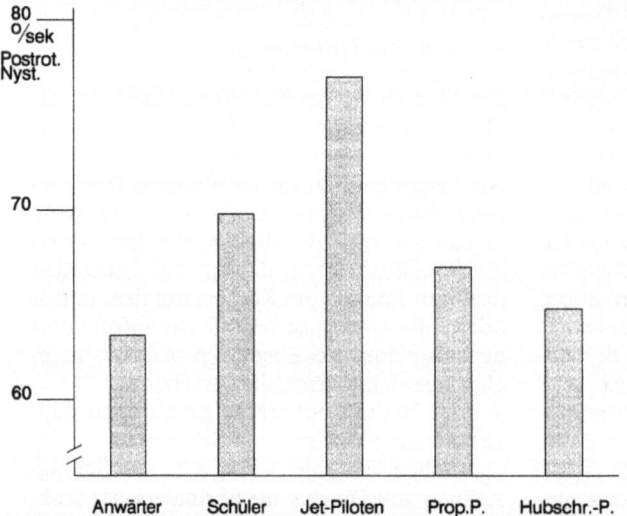

Abb. 174. Gesamtamplitude der postrotatorischen Reaktion von Piloten unterschiedlichen Ausbildungsgrades und unterschiedlicher Flugzeuggattung

B. Dynamische Orientierung

Änderungen in der Beziehung zur Umwelt, wie sie z. B. durch jede Körperbewegung hervorgerufen werden, stellen Reize dar, die von den Sinnesorganen wahrgenommen und mit der vorbestehenden statischen Orientierung verglichen werden. Erst aus diesem Vergleich resultiert die Information über die tatsächliche Veränderung. Beim Vorgang einer Körperdrehung zur Seite wird der Befehl von den höheren motorischen Zentren als Efferenz zum motorischen Effektor, der die Bewegungen ausführen soll, geleitet. Die in den motorischen Zentren vorliegende Situationsänderung wurde von VON HOLST und MITTELSTAEDT als *Efferenzkopie* bezeichnet.

Die nun erfolgende Bewegung setzt zwei unterschiedliche Mechanismen in Kraft:

a) Die Bewegung wird mit Propriorezeptoren gemessen und als afferente Meldung zum Zentrum zurückgeleitet (*spezifische Reafferenz*). Diese Reafferenz trifft dort mit der Efferenzkopie zusammen und wird verglichen. So besteht die Kontrolle, ob und in welchem Maß die gewünschte Bewegung erfolgt ist (Reafferenzprinzip). Geschieht die Bewegung nicht aktiv, sondern ist sie aufgezwungen (passiv), dann existiert keine Efferenz zum motorischen Effektor. Die aufgezwungene Bewegung erzeugt dann aber dennoch über die Propriorezeptoren eine Reafferenz, die jedoch nicht auf eine Efferenzkopie trifft. So ist die Möglichkeit gegeben, zwischen aktiven (selbst angeregten) und passiven (aufgezwungenen) Bewegungen zu unterscheiden.

b) Die Bewegung wird von Bewegungssensoren (Bogengänge, Otolithenorgane) gemessen. Zusätzlich verursacht die Bewegung auf der Netzhaut eine Scheinbewegung der Umwelt. Dieser Vorgang wird besonders von Rezeptoren der Netzhautperipherie erfaßt und über das okulomotorische System zur Verarbeitung weitergeleitet. Auch andere Sinnessysteme können hier zugeschaltet werden (Entfernung von oder Annäherung an ein Schallquelle, Duftquelle, Wärmequelle usw.). Die Informationen über die erfolgte Bewegung werden also von verschiedenen Sinnessystemen gesammelt. Sie werden im Gleichgewichtskerngebiet und auch an anderen für die Orientierung aber weniger bedeutsamen Schaltstellen zu-

sammengeführt. An diesen zentralen Verschaltungsstellen sind die einzelnen Sinnessysteme aber unterschiedlich stark repräsentiert und *gewichtet*, d. h. sie sind den unterschiedlichen individuellen Aufgaben angepaßt. Mit dem okulometrischen System werden besonders die langsamen und gleichförmigen Bewegungen erfaßt, mit den Gleichgewichtsorganen ausschließlich Beschleunigungen (Abb. 31, S. 22). Auch zwischen zervikalen Sensoren und dem vestibulären System gibt es eine ähnliche Arbeitsteilung. Die zervikalen Sensoren erfassen langsame Bewegungen, die vestibulären Sensoren die schnellen Bewegungen (Abb. 135, S. 120). Eine Verschiebung der Gewichtung zu ungunsten der Otolithenorgane tritt bereits ein, wenn die Person aus der Vertikalen gekippt wird. In Kopfhängelage ist die Unsicherheit über die Lage im Raum und über Bewegungen am größten.

Ablauf der dynamischen Orientierung

Der Organismus bedient sich verschiedener, weitgehend automatisch ablaufender Verfahrensprinzipien, um den Körper im Verlauf von Bewegungen reaktionsfähig gegenüber neuen Reizen zu halten. Das *Rekonstruktionsprinzip* z. B. greift auf vorhandene Reaktionsnormen zurück, auf die das Geschehene bezogen werden kann. Beim *Kompensationsprinzip* dagegen wird versucht, Störungen im Sinnesgefüge, die bei Bewegungen auftreten, zu kompensieren.

a) Rekonstruktionsprinzip

Der Organismus hat im Verlauf der phylogenetischen Entwicklung oder im Rahmen eines individuellen Lernprozesses das Antwortverhalten auf häufig wiederkehrende Vorgänge gespeichert. Erkennt er solche Vorgänge wieder, dann kann er auf die gespeicherten Reaktionsweisen zurückgreifen. Drehbewegungen der Umwelt, z. B. die visuell wahrgenommen werden, kommen in der Regel nur bei Körperdrehungen vor. Die sich drehende, visuelle Umwelt ist somit gleichsam mit einem Erkennungsmerkmal „Körperdrehung" versehen. Die Kombination „Körperdrehung mit Drehung der visuellen Umwelt" ist gespeichert.

Wird nun eine visuelle Drehung dadurch erzeugt, daß eine Streifentrommel um eine ruhende Person rotiert, so wird diese isolierte Information von seiten des visuellen Systems als Eigenbewegung interpretiert, obwohl die Gleichgewichtsorgane eine Null-Stellung des Körpers signalisieren (BRANDT u. DICHGANS 1972; GIBSON 1950). Aus dem täglichen Leben kennen wir diese als *Zirkularvektion* bezeichneten Vorgänge beim Blick auf einen vom Nebengleis abfahrenden Zug und beim Blick von einer Brücke auf fließendes Wasser. In beiden Fällen entsteht das Gefühl als würde man selbst bewegt werden, was aber nicht der Fall ist.

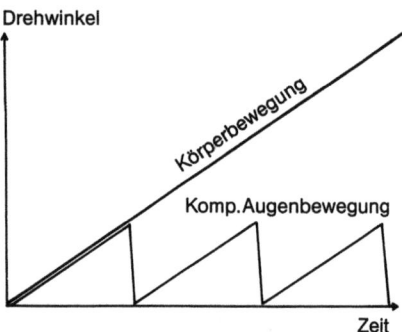

Abb. 175. Entstehung eines Nystagmus, wobei die kompensatorische, der Körperbewegung entgegengerichtete Augenbewegung durch schnelle Augenbewegungen zerhackt wird

b) Kompensationsprinzip

Wie bereits erwähnt, treten im Verlauf von Bewegungen Veränderungen der Raumkonstanz auf, die behoben werden müssen. *Nach* beendeter Bewegung erfolgt eine neue räumliche Orientierung auf die nun veränderte Umwelt. *Während* der Bewegung müssen aber Vorgänge einsetzen, die das Lebewesen handlungs- bzw. reaktionsfähig halten. Hier treten Mechanismen in Kraft, die kompensatorisch wirksam sind. So werden Körperbewegungen bei fast allen Lebewesen, die über bewegliche Augen verfügen, durch Gegenbewegung der Augen (langsame Phase eines vestibulären Nystagmus) kompensiert. Das Bild auf der Netzhaut wird stabil, die Umwelt raumkonstant bleiben, wenn die Geschwindigkeit der Augenbewegung der Geschwindigkeit der Körperbewegung entspricht, was weitgehend tatsächlich der Fall ist. Ist die Gegenbewegung der Augen langsamer, dann ist das Bild der Umwelt verwischt. Das Signal für die Gegenbewegung stammt vom Gleichgewichtsorgan, das die Bewegung mißt und die Information nach Umschaltung im Gleichgewichtskerngebiet an die Augenmuskeln weitergibt.
Ist die Amplitude der Körperdrehung größer als die Fähigkeit der Augen, sich zu drehen, dann werden die Augen mit einer sehr schnellen, nicht wahrnehmbaren, oft in einem Lidschlag versteckten Ruckbewegung (schnelle Phase des vestibulären Nystagmus) zurückge-

stellt. Die Gegenbewegung kann dann erneut einsetzen (Abb. 175). Kompensationsbewegung und ruckartige Rückstellung ergeben den Nystagmus, der zur Untersuchung des vestibulären Systems herangezogen wird (s. Band I).
Bewegungen des Umweltbildes erzeugen Folgebewegungen der Augen mit entsprechendem Verlauf. Das Signal stammt dann vom okulomotorischen System, die Folgebewegungen werden als optokinetischer Nystagmus bezeichnet. Wir kennen diesen sog. Eisenbahnnystagmus, der beim Blick aus dem fahrenden Zug auftritt.
Andere Kompensationsmechanismen treten bei geradlinigen Beschleunigungen auf. Beim Beschleunigen bewegen sich die Augen nach unten, beim Bremsen nach oben. Dabei wird ausgeglichen, daß beim Beschleunigen aufgrund der Trägheit gewöhnlich der Kopf nach hinten bewegt wird, beim Bremsen nach vorne. Die Information stammt von den Statolithenorganen.
Auch Kompensationsvorgänge zum Zweck der akustischen Raumkonstanz sind bekannt. So zeigen Tiere, die über bewegliche Ohrmuscheln verfügen (z. B. Pferde) einen Ohrnystagmus (LECHNER-STEINLEITNER et al. 1979). Ein solcher wurde auch am rudimentären retroaurikulären Muskel des Menschen elektromyographisch nachgewiesen (HÄUSER 1976).

III. Bewegungsschwindel

A. Scheinempfindung während einer Bewegung

Es handelt sich um die Empfindung von Bewegungen, die entweder gar nicht oder nicht in dieser Form stattfinden. Sie spielen in der Flugmedizin eine wichtige Rolle, da sie zu Unfällen führen können, wenn sich der Pilot nach diesen Scheinempfindungen richtet.

Beispiele: Die geradlinige Beschleunigung in horizontaler Ebene, z. B. die Beschleunigung eines Flugzeugs auf der Startbahn, ergibt durch den dabei auftretenden Otolithenreiz (die Sinneshaare werden nach hinten abgeschert) die Empfindung, der Körper werde nach hinten gekippt (Abb. 176), denn normalerweise kommt diese Otolithenabscherung bei Retroflexion des Kopfes vor.

Sofern man keinen Gegenstand fixiert, entsteht eine tonische Augenbewegung nach unten, die normalerweise dazu dient, die Retroflexionsbewegung zu kompensieren. Dadurch verschiebt sich das Bild des Inneren des Flugzeugs auf die Unterseite der Netzhaut, was der Empfindung entspricht, das Flugzeug steige bereits. Der Blick aus dem Fenster klärt die Fehlempfindung auf.

Für Passagiere ist diese Fehlempfindung nicht problematisch, wohl aber für Piloten besonders beschleunigungsstarker Flugzeuge, wenn bei Nacht oder Nebel gestartet wird. Der Pilot hat dann beim Blick aus dem Fenster keine visuelle Kontrolle. Während der Startphase und solange das Flugzeug im Steigflug beschleunigt, empfindet er den Steigwinkel größer als er tatsächlich ist (Abb. 177). Um falsche Korrekturen der an sich richtigen Fluglage zu vermeiden, lernen die Piloten, sich nicht nach ihren Empfindungen zu richten, sondern nur nach ihren Instrumenten. Im Sinkflug bei gleichzeitiger Abbremsung ist die Empfindung ebenfalls überzeichnet. Ohne optische Kontrolle wird der Sinkflug steiler empfunden als er tatsächlich ist.

Wird eine Person auf einem geradlinigen Schlitten im Dunkeln hin- und herbewegt, so hat sie die Illusion, einen Hügel zu passieren. Eine weitere, für unser Gleichgewichtssystem sehr typische Illusion kann man im Flugzeug als Passagier sehr leicht selbst beobachten. Bringt der Pilot das Flugzeug in einen langsamen, lang anhaltenden Kurvenflug, z. B. in eine Warteschleife, dann nimmt man nur den Beginn des Kurvenfluges wahr, wenn der Pilot die Kurve ansteuert. Die Ursache liegt in dem Unvermögen unserer Bogengangsorgane, eine konstante Drehbewegung zu erkennen. Sie sind auf die Messung von Beschleunigungen spezialisiert. Sofern man nicht aus dem Fenster blickt oder in Wolken fliegt, spürt man deshalb den weiteren Kurvenflug nicht mehr. Wird der Kurvenflug beendet, dann spürt man wieder eine Beschleunigung, diesmal aber in die andere Richtung. Stellt man Realität und Empfindungen nebeneinander (Abb. 178), dann sieht man erst das Ausmaß

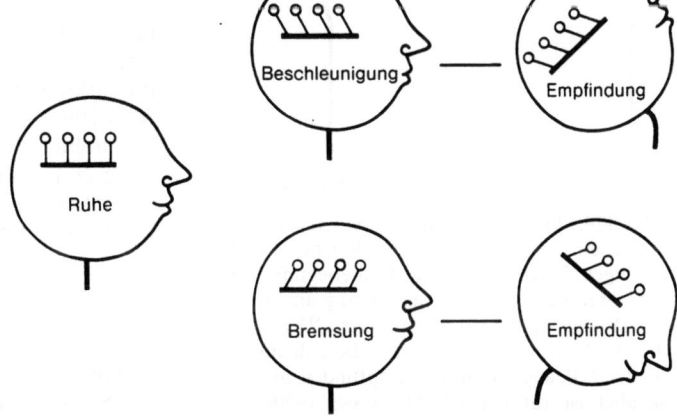

Abb. 176. Entstehung von Scheinempfindungen: Eine Beschleunigung in horizontaler Richtung führt zu der Empfindung einer Kopfhaltung nach oben (im Flugzeug zur Empfindung eines Steigfluges). Eine Bremsung führt zur Empfindung einer Kopfhaltung nach unten (im Flugzeug zur Empfindung eines Sinkfluges). (Aus Scherer in Naumann 1990)

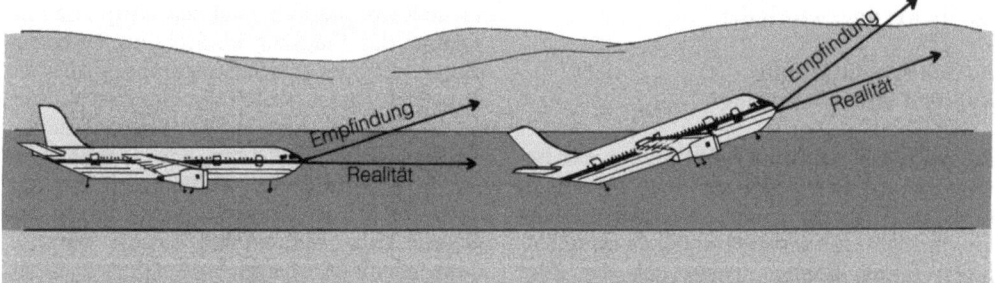

Abb. 177. Scheinempfindung während der Beschleunigungsphase eines Flugzeuges. Aufgrund des Otolithenreizes hat man ohne optische Sicht die Empfindung, das Flugzeug steige bereits, obwohl es noch Bodenkontakt hat, und steige steiler, wenn es abgehoben hat

der Fehlempfindung, und man erkennt, warum man manchmal beim Anflug auf einen Flughafen das Gefühl hat, der Pilot fliege Zickzack.

Bei rein optischen Bewegungsreizen kommt es ebenfalls zu einer Fehlempfindung, die jeder selbst erlebt hat. Durch die Konvergenz okulomotorischer und vestibulärer Neurone auf Zellen im Gleichgewichtskerngebiet kann ein optischer Reiz nach einer Umschaltzeit von 10–20 Sekunden zur Empfindung einer echten Körperbewegung werden.

Beispiele:
- Der Blick von einer Brücke auf einen Fluß führt nach ca. 20 Sekunden zur Empfindung, die Brücke bewege sich und der Fluß stehe.
- Liegt man im Freien auf dem Rücken und betrachtet die dahinziehenden Wolken, dann bekommt man den Eindruck, als stünden die Wolken und man bewege sich.
- Der Effekt eines Großbildfilmtheaters auf Jahrmärkten basiert auf derselben Illusion. Durch die optischen Bilder werden Körperbewegungen hervorgerufen, ohne daß ein vestibulärer Reiz vorliegt bzw. das Kino bewegt wird.

B. Scheinbewegungen nach einer Bewegung

Die Rezeptoren des vestibulären Systems haben mechanische und neurophysiologische, poststimulatorische Effekte, die teils bei natürlicher, teils bei übermäßig starker oder unphysiologischer Reizung zutage treten.
Beispiele:
- Drehnachempfindung nach Körperdrehung (z. B. Walzertanzen):
Sie entsteht mechanisch beim Stop aus einer Drehbewegung heraus, weil die Endolymphe sich infolge ihrer Trägheit im Endolymphkanal des Bogengangs weiterbewegt und auf die Cupula drückt. Die Dauer der Nachempfindung ist abhängig von der Stärke der Drehbewegung, sie dauert z. B. bis zu 40 Sekunden bei Stop aus einer Drehung von 90°/s. Die

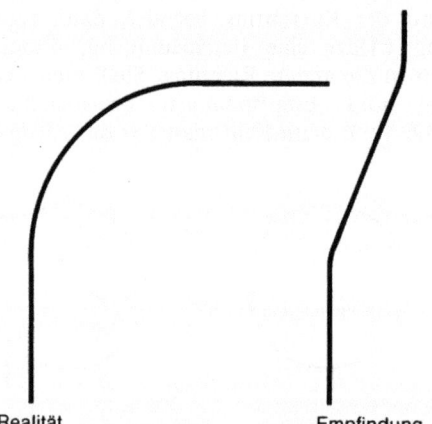

Realität   Empfindung

Abb. 178. Entstehung von Scheinempfindungen: Das Gleichgewichtsorgan registriert nur Beschleunigungen. Eine langsame Kurvenbewegung, z. B. eines Flugzeuges, wird nur am Anfang und am Ende der Drehbewegung wahrgenommen. Wegen der an diesen Stellen gegenläufigen Beschleunigungen wird die Bewegung anders empfunden als sie tatsächlich ist. (SCHERER in NAUMANN 1990)

Nachempfindung dauert länger als der gleichzeitig vorhandene, postrotatorische Nystagmus. Beide dauern länger als die ursächlich zugrundeliegende Cupulaauslenkung, weil, ähnlich einem Kondensator, ein Geschwindigkeitsspeicher im Gleichgewichtskerngebiet aufgeladen wird, der sich langsam in Form einer Exponentialfunktion entlädt.

– Drehempfindungen nach Beobachtung eines bewegten Bildes:

Diese optisch ausgelöste Nachempfindung ist abhängig von der Geschwindigkeit des bewegten Bildes und dem Ausmaß der Stimulation der peripheren Retina. Sie dauert im Gegensatz zur Drehnachempfindung nur wenige Sekunden. Die Empfindung ist korreliert mit dem optokinetischen Nachnystagmus (OKAN = Optokinetic After Nystagmus).

IV. Kinetose

Eine Kinetose ist eine Anzahl von Symptomen im Zusammenhang mit „Bewegtwerden", ausgelöst durch eine übermäßige Reizung eines Sensors (*Überstimulation*), durch mehrere Beschleunigungen in verschiedenen Richtungen (*Korioliseffekte*) oder durch gleichzeitige Stimulation zweier oder mehrerer Sensoren, deren Meldungen nicht zueinander passen (*Sinneskonflikt*). Der deutsche Begriff „Reisekrankheit" ist unzutreffend, da es sich dabei nicht um eine Krankheit, sondern um ein physiologisches Geschehen handelt. Tabelle 33 gibt die Symptome einer Kinetose in der Reihenfolge des Entstehens wieder.

A. Ursachen der Kinetosen

Alle Gleichgewichtsrezeptoren sind mit dem vegetativen Nervensystem durch Bahnen verbunden. Die Auswirkung auf das vegetative Nervensystem ist bei ungewohnten, geradlinigen Beschleunigungen stärker als bei Drehbeschleunigungen. Beispiel: Starke vegetative Wirkung von Auf- und Abbewegungen von Schiffen bei Seegang. Unter geradliniger Beschleunigung ist nicht nur das Bremsen und Beschleunigen zu verstehen, sondern auch das Fahren über Kuppen und durch Senken, weil

Tabelle 33. Symptome der Kinetose in der Reihenfolge des Entstehens

Blässe
Müdigkeit (Gähnen)
Magendruck
Schweißausbruch
Übelkeit
Erbrechen

dabei eine Beschleunigung in vertikaler Richtung auftritt.

Isolierte Bewegungsabläufe wie eine Beschleunigung oder das Bremsen in horizontaler oder vertikaler Richtung sowie eine Drehbewegung werden, soweit sie extreme Größenordnungen nicht überschreiten, komplikationslos toleriert. *Kombinierte* Bewegungsabläufe dagegen stellen äußerst starke vestibuläre Reize dar, die je nach Konstitution des Einzelnen sowohl über motorische als auch über vegetative Verschaltungen nicht vorhersehbare Reaktionen auslösen können. Um kombinierte Bewegungsabläufe handelt es sich, wenn zwei oder mehr isolierte Abläufe zeitlich zusammentreffen, z. B. eine horizontal-geradlinige Beschleunigung kombiniert mit einer gleichzeitigen Drehbeschleunigung um die sagittale Achse, oder eine Drehbeschleunigung nach rechts kombiniert mit einer gleichzeitigen horizontal-geradlinigen Bremsung. Die Medizin hat von der Physik etwas unkorrekt den Begriff der *Koriolisbeschleunigungen* für diese kombinierten Beschleunigungsabläufe übernommen. Die Reaktionen, die auf kombinierte Beschleunigungen erfolgen, werden demnach als Koriolis-Effekte bezeichnet. Es gibt naturgemäß eine unermeßliche Menge von kombinierten Bewegungsformen. Auf das Autofahren bezogen sind die häufigsten Kombinationen:

– Bremsen oder Beschleunigen in einer Kurve,
– Bremsen oder Beschleunigen auf einer Kuppe oder in einer Senke,
– Kurvenfahrt oder geradlinige Beschleunigung des Autos und gleichzeitiges Heben, Senken oder Drehen des Kopfes.

Eine Kinetose kann auch ausgelöst werden, wenn mehrere Beschleunigungen auf den Körper einwirken, eine davon aber nur über das optische System (*Pseudokorioliseffekt*), z. B.

beim Blick aus dem Seitenfenster eines Autos (optokinetischer Reiz) und Kurvenfahrt (vestibulärer Reiz). Zusätzlich treten noch Beschleunigungen durch Kopfbewegungen auf. Besonders provokant in Bezug auf die Auslösung einer Kinetose sind Nickbewegungen, weil dabei durch die Änderung der Schwerkraftrichtung in Bezug auf den Kopf die Otolithenorgane stark gereizt werden.

Will man Kinetosen experimentell auslösen oder die individuelle Empfindlichkeit gegenüber kombinierten Drehbeschleunigungen testen, so eignet sich ein als Lansberg-Test bekanntes Verfahren (SCHERER u. FRÖHLICH 1972). Dabei wird eine Versuchsperson auf einem Drehstuhl mit offenen Augen gedreht und dann aufgefordert, den Kopf auf die Brust zu senken und rasch wieder hochzunehmen. Die Stimulation im Gleichgewichtskerngebiet und motorisch über die vestibulospinalen Bahnen ist so groß, daß beim Kopfanheben die Versuchsperson völlig unkontrolliert aus dem Stuhl fallen kann (anschnallen!). In schwächerer Form kann man vegetativ im Flugzeug reagieren, wenn man im Verlauf eines Kurvenfluges oder bei unruhigem Flug öfter den Kopf von einer Lektüre oder vom Essen hebt, um aus dem Fenster zu sehen. Zur vestibulären Grundbeschleunigung des Kurvenfluges kommen in diesem Fall die komplexen und raschen Kopfbewegungen.

Vegetativ am stärksten wirksam sind Sinneseindrücke, die sich widersprechen und im ZNS einen Sinneskonflikt auslösen. Im englischen Sprachraum hat sich der Begriff „sensory miss match" eingebürgert. Diese Effekte treten z. B. beim lesenden Beifahrer im Auto auf, aber auch bei den Personen, die auf dem Rücksitz des Autos sitzen. Das optische System signalisiert einen Ruhepunkt (Zeitung, Innenraum des Autos), das vestibuläre System eine Bewegung. Kommen dazu noch rasche Kopfbewegungen, z. B. beim Aufschauen von der Zeitung bei gleichzeitiger Kurvenfahrt, dann werden die oft schon latent vorhandenen Symptome der Kinetose verstärkt.

Der zentrale Sinneskonflikt ist der Grund für das häufige Auftreten von Kinetosen bei Kindern. Wenn sie lesen, stimmt die optokinetische Information nicht, wenn sie sich viel bewegen, dann treten Korioliskräfte auf.

Differentialdiagnose: Von der Kinetose beim Fliegen ist abzugrenzen der Schwindel durch Druckänderung im Mittelohr während des Steilflugs.

Subjektiv schon häufig wahrgenommen, objektiv aber erst durch TJERNSTRÖM gemessen, kann eine Druckänderung im Bereich des Mittelohres zur Reizung des Gleichgewichtsorganes führen (alternobaric vertigo). Durch Schwindel bemerkbar macht sich eine solche Reizung des Gleichgewichtsorgans aber erst, wenn sich die Reizstärke von rechtem und linkem Ohr deutlich voneinander unterscheidet, da sich sonst die Wirkungen aufheben. Da der Druck im Mittelohr abhängig ist von der Funktion der Tube, können Funktionsdifferenzen zwischen rechter und linker Tube, wie sie beim Schnupfen auftreten, zu Schwindel beim Fliegen führen. Nystagmus als Zeichen einer Reizung des Gleichgewichtsorgans kann schon bei einer Druckdifferenz im Mittelohr von 50 cm H_2O auftreten. Daraus folgt, daß Schwindel und Übelkeit infolge einer einseitigen Tubenfunktionsstörung bereits beim Erreichen einer Flughöhe von etwa 500 m einsetzen können (im Flugzeug mit Druckkabinen entsprechend höher).

Abzugrenzen ist auch das echte Barotrauma des Mittelohres, bei dem es infolge einer Tubenfunktionsstörung beim Landen zu einem starken Unterdruck im Mittelohrraum mit Ruptur eines Fensters – meist der runden Fenstermembran – kommen kann. Im Gegensatz zum durch Überdruck bedingten Alternobaric Vertigo können hier begleitende Hörstörungen auftreten bis hin zur Taubheit. Nach der Landung besteht oft auch ein fluktuierender Hörverlust (s. S. 22).

1. Kinetose auf Schiffen

Die Hauptauslöser einer Kinetose auf Schiffen sind Bewegungen um die Querachse (Stampfen), um die Längsachse (Rollbewegungen) und Vertikalbewegungen (Tauchschwingen) (Abb. 179). Die Bewegungsabläufe sind immer kombiniert, so daß ständig Korioliseffekte auftreten. Bewegungen des Kopfes spielen bei starkem Seegang dann noch eine zusätzliche Rolle. Sinneskonflikte entstehen,

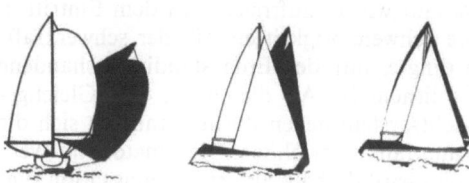

Abb. 179. Typische Schiffsbeschleunigungen (von links nach rechts): *Rollen* (um die Längsachse), *Stampfen* (um die Querachse) und *Tauchschwingen* (Auf- und Abbewegungen). Dazu kommen noch Kursänderungen (um die Vertikalachse) und Translationsbeschleunigungen durch Geschwindigkeitsänderungen des Schiffes. (Aus HOLTMANN et al. 1987)

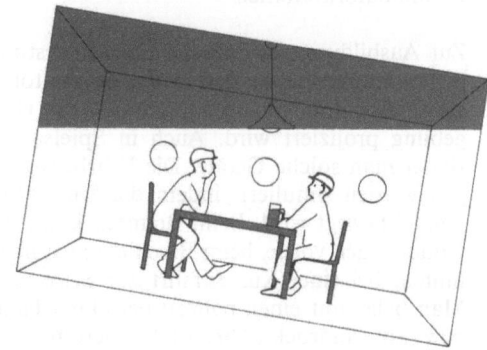

Abb. 181. Der Schein einer Hängelampe zeigt auf einem schlingernden Schiff immer die Horizontale an. Eine Kinetose entsteht aber trotzdem aufgrund der sich nun ständig ändernden optischen Eindrücke

wenn unter Deck gearbeitet oder gelesen wird. Segelschiffe provozieren weniger Kinetosen als gleich große Motorschiffe, weil beim gesetzten Segel das Segelschiff durch den Wind stabilisiert ist (Abb. 180).

Allgemein gilt, daß mit zunehmender Entfernung von der Schiffsmitte die Beschleunigungswerte zunehmen und daß es unbedeutend ist, ob man sitzt oder liegt. Das Schließen der Augen ist ungünstig, da durch den Wegfall der optischen Information der Anteil der vom Gleichgewichtsorgan herrührenden und im Gehirn zur Verarbeitung gelangenden Daten wesentlich erhöht wird.

Im Schiffsbau gab es schon kuriose Versuche, die Bereitschaft zur Kinetose bei den Passagieren zu dämpfen. So konstruierte man Hängelampen, die ein horizontal verlaufendes Lichtband an die Wände warfen (Abb. 181). Da die Lampe unabhängig von der Schiffslage immer senkrecht hing, war bei Betrachtung des Lichtstreifens die optische Information

mit der vestibulären (Schwerkraft) identisch. Durchgesetzt hat sich diese Methode nicht, wie auch der sehr kuriose Vorschlag, einen Raum im Schiff zu bauen, der immer gegenbewegt wird (Abb. 182). Effektiv, aber aus Personalgründen heute wohl nicht mehr nachvollziehbar, war die Methode englischer Könige im Mittelalter, die auf dem Weg zu ihren Besitzungen auf dem Kontinent über den Ärmelkanal setzen mußten. Sie hatten einen speziell ausgebildeten „Beamten" hinter sich stehen, der den königlichen Kopf festhielt, ihn bei Schiffsbewegungen kompensatorisch gegenbewegte und ihn vor willkürlichen Bewegungen durch die Halsmuskulatur schützte.

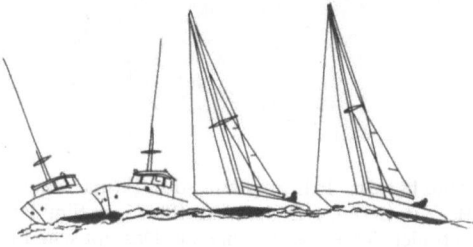

Abb. 180. Schlingerbewegungen von Motorschiffen und Segelschiffen. Segeljachten sind durch Segel und Kiel stabilisiert und führen geringere Schlingerbewegungen aus als Motorschiffe. (Aus HOLTMANN et al. 1987)

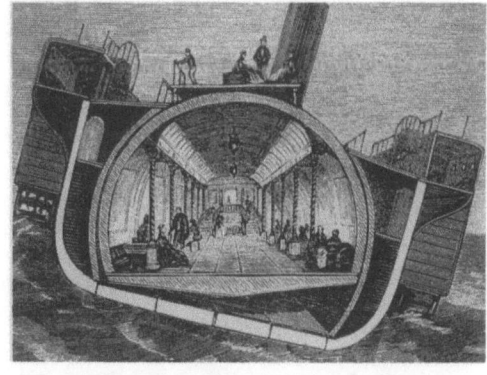

Abb. 182. Technik gegen Seekrankheit 1875: Ein beweglicher Salon soll Passagiere im Gleichgewicht halten. (Aus GOBLIRSCH, ADAC Motorenwelt 1984)

2. Simulatorkrankheit

Zur Ausbildung von Piloten und zur Testung neuer Fahrzeuge werden heute Simulatoren verwendet, in denen optisch ein Bild der Umgebung projiziert wird. Auch in Spielsalons findet man solche Geräte. Die Fahrbewegungen werden simuliert, indem die Simulatorgondel bewegt wird. Beim Bremsen kippt die Gondel nach vorne, beim Beschleunigen nach hinten, bei einer Kurvenfahrt zur Seite usw. Man bekommt einen nahezu perfekten Fahr- bzw. Flugeindruck (Abb. 182). Allerdings bekommt man auch in Simulatoren eine Kinetose, weil die Otolitheninformationen natürlich nicht zur optischen Information passen. Beim Bremsen und Beschleunigen bleibt man im Auto normalerweise aufrecht sitzen, d. h. in der Längsrichtung zur Schwerkraft. Im Simulator tritt dagegen eine Positionsänderung gegenüber der Schwerkraft ein, diese Positionsänderung paßt nicht zum Bild der Straße, die bei der Kippung mitbewegt wurde.

3. Kinetose bei Raumfahrern

Bei 30 – 40% der Raumfahrer kommt es mit dem Eintritt in die Schwerelosigkeit zu einer Kinetose. Sie klingt nach etwa drei Tagen ab, kann aber nach der Landung mit ähnlichem Verlauf wieder auftreten. Mit dem Eintritt in die Schwerelosigkeit entfällt der schwerkraftbedingte, auf der Erde ständig vorhandene Otolithenreiz. An diesen für das Gleichgewichtssystem neuen Zustand müssen sich die Raumfahrer gewöhnen. Die Kinetose im Weltraum wird deshalb als „space adaptation syndrom" bezeichnet.

Raumfahrer litten nicht immer unter diesem Syndrom. In der Anfangszeit der bemannten Raumfahrt war es unbekannt. Die Astronauten waren in ihren engen Gemini- und Wostok-Raumkapseln angeschnallt und konnten sich nicht frei bewegen. Erst mit größeren Kapseln, Labors und Raumstationen traten die Symptome der Kinetose auf. Ursache ist also nicht allein der Wegfall der Schwerkraft, sondern wieder die Kombination ungewohnter, sich z. T. widersprechender, afferenter Informationen. Ungewohnt ist z. B. die stark veränderte Information von den Otolithenorganen. Bei Vor- und Rückbewegungen unterscheidet sich die Richtung der an den Otolithen angreifenden Kraft um 180°, auf der Erde ändert sich dagegen der Winkel der Resultierenden nur wenig.

Als Ursache des Adaptationssyndroms wird auch das wahrscheinlich unterschiedliche Gewicht der Otolithen vom rechten und linken Gleichgewichtsorgan verantwortlich gemacht. Auf der Erde ist die daraus resultierende Sei-

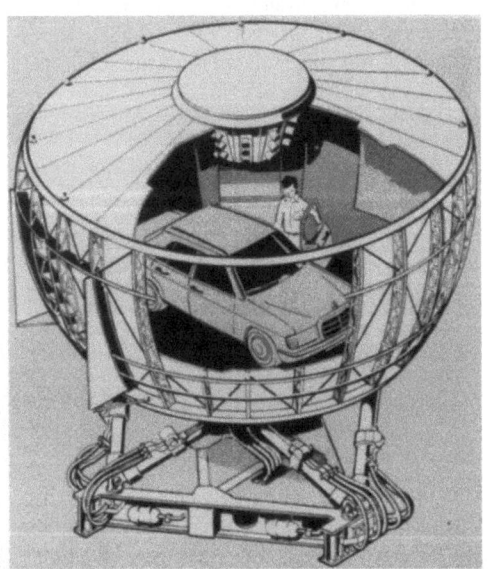

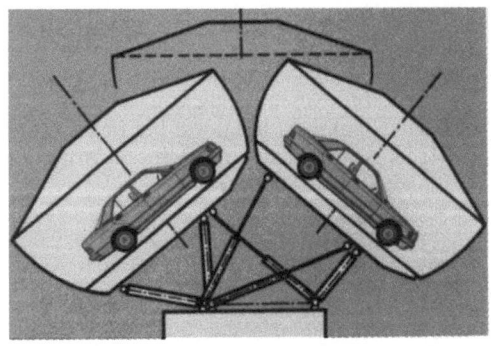

Abb. 183 a, b. Fahrsimulator der Firma Daimler Benz in Berlin. **a** In dem kugelförmigen Simulator befindet sich ein Kraftfahrzeug. Das optische Bild einer Straße wird von Videostrahler über dem KFZ auf den Rundhorizont projiziert. **b** Simulation einer Beschleunigung (*linker Bildteil*) und einer Bremsung (*rechter Bildteil*). Die Bewegungen des Simulators werden hydraulisch ausgeführt

tendifferenz im afferenten Zustrom zum Gleichgewichtskerngebiet kompensiert (Abb. 184). In Schwerelosigkeit ist das unterschiedliche Gewicht nicht mehr vorhanden. Übrig bleiben die zur Kompensation aufgewendeten zentralen Mechanismen, die jetzt mangels Notwendigkeit wieder abgebaut werden müssen. Sie spiegeln eine zentrale Seitendifferenz vor. Ist sie klinisch bedeutsam, dann

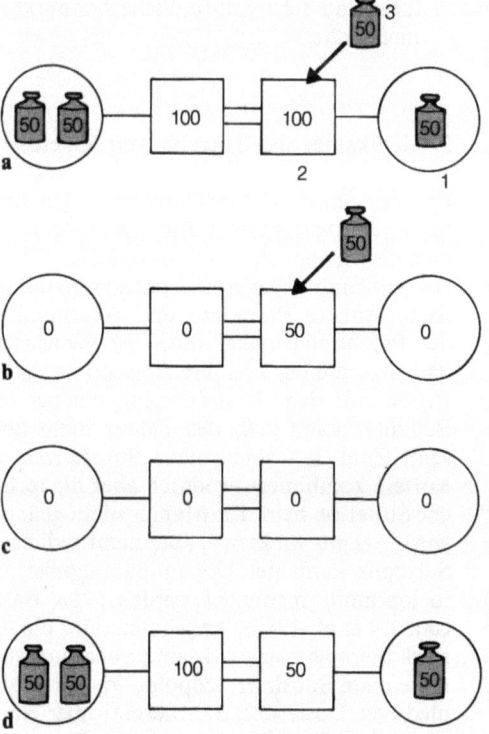

Abb. 184 a – d. Auswirkung unterschiedlichen Otolithengewichtes auf das Gleichgewichtssystem. **a** In der Schemazeichnung ist angenommen, daß das Gewicht der Otolithen im rechten Gleichgewichtsorgan (*1*) nur 50% des Gewichtes der linksseitigen Otolithen beträgt. Auf der Erde ist die Gewichtsdifferenz zentral ausgeglichen (*2+3*). **b** In Schwerelosigkeit findet in Ruhe keine Otolithenmessung statt. Es entfällt deshalb die Information über das unterschiedliche Otolithengewicht. Übrig bleibt der Anteil, der zur zentralen Kompensation aufgewendet wird. Er muß abgebaut werden (**c**). Bei Rückkehr auf die Erde wird das unterschiedliche Otolithengewicht wieder relevant (**d**). Es fehlt aber die zentrale Kompensation. Sie muß wieder aufgebaut werden

kann man ein Kippgefühl zur Seite empfinden. VON BAUMGARTEN konnte an blinden Fischen beobachten, daß manche von ihnen während des Schwimmens in Schwerelosigkeit in eine Schraubenbewegung übergingen. Dieses Schraubenmuster war auf der Erde auch bei Fischen vorhanden, denen einseitig die Otolithen entfernt worden waren.

Eine entscheidende Rolle in der Flug- und Weltraummedizin spielt heute die Frage, inwieweit die Neigung zur Raumkrankheit vorhersehbar ist. Bis heute ist trotz intensiver Voruntersuchungen der Astro- und Kosmonauten und trotz eines besonderen körperlichen Trainingsprogramms mit kurzzeitiger Schwerelosigkeit und mit Langzeitaufenthalten im Wasser eine Vorhersage nicht gelungen. Es ist aber zu erwarten, daß mit steigender Zahl der Raumflüge die Zahl der untersuchten Personen größer wird und damit die Statistiken aussagekräftiger werden. Bisher fehlten außerdem Geräte zur Bestimmung der Otolithenfunktion. Neue Untersuchungsmethoden sind anhand der Fragestellungen in der Raumfahrt entwickelt worden.

B. Therapie der Kinetosen

Die beste Therapie ist die Vermeidung auslösender Faktoren, die Verhinderung gegensätzlicher Sinneseindrücke und das Vermeiden gleichzeitig einwirkender Bewegungen. Dies wird eindrucksvoll belegt, wenn man den Fahrer eines Kraftfahrzeugs beobachtet, bei dem keine Kinetose eintritt. Bei ihm widersprechen sich die Informationen nicht, denn er blickt auf die Straße, auf der er fährt. Optisches und vestibuläres Bild stimmen überein. Außerdem bewegt er kaum den Kopf. Dadurch sind Koriolisbeschleunigungen bei ihm selten.

Nicht jeder ist gleichermaßen empfindlich, eine Kinetose zu entwickeln. Die Empfindlichkeit ist individuell sehr unterschiedlich und kann sich mit zunehmendem Alter sowohl positiv als auch negativ ändern. In der Regel ist sie beim 3- bis 10jährigen Kind am größten, nimmt dann ab und mit zunehmendem Alter wieder zu. Psychische Faktoren spielen eine wichtige Rolle.

1. Ratschläge zur Vermeidung einer Kinetose

Kraftfahrzeug

Im Kraftfahrzeug nur lesen, wenn man auf einer geraden Straße fährt und wesentliche Beschleunigungsänderungen nicht zu erwarten sind, z. B. auf Autobahnen und geraden Landstraßen.

- Man kann aus dem Seitenfenster sehen, man sollte jedoch den Kopf nicht ständig bewegen.
- Auf Kurvenstrecken ist es sinnvoll, den Kopf ruhigzuhalten.
- Der Blick nach vorne auf die Straße reduziert die Kopfbewegungen und die nicht zusammenpassenden Informationen.
- Sind empfindliche Personen im Auto, dann ist es für den Fahrer sinnvoll, sanft zu beschleunigen, sanft zu bremsen und mit konstanter Geschwindigkeit durch Kurven zu fahren.
- Bei Müdigkeit und im Schlaf ist die Aktivität des Gleichgewichtskerngebietes reduziert. Reist man mit hochempfindlichen Kindern, dann ist es sinnvoll, nachts zu fahren. Im Schlaf tritt keine Kinetose auf.

Flugzeug

Lesen im Flugzeug ist ungefährlich, nicht aber im Landeanflug und bei Turbulenzen.

- Keine raschen Kopfbewegungen während eines Kurvenfluges, auch wenn dieser nicht als solcher empfunden wird.
- Alkohol und ein voller Magen steigern die Empfindlichkeit gegenüber Kinetosen.

Schiff

Bei Seereisen kann man nur versuchen, die Reize zu reduzieren, die eine Kinetose auslösen können. Es wird nicht gelingen, sie ganz auszuschalten.

- Bei starkem Seegang Vermeidung von raschen Kopfbewegungen.
- Aufenthalt in der Mittelzone des Schiffes, Rollbewegungen sind dort am geringsten.
- Es ist sinnvoll, Wellen und den Horizont zu beobachten, damit man sieht, warum das Schiff in Kürze nach oben steigen oder in ein Wellental sinken wird.
- Auf Segelschiffen ist es sehr hilfreich, sich an der Segelarbeit aktiv zu beteiligen, z. B.

durch die Übernahme des Ruders (in Analogie zum Fahrer eines Kfz.).
- Vermeiden von Alkoholgenuß. Alkohol fördert einerseits die Empfindlichkeit gegenüber Kinetosen, andererseits besteht die Gefahr erheblicher Verletzungen, wenn sowohl das Schiff als auch der Reisende schwanken.
- Vermeidung von großen Essensportionen. Somatische Afferenzen aus dem Plexus solaris sind sehr empfindliche Schwerkraftmeßgeräte.

2. Medikamentöse Therapie von Kinetosen

Es gibt zahlreiche Medikamente gegen Kinetosen (Antivertiginosa). Die meisten entstammen der Gruppe der Antihistaminika. Sie wirken anticholinergisch und parasympathikolytisch. Andere Präparate sind Abkömmlinge der Psychopharmaka. Ihnen ist gemeinsam, daß sie sedieren, was ihre Anwendbarkeit bei Reisen mit dem Kraftfahrzeug einengt (der Beifahrer kann z. B. den Fahrer nicht ablösen). Zum Teil sind solche Substanzen mit Koffein kombiniert, wodurch aber die rechtliche Situation beim Kraftfahrer nicht geändert wird. Als gut wirksame, aber nicht sedierende Substanz kann der Dopaminantagonist Metoclopramid verwendet werden (VON BAUMGARTEN et al. 1980). Angeboten wird die sehr stark therapeutisch wirksame, aber auch stark sedierende Substanz Scopolamin. Sie wird in niedriger Dosierung transdermal über ein retroaurikuläres Pflaster appliziert. Es hat sich aber gezeigt, daß der erwünschte therapeutische Effekt *ohne* Müdigkeit nur bei wenigen Personen auftritt.

Bei Astronauten wurde mit Erfolg eine Kombinationstherapie aus dem dämpfenden Scopolamin mit dem anregenden Amphetamin eingesetzt. Untersuchungen von DAVIS et al. (1991) zeigten aber, daß damit das Auftreten einer Kinetose nur verschoben werden konnte. Bessere Erfolge wurden mit Promethacin (i. m. und über Suppositorien) erzielt. Größere Studien stehen noch aus.

Geht man Berichten alter Seefahrer nach, so stößt man auf zwei aus Pflanzen gewonnene Substanzen:

1. Extrakt aus Ingwerwurzeln (Rhizoma zingiberis-Ginger)

Der antiemetische Effekt von Ginger ist seit langem bekannt. Er wurde von LUCAS an Chemotherapiepatienten nachgewiesen. MOWREY konnte die Symptome einer Kinetose mit Ginger besser reduzieren als mit Dimenhydrinat. Der Ansatzpunkt der Substanz ist noch unklar, denn von HOLTMANN et al. wurde kein Effekt auf experimentelle vestibuläre und optokinetische Reize festgestellt, während Dimenhydrinat gut wirksam war. Die Substanz ist in Tablettenform im Handel.

2. Extrakt aus Kokkelskörnern (Samen der ostindischen Kletterpflanze Anamirta Cocculus)

Diese Substanz wurde bereits im 16. Jahrhundert von venetianischen, später auch von norwegischen Seefahrern gegen die Seekrankheit eingenommen. Kokkelskörner enthalten Pikrotoxin, das sich wie ein GABA-Antagonist verhält. Pikrotoxin reduziert die Symptome einer vestibulären Störung und wird deshalb zur Therapie der Menièreschen Erkrankung und des akuten Funktionsverlustes eines Gleichgewichtsorgans eingesetzt (s. S. 204). Untersuchungen über die Wirksamkeit der Substanz bei einer experimentell ausgelösten Kinetose liegen derzeit noch nicht vor. Pikrotoxin ist bisher nur in homöopathischen, antivertiginösen Präparaten enthalten, kann jedoch als Reinsubstanz vom Apotheker in Zäpfchenform (1 mg) hergestellt werden. Zur Dosierung s. S. 204.

Kapitel IV

Differentialdiagnose

Einleitung

Bei der Diagnostik von Schwindel muß man eine Vielzahl möglicher Erkrankungen beachten. Oft gelingt es dabei nicht auf Anhieb, die richtige Diagnose zu stellen, so daß die Frage nach der Ursache einer Erkrankung unbeantwortet bleibt. Jeder Arzt muß sich an diesem Punkt die Frage stellen, ob er gedanklich jede diagnostische Möglichkeit erfaßt hat. Die folgenden differentialdiagnostischen Tabellen sollen dazu dienen, bei einem gegebenen Symptom und den erhobenen Befunden alle Möglichkeiten aufzuzeigen. Es soll ersichtlich werden, ob die Befundkonstellation wie ein Schlüssel in ein Schloß paßt, d. h. bereits eine Diagnose ergibt oder ob noch weitere Untersuchungen notwendig sind.

Die Tabellen sind so aufgebaut, daß links das Symptom oder die zu einer Krankheit gehörenden Befunde stehen, rechts die Krankheit, deren Definition oder Kurzbeschreibung sowie wichtige Hinweise. In einer kleinen Spalte am rechten Rand sind die Seitenzahlen angegeben, unter der man die ausführliche Beschreibung im Buch finden kann. Man muß somit nicht zum Inhaltsverzeichnis zurückblättern. (Diese differentialdiagnostische Zusammenstellung entstammt in veränderter Form – vom selben Autor – dem Buch „Differentialdiagnostik in der Hals-Nasen-Ohrenheilkunde" von H. H. NAUMANN, Thieme, Stuttgart 1990.)

Tabellarische Übersicht

I. Schwindel

Physiologischer Schwindel

Schwindel bei Bewegungen

Scheinbewegung während einer Bewegung	Definition: Es handelt sich um die Empfindung von Bewegungen, die entweder gar nicht oder nicht in dieser Form vorhanden sind, z. B. – Empfindung des Ansteigens bei Beschleunigungen – Empfindung des Sinkens beim Bremsen – Mißempfindungen im Kurvenflug	165
Scheinbewegung nach einer Bewegung	Drehempfindung nach Stop aus einer Drehbewegung (entspricht dem postrotatorischen Nystagmus). Drehnachempfindung nach Beobachtung eines bewegten Bildes (entspricht dem optokinetischen Nachnystagmus).	166
Kinetose	Definition: Eine Kinetose ist eine Anzahl von Symptomen, ausgelöst durch übermäßige Reizung eines oder mehrerer Bewegungssensoren oder durch gleichzeitige Reizung mehrerer Sensoren, deren Meldungen nicht zueinander passen.	167
Höhenschwindel	Vermehrtes Schwanken und Unsicherheitsgefühl an exponierten Standorten. Ursache: Es fehlen die afferenten Informationen über die Relation Körper/Vordergrund/Hintergrund.	161
Pathologischer Schwindel	Definition: Jede Änderung unseres statischen und visuellen Bezuges zur Umwelt, die nicht von einer Körperbewegung ausgeht, wird als pathologischer Schwindel bezeichnet. Es liegt diesem Schwindel eine Störung der statischen Sensoren und/oder deren zentralen Verschaltungen zugrunde.	
<u>Dauerschwindel</u>	Definition: Schwindel mit langsamem oder schnellem Beginn, der mindestens mehrere Tage anhält.	
Drehschwindel	Definition: Empfindung einer Drehung der Umwelt bzw. seltener einer Eigendrehung. Einem echten Drehschwindel liegt immer ein Spontannystagmus zugrunde. Bei der Drehbewegung der Augen verschiebt sich das Bild der Umwelt auf der Netzhaut, und es resultiert eine Drehempfindung bei geöffneten Augen, die entweder als Drehung der Umwelt oder als Eigendrehung empfunden wird. Werden die Augen geschlossen, dann nimmt	

die Stärke des Schwindels ab (außer beim alkohol-
bedingten Lagedrehschwindel). Drehschwindel entsteht durch das sich drehende Umweltbild auf der
Netzhaut, das Gefühl der Eigendrehung durch Reizung des vestibulären Kortex.

Ursache des Drehschwindels ist eine Seitendifferenz
der Erregungsausbreitung im Gleichgewichtskerngebiet. Sie kommt physiologisch vor bei einer Körperdrehung aber auch bei einer Schädigung im Bereich des Gleichgewichtsorgans, Gleichgewichtsnerven, der Hirnsubstanz am Eintritt des Nerven in
den Hirnstamm und bei einer isolierten Erkrankung eines Gleichgewichtskerngebietes. Es kommt
dabei zu einer Erniedrigung, selten zu einer Erhöhung der konstant vorhandenen Entladungsrate des
N. vestibularis. Tritt die Änderung rasch ein, und
ist sie stark, dann wird der Drehschwindel als dra-
matisches Ereignis empfunden. Tritt sie langsam
auf wie beim Akustikusneurinom, dann kann sie
beschwerdefrei sein.

Akute einseitige vestibuläre Funktionsstörung

Entzündliche Prozesse

Virusinfekte	Alle neurotropen Viren kommen als Ursache einer Funktionsstörung der Gleichgewichtsorgane in Frage. Der Nachweis gelingt selten. Neben den Viruser-krankungen, die eine allgemeine Polyneuritis, eine Meningitis oder eine Meningoenzephalitis hervor-rufen, gibt es Virusinfektionen, die aufgrund ihrer Symptomenkonstellation leicht einzuordnen sind.	17
Zoster Oticus	Infektion mit Viren aus der Herpes-Varizellengrup-pe. Es bestehen herpetiforme Effloreszenzen an der Ohrmuschel und im Gehörgang, kombiniert mit Paresen mehrerer Hirnnerven (V, VII, VIII) und Ohrenschmerzen.	17
Grippeotitis	Infektion mit Grippeviren A, B oder C. Es kommt zu schweren bis schwersten Ohrenschmerzen, Blut-blasen im Gehörgang, einem hämorrhagischen Se-rotympanon und gelegentlich zu einer kochleären Hörstörung. Vestibuläre Beteiligungen sind seltener als kochleäre.	17
Masern	Infektion mit Masernviren (Briareus morbillorum). Neben den typischen Masernsymptomen kann es zum Befall des ZNS kommen, zur Masernenzepha-litis. Bei medullärem Befall ist das vestibuläre Sy-stem mitbetroffen.	18
Mumps	Infektion mit Mumpsviren (Rabula inflans). Neben der Schwellung der Parotisdrüse kann es zu einer	18

Beteiligung des VIII. Hirnnerven kommen. Es steht dann eine irreversible Schädigung des N. cochlearis im Vordergrund. Vestibuläre Schäden sind beschrieben, aber seltener als kochleäre Schäden. Bisher ist ungeklärt, warum es zu einseitigen, kochleovestibulären Störungen auch der Gegenseite kommen kann.

Zeckenenzephalitis

Infektion mit dem FSME-Virus, einem Flavi-Virus aus der Familie der Togaviren.   18
Es kann zu einer Meningitis, einer Meningoenzephalitis und einer Meningoenzephalomyelitis kommen. Besonders bei der Meningoenzephalitis treten Schwindelerscheinungen auf. Sie gehen aber in dem allgemein schweren Krankheitsbild mit Somnolenz bis zur Bewußtlosigkeit, mit Sprachstörungen, Ruhe- und Intentionstremor, Ataxie, Hyperkinesie, Hyperästhesie, Reflexstörungen, Hirnnervenlähmungen, Halsseitenlähmungen, zerebralen Krampfanfällen und Psychosen unter.
Die Erkrankung wird durch die Zecke Ixodes ricinus übertragen.
Differentialdiagnostisch abzugrenzen ist die ebenfalls durch Zecken übertragene Infektion mit der Spirochaete Borrelia Burgdorferi (Lyme-Krankheit). Es kommt zu einer nach außen wandernden Rötung im Einstichgebiet der Zecke mit radikulären Schmerzen (Erythema migrans). Hirnnervenausfälle können auftreten.

Bakterielle Infekte

Von lateral

Bei der bakteriellen Infektion des Innenohres handelt es sich in der Regel um eine Überleitungslabyrinthitis. Von lateral kommen die Keime aus dem Mittelohr bei Otitis media acuta, chronica oder von der Keimbesiedlung eines Cholesteatoms (Pseudomonas).   18

Von medial

Eine von medial herrührende Überleitungslabyrinthitis wird bei Meningitis oder Meningoenzephalitis gesehen. Häufiger ist aber der primäre Befall des VIII. Hirnnerven.   18

Weiterhin treten Erkrankungen des Gleichgewichtsorgans auf bei
Listeriose, Toxoplasmose, Lues und Borreliose.
Klinisch besteht zu Beginn der entzündlichen Erkrankung eine Übererregbarkeit des Gleichgewichtsorgans mit einem Nystagmus in das entzündlich erkrankte Ohr. Sehr rasch kommt es jedoch zu einem Übergang in die Zeichen eines Labyrinthaus-

falls (Nystagmus zur Gegenseite). Die Kochlea, und bei einer Meningitis der N. cochlearis sind immer mitbetroffen.

Differentialdiagnostische Abgrenzung gegen eine bei einer destruierenden Ohrerkrankung bestehenden Labyrinthfistel: Im Gegensatz zum Dauerschwindel einer Labyrinthitis ist der Schwindel bei der Labyrinthfistel wechselnd, z. T. anfallsartig. Es besteht ein fluktuierendes Gehör. Die Abgrenzung gelingt leicht mit dem Fistelsymptom (Politzer-Ballon bei Trommelfelldefekt, Valsalva/Toynbee-Versuch bei intaktem Trommelfell).

Durchblutungsstörungen

Die Symptome sind abhängig vom Sitz eines arteriellen Verschlusses. Der Verschluß der A. labyrinthi vor der Teilung in die einzelnen Endäste führt zu einem kompletten Labyrinthausfall mit Taubheit und Ausfallnystagmus in Richtung der gesunden Seite. Die Prognose ist schlecht.

Verschluß der A. vestibularis anterior: Ausfall des Gleichgewichtsorgans ohne Läsion der Macula sacculi, da diese von der A. vestibulocochlearis versorgt wird.

Verschluß der A. cochlearis: Hörsturz durch Ausfall der Kochlea mit Ausnahme von Teilen der basalen Schneckenwindung, d. h. Hörsturz im tiefen und mittleren Frequenzbereich.

Verschluß der A. vestibulocochlearis: Hörsturz im Bereich der hohen Töne, gelegentlich kombiniert mit Unsicherheit bzw. Liftgefühl und einem Vertikalnystagmus durch den Ausfall der Macula sacculi.

Gefäßverschlüsse weiter zentral, z. B. der A. cerebelli inferior anterior oder posterior führen zu begleitenden Ausfällen mehrerer Hirnnerven, z. B. beim Wallenberg-Syndrom: Sensibilitätsstörungen im Gesicht, Horner-Syndrom, horizontaler, z. T. rotierender Nystagmus bei geöffneten Augen zur Gegenseite, bei geschlossenen Augen zur Seite der Läsion. Paresen der kaudalen Hirnnerven.

20

Traumatische Störungen

Querfraktur

Komplette vestibuläre Funktionsstörungen mit Nystagmus zur Gegenseite, ipsilateraler Fallneigung, kombiniert mit Taubheit und Hämatotympanon. Bei entsprechendem Frakturverlauf auch Fazialisparese.

Differentialdiagnose:

Längsfraktur: Es besteht eine Schalleitungsschwerhörigkeit, nicht aber ein Ausfall des Gleichgewichtsorgans. Schwindel kann im Rahmen einer Commotio cerebri auftreten.

21

Contusio labyrinthi	Vestibulärer Funktionsverlust und Hörverlust auf der Seite eines stumpfen Schädel-Hirntraumas ohne Frakturnachweis. Die Übergänge zur Symptomatik der Querfraktur sind fließend, da häufig die Frakturen im Felsenbein röntgenologisch nicht sichtbar, aber trotzdem vorhanden sind.
Explosionstrauma	Mechanische Verletzung des Mittel- und Innenohres verbunden mit den Zeichen eines Labyrinthausfalls. Kommt es nur zu einer Zerreißung von Fenstermembranen, dann kann es zu fluktuierendem Hörverlust, Schwindelanfällen und Schwindel bei lauten Geräuschen (Tulliophänomen) kommen.
Akutes Lärmtrauma	Im Gegensatz zum chronischen Lärmtrauma, bei dem vestibuläre Störungen nicht vorhanden sind, kann beim akuten Lärmtrauma Schwindel auftreten. Er ist uncharakteristisch und reversibel. Möglicherweise ist er auf eine bisher nicht objektiv nachweisbare Otolithenläsion zurückzuführen. Gelegentlich haben die Symptome die Form eines Tulliophänomens.

Toxische Gleichgewichtsstörungen

Toxische Otitis media	Im Rahmen einer Mittelohrentzündung durch toxische Abbauprodukte von Bakterien oder Viren.	21
Ototoxische Medikamente	Die Schädigung ist abhängig von der Behandlungsform mit ototoxischen Medikamenten. Es kommt zu einer einseitigen vestibulären und kochleären Störung mit Nystagmus zur Gegenseite und Drehschwindel bei lokaler Behandlung der Menièreschen Krankheit aber auch durch eine antientzündliche Behandlung mit Neomycin- und gentamycinhaltigen Ohrentropfen. Bei parenteraler ototoxischer Therapie kann es zu einer beidseitigen vestibulären, vestibulokochleären und kochleären Störung kommen. Es entsteht dabei kein Drehschwindel, weil keine Seitendifferenz auftritt. Auffallend ist die starke, ungerichtete Ataxie sowie die Oszillopsie (Vertikalbewegungen der Umwelt beim Gehen).	22
Funktionelle halsbedingte Störungen	Eine akute Funktionsstörung eines Gleichgewichtsorgans bei funktionellen Kopfgelenkstörungen ist möglich, aber noch nicht bewiesen.	21

Raumfordernde und destruierende Prozesse

Akustikusneurinom	In der Regel tritt beim Akustikusneurinom kein Schwindel auf, obwohl es zu einer fortschreitenden, einseitigen Funktionsminderung kommt. Ein Lagenystagmus kann vorhanden sein. Bei schneller Volumenzunahme des Tumors, z. B. Einbluten, kann es zu den Symptomen einer akuten Funktionsstörung des Labyrinths kommen.	22

Cholesteatom

Die schleichenden Eiterungen, wie sie beim Cholesteatom typisch sind, führen in der Regel zu einem langsamen Funktionsverlust ohne Schwindel. Der vestibuläre Schaden entspricht dabei in der Regel dem Innenohrhörverlust. Eine korrekte thermische Prüfung ist nicht möglich, wegen des Knochenabbaus im Mittelohrraum. Zu einer akuten Funktionsstörung kommt es, wenn das Labyrinth vom Cholesteatom eröffnet wird, und es zu einer Durchwanderungslabyrinthitis kommt.

Glomustumor

Bei Arrosion der Labyrinthkapsel kommt es zu den Zeichen des kochleären und vestibulären Funktionsverlustes. Typisch ist das pulsierende Ohrengeräusch.

Gehörgangs- und Mittelohrkarzinom

Diagnostisch vorherrschend sind die fötide Sekretion aus dem Gehörgang und die Sequesterbildung. Schwindel und kochleäre Hörstörungen treten bei Arrosion der Labyrinthkapsel auf.

Autoimmunkrankheiten

Eine Autoimmunkrankheit des Gleichgewichtsorgans ist wahrscheinlich – aber bis heute nicht eindeutig bewiesen. Die audiologischen Symptome mit stufenweiser Abnahme des Hörvermögens sind vorherrschend. 21

Entzündliche Hirnstammprozesse 24, 85f

Lokalisierte Herde einer multiplen Sklerose, einer Lues III, herdförmige Narben nach einer Meningoenzephalitis sowie lokale Ischämien können die Symptome einer akuten Funktionsstörung des Gleichgewichtsorgans dann auslösen, wenn sie entweder an der Stelle sitzen, an der der N. vestibularis in den Hirnstamm eintritt, oder wenn sie ein Gleichgewichtskerngebiet isoliert befallen. Als Erstmanifestation des ZNS-Befalls bei einer AIDS-Erkrankung sind Gleichgewichtsstörungen dieser Art beschrieben. Im Rahmen der Immunschwäche kommt es aber häufig zu opportunistischen Infektionen des ZNS, z. B. durch Toxoplasmose.

Liftschwindel

Definition: Gefühl des Schwebens oder des Gehens „auf Watte“.
Ein einheitliches Krankheitsbild zu diesem Symptom gibt es nicht. Wahrscheinlich liegt ihm eine Funktionsstörung der Otolithenorgane zugrunde. Auf das Vorliegen eines Vertikalnystagmus ist zu achten. Für die weitere Diagnostik ist eine Untersuchung der Otolithenfunktion (z. B. die Untersuchung der subjektiven Vertikalen) notwendig.
Differentialdiagnostisch muß eine periphere Sensibilitätsstörung bds. z. B. bei einer Polyneuritis unterschieden werden.

Schwankschwindel

Schwankschwindel ist das Hauptsymptom der zentral-vestibulären Erkrankungen entsprechend der ungerichteten Ataxie. Schwankschwindel kann jedoch auch bei peripher-vestibulären Störungen auftreten, z. B. als Spätfolge einer einseitigen vestibulären Funktionsstörung, im Frühstadium einer beidseitigen Funktionsstörung und bei einer Otolithenläsion.

Schwankschwindel bei Störungen der zentralen Gleichgewichtsregulation

Bei zentralen Störungen treten je nach Lokalisation des Prozesses charakteristische Symptome auf. Aus solchen Symptomen oder noch mehr aus Symptomenkombinationen läßt sich oft eine Topodiagnostik erstellen, nicht aber bereits eine Diagnose.

Schwankschwindel in Kombination mit unerschöpflichem, konvergierendem und divergierendem Lagenystagmus

- Mittelliniennahe Störungen im Bereich des Gleichgewichtskerngebietes, z. B. bei multipler Sklerose, Syringobulbie und Tumoren des IV. Ventrikels
- Mittelliniennahe Störungen im Vestibulozerebellum, speziell im Unterwurm und im Nodulus
- Toxische Störungen, z. B. bei Alkohol und Nikotin
- Bei Kleinhirnabszeß

73

Schwankschwindel in Kombination mit Vertikalnystagmus nach unten (Down-Beat-Nystagmus), einer Übererregbarkeit der Gleichgewichtsorgane, einer Störung des Blickfolgesystems, des optokinetischen Nystagmus und der Fixationssuppression

Störungen des Vestibulozerebellums, speziell des Flocculus durch vaskuläre, entzündliche, raumfordernde Prozesse sowie bei zerebellären Systematrophien.
Differentialdiagnostische Abgrenzung zum Arnold-Chiari-Syndrom, das aber im Gegensatz zu den Flocculusläsionen zu Schwindel bei Kopfbewegungen führt.

72, 91

Schwankschwindel in Kombination mit dissoziiertem Blickrichtungsnystagmus

Bei multipler Sklerose. Typisch sind multiple, zeitlich gestaffelte Schübe zentralnervöser, lokaler Erkrankungen mit vollständiger oder partieller Rückbildung der Symptome zwischen den Schüben. Typisch ist ein Zusammentreffen von Sehstörungen mit Parästhesien oder von Schwankschwindel mit Parästhesien. Die Erstmanifestation liegt häufig im 20.–40. Lebensjahr. Frauen sind doppelt so häufig betroffen wie Männer.
Differentialdiagnostische Abgrenzung gegen Störungen im Bereich des okzipitozervikalen Übergangs. Auch dabei können Sensibilitätsstörungen auftreten. Als Unterscheidungsmerkmal gilt:
- der Schmerz, der bei der multiplen Sklerose nicht vorkommt
- flüchtige Störungen in entfernteren Bereichen (z. B. Miktionsstörungen), die bei zervikalen Störungen nicht auftreten.

74, 85

Schwankschwindel in Kombination mit einseitigem Labyrinthausfall und okulomotorischer Störung	Großes Akustikusneurinom, das auf den Hirnstamm drückt. Handelt es sich um ein Akustikusneurinom, das sich sehr früh in den Kleinhirnbrückenwinkel entwickelt, dann kann Schwankschwindel hervorgerufen durch eine Kompression des Hirnstamms, das erste Symptom sein. Differentialdiagnostisch abzugrenzen ist ein Meningeom des Kleinhirnbrückenwinkels, besonders wenn eine wesentliche Hörstörung nicht besteht.	22
Schwankschwindel in Kombination mit Störungen anderer Hirnnerven, z. B. IX, X	Bei Störungen der lateralen Medulla oblongata, z. B. beim Wallenberg-Syndrom oder bei lokalisierten Herden einer multiplen Sklerose.	80, 85
Schwankschwindel in Kombination mit einer „Ocular-tilt-Reaktion"	Bei Läsionen in der Mittelhirnhaube.	71
Schwankschwindel in Kombination mit einem Vertikalnystagmus nach oben	Bei Läsionen der pontomedullären oder pontomesenzephalen Haube.	73
Schwankschwindel in Kombination mit Vertikelnystagmus nach unten	Bei Läsionen am Boden des IV. Ventrikels oder bds. im Flocculus.	72

Schwankschwindel bei peripher-vestibulären Störungen

Schwankschwindel im Spätstadium eines akut aufgetretenen einseitigen Labyrinthdefektes	Im Verlauf der Kompensation schließt sich an den anfangs bestehenden, gerichteten Drehschwindel ein Schwankschwindel an. In diesem Durchgangsstadium kann es auch zu den Symptomen eines benignen paroxysmalen Lagerungsschwindels kommen.	
Schwankschwindel als Folgezustand eines beidseitigen Labyrinthdefektes	Bei Felsenbeinfraktur bds. oder bei der parenteralen Behandlung mit ototoxischen Medikamenten. Differentialdiagnose Akustikusneurinome bds. bei Neurofibromatose Recklinghausen: Es bestehen multiple Neurofibrome an peripheren Nerven (progrediente periphere Paresen), an den Nervenwurzeln (radikuläre Ausfälle), intraspinal (Rückenmarkskompression bis zu Querschnittlähmung) und intrakraniell besonders am N. vestibularis und N. opticus. Als typisches Zeichen an der Haut bestehen ausgedehnte Pigmentanomalien (Café-au-lait-Flecken).	22
Schwankschwindel bei Otolithenläsionen	Wegen fehlender Untersuchungsmöglichkeiten ist über diesen Komplex bisher nur wenig bekannt. Umschriebene Krankheitsbilder fehlen bisher.	
Phobischer Schwindel	Phobischer Schwindel tritt in der Regel als Attackenschwindel auf. Gelegentlich kann es aber auch zur Ausbildung von Dauerschwindel kommen. Charakteristisch ist die Erstmanifestation	159

nach Belastungsphasen oder Krankheitserlebnissen und die begleitende Angst der Patienten.

Anfallsartig auftretender Schwindel

Im Gegensatz zum Dauerschwindel, bei dem man meist Befunde erheben kann, ist die Diagnostik des Anfallsschwindels sehr schwierig, da zwischen den Anfällen Symptome fehlen können. Man ist verstärkt auf die Anamnese und auf die Nachbarschaftssymptome angewiesen.

Anfallsartig auftretender Schwindel mit Ohrsymptomen bei peripher-vestibulären Erkrankungen

Schwindelanfälle mit Hörverlust und Tinnitus	Morbus Menière	30
Schwindelanfälle nach einem kurzen Hörverlust und Tinnitus	Morbus Lermoyez	37
Schwindelanfälle und Fallneigung im Zusammenhang mit lauten Geräuschen	Tulliophänomen Fallneigung bei Geräuschen von mehr als 40 dB Lautstärke. Bei extrem starkem Tulliophänomen kann Schwindel bereits beim Klopfen auf die Schädeldecke, bei Berührung des Tragusknorpels und bei der Tympanometrie auftreten.	61
Schwindelanfälle im Zusammenhang mit Druck auf den Tragus oder einer Erhöhung des Druckes im Gehörgang und/oder Mittelohr	Labyrinthfistel: Die Ursache liegt in destruierenden Prozessen, die in der Regel vom Mittelohr ausgehen und zu einer Arrosion der Labyrinthkapsel führen, z. B. dem Cholesteatom, dem Gehörgangs- und Mittelohrkarzinom und dem Glomustumor. Außerdem kann eine spontane Fensterruptur vorliegen. Auffallend ist die akut auftretende, später fluktuierende Hörstörung und die begleitende Gleichgewichtsstörung.	65

Anfallsschwindel ohne Ohrsymptome bei zentralen und zervikalen Erkrankungen

Schwankschwindel bei älteren Menschen, der rasch einsetzt und in unregelmäßigen Abständen auftritt, kombiniert mit plötzlichem Hinstürzen (Drop attacks)	Vertebrobasiläre Insuffizienz: Es handelt sich um eine rezidivierende, diffuse, nicht zu Dauerschäden führende Ischämie im Hirnstammbereich des *älteren* Menschen. Differentialdiagnose: – Schwindelanfälle bei umschriebenen Mangeldurchblutungen von Hirnstamm, Vestibulariskernen und Zerebellum. Daraus resultieren passagere oder bleibende Insulte mit umschriebenen Ausfällen, die eine exakte Lokalisation des Ischämieareals zulassen. Durch die verbesserten bildgebenden Verfahren sind die Fälle von diagnostizierten Insulten gestiegen. – Subclavian-Steal-Syndrom: Auftreten des Schwindels bei Arbeitsbelastung eines Armes. Blutdruckdifferenz im Bereich der Arme.	79, 128

Sekundenschwindel in Form einer kurzen Unsicherheit (Knie werden weich), in der Regel nur Sekunden anhaltend, verbunden mit einem Engegefühl im Thorax (fakultativ)	Herzrhythmusstörung: eine Kreislaufunterbrechung infolge einer Herzrhythmusstörung bleibt symptomlos, wenn sie bis zu 5 Sekunden dauert. Längere Ausfälle werden als kurzer Schwindel bemerkt, wobei die Übergänge zu Synkopen und zu Adam-Stokesschen Anfällen fließend sind.	148
Anfallsweise Schwankschwindel morgens nach dem Aufstehen, einige Stunden anhaltend, nicht regelmäßig kombiniert mit Nackenkopfschmerzen	Myogene oder artikuläre Dysfunktion im Kopfgelenksbereich C0/C1, seltener C1/C2. Kombination möglich mit – Otalgie – Haubenkopfschmerz – retroorbitalem Schmerz – pseudosinugenem Schmerz – rezidivierenden Tubenfunktionsstörungen	123
Schwankschwindelanfälle mit Schwarzwerden vor den Augen, davor Schwank- oder Drehschwindel	Hypotone Regulationsstörung mit ungenügender Anpassung des Herzminutenvolumens an eine veränderte körperliche Belastung. Schellong-Test! Zu wenig beachtet werden Medikamente, die eine sekundäre Hypotonie hervorrufen können.	147
Schwankschwindelanfälle (ungenaue Angaben) in unregelmäßigen Abständen mit Begleitkrämpfen oder Absencen	Epilepsie Die Grand-mal Epilepsie bietet keine differentialdiagnostischen Schwierigkeiten. Die verschiedenartigen Abläufe der petit-mal Epilepsien können aber auch als reine Schwankschwindelzustände imponieren.	84
Schwankschwindelanfälle kombiniert mit okzipitalem Kopfschmerz	Basiläre Migräne Kombination aus Gangataxie, Dysarthrie und Tinnitus. Zusätzlich kommen beidseits auftretende Parästhesien der Hände, des Kopfes und der Zunge vor. Differentialdiagnose: Dysfunktion der Kopfgelenke mit den begleitenden, schmerzhaften Symptomen im Nacken, in der Kauregion und mit begleitenden Schwindelbeschwerden.	82
Sekundenschwindel in Form von kurzem Straucheln oder ruckartiger Bewegung der Umwelt	Halsbedingter Schwindel mit myogener und artikulärer Dysfunktion im Kopfgelenksbereich C0/C2.	123
Schwindelanfälle mit Kopfschmerzen beim Kind	Benigner paroxysmaler Schwindel des Kindes. Es handelt sich um ein Migräneäquivalent. Abzugrenzen von dem benignen paroxysmalen Schwindel des Erwachsenen. Die typischen Symptome der Cupulolithiasis bestehen nicht.	103
Mit zunehmender Müdigkeit und nach länge-	Latentes Schielen Typisch sind die Zunahme der Beschwerden im Ta-	95

rem Lesen zunehmendes Unsicherheitsgefühl, häufig kombiniert mit frontalem Kopfdruck	gesverlauf sowie die frontalen Kopfschmerzen.	
Kurze Schwindelattacken bei aufrechtem Gang, kombiniert mit Vernichtungsangst, ausgelöst durch besondere Sinnesreize oder besondere soziale Situationen	Phobischer Schwindel	159
Schwindel im Zusammenhang mit Bewegungen oder speziellen Körperlagen	Definition: Schwindel ausgelöst durch Körper- oder Kopfbewegungen. Die Beschwerden und ihre Symptome sind reproduzierbar, wobei allerdings Einschränkungen bestehen.	
Lagerungs- bzw. Lagewechsel-Schwindel	Benigner paroxysmaler Lagerungsschwindel (Cupulolithiasis). Differentialdiagnose: − Zervikale Funktionsstörungen im Kopfgelenksbereich − vaskuläre Erkrankungen im Stromgebiet der A. vertebralis und A. basilaris	43
Lageschwindel		
Symmetrischer Lageschwindel	Toxische, zentral-vestibuläre Störungen besonders bei Alkohol (DD: Otolithenstörung)	73, Bd. I, S. 134
Unsymmetrischer Lageschwindel	Bruns-Nystagmus bei Akustikusneurinom. Es handelt sich um einen Lageschwindel mit großschlägigem, wenig frequentem Nystagmus beim Liegen auf der Seite der Schallempfindungsstörung, mit mittelschlägigem, mittelfrequentem Nystagmus beim Liegen auf der gesunden Seite.	50
Lageschwindel kombiniert mit destruktiver Ohrerkrankung (z. B. Cholesteatom)	Lagefistelsyndrom	66
Kopfhaltungsabhängige Gleichgewichtsstörungen beim Arbeiten über dem Kopf (Vorhänge aufhängen, Decken anstreichen usw.)	− Zervikalsyndrome mit myogener oder artikulärer Dysfunktion − Arnold-Chiari-Mißbildung − Abzugrenzen ist das Unsicherheitsgefühl alter Menschen beim Arbeiten über dem Kopf, das durch den Mangel an afferenten somatischen Informationen und durch die veränderte Otolitheninformation zustande kommt.	123, 92

II. Nystagmus

Physiologischer Nystagmus

Nystagmus bei Kopf-
bewegungen

Definition:
Die neurophysiologische Information für diesen
Nystagmus kommt vom Gleichgewichtsorgan (vestibulärer Nystagmus), vom okulomotorischen System (optokinetischer Nystagmus) und von den
Halsrezeptoren (zervikaler Nystagmus). Entsprechend der Bewegungs- oder Beschleunigungsrichtung gibt es horizontalen, vertikalen, rotierenden
Nystagmus und die entsprechenden Mischformen.
Bei konstanter, gleichförmiger Bewegung besteht
kein vestibulärer Nystagmus. Anders ist dies beim
okulomotorisch ausgelösten Nystagmus. Er hält
solange an, wie das optische Bild bewegt wird.
Bei physiologischer Bewegung in der Natur ist der
reflektorische Nystagmus immer kombiniert aus
Reizanteilen des vestibulären, okulomotorischen
und noch anderer Systeme, wobei die Information
im zentralen Gleichgewichtssystem verschaltet und
dabei gewichtet wird. Ist die Kopfbewegung schneller als die Fähigkeit des Gleichgewichtssystems, eine langsame Nystagmusphase auszulösen, dann
wird das optische Bild unscharf.

Endstellnystagmus

Definition:
Ein Endstellnystagmus ist eine rhythmische, nicht
reflektorische Augenbewegung, hervorgerufen bei
starkem Seitblick infolge Muskelermüdung. Das
Auge driftet langsam zur Orbitamitte zurück, wird
aber rasch wieder zur Seite gezogen, wenn der fixierte Punkt aus der Fovea zu weit abdriftet.
Differentialdiagnostische Abgrenzung:
– Blickrichtungsnystagmus   69, 70
Diese auf eine Störung der Blickhaltefunktion zu-
rückzuführenden Augenbewegungen bei Läsionen
im pontinen Blickzentrum bzw. im Kleinhirn treten
schon bei mittelstarkem Seitblick von ca. 30° auf.
Als Ursache kommen pharmakologisch, zerebelläre
Intoxikationen und Systemerkrankungen mit zerebellären Störungen vor.
– Kongenitaler Fixationsnystagmus   93
Mit pendelförmigen Augenbewegungen mit zuneh-
mendem Seitblick in einen echten Nystagmus über-
gehend. Bei Fixation eines Punktes nehmen diese
Augenbewegungen zu.

Physiologischer Spontan-
nystagmus

Definition:
Der sog. „physiologischer Spontannystagmus" tritt
bei über 50% aller gesunden Patienten auf. Er wird

nur sichtbar bei elektronystagmographischer Registrierung in vollständiger Dunkelheit, nicht aber bei der Untersuchung mit der Leuchtbrille. Damit unterscheidet er sich eindeutig von einem pathologischen Nystagmus, der unter der Leuchtbrille sichtbar ist.

Es ist zu beachten, daß ein ausschließlich elektronystagmographisch nachgewiesener Spontannystagmus dann als pathologisch anzusehen ist, wenn Nachbarschaftssymptome oder die Anamnese auf eine stattgehabte, vestibuläre Erkrankung hinweisen.

Nystagmus bei Reizung eines vestibulären Rezeptors

Fehlende Reizantwort: Thermische Reizung

Beidseitiges Fehlen

Die thermische Reizantwort kann entweder beidseitig, einseitig oder bei einem der vier Reizschritte fehlen.

Artefakt:
– Wenn bei der thermischen Prüfung die Körperhaltung der individuell sehr unterschiedlich lokalisierten Pessimumstellung nach Brünings entsprach. Es gibt Menschen, die in der sog. Optimumstellung nach Brünings (Kopfstellung 30° angehoben bei liegendem Patienten) nahe ihrem individuellen Pessimum sind.
– Bei fehlerhafter Reiztemperatur
– Bei verschlossenem äußeren Gehörgang bds. (Cerumen!).
– Bei sedierender Medikation

Erkrankungen:
– Bei Zustand nach Behandlung mit ototoxischen Medikamenten
– Wenn die Gleichgewichtsorgane nicht angelegt oder mißgebildet sind
– Bei Akustikusneurinom bds.

Differentialdiagnostisches Vorgehen:
– Reinigung des Gehörgangs
– Anamnese der eingenommenen Medikamente
– Wiederholung der thermischen Prüfung in einer anderen Kopfhaltung (im Rahmen einer Probespülung kann das Maximum der Reaktion gesucht werden durch langsames Bewegen des Kopfes vor und zurück bei gleichzeitiger Beobachtung der Augenbewegungen mit einer Leuchtbrille).
– Rotatorische Prüfung (screeningmäßig durchführbar auf einem Bürostuhl mit einer Leuchtbrille). Besteht auch dabei keine Reizantwort, ist ein kompletter Funktionsausfall der Gleichgewichtsorgane wahrscheinlich.

– Röntgenaufnahmen nach STENVERS und weiterführende röntgenologische Diagnostik zur Feststellung der Form der Gleichgewichtsorgane und der inneren Gehörgänge zum Ausschluß einer Fehlanlage.

Einseitiges Fehlen

Artefakt:
Einseitig verschlossener Gehörgang (Cerumen!).
Erkrankungen:
– Kombiniert mit Spontannystagmus zur Gegenseite: Akuter Ausfall des Gleichgewichtsorgans
– Ohne Spontannystagmus aber kombiniert mit Kopfschüttelnystagmus zur Gegenseite: Älterer oder langsam entstandener, einseitiger Ausfall (z. B. Akustikusneurinom).
– Als alleiniger Befund: Sehr selten aber theoretisch denkbar als angeborener oder frühkindlich erworbener Ausfall, der sehr gut kompensiert ist.

Fehlen bei einem der vier Reizschritte

Artefakt: s. Bd. I
Falsche Spültechnik. Spülung wiederholen.
Erkrankung:
Wenn die Warmreizung einer Seite ausfällt oder stark abgeschwächt ist bei seitengleicher Reaktion bei der Kaltreizung, dann handelt es sich um eine pathologische Untererregbarkeit dieser Seite mit Richtungsüberwiegen zur Gegenseite.

Fehlende Reizantwort: Rotatorische Reizung

Bei Beschleunigung nach beiden Seiten

Artefakt:
– Als Artefakt bei Fixation eines sichtbaren oder imaginären Punkten (Cave: Simulation!).
– Wenn die Kopfhaltung dem individuellen rotatorischen Pessimum entspricht.
Erkrankungen:
– Bei Ausfall beider Gleichgewichtsorgane
– Bei sedierender Medikation
Vorgehen zur Klärung:
– Wiederholung der Untersuchung, eventuell mit anderer Kopfhaltung
– Bei Verdacht auf Simulation Gleichspannungsableitung beider Augen getrennt oder Überwachung des Patienten mit einer Infrarot-Videoanlage.

Bei Beschleunigung nach einer Seite

Das Fehlen einer Reizantwort bei Beschleunigung in eine Richtung kommt bei einseitigen, rein peripheren Schäden nicht vor, da beide Gleichgewichtsorgane jede Beschleunigungsrichtung erfassen können. Bei zentralen Schäden kann dieses Symptom auftreten, wenn ein Nystagmus in eine bestimmte Richtung nicht gebildet werden kann. Diese Ny-

stagmusrichtung darf bei anderen experimentellen
Untersuchungen wie thermische und optokinetische Reizung dann aber ebenfalls nicht vorhanden
sein.

Übermäßig starke Reizantwort

Thermische Reizung

Beidseitig

Artefakt: s. Bd. I
- Bei übermäßig hoher oder zu niedriger Tem-
  peratur des zur Reizung verwendeten Wassers
- Bei elektronystagmographischer Registrierung:
  falsche Eichung

Es gibt gesunde Personen, die extrem starke Nystagmusschläge entwickeln mit einer Geschwindigkeit der langsamen Phase bis 80°/s und Frequenzen
über 4 Schlägen/s.

Erkrankungen:
- Bei Kombination mit Störungen im okulomotorischen System: Schaden im Vestibulozerebellum,
  speziell im Bereich des Flocculus. Die übermäßig
  starke Reizantwort entspricht dann einer Enthemmung des zentralvestibulären Systems.
- Als enthemmte Phase nach Alkoholgenuß. Im
  Verlauf des Blutalkoholanstiegs und -abfalls werden Phasen unterschiedlicher kalorischer Erregbarkeit durchlaufen. Es können auch Seitendifferenzen
  auftreten, die vorher nicht vorhanden waren.

Einseitig

Eine einseitige Übererregbarkeit tritt dann auf,   s. Bd. I
wenn bei der thermischen Reizung am lateralen
Schenkel des horizontalen Bogengangs mehr als 1°
Temperaturdifferenz auftritt. Dies kommt vor:
- bei Spülung eines radikal operierten Ohres,
- bei Spülung eines Ohres mit epithelisierter
  Pauke

Rotatorische Reizung

Speziell in Kombination mit reduzierter thermischer Reizantwort: Artefakt oder medikamentöser
Effekt.
Physiologische und unphysiologische Reize werden
unterschiedlich stark von sedierenden Medikamenten beeinflußt. Dabei kommt es vor, daß die thermische Reizantwort sehr niedrig ist, während der
rotatorische Nystagmus stark in Erscheinung tritt.

Seitendifferenz der Reizantwort

Thermische Reizung

Die Streuung der Seitendifferenz Gesunder ist sehr   s. Bd. I
hoch. Daraus ergibt sich die differentialdiagnostische Regel, daß eine Seitendifferenz der thermischen Erregbarkeit nur dann pathologisch ist, wenn
zusätzlich klinische Zeichen einer Krankheit vorhanden sind.

Artefakt:
- Bei falscher Spültechnik
- Bei pathologischen Prozessen im Bereich des Gehörgangs (Cerumen, Exostosen usw).

Erkrankungen:
- Kombination mit Spontannystagmus zur gesunden Seite: akute Funktionsstörung eines Gleichgewichtsorgans, eines Gleichgewichtsnerven oder des Hirnstamms am Eintrittsort des Gleichgewichtsnerven
- Kombination mit Kopfschüttelnystagmus: alte einseitige Funktionsstörung. Der Spontannystagmus ist durch kompensatorische Vorgänge verschwunden, die Seitendifferenz bleibt.
- Kombination mit sensoneuraler Hörstörung (kann auch als Hörsturz imponieren): langsam fortschreitender, funktionseinschränkender Prozeß, z. B. Akustikusneurinom.

Rotatorische Reizung	Eine Seitendifferenz der Reizantwort besteht:
	- im Anfangsstadium einer peripher-vestibulären Funktionsstörung
	- im Spätstadium einer nicht kompensierten, peripheren Funktionsstörung. Die Kompensation wird behindert durch
	  - ein Schädel-Hirntrauma
	  - eine Meningoenzephalitis
	  - ein Zervikalsyndrom
	  - Bettruhe
	- als zentrales Überwiegen einer Nystagmusrichtung. Es ist dann kombiniert mit einem Richtungsüberwiegen im thermischen Test.
		15 ff

Nystagmus und Augenbewegungen bei visueller Reizung

Langsame Blickpendelfolge	Die Folgebewegungen der Augen nach einem mit einer maximalen Geschwindigkeit von 40°/s hin- und herschwingenden Pendel ist beim Gesunden glatt. Beim Sinusblickpendeltest finden sich folgende Abweichungen:	67
Folgebewegung nicht oder teilweise nicht möglich	- Sehvermögen schlecht - Augenmuskellähmung - Simulation	92, 97
Folgebewegungen von schnellen Einstellbewegungen durchsetzt (sakkadiert)	- Zentral-vestibuläre Störung - in Kombination mit Übererregbarkeit des thermischen, rotatorischen und optokinetischen Nystagmus: Schaden im Vestibulozerebellum, speziell im Flocculus.	67, 69
Optokinetischer Nystagmus	Beim Blick auf ein bewegtes Bild tritt ein optokinetischer Nystagmus auf, dessen Verstärkungsfaktor (Augengeschwindigkeit/Reizgeschwindigkeit) von der Drehgeschwindigkeit abhängt. Neben dem Normalbefund (s. S. 54) gibt es folgende Möglichkeit:	68, Bd. I

Reizantwort ist stärker
als der Reiz

Einseitig:
– Bei seitengleicher thermischer, aber seitendifferenter rotatorischer Reaktion: Zentrales Richtungsüberwiegen
– Bei seitendifferentem Ergebnis der thermischen und rotatorischen Reizung: Peripher ausgelöstes Richtungsüberwiegen, d. h. peripherer Spontannystagmus.
Beidseitig:
Sehr selten; Verstärkungsfaktor > 1. Die Patienten geben Scheinbewegungen beim Anschauen vorbeifahrender Züge usw. an. Es handelt sich wahrscheinlich um eine fehlende Dämpfung im zentralvestibulären System, wie sie bei Kleinhirnstörungen auftritt.
Besteht eine übermäßig starke, okulomotorische Reaktion als isolierter Befund, und tritt dieser Befund mehrfach auf, dann ist immer die Reiz- und Ableittechnik zu überprüfen bzw. sind eigene Normwerte zu erstellen.

Die Reizantwort ist
schwächer als die gesunder Patienten

Einseitig: 69
– Störung des Kleinhirns auf der Seite der langsamen Phase (verbunden mit Vertikalnystagmus nach unten).
– Störung des parietookzipitalen Großhirns (auf der Seite der schnellen Phase).
Beidseitig:
– Sehvermögen schlecht
– Medikamenteneffekt
– Ausgedehnte Hirnstamm- oder symmetrische Kleinhirnläsion

Störung der visuellen

Suppression eines

Nystagmus

Störungen im Suppressionstest treten auf: Bd. I
Einseitig:
Ipsilaterale Kleinhirn-, speziell Flocculusläsion oder parietookzipitale Großhirnläsion.
Beidseitig:
Bei großflächigen zentralen Läsionen, aber auch nach Alkoholgenuß. Alkohol nimmt dem optischen System die Dominanz über das vestibuläre System. Ein experimentell ausgelöster vestibulärer Nystagmus besteht dann trotz Fixation. Klinisch ist Alkoholgenuß auch am Alkohol-Lagenystagmus PAN I und PAN II zu erkennen.

Nystagmus bei Hals-

drehung

Es wird unterschieden zwischen einem zervikalen   117
Nystagmus, der während einer Halsdrehung auftritt, er ist bei ca. 50% aller Gesunden nachweisbar und einem Nystagmus, der auftritt, wenn der Kopf in Seitposition gehalten wird. Er wird beim Gesunden selten gefunden. Im Halsdrehtest wird deshalb nur der Nystagmus bewertet, der in der tonischen Kopfseithalteposition auftritt.

Befunde:
– Nystagmus in eine Richtung im Halsdrehtest in Kombination mit gleichsinnigem Richtungsüberwiegen bei der thermischen und rotatorischen Prüfung: Latenter Spontannystagmus, der durch die Halsbewegung ausgelöst wurde.
– In Verbindung mit einem vor der Untersuchung gegenläufigen Spontannystagmus: Eindeutiges Zervikalsyndrom
– Beidseitiger, d. h. richtungswechselnder Nystagmus im Halsdrehtest (95% divergierend, 5% konvergierend): Zervikalsyndrom. Differentialdiagnostisch muß durch DC-Ableitung ein Blickrichtungsnystagmus ausgeschlossen werden.
– Es sind ausgeprägte Rechteckpotentiale ausschließlich im Halsdrehtest nachweisbar: Zervikalsyndrom möglich. Wiederholung der Untersuchung ist angeraten.

Pathologischer Nystagmus

Definition:
Der pathologische Nystagmus unterscheidet sich vom physiologischen Nystagmus dadurch, daß ihm keine adäquate Reizung eines Sensors, der afferente Meldungen zum Gleichgewichtskerngebiet abgibt, zugrunde liegt. Er entsteht, wenn einer der Sensoren einen pathologischen Reizzustand hat, eine akut auftretende Minderfunktion aufweist und wenn im Bereich des zentral-vestibulären Systems eine krankhafte Seitendifferenz besteht. Dieser pathologische Nystagmus ist in der Differentialdiagnose des Schwindels bereits ausreichend behandelt. Eine Ausnahme bildet der Vertikalnystagmus (s. unten).

Fixationsnystagmus

Definition: 75 u. 93
Nystagmus oder nystagmusähnliche Pendelbewegungen der Augen, die bei Fixation eines Gegenstandes stärker werden.
Besonderheiten:
– Beim Blick nach rechts oder links bekommt der Nystagmus jeweils in Richtung des Blickes eine schnelle Komponente von hoher Amplitude, die aber doch langsamer ist als die schnelle Phase eines vestibulären Nystagmus.
– Je weiter der Blick zur Seite geht, um so schneller wird die schnelle Komponente und um so größer wird die Amplitude.
– Es gibt ein Minimum der Augenbewegung, dessen Lokalisation von Patient zu Patient verschieden ist. Es liegt meist nicht beim Geradeausblick sondern etwas lateral davon. Die Patienten bekommen dadurch eine Kopfschiefhaltung.

– Der optokinetische Nystagmus ist häufig invers.
– Bei Lidschluß wird der Fixationsnystagmus stark gehemmt und ändert manchmal seine Richtung und sein Schlagfeld.
– Es besteht nur selten Schwindel.

Blindennystagmus	Dieser Nystagmus entsteht, wenn eine afferente Sehstörung vorliegt, aber nicht nur bei vollständiger Erblindung, wie die deutsche Bezeichnung vermuten läßt. Es fehlt die Fähigkeit des Blickfolgesystems, ein Ziel exakt auf der Fovea zu halten sowie die Fähigkeit zu Korrektursakkaden. Beim Blick geradeaus entstehen regelmäßige, z. T. aber auch völlig unregelmäßige Pendelbewegungen, die beim Blick nach rechts und links jeweils in einen Rechts- bzw. Linksnystagmus übergehen. Die Stärke der Augenbewegungen, aber auch ihre Unregelmäßigkeit nimmt mit dem Ausmaß der Sehstörung zu. Gelegentlich sieht man kompensatorische Kopfpendelbewegungen in entgegengesetzter Richtung.	92
Latenter Schielnystagmus	Dieser Nystagmus findet sich bei etwa 20% der Patienten mit einem angeborenen Strabismus. Er tritt nur auf, wenn ein Auge abgedeckt wird. Die rasche Phase schlägt dann zum abgedeckten Auge.	
Blickparetischer Nystagmus	Ein blickparetischer Nystagmus entsteht bei Läsionen in den Gebieten des optischen Systems, die für konjugierte Augenbewegungen verantwortlich sind. Eine bestimmte Blickrichtung ist eingeschränkt. Der Nystagmus ist grobschlägig und niederfrequent. Die rasche Phase schlägt in Richtung der eingeschränkten Bulbusbeweglichkeit. Bei supranukleären Störungen mit beidseitiger Blickparese findet sich der Nystagmus auf beiden Augen.	70
Dissoziierter Blickrichtungsnystagmus	Multiple Sklerose mit Befall des medialen Längsbündels. Der dissoziierte Blickrichtungsnystagmus ist nur feststellbar beim Blick zur Seite. Dabei zeigt das abduzierte Auge deutlich einen Nystagmus in Blickrichtung.	74
Schaukel oder see-saw-Nystagmus	Läsion im vorderen Anteil des III. Ventrikels oder im Bereich des rostralen Mittelhirns. Diese Nystagmusform kommt auch vor bei sellären und parasellären großen Tumoren, die eine bitemporale Hemianopsie herbeiführen. Es besteht eine Dissoziation der Augenbewegungen. Dabei sinkt ein Auge ab und das andere Auge steigt nach oben. Gleichzeitig bestehen z. T. Drehbewegungen der Augen in entgegengesetzter Richtung.	
Vertikalnystagmus	Ein Vertikalnystagmus tritt bei Reizung der Otolithenorgane auf. Wegen der mangelnden Untersu-	

chungsmöglichkeit der Patienten mit klinisch einsetzbaren Geräten zur Testung der Otolithenfunktion gibt es keine klinisch spezifizierten Krankheitsbilder der Otolithenorgane. Wesentlich häufiger
findet man einen Vertikalnystagmus aber bei zentral-vestibulären Störungen der Koordinationszen-
tren für die vertikale Blickbewegung.

Nystagmus nach oben	Hirnstammtumoren, multiple Sklerose, Enzephali- tis, vaskuläre Erkrankungen, Medikamentenneben- wirkung. Es handelt sich um Störungen im Bereich der ro- stralen interstitiellen Kerne des Fasciculus longitu- dinalis medialis und um mittelliniennahe zerebellä- re Läsionen. Es entsteht eine Tonusverschiebung mit langsamer Augenbewegung nach unten, die von einer Sakkade nach oben gefolgt wird.	73
Nystagmus nach unten	Läsion des Flocculus oder des pontomedullären Hirnstamms. Anomalien des okzipitozervikalen Übergangs.	72

Nystagmusähnliche Augenbewegungen

Periodisch alternierende Blickdeviationen	Vaskuläre, z. T. schwere Läsionen im Bereich der Mittelhirnhaube, besonders des Nucleus Darcche- vich aber auch Schäden im Vestibulozerebellum. Es handelt sich um spontane, rechteckförmige, late- rale Augenbewegungen mit einer Periodendauer von jeweils 1−2 Sekunden.
Langsame pendelförmige Augenbewegungen (roving-eye-movements)	Pathologische Augenbewegungen in oberflächli- chen Komastadien, bei Narkoseein- und Ausleitung sowie im Schlafstadium I bis III.
Hüpfende Augenbewe- gungen (ocular bobbing)	Augenbewegungen im tiefen Koma. Es bestehen konjugierte, rasche Abwärtsbewegungen der Bulbi, die sofort oder nach einem Intervall langsam zur Primärposition zurückdriften.

Kapitel V

Praktisches Vorgehen beim vestibulären Gutachten und bei der Beurteilung der Arbeitsfähigkeit von Schwindelpatienten

Für die Begutachtung von Schwindelpatienten wurden Tabellen erstellt (STOLL, FELDMANN). Trotzdem ermöglicht die Vielschichtigkeit des Schwindelsymptoms dem Gutachter ein hohes Maß an persönlicher Entscheidungsfreiheit. Dies hat Vor- und Nachteile. Es kommen leider krasse Unter- und Überbewertungen vor. Auch sind z. B. Begriffe neu geschaffen worden, die weder vom neurologischen noch HNO-ärztlichen Fachgebiet akzeptiert sind, wie z. B. Hirnstammtaumeligkeit (CLAUSSEN). Es werden Minderungen der Erwerbsfähigkeit in astronomischer Höhe für Gleichgewichtserkrankungen zuerkannt, gleichzeitig aber so einfache Untersuchungen wie Romberg-Test und Unterberger-Tretversuch nicht durchgeführt oder deren gutes Ergebnis verworfen. Ein krasses Beispiel ist eine MdE von 80% für eine angeblich schwere, posttraumatische Gleichgewichtsstörung eines jungen Mannes, der aber gleichzeitig den Einbeinstand mühelos bewältigen konnte.

Ähnlich problematisch ist die Beurteilung der Arbeitsfähigkeit von Schwindelpatienten, denn dem niedergelassenen Arzt oder Klinikarzt werden bei Krankschreibungen wegen Schwindel ad hoc Entscheidungen abverlangt, die er nur adäquat treffen kann, wenn eindeutige Befunde vorliegen, z. B. ein Ausfall des Gleichgewichtsorgans mit Spontannystagmus, ein benigner paroxysmaler Lagerungsschwindel mit entsprechendem rotierendem Nystagmus usw. Im weitaus häufigeren Fall stimmen die Stärke der angegebenen Symptome und der Befund nicht überein oder es besteht gar keine Beziehung. Aus dieser Unsicherheit kommt es oft zu einer unangemessenen Folge von Krankschreibungen, bis entweder das Schwindelrätsel durch Nachuntersuchungen gelöst wird, eine Aggravation nachgewiesen wird, eine Gleichgewichtserkrankung kompensiert ist oder sich das Problem auf die Berentungsebene verlagert. Wer z. B. soll einen Patienten gesund schreiben, der wegen Schwindel schon monatelang krank geschrieben ist?

I. Praktisches Vorgehen beim vestibulären Gutachten

Bei schwierigen vestibulären Gutachten ist es sinnvoll, einen Patienten mehrfach an aufeinanderfolgenden Tagen zu untersuchen. Dies gelingt bei weit entfernt wohnenden Patienten nur durch eine stationäre Aufnahme. Bei Gutachten von Gerichten und Versorgungsunternehmen ist von Anfang an auf diese Notwendigkeit hinzuweisen. Der Sinn dieses Vorgehens liegt darin, daß die vestibulären Befunde doch häufig zweifelhaft sind und in das Gesamtgefüge einer Erkrankung wesentlich schlechter einzufügen sind, als dies z. B beim audiologischen Gutachten der Fall ist. Es ist sinnvoll, die Untersuchungsbefunde gleich anzusehen und „problematische" Befunde durch wiederholte Untersuchungen zu erhärten. Es gelingt manchmal, nicht korrelierende Untersuchungsbefunde durch eine Änderung der Untersuchungstechnik stimmig zu machen oder sie endgültig als Normvariante ablehnen zu können.

Die folgenden Graphiken (Tabellen 34, 35) sollen dem Gutachter zur Selbstkontrolle dienen, damit alle differentialdiagnostischen Aspekte erfaßt werden. Die Ziffern in den Kästchen beziehen sich auf ergänzende Kurzkommentare.

Neben einer äußerst gründlichen vestibulären Anamnese ist es entscheidend, *ob ein Befund besteht oder nicht.*

Tabelle 34. Vorgehen beim vestibulären Gutachten

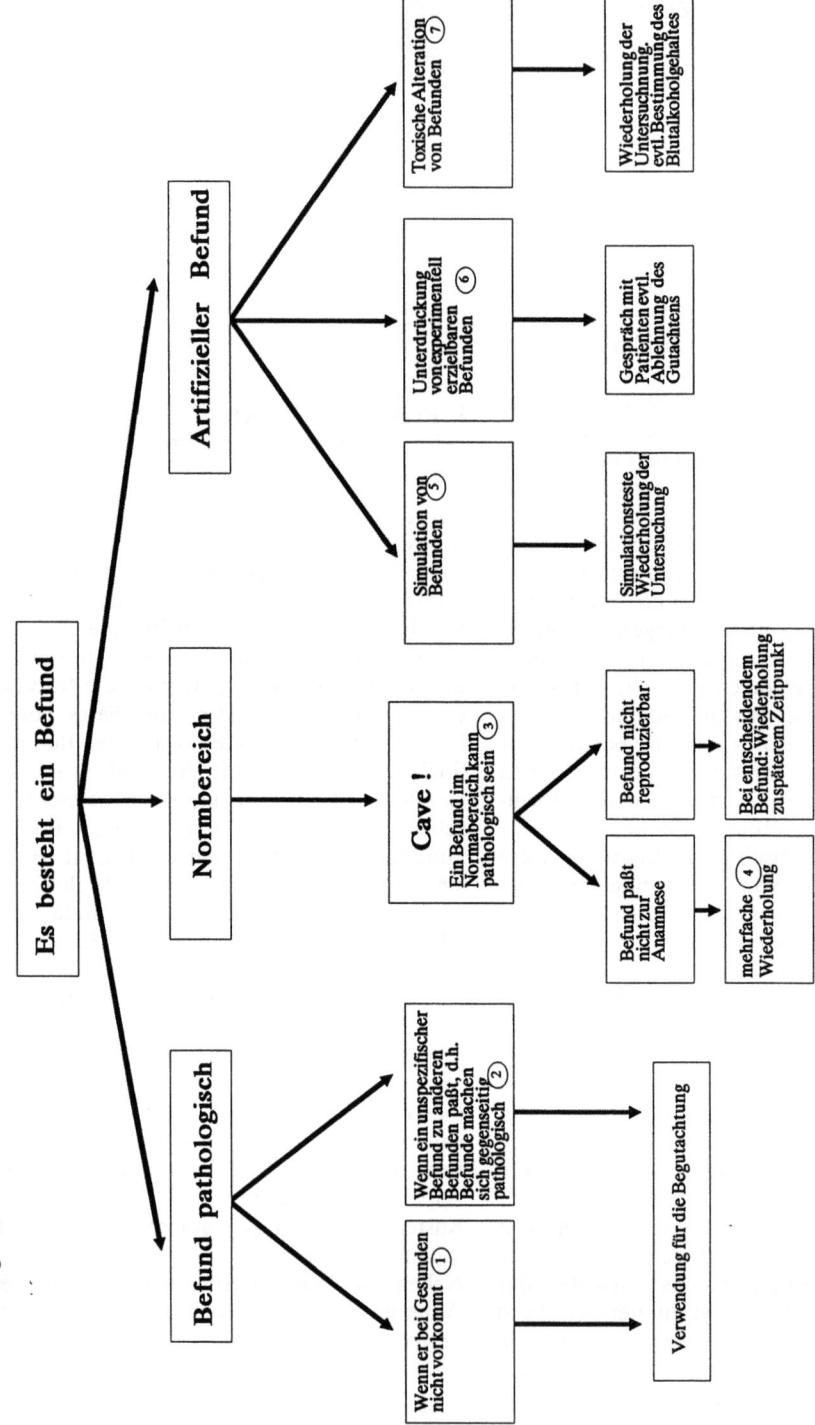

Tabelle 35. Vorgehen beim vestibulären Gutachten

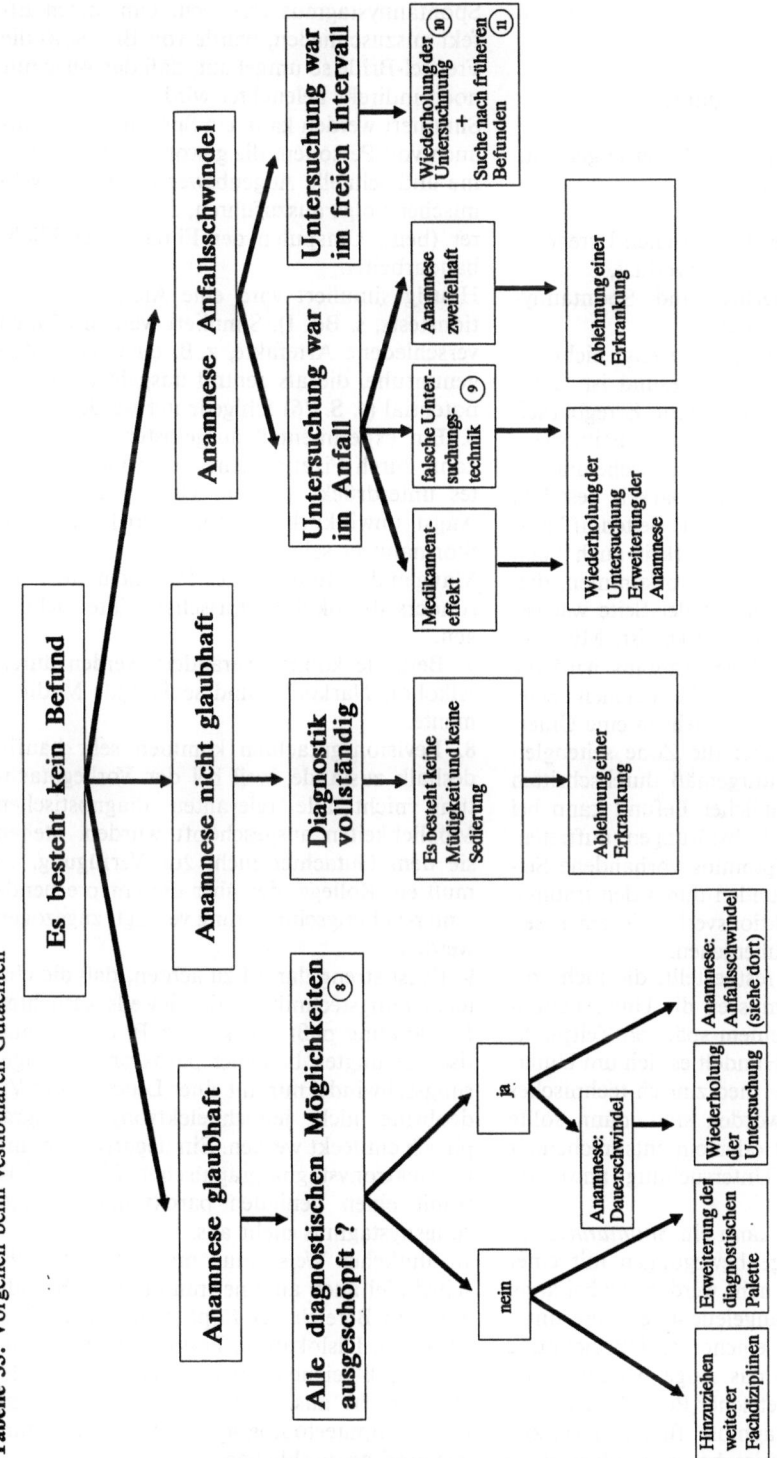

Kurzkommentare

1. Zum Beispiel:
- rein rotierender Nystagmus,
- Lagenystagmus,
- Rückwärtsschreiten beim Unterberger-Test,
- Nystagmus bei Fixation.
2. Zum Beispiel:
- Seitendifferenz der thermischen Erregbarkeit und ipsilateraler Hörverlust,
- Einseitiger Hörverlust und Spontannystagmus zur Gegenseite.
3. Ein Befund im Normbereich zeigt nicht an, daß das untersuchte Organ gesund ist. Typisches Beispiel ist die thermische Erregbarkeit beim langsamen Wachsen eines Akustikusneurinoms. Es kann dabei eine thermische und rotatorische seitengleiche Erregbarkeit bestehen (s. S. 52). Nachdem erhebliche Seitendifferenzen der thermischen Erregbarkeit auch beim Gesunden bestehen, kann es vorkommen, daß ein Akustikusneurinom auf der Seite wächst, auf der die Erregbarkeit stärker ist. Mit dem Wachstum des Akustikusneurinoms wird die stärkere Erregbarkeit der betroffenen Seite langsam abgebaut, und sie geht in eine Untererregbarkeit über, wobei die Zone seitengleicher Erregbarkeit naturgemäß durchschritten werden muß. Ein ähnlicher Befund kann bei traumatischen Labyrinthstörungen auftreten. Hier kann eine symptomlos vorhandene Seitendifferenz des Gesunden durch den traumatisch bedingten Funktionsverlust in einen seitengleichen Befund übergehen.
4. Werden Befunde festgestellt, die nicht zur Anamnese passen, müssen die Untersuchungen sofort oder zu einem späteren Zeitpunkt wiederholt werden. Handelt es sich um Untersuchungen, die an medizinisch-technisches Personal delegiert worden sind, dann sollte der Gutachter selbst oder ein entsprechender Spezialist bei der Untersuchung anwesend sein.
5. Simuliert werden kann ein *Spontannystagmus*, wenn die Augenbewegungen mit einer Frenzel-Brille untersucht werden. Dabei kann das von der Seite angeleuchtete Auge unter Umständen seine eigene Gefäßzeichnung wahrnehmen. Wird das Auge bewegt, dann entsteht ein optokinetischer Reiz, der zum optokinetischen Nystagmus führt. FRENZEL konnte auf diese Weise bei sich selbst einen Spontannystagmus erzeugen. Um diesen Effekt auszuschließen, wurde von BLESSING die Frenzel-Brille so umgebaut, daß das Auge nur noch indirekt beleuchtet wird.

Simuliert werden kann ein Spontannystagmus auch von Personen, die gewohnt sind, langsame und schnelle Augenbewegungen in rhythmischer Folge auszuführen, z. B. Filmvorführer (beim Umspulen der Filme) oder Fließbandarbeiter.

Häufig simuliert wird eine Ataxie (Simulationstests, s. Bd. I). Simuliert werden können verschiedene Artefakte, z. B. eine starke Augenunruhe, die als zentral ausgelöstes Ruckpotential (s. S. 76) fehlgedeutet werden kann.
6. Ein experimentell ausgelöster Nystagmus kann durch Fixation eines imaginären Punktes unterdrückt werden. Dies geschieht bei Angst unwillkürlich, kann jedoch auch ein Störmanöver sein.

Mangelnde Mitarbeit des Patienten stört besonders die okulomotorischen Untersuchungen.
7. Befunde können verändert werden durch Alkohol, Narkotika und sedierende Medikamente.
8. Revisionsgutachten kommen sehr häufig deshalb zustande, weil bei der Vorbegutachtung nicht alle relevanten diagnostischen Möglichkeiten ausgeschöpft wurden. Stehen sie dem Gutachter nicht zur Verfügung, so muß ein Kollege, der über die entsprechende Untersuchungseinrichtung verfügt, zugezogen werden.
9. Es ist streng darauf zu achten, daß die Untersuchungstechnik zu der jeweils gesuchten Erkrankung paßt. So kann z. B. ein traumatisch bedingter, benigner paroxysmaler Lagerungsschwindel nur mit einer Leucht- oder Videobrille, nicht jedoch elektronystagmographisch entdeckt werden. Ein negativer Befund im elektronystagmographischen Bild schließt somit einen benignen paroxysmalen Lagerungsnystagmus nicht aus.

In ähnlicher Weise muß man beim Anfallsschwindel auch an eine traumatische Schädigung im Bereich der Kopfgelenke, z. B. Dysfunktion, Dislokation, Fraktur, denken. Zum Ausschluß reichen Übersichtsaufnahmen der HWS nicht aus. Funktionsaufnahmen und ggf. computertomographische Untersuchungen sind anzuschließen.

10. Alle vestibulären Krankheiten, die anfallsartig verlaufen und freie Intervalle haben, sind schwierig zu diagnostizieren, denn die Wahrscheinlichkeit, daß im freien Intervall untersucht wurde, ist groß. Diese für Gutachten mißliche Situation sollte nicht dazu führen, daß entweder alles akzeptiert oder alles abgelehnt wird. Mehrere Wiederholungsuntersuchungen, die Einschaltung von Kollegen am Ort und die Abwägung der anamnestischen Glaubwürdigkeit · helfen, diese Unsicherheit zu reduzieren.

Beispiel:
Angabe von Schwindelanfällen kombiniert mit Tinnitus und einem fluktuierenden Hörverlust. Eine sichere Stellungnahme zur Frage der Arbeitsfähigkeit kann nur dann abgegeben werden, wenn objektive Zeichen einer Menièreschen Erkrankung einmal gefunden wurden. Dies gelingt nicht bei allen Patienten. *Es muß bedacht werden, daß es heute Bücher gibt mit genauer Beschreibung von Krankheiten, die leicht simuliert oder schwer nachzuweisen sind und die zu einer sicheren Krankschreibung führen. Die Menièresche Krankheit gehört dazu.* Werden die Beschwerden einer Menièreschen Krankheit beschrieben, aber nie ein Symptom entdeckt, dann kann der Patient aufgefordert werden, im oder kurz nach dem Anfall einen Facharzt aufzusuchen und die typischen Symptome untersuchen zu lassen. Bei der derzeitigen Arztdichte sollte dies möglich sein.

11. Zum Beispiel Untersuchungsbefunde bei Betriebsärzten, Bundeswehr usw.

Sind die Befunde beim Gutachtenpatienten erstellt und eine gründliche Anamnese erhoben, die auch die Belastung des täglichen Lebens- und Arbeitsablaufs beinhalten muß, dann wird die festgestellte Gleichgewichtsstörung bewertet. Grundlage der Bewertung ist die Frage, welcher Grad einer vestibulären Reaktion bei welcher Belastung auftritt (FELDMANN 1984). Von STOLL wurden fünf Intensitätsstufen der vestibulären Reaktion aufgestellt (Tabelle 36) und fünf Belastungsstufen, die sich nach der Häufigkeit des Auftretens und der Vermeidbarkeit richten (Tabelle 37). Aus Intensitätsstufe und Belastungsstufe errechnet sich dann nach Tabelle 38 das Ausmaß der Minderung der Erwerbsfähigkeit (MdE). Bei der Beurteilung von Gleichgewichtsstörungen und Schwindel muß beachtet werden, ob gestörte Funktionen bei der Ausübung des Berufes vorkommen. So wird z. B. eine leichte Steh- und Gehunsicherheit beim Schreibtischarbeiter nur eine geringfügige MdE bewirken, beim Dachdecker dagegen eine Arbeitsunfähigkeit. Hier ist jeweils eine individuelle, von einer Tabelle abweichende Beurteilung anzustreben und entsprechend zu begründen.

II. Die Diagnostik bei einseitiger Perzeptionsschwerhörigkeit

Bei jeder einseitigen, akut oder langsam auftretenden Perzeptionsschwerhörigkeit besteht der Verdacht auf das Vorliegen eines Akustikusneurinoms. Neben den weiterführenden audiologischen Untersuchungen spielt die

Tabelle 36. Intensitätsstufen der vestibulären Reaktion. (Nach STOLL (1979/1982)

Intensitätsstufen	Subjektive Angaben
0 Weitgehend beschwerdefrei	Gefühl der Unsicherheit
1 Leichte Unsicherheit, geringe Schwindelbeschwerden	Schwanken, Stolpern
2 Deutliche Unsicherheit, starke Schwindelbeschwerden	Fallneigung, Ziehen nach einer Seite
3 Erhebliche Unsicherheit, sehr starke Schwindelbeschwerden	Fremder Hilfe bedürftig. Unfähig, Tätigkeiten allein auszuüben
4 Heftiger Schwindel, vegetative Erscheinungen	Übelkeit, Erbrechen, Orientierungsverlust

Tabelle 37. Belastungsstufen des gleichgewichtsregulierenden Systems im täglichen Leben. (Nach STOLL 1979/1982)

Belastungsstufen	Attribute	Beispiele aus dem Alltag
0 Keine Belastung		Ruhelage
1 Niedrige Belastung	alltäglich	Langsame Kopf- und Körperbewegungen,
	ständig	Drehen im Bett,
	kaum vermeidbar	Aufrichten aus sitzender oder liegender Haltung, leichte Arbeiten im Sitzen (Schreiben)
2 Mittlere Belastung	alltäglich	Waschen und Anziehen, Bücken und Aufrichten,
	häufig	Gehen,
	schwer vermeidbar	Treppensteigen, leichte Arbeiten im Stehen
3 Hohe Belastung	nicht alltäglich	Heben von Lasten,
	selten	Gehen im Dunkeln,
	vermeidbar*	Autofahren (nachts, im Nebel oder auf unebener Straße),
		Fahren auf vibrierenden Maschinen (Baggerfahren)
4 Sehr hohe Belastung	ungewöhnlich	Rasche Körperbewegungen,
	sehr selten	Stehen und Gehen auf Gerüsten (Kranführen),
	absolut vermeidbar*	Übungen (wie Radfahren, Tanzen, Reiten, Skifahren, Schwimmen usw.)

*Sofern eine derartige Belastung nicht mit der Ausübung des Berufes verbunden ist.

Frage der thermischen Erregbarkeit eine wichtige Rolle. Die folgende Tabelle 39 soll einen Leitfaden für das diagnostische Vorgehen darstellen. Ziffern markieren die folgenden Fußnoten.

1. Gemeint ist eine verminderte Erregbarkeit auf der Seite des Hörverlustes.

2. Die besten und frühesten Befunde beim Akustikusneurinom liefert heute das NMR-Tomogramm unter Verwendung eines Kontrastmittels. Es ist dem Computertomogramm vorzuziehen. Allerdings stehen NMR-Geräte nicht in ausreichender Menge zur Verfügung, außerdem ist die Untersuchung noch sehr

Tabelle 38. MdE-Tabelle für vestibuläre Störungen der Gleichgewichtsregulation. (Nach STOLL 1979/1982)

Intensitätsstufen		Belastungsstufen				
		Ruhelage 0	Niedrige Belastung 1	Mittlere Belastung 2	Hohe Belastung 3	Sehr hohe Belastung 4
Heftiger Schwindel, Vegetative Erscheinungen	4	100	80	60	40	30
Sehr starker Schwindel, Erhebliche Unsicherheit	3	80	60	40	30	20
Starke Schwindelbeschwerden, Deutliche Unsicherheit	2	40	40	30	20	10
Geringe Schwindelbeschwerden, Leichte Unsicherheit	1	60	30	20	10	< 10
Weitgehend Beschwerdefrei, (Mit und ohne objektivierbare Symptome)	0		< 10	< 10	< 10	< 10

Kapitel VI

Therapie von Gleichgewichtsstörungen

I. Medikamentöse Therapie des Schwindels

Bei vestibulären Erkrankungen gelingt es nur selten, die Ursache ausfindig zu machen. Das beste Beispiel ist der akute Funktionsverlust eines Gleichgewichtsorgans, bei dem in Analogie zum Hörsturz mangels Kenntnis der Ursache polypragmatisch behandelt wird.

Eine *kausale* Therapie vestibulärer Erkrankungen kommt nur in Betracht bei Zoster oticus (Aciclovir), bakteriellen Infektionen (Antibiotika), einigen Formen von Durchblutungsstörung (Poliglobulie; operativ behebbare Stenosen; Subclavian-Steal-Syndrom u. a.) sowie bei den Gleichgewichtsstörungen durch Schädigung im Mittelohr (z. B. Labyrinthfistel). Die entsprechenden Behandlungsformen sind in den einzelnen Kapiteln wiedergegeben. Häufiger muß *symptomatisch* behandelt werden, wobei heute der Trainingstherapie von Gleichgewichtsstörungen der Vorrang gegenüber der medikamentösen, symptomatischen Behandlung gegeben wird.

A. Symptomatische Therapie mit sedierenden Medikamenten

Aus der Verknüpfung natürlicher und unnatürlicher Ursachen von Schwindel kann man schließen, daß es eine medikamentöse Therapie für Schwindel nicht geben kann. Ein wirksames Medikament würde das Gleichgewichtssystem auch da beeinflussen, wo Schwindel und andere Gleichgewichtsreflexe physiologisch notwendig sind, z. B. beim vestibulookulären Reflex. Abzulesen ist solch ein generalisierter Effekt, z. B. an der Wirkung der Antihistaminika. Histamin wirkt im Hypothalamus, im Paläo- und Neokortex als Neurotransmitter, außerdem auch im Gleichgewichtskerngebiet. Auf einer Histaminblockierung (H1- und H2-Rezeptorenblocker) beruht die antivertiginöse und antiemetische Wirkung von Cinnarizin, Flunarizin, Promethazin, Dimenhydrinat usw., den Phenothiazinpräparaten sowie von tri- und tetrazyklischen Thymoleptika. Sie hemmen außerdem kompetitiv das Azetylcholin, einen weiteren Neurotransmitter der Vestibulariskerne (BRANDT 1988). Die angeführten Medikamente haben damit einen weiten Wirkungsbereich. Dabei ist allerdings nicht feststellbar, wo die Therapie ansetzt. Zusätzlich sedieren die Präparate und entfalten auch damit eine antivertiginöse Wirkung, denn das vestibuläre System entfaltet seine maximale Aktivität nur im Wachzustand. Wir kennen diesen Effekt von der elektronystagmographischen Untersuchung, bei der wir den Wachheitsgrad auf hohem Niveau halten müssen, weil der zu messende Nystagmus sonst verschwindet. *Alle sedierenden Medikamente sind somit auch antivertiginös wirksam. Dies ist nicht immer erwünscht.*

So werden die kompensatorischen Vorgänge im zentral-vestibulären System, die sofort mit dem Auftreten einer Störung einsetzen, signifikant gehemmt. Dasselbe gilt für Bettruhe. Eine symptomatische, sedierende Therapie ist somit nur dann indiziert, wenn im Rahmen einer Gleichgewichtsstörung eine Übelkeit besteht, oder Patienten unter dem Schwindel außergewöhnlich stark leiden.

B. Nicht sedierende therapeutische Prinzipien

1. Metoclopramid

Von dem Antiemetikum Metoclopramid, einem Dopaminantagonisten, ist experimentell nachgewiesen, daß es die Symptome einer Kinetose kräftig reduzieren kann, ohne eine sedierende Wirkung auszuüben (VON BAUMGARTEN et al. 1980).

2. Picrotoxin

GABA ist ein im Gleichgewichtsorgan angereicherter Neurotransmitter. Picrotoxin, eine Substanz aus dem Samen der ostindischen Kletterpflanze Anamirta cocculus, hemmt die Wirkung von GABA (EHRENBERGER 1988; FELIX u. EHRENBERGER 1977, 1981). Bereits in sehr kleinen Dosen kann Picrotoxin Schwindel unterdrücken. Die Substanz bewährt sich damit zur Kupierung akuter Gleichgewichtsstörungen (1 – 5 mg Picrotoxin langsam i.v.). In Phasen einer hohen Anfallstätigkeit der Menièreschen Krankheit wird Picrotoxin in Form von Suppositorien (1 mg) einmal pro Tag für maximal eine Woche verabreicht. Zur Dauertherapie über Monate bis zu einem Jahr wird die Dosis reduziert auf 3×1 mg Supp. pro Woche (s. S. 40).

Die experimentellen Befunde über die Beeinflußbarkeit eines Nystagmus sind widersprüchlich. EHRENBERGER beschreibt eine Nystagmusreduktion beim Kranken, ein reizbedingter Nystagmus beim Gesunden bleibt dagegen unverändert bzw. wird eher gesteigert (WEISEMANN et al. 1992).

3. Ingwer

Ingwer (Zingiberis rhizoma, Ginger) als Pulver oder in Form von Kapseln zu 250 mg (Zintona) hat neben seiner Eigenschaft als Gewürz eine ausgeprägte antiemetische Wirksamkeit. Von MOWREY wurde 1982 die Unterdrückung einer Kinetose in einer Doppelblindstudie nachgewiesen. Sie war hoch signifikant besser als die von Dimenhydrinat. Der Angriffspunkt von Ingwer liegt wahrscheinlich nicht im Bereich vestibulärer Neurone, denn HOLTMANN et al. (1989) konnten keine Wirkung des Ingwer-Razemats auf einen experimentellen vestibulären und optokinetischen Nystagmus feststellen, im Gegensatz zu Dimenhydrinat. Sofern sich die Aussage der Studie von MOWREY bestätigt, was überprüft werden sollte, dürfte Ingwer ein ideales, antiemetisches, aber nicht sedierendes Präparat sein, das die Symptome der Kinetose senkt, die Leistungsfähigkeit des vestibulären Systems dabei aber nicht beeinträchtigt. Inwieweit das Präparat auch bei ausgeprägten peripher ve-

stibulären Störungen mit Übelkeit eingesetzt werden kann, wird noch untersucht.

4. Gingkolide

In letzter Zeit wird vermehrt ein Extrakt aus Blättern des Gingko Biloba Baumes zur Therapie von Hör- und Gleichgewichtsstörungen propagiert. Das therapeutische Prinzip beruht auf den in keiner anderen Pflanze gefundenen Gingkoliden. Nachweislich reduzieren sie ein Hirnödem, verbessern die Hirndurchblutung bei Sauerstoffmangel, greifen in den ATP- und Glukosehaushalt des Gehirns ein und reduzieren die Bereitschaft zur Thrombozytenaggregation in den kortikalen Mikroarteriolen. Schwindel im Zusammenhang mit einer zerebrovaskulären Insuffizienz soll gebessert werden.

HAMANN (1985) untersuchte die Wirksamkeit des Gingkoextraktes bei Patienten mit peripher-vestibulärem Schwindel, bei denen eine Trainingstherapie des Schwindels als Basisbehandlung durchgeführt wurde. Er fand eine hoch signifikante Abnahme der Schwankungsstärke im Posturogramm gegenüber einer Kontrollgruppe, die ein Plazebopräparat bekam. Die anderen vestibulären Symptome wurden nicht beeinflußt. Einen ähnlichen Effekt der Gingkolide auf das vestibulospinale System beschrieb CLAUSSEN (1984). In einer randomisierten Doppelblindstudie wurden die Lateralschwankungen in seinem Cranio-Corpogramm signifikant reduziert.

5. Vitamin B 6

Die antiemetische Wirksamkeit von Vitamin B 6 ist seit langem bekannt. Das Vitamin (Pyridoxin) ist Bestandteil vieler antivertiginöser Kombinationspräparate. Es ist grundsätzlich auch als Monosubstanz einsetzbar. CLAUSSEN (1988) blockierte damit erfolgreich die emetische Wirkung des Antibiotikums Minocyclin.

C. Durchblutungsfördernde Medikamente

Es ist eine Fülle von durchblutungsfördernden Medikamenten auf dem Markt, denen eine Wirksamkeit bei vestibulären Störungen nachgesagt wird. Studien zu diesem Thema beschäftigen sich oft mit kochleovestibulären Störungen oder peripher-vestibulären Störungen. Alle diese Studien sind nur mit Vorbehalt

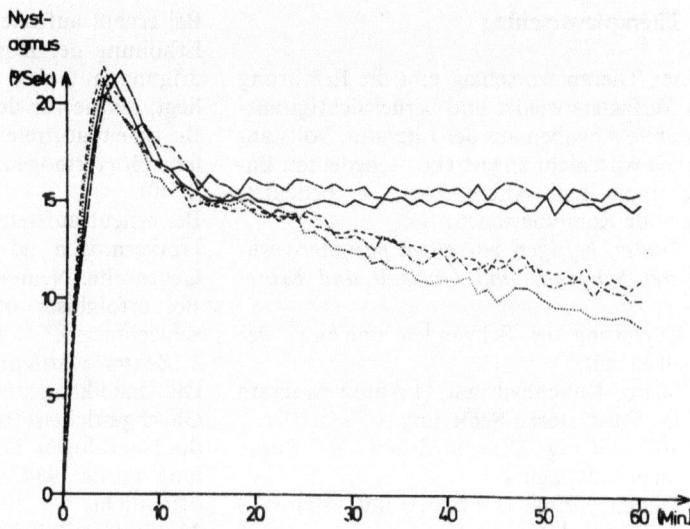

Abb. 185. Die Wirkung von Bencyclan (---), Flunarizin (– · – · – ·) und Naftidrofuryl (· · · · ·) auf den Nystagmus eines kalorischen Dauerreizes im Vergleich zu oralem (– – –) und parenteralem (———) Plazebo. (Aus SCHERER et al. 1978)

zu bewerten, da das Patientengut zu heterogen ist. Der akute Funktionsverlust eines Gleichgewichtsorgans z. B. hat, wie der Hörsturz, so viele verschiedene Ursachen, daß eine ausreichend große Patientenzahl, die an *einer* Ursache der Störung leidet, an keiner Klinik zu erreichen ist. Multizentrische Studien sind versucht worden, sie kranken aber an unterschiedlichen Untersuchungs- und Bewertungsmethoden.

Sinnvoller ist es, die Wirksamkeit einiger Präparate auf einen experimentell ausgelösten Nystagmus nachzuweisen (Abb. 185, 186). Diese Untersuchungen sind sehr aufwendig. Die große Zahl vorhandener Präparate kann damit nicht untersucht werden.

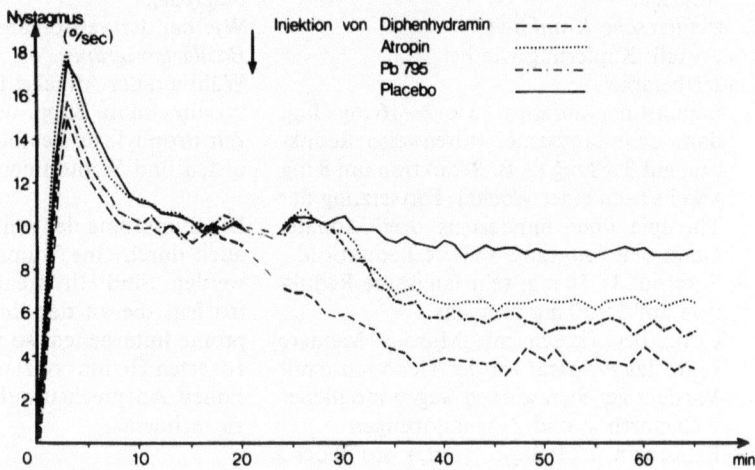

Abb. 186. Die Wirkung von Diphenhydramin, Atropin und eines Psychopharmakons Pb 795 auf den Nystagmus eines kalorischen Dauerreizes. (Aus SCHERER u. BSCHORR 1980)

D. Therapievorschlag

Dieser Therapievorschlag gibt die Erfahrung des Verfassers wieder und berücksichtigt ausgewählte Angaben aus der Literatur. Vollständigkeit wird nicht angestrebt. – bedeutet: Basistherapie und Alternativen; + bedeutet: sinnvolle Kombinationen.

1. *Akuter, heftiger, vor allem peripher-vestibulärer Schwindel mit Übelkeit und Erbrechen*
a) Kupierung des Schwindels und/oder der Übelkeit mit
– 60 mg Dimenhydrinat (1 Amp.) langsam i.v. Cave: starke Sedierung
– 100–150 mg Dimenhydrinat als Supp. mehrmals täglich
– Dimenhydrinat kombiniert mit Vitamin B 6 (Pyridoxin)
– Picrotoxinlösung 1–5 mg langsam i.v.
– Metroclopramid 10 mg i.v.
– Metroclopramid 20 mg Supp.
– Skopolamin 1,5 mg als transdermales therapeutisches System (TTS). Als Pflaster retroaurikulär appliziert, hält die Wirkung ca. 3 Tage an.
b) Anschlußbehandlung
– Trainingstherapie
+ nicht sedierende Behandlung einer Hirnleistungs- oder Durchblutungsstörung z. B. mit Gingko Biloba, Kalziumantagonisten (kein Cinnarizin oder Flunarizin) u. a.

2. *Menièresche Krankheit*
Im Anfall: Kupierung wie bei 1.
Dauertherapie
– Betahistin: anfangs 3×12–16 mg/Tag, dann sehr langsame, stufenweise Reduktion auf 3×8 mg (z. B. Reduktion um 8 mg jeweils nach einer Woche). Fortsetzung der Therapie über mindestens drei Monate. Dann sehr langsame weitere Reduktion.
+ Sulpirid: 3×50 mg; sehr langsame Reduktion auf 1×50 mg morgens.
Cave: bei Frauen mit Morbus Menière sollte das Präparat vor der Menopause mit Vorsicht gegeben werden wegen möglicher Galactorrhoe und Zyklusstörungen.
+ Picrotoxin 3×1 Supp. (1 mg) pro Woche z. B. Mo/Mi/Fr.

Bei erneut auftretenden Anfällen:
Erhöhung der Dosis und stufenweise Erniedrigung auf eine Dauertherapie, die höher liegt, als sie vor den erneuten Anfällen war.
Bei erneut auftretenden Anfällen und schlechtem Hörvermögen: Ototoxische Therapie (s. S. 40).
Bei erneut auftretenden Anfällen und gutem Hörvermögen oder Erkrankungen auf der Gegenseite: Neurektomie des N. vestibularis.
Bei erfolgloser ototoxischer Therapie und schlechtem AZ: Labyrinthektomie.

3. *Zentral-vestibuläre Schwindelformen*
Die medikamentöse Behandlung zentraler Gleichgewichtsstörungen liegt in der Hand des Neurologen. Die folgende Zusammenstellung wurde 1984 und 1988 von BRANDT veröffentlicht.
Vestibuläre Epilepsie, die ihren Ausgang vom temporo-parietalen Übergangsbereich, der bilateralen vestibulären Projektion nimmt.
Diphenylhydantoin 200–500 mg/Tag
Carbamazepin   800–1600 mg/Tag
Myokymie des M. obliquus superior mit monokulären attackenartigen Oszillopsien:
Carbamazepin 800–1600 mg/Tag
Vertebrobasiläre Insuffizienz:
Thrombozytenaggregationshemmer
Antikoagulantien
Der Wert dieser Therapie wird als „gering" eingestuft.
Paroxysmale Dysarthrie und Ataxie (multiple Sklerose):
Wie bei der vestibulären Epilepsie.
Basilarismigräne:
Während der Attacke: Ergotamin Supp., Azetylsalizylsäure Supp. und Paracetamol Supp.
Zur Prophylaxe: Betablocker, Kalziumantagonisten und Serotoninantagonisten

Die Symptome der zentralen Störung können auch durch eine Trainingstherapie verbessert werden. Sind Hirnareale von der Störung betroffen, die an der Kompensation der Symptome mitarbeiten, so ist mit einem sehr verzögerten Heilungsverlauf und einem nur langsamen Ansprechen auf die Trainingstherapie zu rechnen.

II. Trainingstherapie einer peripher- und zentralvestibulären Störung

Das Zentralnervensystem ist von sich aus in der Lage, Symptome und Beschwerden eines einseitigen, akuten, vestibulären Funktionsverlustes abzubauen – d. h. zu kompensieren. Dafür stehen mehrere Möglichkeiten zur Verfügung.

1. Ausgleich der zentralen Tonusdifferenz durch Aktivierung der Bahnen, die die Gleichgewichtskerngebiete miteinander verbinden (kommissurale Fasern).
2. Aktivierung der Ersatzsysteme und Neubewertung ihrer Meldungen im Gleichgewichtskerngebiet.

Die Kompensation eines peripher-vestibulären Defektes ist damit abhängig von der guten Funktion des zentral-vestibulären Systems und der vestibulären Ersatzsysteme. Vermehrter Gebrauch (Training) der Ersatzsysteme fördert den Ablauf der Kompensation, zu geringer Gebrauch (z. B. Bettruhe) sowie Erkrankungen des ZNS hemmen sie (Tabelle 40).

Merke:
Vor Beginn einer Trainingsbehandlung muß die Funktion der Ersatzsysteme geprüft und so weit wie möglich optimiert werden.

Tabelle 40. Fragen zur Kompensationsfähigkeit

- Sehvermögen intakt?
- Fehlsichtigkeit korrigiert?
- Doppelbilder ausgeglichen?
- Hörvermögen intakt?
- Hörstörungen optimal korrigiert?
- Besteht Fähigkeit des Richtungshörens?
- Funktionelles Zervikalsyndrom ausgeschlossen und ggf. behandelt?
- Periphere Sensibilitätsstörungen ausgeschlossen?

A. Funktionsstörung der Ersatzsysteme

1. Störungen im okulären System

Es ist leicht verständlich, daß Patienten mit Blindheit, mit starker, schwer korrigierbarer Sehstörung oder mit falsch korrigierter Sehstörung nicht in der Lage sind, Scheinbewegungen der Umwelt, wie sie bei Kopfbewegungen auftreten, adäquat wahrzunehmen und die Information über die okulomotorische Bahn an das Gleichgewichtskerngebiet weiterzuleiten.

Beispiel: Patienten mit posttraumatischen Doppelbildern und Schwindel infolge einer Felsenbeinquerfraktur sind kaum in der Lage, ihren Gleichgewichtsdefekt zu kompensieren.

2. Störungen im Hörsystem

Ähnlich wie das Bewegungssehen, aber in geringerem Ausmaß, kann die Fähigkeit des Richtungshörens für die Kompensation eines vestibulären Defektes wichtig sein. Es ist nachgewiesen, daß Verbindungen zwischen der zentralen Hörbahn und dem Gleichgewichtskerngebiet bestehen. Die Fähigkeit der akustischen Wahrnehmung bewegter oder bei Körperbewegung scheinbar bewegter Geräuschquellen ist deshalb wichtig für eine rasche und effektive Kompensation. Bei einseitigen oder einseitig verstärkten Hörstörungen ist, sofern möglich, eine operative Hörverbesserung oder Hörgeräteversorgung anzustreben. Bei Patienten mit einer beidohrigen Hörstörung, die durch Hörgeräte zu verbessern ist, muß eine binaurale Versorgung angestrebt werden.

3. Störungen im somatosensorischen System

Das somatosensorische System informiert das Gleichgewichtskerngebiet über Veränderungen der Körperhaltung und über den Ablauf von Körperbewegungen. Die Nackenrezeptoren informieren insbesondere über die Stellung des Kopfes zum Rumpf. Störungen der Rezeptoren, der Informationsübertragung im Rückenmark und der Informationsverarbeitung besonders im Gebiet des Hirnstammes und der Kleinhirnregion behindern die Kompensation. Funktionelle Störungen im Bereich der Kopfgelenke müssen vor einer Schwindeltherapie behandelt werden.

Klinisch und experimentell sind mehrere unterschiedliche Krankheitsverläufe beobachtet worden, die in Abb. 187 beschrieben sind.

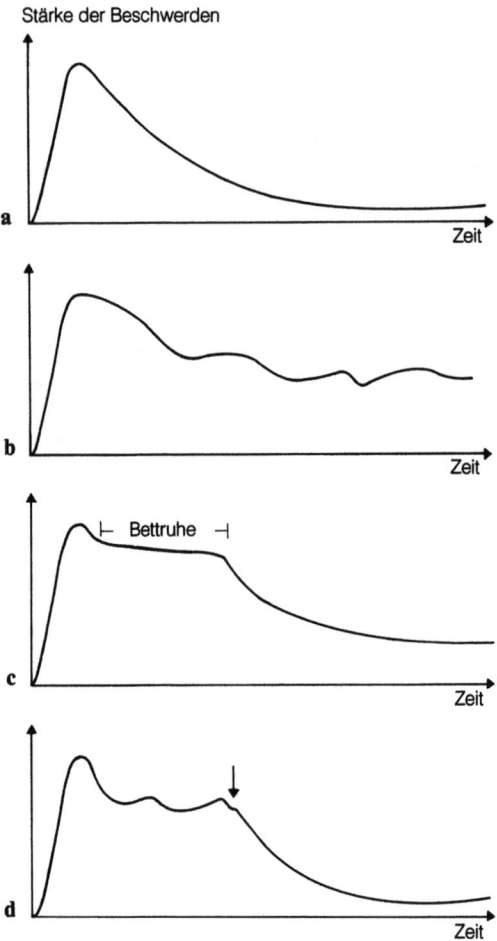

Abb. 187. Verlauf der Beschwerden bei einem akuten, einseitigen, vestibulären Funktionsverlust: **a** normaler Verlauf, **b** gehemmte Kompensation bei einer begleitenden zentralvestibulären Störung, **c** gehemmte Kompensation bei mangelnder körperlicher Aktivität (Bettruhe), **d** gehemmte Kompensation bei einer zusätzlichen Erkrankung, z. B. Zustand nach Schädelhirntrauma mit Querfraktur des Felsenbeins; Beginn der Behandlung einer posttraumatischen zervikalen Dysfunktion (*Pfeil*)

B. Ablauf einer Trainingstherapie

1946 wurde erstmals ein vestibuläres Trainingsprogramm von CAWTHORNE und COOKSEY vorgestellt, das auf definierten Blick-, Kopf- und Körperbewegungen basierte. Zusätzlich mußten Geschicklichkeits- und Balanceübungen mit einem Ball durchgeführt werden. Von DIX (1976, 1979) wurden „Kopfübungen" vorgeschlagen. Obgleich mehrere Autoren (MCCABE et al. 1972; BRANDT et al. 1983; NORRE u. DE WEERDT 1979; TAKEMORI et al. 1985; HAMANN u. BOCKMEYER 1983; PFALZ u. NOVAK 1977) auf den sehr positiven therapeutischen Effekt des vestibulären Trainings hinwiesen, konnte sich die Behandlungsmethode auf breiter Front gegen die antivertiginöse medikamentöse Therapie nicht durchsetzen. Dies lag z. T. daran, daß die zum Training verwendeten Geräte nicht allgemein in den Kliniken und Praxen vorhanden waren und z. T. daran, daß kein, dem Patienten verständliches Therapieschema veröffentlicht wurde. Es war zu mühsam und für die Praxis zu zeitaufwendig, jedem Patienten den Ablauf des Trainings zu erläutern.

Von SEMONT u. STERKERS (1976), PFALZ u. NOVA (1977), PFALZ u. ALLUM (1985), von HAMANN u. BOCKMEIER (1983) sowie HAMANN (1987) wurde einerseits ein klinik- oder praxisgerechtes Training, andererseits ein Heimtraining empfohlen. HAMANN (1987) schlug sinnvollerweise vor, Krankengymnasten an der Durchführung des Trainingsprogramms am Patienten zu beteiligen.

Zur Therapiekontrolle dient die Stärke des Spontannystagmus. Außerdem ist es sinnvoll, die Stärke des Schwankens fotografisch oder auf einer Meßplattform zu bestimmen (Abb. 188). Eine neue, sehr erfolgversprechende, technisch allerdings aufwendige Trainingstherapie benützt Meßplattformen, um dem Patienten das eigene Körperschwanken vor Augen zu führen (visuelles Feedback Training) (LITVINENKOVA u. HLAVACKA 1973; HAMANN u. BOCKMEYER 1983; NORRÉ et al. 1987; CLARKE et al. 1990) (Abb. 189).

Im folgenden wird ein auf den Vorschlägen von HAMANN basierendes, aber erweitertes Trainingsprogramm so beschrieben, daß es von Krankengymnasten durchgeführt werden kann. Ein Vorschlag für einen Dokumenta-

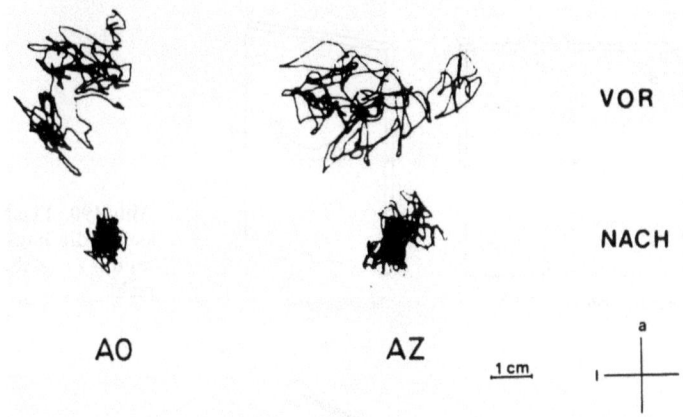

Abb. 188. Posturographische Messung des Körperschwerpunktes auf einer Meßplattform vor und nach Trainingsbehandlung. *AO* Augen offen, *AZ* Augen geschlossen. (Aus HAMANN 1987)

tionsbogen wird in Anhang 1 angegeben. Der Anhang 2 präsentiert einen Textvorschlag für den Patienten, wie er zu Hause ein Training alleine durchführen kann.

1. Fixationsübungen

Alle Fixationsübungen haben das Ziel, einen bei peripher-vestibulären Störungen bestehenden Spontan- oder Provokationsnystagmus durch bewußtes Fixieren zu unterdrücken (Fixationssuppression). Sie sind in den verschiedenen Übungen mit vestibulären, visuo-vestibulären und propriozeptiven Reizen unterschiedlichen Grades kombiniert.

a) Statische Übungen

aa) Fixation verschiedener Punkte, Änderung der Kopfposition
Man benützt dazu ein leichtes Fixationsbrett (Abb. 190), z. B. aus Sperrholz (40×40 cm),

auf dem 5 Punkte von ca. 1 cm Durchmesser angebracht sind. Das Brett wird bei den einzelnen Übungen jeweils ca. 50 cm vor den Patienten gehalten. Alternativ kann auch ein Stab mit markierter Spitze (Durchmesser ca. 1 cm) verwendet werden, der vom Therapeuten in den jeweiligen Positionen gehalten wird (Abb. 191).

Der Patient liegt flach im Bett. Er hat die Aufgabe, in Rückenlage den Mittelpunkt des Brettes oder einen Punkt gerade vor ihm 30 Sekunden lang zu fixieren (Abb. 192). Gelingt dies gut, dann soll er alle übrigen Punkte des um 45 Grad gedrehten Brettes oder den nach oben, unten, rechts und links gehaltenen Stab für jeweils 10 Sekunden fixieren. Gelingt es in einer bestimmten Kopf- oder Augenposition nicht, den Punkt scharf zu sehen, oder bewegt er sich, dann besteht in dieser Position wahrscheinlich noch ein starker Nystagmus. Die Fixationsübung sollte in dieser Position öfter und länger wiederholt werden.

Durch Drehung des Brettes um 45° können die Eckpunkte des Brettes entweder oben und

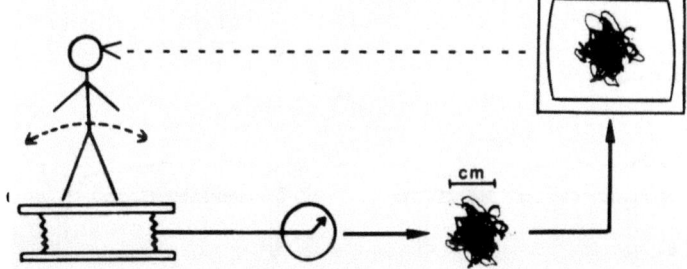

Abb. 189. *Biofeedbackübung.* Schematische Darstellung der Methode des visuellen Feedbacks. Der Patient sieht seine Schwankung auf einem Monitor. Er erhält die Aufgabe, so wenig als möglich zu schwanken bzw. nur in einem bestimmten Gebiet. (Aus HAMANN 1987)

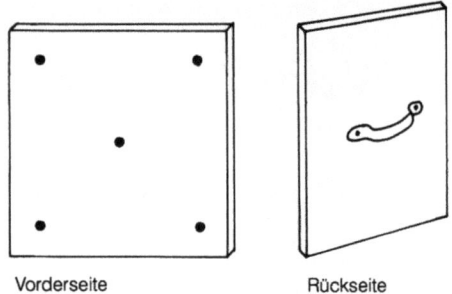

Vorderseite   Rückseite

Abb. 190. Fixationsbrett. Bei Bretthaltung gerade stehen die Punkte diagonal. Bei Drehung des Brettes um 45° stehen die Punkte waagerecht und senkrecht

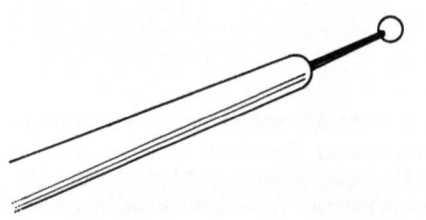

Abb. 191. Fixationsstab. Die Spitze hat einen Durchmesser von ca. 1 cm

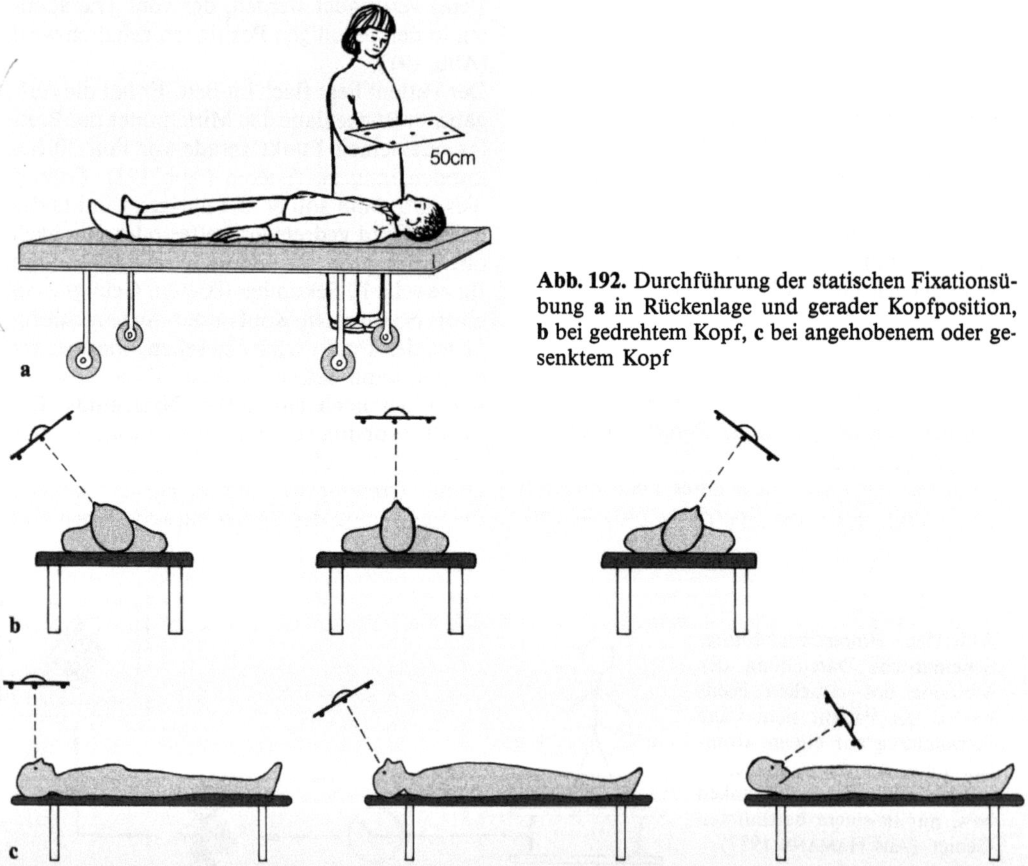

50cm

a

Abb. 192. Durchführung der statischen Fixationsübung **a** in Rückenlage und gerader Kopfposition, **b** bei gedrehtem Kopf, **c** bei angehobenem oder gesenktem Kopf

b

c

unten, rechts und links, oder diagonal stehen.
Das Fixieren diagonal stehender Punkte ist
schwieriger.
Diese Übung wird durchgeführt:
1. In Kopfhaltung gerade (Abb. 192a),
2. In maximaler Rechts- und Linksdrehung
des Kopfes (Abb. 192b),
3. In maximaler Dorsal- und Ventralbeugung
des Kopfes (Abb. 192c).
Beispiel:
– Kopfhaltung gerade. Fixiert wird *ein*
Punkt in der Mitte des Blickfeldes für 30
Sekunden, anschließend alle übrigen
Punkte für ca. 10 Sekunden.
– Kopfwendung zur Seite. Es wird erneut ein
Punkt fixiert usw. Insgesamt soll der Pa-
tient fünf Kopfbewegungen ausführen.

Dokumentation:
Das Ergebnis der Übung wird in ein Schema
(S. 216) eingetragen. Kann der Patient einen
Punkt fixieren, ist dieser scharf zu sehen und
bewegt sich der Punkt nicht, so hat der Patient den Spontannystagmus unterdrückt (+
Zeichen). Ist der Punkt auch nach mehreren
Fixationsversuchen unscharf oder bewegt er
sich, so wird ein negatives Zeichen eingetragen. Bei der Wiederholung der Übung, z. B.
am nächsten Tag, kann mit den negativ ge-
kennzeichneten Übungen vom Vortag begon-
nen werden.

*ab) Fixation verschiedener Punkte, Änderung
der Körperposition*
Der Patient soll in Rechts- und Linkslage zuerst einen Punkt *vor sich*, z. B. den Mittelpunkt des Brettes, für jeweils 30 Sekunden,
anschließend alle übrigen Punkte für jeweils
10 Sekunden fixieren (Abb. 193).

*ac) Fixation verschiedener Punkte, Änderung
der Körperposition, Änderung der
Augenposition*
Der Patient soll in Rechts- und Linkslage den
Kopf in alle möglichen Richtungen (rechts,
links, oben, unten) drehen und dabei *für wenige Sekunden* die Punkte in seinem Gesichtsfeld fixieren. Hat der Patient in bestimmten
Positionen Fixationsschwierigkeiten, dann
werden diese Positionen vermerkt und häufig
wiederholt, wobei die Punkte 30 Sekunden
lang fixiert werden sollen.

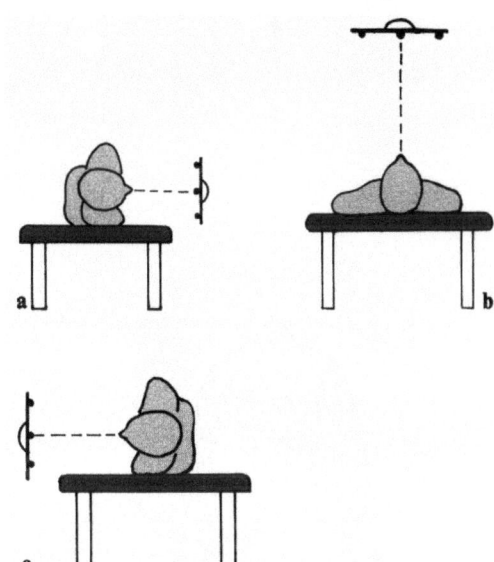

Abb. 193a–c. Statische Fixationsübungen in Seitenlage

b) Dynamische Übungen

Im Gegensatz zu den statischen Übungen, in
denen der Patient ruhende Punkte fixieren
soll, muß er bei den dynamischen Fixationsübungen entweder einen festen Punkt fixieren
und seinen Kopf hin und herbewegen, oder er
muß bei fixiertem Kopf einem sich bewegen-
den Punkt mit den Augen folgen. Als bewegten Punkt kann man entweder ein am Fixationsstab befestigtes Pendel von ca. 20 cm
Länge benützen oder die Spitze eines Metronoms. Das Metronom hat den Vorteil, daß
verschiedene Geschwindigkeiten und damit
Schwierigkeitsstufen eingestellt werden können. Der Nachteil des Metronoms gegenüber
dem Pendel liegt in der kleinen Amplitude seines Ausschlags.

ba) Fixation eines Punktes, oszillierende horizontale *Kopfbewegungen*, vertikale *Änderung
der Kopfposition*
Der Patient soll einen ruhenden Punkt fixieren und den Kopf langsam so weit als möglich
nach rechts und links bewegen. Diese Bewegungen soll er auch ausführen bei Dorsalflexion und Ventralflexion des Kopfes
(Abb. 194).

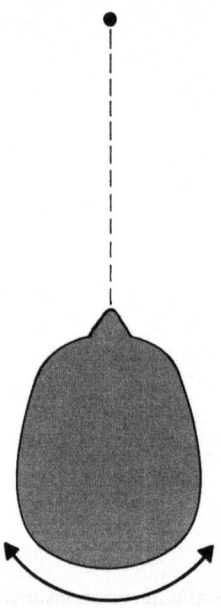

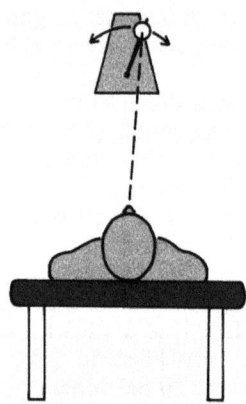

Abb. 196. Dynamische Fixationsübung. Fixation eines horizontal bewegten Punktes (Metronom)

Abb. 194. Dynamische Fixationsübung: horizontale Kopfbewegungen

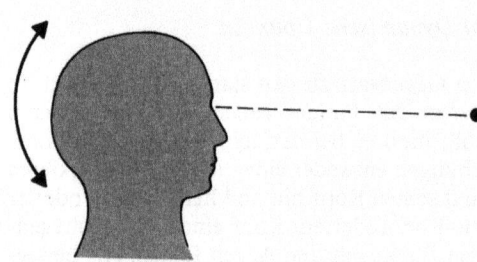

Abb. 195. Dynamische Fixationsübung: vertikale Kopfbewegungen

bb) Fixation eines Punktes, ozillierende verti-kale Kopfbewegung, horizontale Änderung der Kopfposition
Der Patient soll einen Punkt fixieren und den Kopf langsam so weit als möglich nach oben und unten bewegen. Diese Kopfbewegungen soll er auch ausführen bei Rechts- und Linksdrehung des Kopfes (Abb. 195).

bc) Fixation eines horizontal oszillierenden Punktes, horizontale Folgebewegungen der Augen, vertikale Änderung der Kopfposition
Der Patient hat die Aufgabe, einen horizontal bewegten Punkt (Metronom oder Pendel) für ca. 30 Sekunden zu fixieren (Abb. 196) sowohl bei gerader Kopfhaltung als auch bei Ventral- und Dorsalflexion des Kopfes.

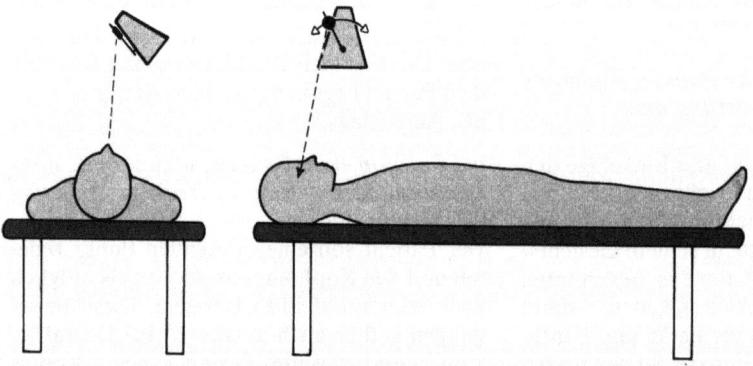

Abb. 197. Dynamische Fixationsübung. Fixation eines vertikal bewegten Punktes (Metronom)

bd) Fixation eines vertikal oszillierenden Punktes, vertikale Folgebewegung der Augen
Der Patient hat die Aufgabe, einen vertikal bewegten Punkt Metronom oder Pendel) für ca. 30 Sekunden zu folgen (Abb. 197).

c) Dreh-Fixationsübung

Bei diesen Übungen sitzt der Patient auf einem Drehstuhl (z. B. einfacher Bürostuhl). Er wird entweder von einer assistierenden Person

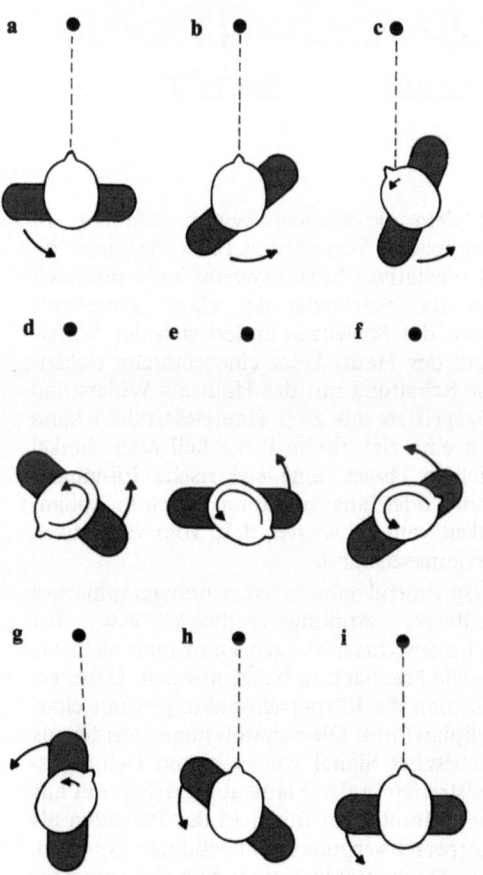

Abb. 198. Durchführung der Drehfixationsübung. Der Patient dreht sich nach links und fixiert dabei den Punkt vor sich (**a – c**). Verliert er den Punkt aus den Augen, dann muß er schnell den Kopf nach links drehen (**d – g**), bis er den Punkt wieder sieht. Er vollendet dann die Drehung unter weiterer Fixation des Punktes (**h – i**)

gedreht, oder er bringt den Stuhl selbst mit seinen Füßen in Drehbewegung.
Der Patient hat die Aufgabe, einen feststehenden Punkt während seiner Drehung so lange als möglich zu fixieren (Abb. 198). Dies gelingt anfangs durch *Gegendrehung* des Kopfes. Verschwindet der Punkt bei weiterer Körperdrehung aus dem Gesichtsfeld, dann muß der Patient versuchen, den Punkt durch sehr rasche *Mitbewegung* des Kopfes mit dem Blick wieder einzufangen (diese Bewegungsform wird von Tänzern verwendet, um bei Pirouetten einen Drehschwindel zu vermeiden). Die Übung soll sowohl in ca. 10 Rechts- als auch in ca. 10 Linksdrehungen ausgeführt werden. Der Punkt sollte mindestens ein bis zwei Meter entfernt sein. Die Stuhlgeschwindigkeit sollte bei 4 Sekunden für eine ganze Umdrehung liegen (entsprechend 90°/s). Sie kann je nach körperlicher Verfassung des Patienten und vestibulärer Leistungsfähigkeit erniedrigt oder erhöht werden.

2. Steh- und Balanceübungen

Diese Übungen können erst dann durchgeführt werden, wenn die in der Anfangszeit einer akuten, vestibulären Funktionsstörung bestehende, ausgeprägte Fallneigung zur erkrankten Seite nicht mehr vorhanden ist. Die Reihenfolge der Übungen kann geändert werden. Sie richtet sich nach den jeweiligen Verhältnissen wie Alter, Kooperation usw. (Abb. 199).

a) Der Patient steht mit nahezu geschlossenen Beinen. Knöchel, Unterschenkel und Knie sollten sich nicht berühren. Der Patient versucht, jeweils 1 Minute lang mit geöffneten und geschlossenen Augen das Gleichgewicht zu halten.
b) Der Patient steht auf einer Schaumstoffplatte (10 cm dick; je nach Gewicht harter, mittelharter oder weicher Schaumstoff; Größe 50×50 cm). Er versucht jeweils eine Minute lang mit geöffneten und geschlossenen Augen sein Gleichgewicht zu halten.
c) Der Patient sollte sowohl beim Stehen auf festem Boden als auch beim Stehen auf weichem Boden langsam Kniebeugebewegungen oder hüpfende Bewegungen ausführen.

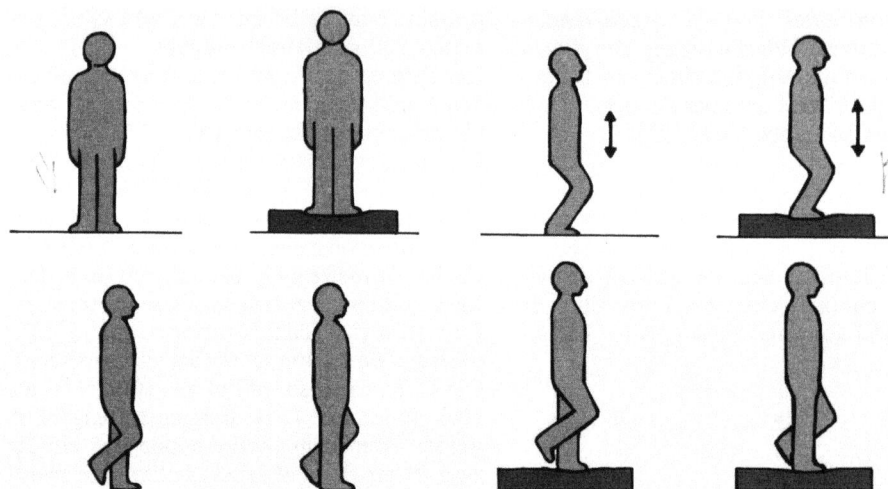

Abb. 199. Steh- und Balanceübungen (Ablauf s. Text)

d) Einbeinstand auf rechtem und linken Fuß für jeweils 10 Sekunden auf fester und weicher Unterlage.

e) Ausführung der Dreh-Fixationsübung (1, c bzw. Abb. 198) im Stehen.

f) Kipp-Plattenübung: Der Patient hat die Aufgabe, auf einer Kipp-Platte nach HA-MANN mit den Maßen 60×40×5 (s. Abb. 200a, b) stehend seine Ruheposition zu verändern. Die Kipp-Platte soll sowohl in Vor-, Rück- als auch in seitlicher Richtung bei geöffneten und später geschlossenen Augen gekippt werden. Bei der Durchführung muß darauf geachtet werden, daß der Patient die jeweils dazu benötigten Muskelgruppen, Sehnen und Gelenke spüren lernt. Er soll die jeweils belasteten Muskelgruppen angeben (z. B. Unterschenkel vorne, Unterschenkel hinten, Oberschenkel vorne usw.).

3. Biofeedback-Übung

Unter Biofeedback versteht man die Rückführung einer Körperfunktion auf ein Sinnesorgan, so daß die normalerweise unbewußt oder nicht erfaßbar ablaufende Aktivität eines Organs erlebbar und damit beeinflußbar wird. Ein einfaches Biofeedback stellt z. B. das Abhören der eigenen Herzschläge mit einem Stethoskop dar. Die Herzfunktion wird dabei mit dem akustischen System erfaßbar. In komplizierte Vorgänge, z. B. in die Funktion des vegetativen Nervensystems kann man sich über das Schwitzen der Haut „einsehen". Durch das Schwitzen ändert sich der Widerstand der Haut. Über eine einfache elektrische Schaltung mit der Haut als Widerstand (abgegriffen mit zwei Hautelektroden) kann man eine elektrische Birne hell oder dunkel leuchten lassen, eine elektrische Eisenbahn schnell oder langsam fahren lassen in Abhängigkeit vom Schwitzen, d. h. vom vegetativen Erregungszustand.

Entsprechend gibt es elektromyographisches Feedback, Atmungs-Feedback usw. Bei Gleichgewichtsstörungen kann man sich das visuelle Feedback zu Nutze machen. Dabei erfaßt man die Körperschwankungen mit einer Meßplattform. Die Schwankungen werden als elektrisches Signal von mehreren Dehnungsmeßstreifen in der Platte abgegriffen und auf einen Monitor im Blickfeld des Patienten als „Körperschwerpunkt" abgebildet (s. Abb. 189). Dieser Punkt bewegt sich auf dem Monitor analog zur Körperschwankung. Der Patient kann die Stärke seines Schwankens sehen und den Punkt durch seine Körperbewegungen lenken.

Man kann nun verschieden große Kreise auf den Monitor kleben (HAMANN), oder man läßt rechnergesteuert einen Kreis in verschie-

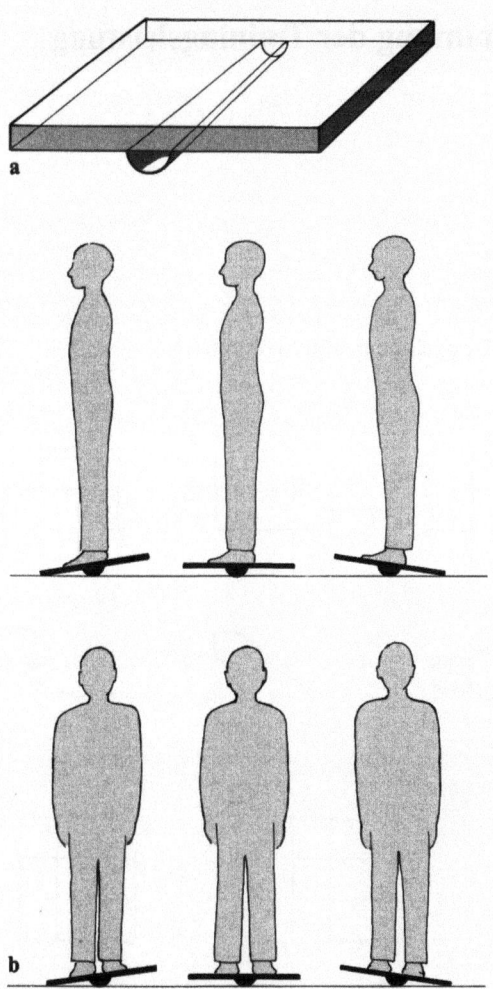

Abb. 200. **a** Kipp-Platte nach Hamann (Maße 60×40×5 cm). **b** Ablauf der Kipp-Platten-Übung

den schwierigen Bahnen auf dem Monitor wandern. Der Patient erhält die Aufgabe, den Körperschwerpunkt bzw. den Punkt auf dem Monitor möglichst lange im Kreis zu halten. Computerprogramme zur Erfolgskontrolle für den Patienten und zur klinischen Verlaufs-

kontrolle runden das visuelle Feedback-System ab (s. Abb. 189).

Das Feedback-Training kann bereits durchgeführt werden, wenn der Patient in der Lage ist, alleine zu stehen.

Kurz zuammengefaßt noch einmal ein Überblick über den Ablauf einer Trainingstherapie:

1. Fixationsübungen
   a) Statische Übungen
      aa) Fixation verschiedener Punkte, Änderung der Kopfposition
      ab) Fixation verschiedener Punkte, Änderung der Körperposition
      ac) Fixation verschiedener Punkte, Änderung der Körperposition; Änderung der Kopfposition
   b) Dynamische Übungen
      ba) Fixation eines Punktes, oszillierende horizontale Kopfbewegung, vertikale Änderung der Kopfposition
      bb) Fixation eines Punktes, oszillierende vertikale Kopfbewegung; horizontale Änderung der Kopfposition
      bc) Fixation eines horizontal oszillierenden Punktes, horizontale Folgebewegungen der Augen, vertikale Änderung der Kopfposition
      bd) Fixation eines vertikal oszillierenden Punktes; vertikale Folgebewegung der Augen
   c) Dreh-Fixationsübungen
2. Steh- und Balanceübungen
   a) Stehübungen auf festem Boden mit offenen und geschlossenen Augen
   b) Stehübungen auf Schaumstoffplatte mit offenen und geschlossenen Augen
   c) Kniebeuge- und Hüpfbewegungen auf fester und weicher Unterlage
   d) Einbeinstand auf fester und weicher Unterlage
   e) Dreh-Fixationsübung im Stehen
   f) Kipp-Plattenübung
3. Visuelle Feedbackübung

Anhang 1

Dokumentationsbögen zur Bestimmung der Trainingsleistung

Zeichen:
+   Fixation möglich
Ø   Fixation nicht möglich (z. B. Unschärfe, Doppelbilder, Punkt wandert)
⊗   Übelkeit

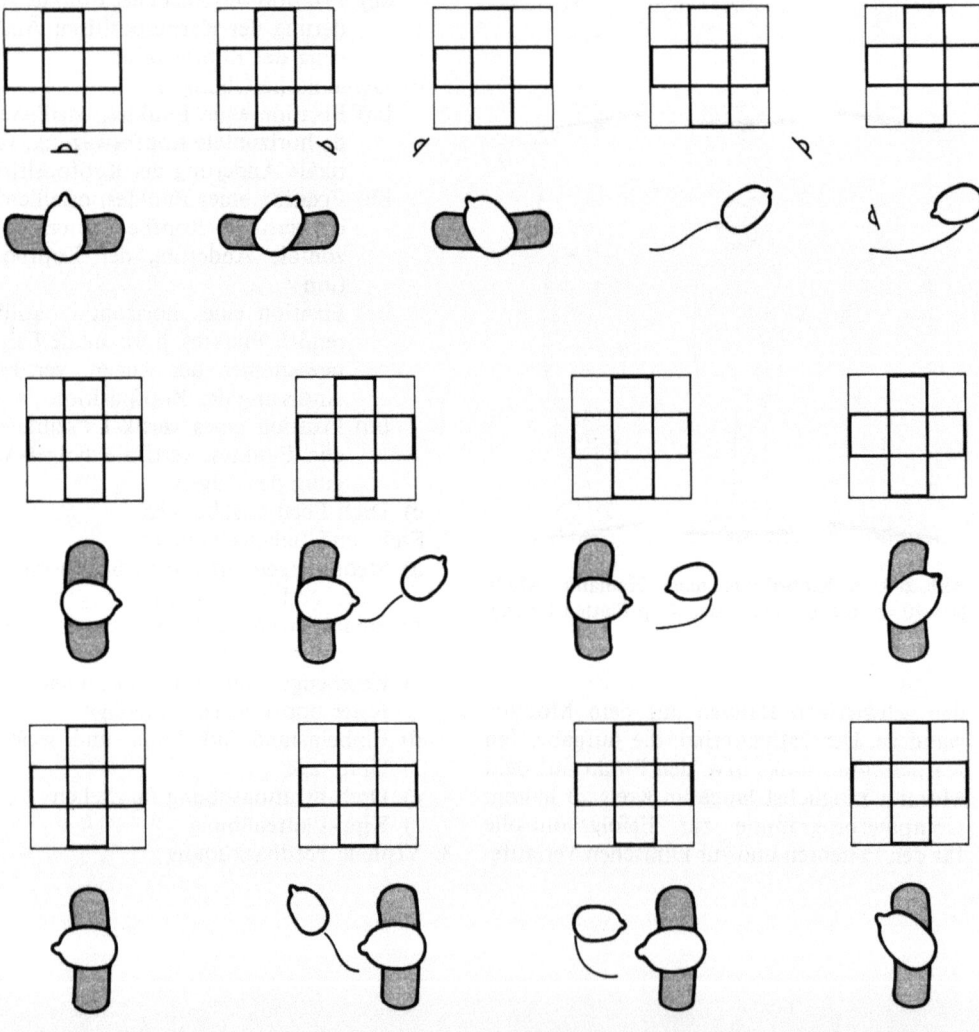

Dynamische Fixationsübungen

a) Oszillierende Kopfbewegung horizontal

d)Oszillierende Augenbewegung vertikal

b)Oszillierende Kopfbewegung vertikal

e) Drehfixationsübung im Sitzen
(Beschreibung S.....)

☐ Rechtsdrehung   ☐ Linksdrehung

c) Oszillierende Augenbewegung horizontal

f) Drehfixationsübung im Stehen
(Beschreibung S.....)

☐ Rechtsdrehung   ☐ Linksdrehung

Steh- und Balanceübungen

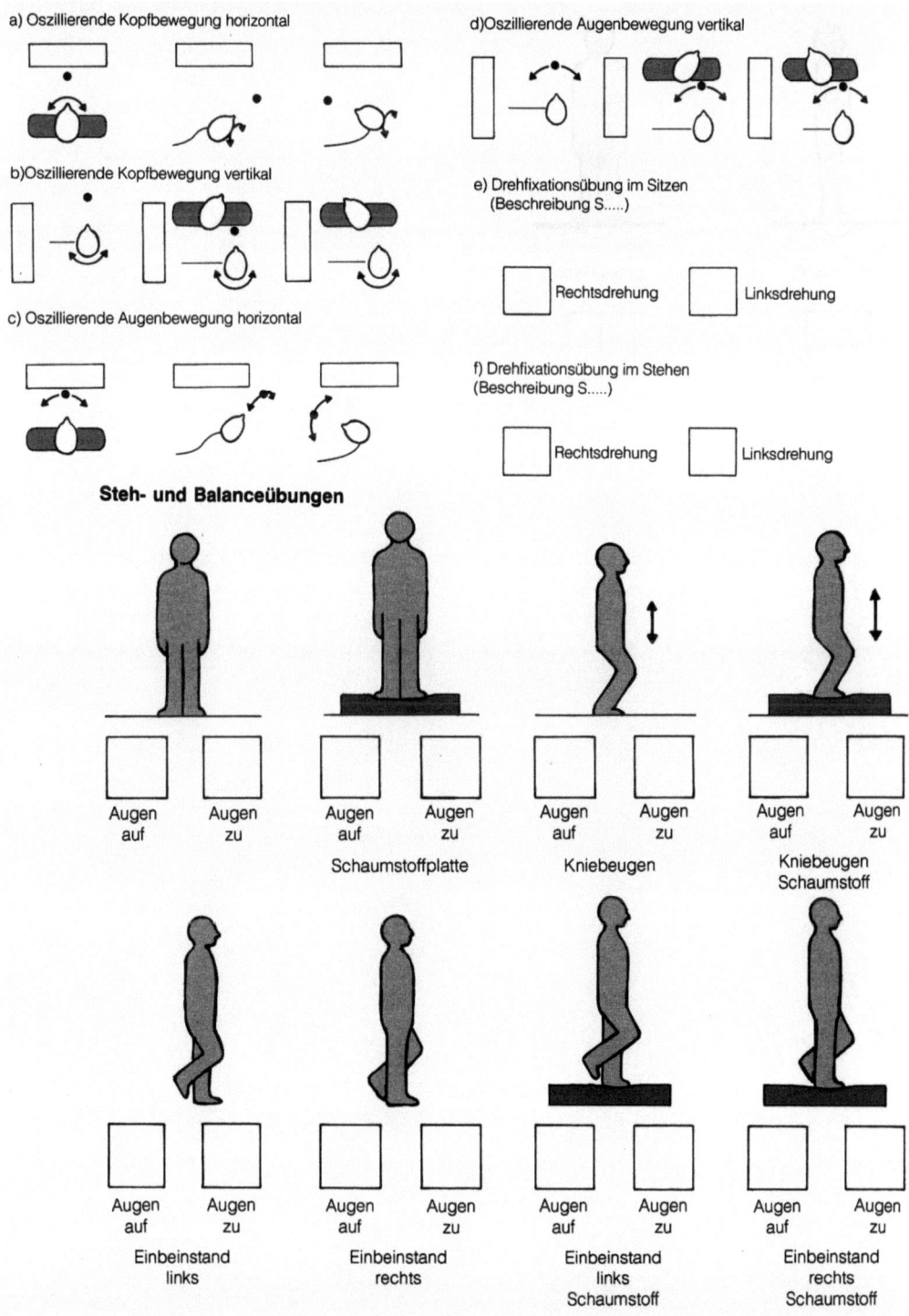

Augen auf   Augen zu

Augen auf   Augen zu

Schaumstoffplatte

Augen auf   Augen zu

Kniebeugen

Augen auf   Augen zu

Kniebeugen
Schaumstoff

Augen auf   Augen zu

Einbeinstand
links

Augen auf   Augen zu

Einbeinstand
rechts

Augen auf   Augen zu

Einbeinstand
links
Schaumstoff

Augen auf   Augen zu

Einbeinstand
rechts
Schaumstoff

Kipp-Plattenübungen

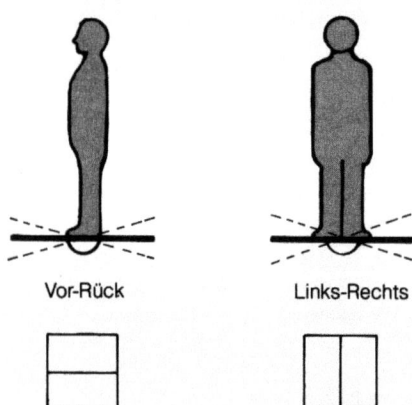

Vor-Rück   Links-Rechts

Anhang 2

Schema für das Selbsttraining des Patienten

Neben einer in Klinik oder Praxis durchgeführten Trainingstherapie muß ein Patient auch zu Hause Trainingsübungen durchführen, um die Kompensation seiner vestibulären Defekte zu beschleunigen. Prinzipiell muß das Training auf die jeweilige Störung ausgerichtet, d. h. auf das Symptom bezogen sein. Es ist Aufgabe des behandelnden Arztes, dem Patienten entsprechende Ratschläge zu geben, wobei zu beachten ist:

1. Bei Funktionsstörungen der peripheren Gleichgewichtsorgane und bei zentral-vestibulären Störungen besteht eine erhöhte Unfallgefahr. Alle Übungen sind anfangs mit einer Hilfsperson durchzuführen.

2. Im Verlauf von Trainingsübungen kann Übelkeit auftreten. Die Übungen sind so zu bemessen, daß Übelkeit gerade nicht auftritt.

3. Sedierende Medikamente sind kontraindiziert. Sofern es sich um kardiale Medikamente, z. B. Beta-Blocker handelt, ist ein Präparatewechsel mit dem behandelnden Arzt zu diskutieren.

4. Zu Beginn der Trainingsbehandlung kann sich das Symptom verstärken. Hält die Verstärkung länger als zwei bis drei Tage an, sind Nachuntersuchungen angezeigt und differentialdiagnostische Überlegungen zu treffen. Die Differentialdiagnose des benignen paroxysmalen Lagerungsschwindels z. B. sind schwere Störungen im Bereich des kraniozervikalen Überganges, z. B. eine Fraktur oder Luxation im Kopfgelenksbereich. Besteht in der Anamnese ein Unfall mit Schädelkontakt- oder Schleudertrauma der HWS, dann darf der Patient Trainingsübungen erst durchführen, wenn eine Erkrankung im Bereich der Halswirbel röntgenologisch ausgeschlossen ist (s. S. 140 f).

5. Tritt Übelkeit bei einer Therapie auf, so sind antiemetische Präparate, die nicht sedieren (s. S. 203) sinnvoll.

Die im folgenden aufgestellten Schemata können kopiert und dem Patienten mitgegeben werden. Die Übungen nehmen an Schwierigkeit zu. Es ist sinnvoll, die Abb. 200 mitzukopieren.

I. Selbstübungsvorschläge für Patienten mit einseitigem Funktionsverlust eines Gleichgewichtsorgans

Bei einem Ausfall der Funktion eines Gleichgewichtsorgans entstehen Fallneigung zur kranken Seite und Drehschwindel. Ohne daß Sie es selbst bemerken, besteht bei Ihnen eine Bewegung beider Augen in horizontaler Richtung. Ihr Zentralnervensystem ist in der Lage, diese Störungen abzubauen, d. h. zu kompensieren. Sie können dabei durch Übungen zu Hause die Kompensation erheblich beschleunigen. Führen Sie die nachfolgend beschriebenen Übungen jeweils der Reihe nach durch, z. B. in Block A die Übung 1, im Block B die Übung 1. Die Schwierigkeit der Übungen nimmt mit ansteigender Ziffer zu. Überfordern Sie sich nicht und achten Sie darauf, daß Sie nicht fallen können.

A. Balanceübungen

Stellen Sie sich in einen Türrahmen oder in einen engen Korridor, damit Sie nicht zur Seite kippen können. Am Anfang ist eine Hilfsperson notwendig. Sie steht am günstigsten schräg hinter Ihnen.

1. Stehen Sie leicht breitbeinig für ca. 30 Sekunden und fixieren Sie dabei einen Punkt in Ihrem Gesichtsfeld (z. B. an der gegenüberliegenden Wand). Versuchen Sie, möglichst wenig zu schwanken.

2. Stehen Sie mit geschlossenen Beinen oder bemühen Sie sich, die Beine so weit als möglich zusammenzubekommen und fixieren Sie dabei erneut den Punkt. Versuchen Sie, möglichst wenig zu schwanken.

3. Schließen Sie die Augen für einen kurzen Moment (Hilfsperson!). Wenn Sie nicht zu sehr schwanken, dann schließen Sie die Augen 30 Sekunden lang und versuchen Sie, Ihre Schwankbewegungen möglichst klein zu halten.

4. Stellen Sie die Beine voreinander mit geöffneten Augen. Stehen Sie so ca. 30 Sekunden lang.

5. Stellen Sie sich abwechselnd jeweils auf ein Bein für ca. 30 Sekunden mit geöffneten Augen.

6. Versuchen Sie vorsichtig zuerst mit beiden Beinen, später auf einem Bein zu wippen.

7. Wiederholen Sie die Übungen 4–6 mit geschlossenen Augen (Hilfsperson!).

8. Benutzen Sie ein Kippbrett, wie es in der Abb. dargestellt ist (ca. 60×40×5 cm). Es genügt ein viereckiges Holzbrett, unter dessen Mitte sie in der Längslinie ein zusammengerolltes Handtuch legen. Je dicker es ist, um so schwieriger wird die Übung. Stellen Sie sich auf das Brett und wippen Sie vor und zurück sowie zur Seite, wie dies in der Abb. dargestellt ist. Halten Sie das Brett in der Schwebe. Achten Sie auf die Muskeln, die Sie bei der Brettbewegung aktivieren müssen.

9. Gehen Sie mit offenen Augen einer Linie entlang.

10. Gehen Sie dabei so, daß Sie Hacke vor Ferse setzen.

11. Wiederholen Sie Übung 9–10 mit geschlossenen Augen (Hilfsperson!).

12. Hüpfen Sie auf einem Bein.

13. Für Fortgeschrittene: Waldlauf (nicht auf einem Weg, sondern quer feldein).

B. Blickhalteübungen

1. Fixieren Sie einen Punkt und bewegen Sie dabei den Kopf hin und her nach rechts und links bzw. auf und ab.

2. Fixieren Sie Ihren eigenen vorgehaltenen Daumen und drehen Sie dabei den Kopf hin und her.

3. Fixieren Sie einen Punkt und drehen Sie dabei den Oberkörper hin und her.

4. Fixieren Sie einen Punkt und drehen Sie sich langsam um ihre Achse. Fixieren Sie diesen Punkt solange dies möglich ist. Drehen Sie sich wieder zurück.

5. Führen Sie die Übung 4. durch. Sie drehen sich aber vollständig um sich herum. Wenn Sie den Punkt nicht mehr fixieren können, dann drehen Sie schnell den Kopf zur anderen Seite, bis Sie ihn wieder sehen (so verhält sich ein Pirouettentänzer). Drehen Sie sich 10mal nach links und 10mal nach rechts, wobei Sie jeweils den Punkt fixieren.

C. Körperbewegungsübungen

1. Setzen Sie sich auf einen Stuhl mit dem Rücken zu einem Tisch. Legen Sie einen Gegenstand vor sich auf den Boden.
   - Heben Sie ihn mit der rechten Hand auf und legen Sie ihn auf den Tisch zu Ihrer linken Seite.
   - Drehen Sie sich zurück in die normale Sitzhaltung.
   - Holen Sie den Gegenstand mit der rechten Hand und legen Sie ihn wieder vor sich auf den Boden.
   - Bewegen Sie sich zurück zur normalen Sitzposition.
   - Heben Sie den Gegenstand mit der linken Hand auf und legen Sie ihn auf ihre rechte Seite auf den Tisch.
   - Drehen Sie sich zurück.
   - Wiederholen Sie diese Übung mehrfach.

2. Wiederholen Sie die Übung im Stehen vor einem halbhohen Schrank oder ähnlichem.

II. Selbstübungsvorschläge für Patienten mit einem Lagerungsschwindel

Bei Ihnen besteht eine Erkrankung Ihres Gleichgewichtsorgans im Innenohr. Dabei kommt es zu heftigem Schwindel bei raschen Körperbewegungen und vor allem beim Hinlegen und bei Lagewechsel. Diese Krankheit ist nicht gefährlich. Sie kann durch Trainingsübungen gebessert und sogar geheilt werden. In seltenen Fällen wird die Beschwerdefreiheit nur durch eine Operation hergestellt.

Bei diesen Trainingsübungen müssen Sie gerade die Bewegungen ausführen, die bei Ihnen Schwindel auslösen. Ihr Zentralnervensytem kann dann die Störung erkennen und den Schwindel abbauen.

Die Erkrankung hat einige Besonderheiten:

- Tritt bei einer Bewegung oder beim Hinlegen Schwindel auf, so kommt dieser nach ca. 15 Sekunden von selbst wieder zur Ruhe, auch dann, wenn Sie diese Haltung beibehalten.
- Wenn Sie die Bewegung, mit der Sie den Schwindel auslösen, mehrfach einnehmen, so tritt am Anfang der Schwindel zwar immer wieder auf, er wird aber immer schwächer. Zuletzt erlischt er ganz.

Auf diesen Besonderheiten der Erkrankung basieren die Übungen.

1. Nehmen Sie die Haltung ein oder führen Sie die Bewegung aus, die Schwindel erzeugt. Führen Sie die Körperbewegungen rasch aus oder zumindest so rasch, daß ein heftiger Schwindel auftritt.
2. Bleiben Sie in dieser Haltung bis der Schwindel abklingt.
3. Bewegen Sie sich zurück in die Ausgangsposition. Tritt auch dabei Schwindel auf, dann bleiben Sie in der Ausgangsposition, bis der Schwindel abklingt.

4. Wiederholen Sie die Übungen 1–3 bis der Schwindel nicht mehr auftritt, maximal 15 Minuten lang.
5. Gibt es bei Ihnen noch andere Bewegungen, bei denen Schwindel auftritt, dann führen Sie die Übungen nun in dieser Bewegungsart aus.

Kommt es während der Übungen zu Übelkeit, und können Sie die Übungen wegen dieser Übelkeit nicht fortsetzen, dann sollten Sie mit Ihrem Arzt sprechen. Er kann Ihnen ein Medikament gegen Übelkeit geben oder die Übungen verändern.

III. Selbstübungsvorschläge für Patienten mit funktionellen Kopfgelenksstörungen
(nach TILSCHER u. EDER)

Bei Ihnen besteht eine Funktionsstörung der Kopf-Halsgelenke. Die Kopfbewegung ist dadurch eingeschränkt, und es kann zu Schwindel, zu Hörstörungen und zu anhaltenden Kopfschmerzen im Nacken mit Ausstrahlung in den Hals, auf den Kopf, in das Ohr und das Gesicht kommen. Sie werden ärztlich oder krankengymnastisch behandelt. Darüber hinaus können sie selbst Übungen ausführen.

1. Senken Sie das Kinn auf die Brust und führen Sie drehende Kopfbewegungen aus als wollten Sie „nein–nein" sagen. Der Kopf

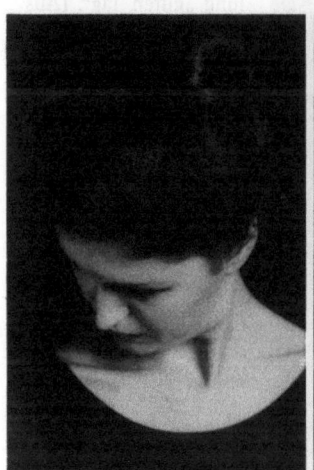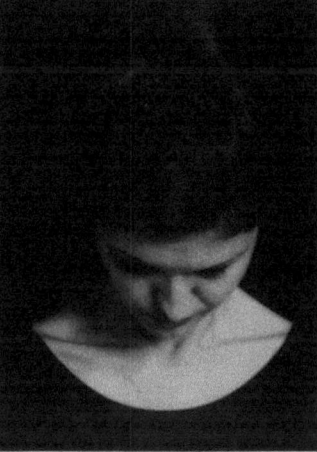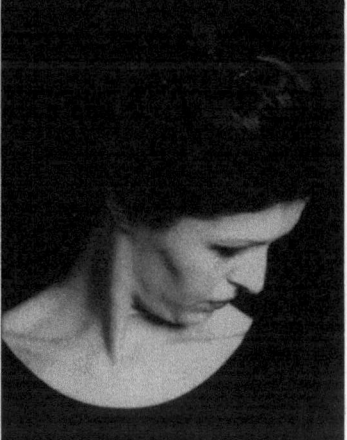

Abb. 201. Vorschlag zur Selbstübungsbehandlung „nein–nein". (Aus TILSCHER u. EDER 1989)

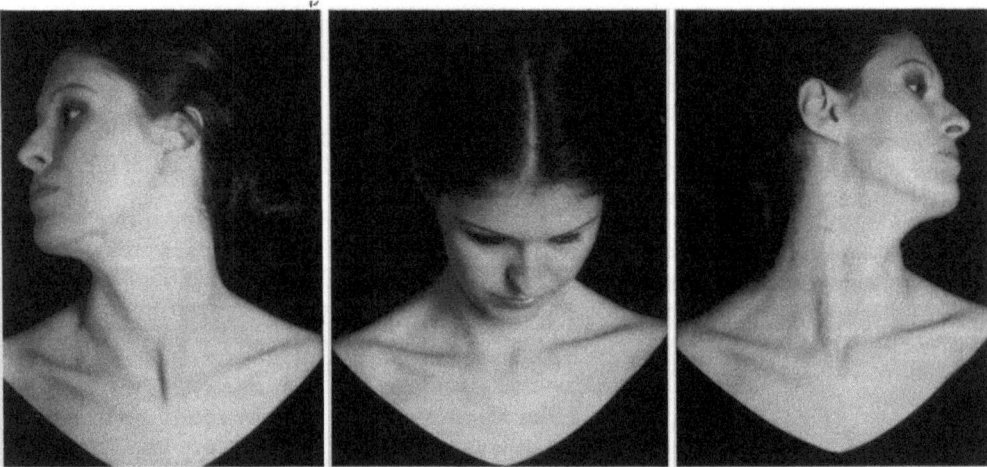

Abb. 202. Vorschlag zur Selbstübungsbehandlung „Kopfbewegung wie sie Eisbären durchführen". (Aus TILSCHER u. EDER 1989)

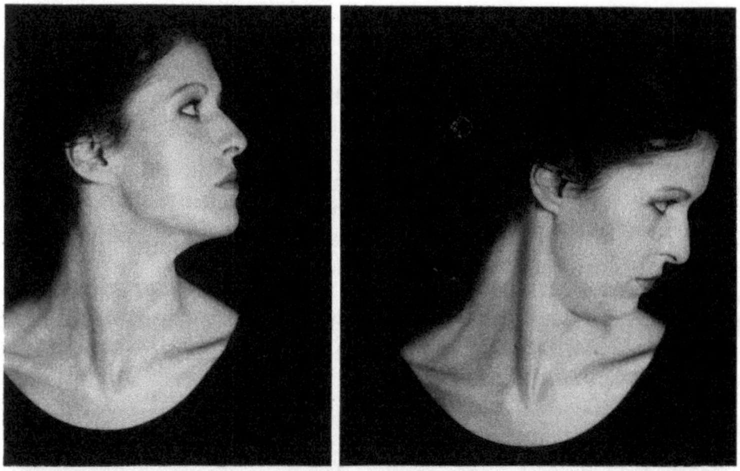

Abb. 203. Vorschlag zur Selbstübungsbehandlung „guten Tag". (Aus TILSCHER u. EDER 1989)

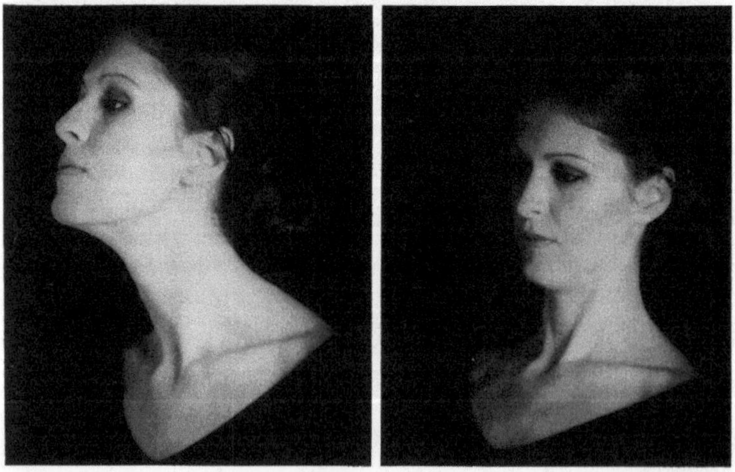

Abb. 204. Vorschlag zur Selbstübungsbehandlung „Kopfbewegung eines Eselchen". (Aus TILSCHER u. EDER 1989)

wird dabei nicht zur Schulter gekippt (Abb. 201).

2. Senken Sie das Kinn auf die Brust und bewegen Sie jetzt den Kopf nach rechts oben. Er wird dann von rechts oben über unten nach links oben mehrfach durchgeschwungen (Abb. 202).

3. Blicken Sie mehrfach nach links oben und von dort aus nach links unten als wenn Sie jemanden, der neben Ihnen steht, grüßen wollten (Abb. 203). Wiederholen Sie die Übung auf der rechten Seite.

4. Ziehen Sie bei gerader Kopfhaltung das Kinn an sich heran. Bewegen Sie dann das Kinn so weit als möglich nach vorne und wieder zurück (Kopfbewegung eines Eselchen) (Abb. 204).

Wiederholen Sie jede dieser Übungen ca. 10mal und wiederholen sie dann das gesamte Paket ein- bis zweimal.

Literatur

Arnold W (1988) Menière-Patienten, deren Saccus nicht eröffnet wurde. Mündliche Mitteilung

Aschoff JC (1968) Veränderungen rascher Blickbewegungen (Sakkaden) beim Menschen unter Diazepam. Arch Psychiatr Nervenkr 211:325

Aust G (1986) Habilitationsschrift an der Freien Universität Berlin, Fachbereich Universitätsklinikum Charlottenburg

Baloh RW, Honrubia V (1979) Clinical neurophysiology of the vestibular system. Davis, Philadelphia

Barany R (1906) Über die vom Ohrlabyrinth ausgelöste Gegenrollung der Augen bei Normalhörenden, Ohrkranken und Taubstummen. Arch Klin Exp Ohren Nasen Kehlkopfheilkd 68:1

Barany R (1918) Über einige Augen- und Halsmuskelreflexe bei Neugeborenen. Acta Otolaryngol (Stockh) 1:97

Barany R (1920/21) Diagnose von Krankheitserscheinungen im Bereich des Otolithenapparates. Acta Otolaryngol (Stockh) 2:434

Barré JA, Lieou YCh (1928) Le syndrome sympathique cervical posterieur. Schuler & Mink, Strasbourg

Basser LS (1964) Benign paroxysmal vertigo of childhood (a variety of vestibular neuronitis). Brain 87:141

Baumgarten von R, Baldrigi G, Schillinger GL (1972) Vestibular behavior of fish during diminished G-force and weightlessness. Aerospace Med 43:626

Baumgarten von R, Thümler R, Vogel H (1980) Experimentelle Untersuchungen über die Wirksamkeit von Metoclopramid bei Kinetosen. Therapiewoche 30:5974–5981

Beck CL (1980) Anatomie und Histologie des Ohres. In: Berends J, Link R, Zöllner F (Hrsg) Hals-Nasen-Ohrenheilkunde in Praxis und Klinik, Bd 5. Thieme, Stuttgart

Beck C, Schmidt CL (1978) 10 years of experience with intratympanally applied streptomycin in the therapy of Menières disease. Arch Otorhinolaryngol 221:149–152

Birgerson L, Gustavson KH, Stahle J (1987) Familial Menière's disease: a genetic investigation. Ann J Otolaryngol 8:323–326

Blaer SM, Gavin M (1979) Modifikation of vestibulo-ocular reflex induced by diazepam. Arch Otolaryngol 105:698

Bles W, de Jong JMBV, Rasmussen JJ (1984) Postural and oculomotor signs in labyrinthine – defective subjects. Acta Otolaryngol [Suppl] (Stockh) 406:101–104

Blessing R (1987) Ist Spontannystagmus unter der Frenzelbrille pathologisch? Arch Otorhinolaryngol [Suppl] II:110–112

Blessing R, Kommerell G (1988) Pseudospontannystagmus unter der Frenzelbrille. Laryngol Rhinol Otol (Stuttg) 67:453–456

Blöhmer H (1984) Synkopen kardiovaskulärer Natur. In: Synkopen, Schwindel, transitorischischämische Attacken und Schlaganfall. Schriftenreihe der Bayer Landesärztekammer München, S 12–27

Brandt Th (1988) Medikamentöse und physikalische Therapie klinischer Schwindelformen. Fortschritt und Fortbildung in der Medizin 11:66–72

Brandt Th (1988) Differentialdiagnose labyrinthärer, zentralvestibulärer und psychogener Schwindelformen. Fortschritt und Fortbildung in der Medizin 11:57–65

Brandt Th, Büchele W (1983) Augenbewegungsstörungen. Fischer, Stuttgart New York

Brandt Th, Büchele W (1984) Kindliche Schwindelformen. In: Mortier W (Hrsg) Berichtband Dtsch Ges für Neuropädiatrie. Große, Berlin

Brandt Th, Daroff RB (1980) The multisensory physiological and pathological vertigo syndromes. Ann Neurol 7:195–203

Brandt Th, Dichgans J (1972) Circularvection, optische Pseudocoriolis-Effekte und optokinetischer Nachnystagmus. Graefes Arch Klin Exp Ophthalmol 184:42–57

Brandt Th, Dieterich M (1986) Phobischer Attacken-Schwank-Schwindel. MMW 128:247–250

Brandt Th, Dieterich M (1987) Pathological eye-head coordination in roll: tonic ocular tilt reaction in mesencephalic and medullary lesions. Brain 110:649–666

Brettlau P, Thomsen J, Tos M, Johnsen NJ (1980) Endolymphatic shunt operation for Menières disease. A double blind study. In: Vosteen KH, Schuknecht H, Pfaltz CR, Wersäll J, Kimura RS, Morgenstern C (eds) Menières disease. Pathogenesis, diagnosis and treatment. Thieme, Stuttgart New York

Brocher JEW (1955) Die Okzipito-Zervikal-Gegend. Thieme, Stuttgart

Brodal A (1981) Neurological anatomy in relation to clinical medicine, 3rd edn. Oxford University Press, New York

Bruggencate ten G (1981) Medizinische Neurophysiologie. Zellfunktionen und Sensomotorik unter klinischen Gesichtspunkten. Thieme, Stuttgart

Bruggencate ten G (1984) Medizinische Neurophysiologie. Thieme, Stuttgart New York

Bruggencate ten G, Teichmann R, Weller R (1972) Neuronal activity in the lateral vestibular nucleus of the cat. I. Patterns of postsynaptic potentials and discharges in Deiters neurons evoked by stimulation of the spinal Cord. Pflügers Arch 337:119–134

Buck H (1980) Erkrankungen durch Arzneimittel. In: Heintz R (Hrsg) Thieme, Stuttgart

Burwood RJ, Watt J (1974) Assimilation of the atlas and basilar impression: A review of 1500 skull and cervical spine radiographs. Clin Radiol 25:327

Cabe Mc BF, Ryn JH, Sekitani T (1972) Further experiments on vestibular compensation. Laryngoscope 82:381–396

Cawthorne T (1946) Vestibular injuries. Proc R Soc Med 39:270–273

Charness ME, Morady F, Scheinman MM (1984) Frequent neurologie toxicity associated with Amiodarone therapy. Neurology 34:669

Clarke AH, Krzok W, Scherer H (1990) Posturography with sensory feedback – A useful approach to vestibular training? In: Brandt Th et al. (eds) Disorders of posture and gait. Thieme, Stuttgart New York

Claussen CF (1984) Mit Gingko biloba wird Ihr Patient wieder standfest. Ärztliche Praxis 10:193–194

Claussen CF, Claussen E (1988) Antivertiginöse Wirkung von Vitamin B 6 beim experimentellen, durch Minocyclin ausgelösten Schwindel des Menschen. Arzneimittelforschung 38:396–399

Cody DTR (1964) The tack operation. Arch Otolaryngol 79:447–458

Cogan DG (1954) Ocular dysmetria: Flutter-like oscillations of the eyes and opsoclonus. Arch Ophthalmol 51:318–335

Collard M, Conraux C, Thiebaut M-S, Thiebaut F (1967) Le nystagmus d'origine cervicale. Rev Neurol 117:677–688

Cooksey FS (1946) Rehabilitation in vestibular injuries. Proc R Soc Med 39:273–275

Daroff RB (1971) Ocular motor manifestations of brainstem and cerebellar dysfunction. In: Smith JL (ed) Neuroophthalmology, vol V. Huttmann, Hallendale, Florida

Davis JR, Jennings RT, Beck BG (1991) Comparison of treatment strategies for space motion sickness. Tagung der International Astronautical Federation Montreal, Canada, JAF Nr 91-554

Decher H (1969) Die zervikalen Syndrome in der Hals-Nasen-Ohren-Heilkunde. Thieme, Stuttgart

Deecke L, Mergner T, Becker W (1979) Neuronal responses to natural vestibular stimuli in the cat's anterior suprasylvian gyrus. Adv Otorhinolaryngol 25:74–81

Dichgans J, Diener H-C (1981/90) Degenerative Erkrankungen des Kleinhirnes. In: Hopf HC, Poeck K, Schliack H (Hrsg) Neurologie in Praxis und Klinik (3 Bände). Thieme, Stuttgart New York

Dichgans J, Jung R (1975) Ocular motor abnormalities due to cerebellar lesions. In: Lennerstrand G, Bach-y-Rita P (eds) Basic mechanisms of ocular motility and their clinical implications. Pergamon Press, Oxford, New York, pp 218–298

Dieckmann H (1970) Neurologische Syndrome bei knöchernen Fehlbildungen der zerviko-okzipitalen Übergangsregion. In: Trostdorf E, Stender HS (Hrsg) Wirbelsäule und Nervensystem. Thieme, Stuttgart

Diehl GE, Holtmann S (1989) Die Lyme-Borreliose und ihre Bedeutung für den HNO-Arzt. Z Larnyng-Rhinol Otol 68:81–87

Diener H-C, Dichgans J (1981/90) Isolierte Kleinhirnatrophie und andere Kleinhirnsyndrome. In: Hopf HC, Poeck K, Schliack H (Hrsg) Neurologie in Praxis und Klinik (3 Bände). Thieme, Stuttgart New York

Dieterich M, Brandt Th, Fries W (1989) Otolith function in man. Results from a case of otolith tullio phenomen. Brain 112:1377–1392

Dix MR (1976) The physiological basis and practical value of head exercises in the treatment of vertigo. Practitioner 217:919–924

Dix MR (1979) The rationale and technique of head exercises in the treatment of vertigo. Acta Otorhinolaryngol Belg 33:370–384

Dix MR, Hallpike C (1952) The pathology, symptomatology and diagnosis of certain common disorders of the vestibular system. Ann Otol (St Louis) 61:987–1016

Dix MR, Hallpike CS (1956) Pathology, symptomatology and diagnosis of organic affections of the VIII the nerve system. Br Med Bull 12(2):146

Dix MR, Hood JD (eds) (1984) Vertigo. Wiley, Chichester

Dohlman GF (1935) Some practical and theoretical points in labyrinthinology. Proc R Soc Med (Otol) 28:1371–1380

Dohlman GF (1984) Critical review of the concept of cupular function. Acta Otolarygol [Suppl] (Stockh) 376:1–29

Dunn DW, Snyder Ch (1976) Benign paroxysmal vertigo of childhood. Am J Dis Child 130:1099

Dvorak J, Dvorak V (1988) Manuelle Medizin Diagnostik. Thieme, Stuttgart

Dvorak J, Hayek J, Zehnder R (1987) Ct-functional diagnostics of the rotatory instability of upper cervikal spine. Spine 12:726–731

Ehrenberger K (1988) Prinzipien einer konservativen Therapie peripher und zentraler Gleichgewichtsstörungen. HNO 36:301–304

Ehrenberger K, Benkoe E, Felix D (1982) Suppressive action of picrotoxin, a GABA-antagonist, on labyrinthine spontaneous nystagmus and vertigo in man. Acta Otolaryngol 93:269–273

Erdmann H (1973) Schleuderverletzung der Halswirbelsäule. Hippokrates, Stuttgart

Erdmann H (1983) Versicherungsrechtliche Bewertung des Schleudertraumas. In: Hohmann D, Kügelgen B, Liebig K, Schirmer M (Hrsg) Neuro-Orthopädie I. Springer, Berlin Heidelberg New York

Eviatar L, Eviatar A (1977) Vertigo in children: Differential diagnosis and treatment. Pediatr 59:833

Federspil P (1984) Moderne HNO-Therapie. Ecomed, Landsberg

Feicht B (1987) Orthoptische Störungen bei Gleichgewichtserkrankungen. Dissertation, Ludwig-Maximilians-Universität München

Feldmann H (1984) Das Gutachten des Hals-Nasen-Ohren-Arztes. Thieme, Stuttgart New York

Feldmann H (1988) Martin Luthers Anfallsleiden, von der theologischen Deutung zur medizinischen Diagnose. HNO-Informationen. Demeter Verlag, Gräfelfing

Feldmann H (1989) Martin Luthers Anfallsleiden, von der theologischen Deutung zur medizinischen Diagnose. Sudhoffs Archiv 73:26–44

Felix D, Ehrenberger K (1977) The action of GABA and acetylcholine in the labyrinth of the cat. In: Portman M, Aran J-M (eds) Inner ear biology, vol 68. Inserm, Paris, pp 147–154

Felix D, Ehrenberger K (1981) The action of putative neurotransmitter substances in the cat labyrinth. Acta Otolaryngol 93:101–106

Felix D, Ehrenberger K (1985) The action of putative neurotransmitter substances in the mamalian labyrinth. In: Drescher DG (ed) Auditory chemistry. Charles E. Thomas, Springfield, 68

Ferlinz R (1984) Internistische Differentialdiagnostik. Thieme, Stuttgart New York

Fick JA (1964) Decompression of the labyrinth: A new surgical procedure for Menière's disease. Arch Otolaryngol 79:447–458

Fisch U (1969) Die transtemporale, extralabyrinthäre Chirurgie des inneren Gehörganges. Arch Klin Exp Ohren Nasen Kehlkopfheilkd 194:232

Fisch U (1973) Excision of Scarpa's ganglion. Arch Otolaryngol 97:147

Fisch U (1976) Chirurgie im inneren Gehörgang und an benachbarten Strukturen. In: Naumann HH (Hrsg) Kopf- und Halschirurgie. Thieme, Stuttgart

Freeman P, Tonkin J, Edmons C (1974) Rupture of the round window membrane in inner ear barotrauma. Arch Otolaryngol 99:437

Gacek RR (1974) Transection of the posterior ampullary nerve for the relief of benign paroxysmal positional vertigo. Ann Otolaryngol 83:596

Gacek RR (1975) The innervation of the vestibular labyrinth. In: Naunton RF (ed) The vestibular system. Academic Press, New York San Francisco London

Gacek RR (1984) Cupulolithiasis and posterior ampullar nerve transsection. Ann Otol Rhinol Laryngol [part 2 Suppl] 112:25–30

Gacek RR, Lyon M (1974) Lokalisation of vestibular efferent neurones in the kitten with horseradish peroxidase. Acta Otolaryngol 77:92

Gastaut H (1970) Clinical and electroencephalographical classification of epileptic seizures. Epilepsia (Amst) 11:102–113

Gibson JJ (1950) The perception of the visual world. In: Carmichael L (ed) The Riverside Press, Cambridge, Mass

Goblirsch R (1984) Wenn das Ohr durchdreht. ADAC Motorenwelt 5:80–85

Gund A (1964) Die Klinik atlanto-okzipitaler Fehlbildungen. Praxis 8:431

Gutmann G (1984) Funktionelle Pathologie und Klinik der Wirbelsäule, Bd 1: Die Halswirbelsäule, Teil 2: Allgemeine funktionelle Syndrome. Fischer, Stuttgart New York

Haas E, Becker W (1958) Die vestibuläre Neuropathie (Neuronitis) und ihre Differentialdiagnose. Z Laryng Rhinol Otol 37:174

Haensch G, Meran A, Kocher R, Gyr K (1974) Einseitiger Vestibularausfall – ein neues Symptom der Toxoplasmose des Zentralnervensystems. Dtsch Med Wochenschr 99:2222–2225

Häusler R, Pampurik (1988) Die chirurgische und die physiotherapeutische Behandlung des benignen paroxysmalen Lagerungsschwindels. Laryngol Rhinol Otol 67:484

Häusler R, Touget M, Guidetti G, Basseres F, Montandon P (1987) Menière's disease in children. Am J Otolaryngol 8:187–193

Haid T (1981) Früherkennung des Akustikusneurinoms durch quantitative Neurootologie und radiologische Feindiagnostik. Frühmorgen, München

Haid T (1990) Vestibularisprüfung und vestibuläre Erkrankungen. Springer, Berlin Heidelberg New York

Hallpike C (1949) The pathology and differential diagnosis of aural vertigo. Otolaryngol 2:514

Hallpike CS, Cairns H (1938) Observations of the pathology of Menières syndrome. J Laryngol Otol 53:625

Halmagyi GM, Curthoys IS, Cremer PD, Henderson CJ, Todd MJ, Staples MJ, Cruz DMD (1980) The human horizontal vestibulo-ocular reflex in response to high acceleration stimulation before and after unilateral vestibular neurectomy. Exp Brain Res 81:479–490

Halmagyi GM, Curthoys IS, Cremer PD, Henderson CJ, Todd MJ, Staples MJ, D'Cruz DM (1990) The human horizontal vestibulo-ocular reflex in response to high-acceleration stimulation before and after unilateral vestibular neurectomy. Exp Brain Res 81:479–490

Hamann KF (1985) Physikalische Therapie des vestibulären Schwindels in Verbindung mit Gingko-biloba-Extrakt. Therapiewoche 35:4586–4590

Hamann KF (1987) Training gegen Schwindel. Springer, Berlin Heidelberg New York

Hamann KF, Bockmeyer M (1983) Behandlung vestibulärer Funktionsstörungen durch ein Übungsprogramm. Laryngol Rhinol Otol 62: 474–475

Hamann KF, Czettritz von G (1987) Neue Aspekte zur Differentialdiagnose des kindlichen Schwindels. HNO 35:267–269

Harrison MD, Naftalin L (1968) Menière's disease: Mechanism and management. Thomas, Springfield, Ill

Hart CW, Naunton RF (1964) The ototoxicity of B-Chloroquine-Phosphate. Arch Otol 80:407

Head PW (1984) Vertigo and barotrauma. In: Dix MR, Hood JD (eds) Vertigo. Wiley, New York

Heintz R (1984) Erkrankungen durch Arzneimittel. Thieme, Stuttgart

Helms J (1986) Die chirurgische Behandlung des Morbus Menière. Arch Ohren Nasen Kehlkopfheilkd [Suppl] I:67–118

Herbert J, Nolte E, Eichhorn Th (1987) Wetterlage und Häufigkeit von idiopathischen Fazialisparesen, Vestibularisausfällen, Menière-Anfällen und Hörstürzen. Laryngol Rhinol Otol 66:249–250

Hikosaka O, Maeda M (1973) Cervikal effects on abducens motoneurons and their interaction with vestibulo – ocular reflex. Exp Brain Res 18:512–530

Holst von E, Mittelstaedt H (1950) Das Reafferenzprinzip. Naturwissenschaften 37:464–476

Holtmann S (1987) Die Arbeitsfähigkeit bei peripher-vestibulären Störungen. Laryngol Rhinol Otol 66:437–439

Holtmann S (1988) Die Analyse zerviko-okulärer Reaktionen unter quantifizierten Reizbedingungen. Habilitationsschrift der Ludwig-Maximilians-Universität München

Holtmann S (1990) Morbus Menière-Differentialdiagnose und Therapie. Was hat sich seit Martin Luther getan? Therapiewoche 40:1919–1923

Holtmann S, Seifert J, Scherer H (1987) Ursachen und Behandlung der Seekrankheit. Laryngol Rhinol Otol 66:99–103

Holtmann S, Reimann V, Beimert U (1988a) Quantifizierung der Reizparameter beim Halsdrehtest. Laryngol Rhinol Otol 67:460–464

Holtmann S, Reimann V, Beimert U (1988b) Zerviko-okuläre Reizantworten und ihre Beziehung zum Endstellnystagmus. Arch Otorhinolaryngol [Suppl] II:198–199

Holtmann S, Clarke AH, Scherer H (1988c) Cervical receptors and the direction of body sway. Arch Otorhinolaryngol 246:61–64

Holtmann S, Clarke AH, Scherer H, Höhn M (1989) The anti-motion sickness mechanism of ginger. Acta Otolaryngol (Stockh) 108:168–174

Hood JD, Kayan A, Leech J (1973) Rebound nystagmus. Brain 96:507–526

House WF (1961) Surgical exposure of the internal auditory canal and its contents through the middle cranial fossa. Laryngoscope 71:1963

Hülse M (1983) Die zervikalen Gleichgewichtsstörungen. Springer, Berlin Heidelberg New York

Janz D (1969) Die Epilepsien. Thieme, Stuttgart New York

Jongkees LBW (1979) Physiologie und Untersuchungsmethoden des Vestibularsystems. In: Behrendes J, Link R, Zöllner F (Hrsg) Hals-Nasen-Ohren-Heilkunde in Praxis und Klinik. Thieme, Stuttgart

Juhn SK, Rybak LP (1981) Labyrinthine barriers and cochlear homeostasis. Acta Otolaryngol (Stockh) 91:529–534

Jurk D, Becker R (1989) die Traktionsmassage – eine Möglichkeit der Therapie zervikaler Gleichgewichtsstörungen. Manuelle Medizin 27:87–90

Kapandji JA (1985) Funktionelle Anatomie der Gelenke. Enke, Stuttgart

Kaufmann H (Hrsg) (1986) Strabismus. Enke, Stuttgart

Kayan A (1984) Migraine and vertigo. In: Dix MR, Hood JD (eds) Vertigo. Wiley, New York

Kayan A, Hood JD (1984) Neurootological manifestations of migraine. Brain 107:1123–1142

Kömpf D (1986) Die optomotorischen Hirnnerven. In: Schmidt D, Malin J-P (Hrsg) Erkrankungen der Hirnnerven. Thieme, Stuttgart

Königsberger MR, Chutorian AM, Gold AP, Schrey MS (1970) Benign paroxysmal vertigo of childhood. Neurology (Minneap) 20:1108

Kornhuber HH (1966) Physiologie und Klinik des zentral-vestibulären Systems. In: Berends J, Link R, Zöllner F (Hrsg) Handbuch der HNO-Heilkunde, Bd III/Teil 3. Thieme, Stuttgart

Kornhuber H, Waldecker G (1958) Akute isolierte periphere Vestibularisstörung. Arch Klin Exp Ohren Nasen Kehlkopfheilkd 173:340

Krayenbühl H, Yasargil MG (1957) Die vaskulären Erkrankungen im Gebiet der A. vertebralis und A. basilaris. Thieme, Stuttgart

Kügelgen G, Hillemacher A (1989) Problem Halswirbelsäule. Aktuelle Diagnostik und Therapie. Springer, Berlin Heidelberg New York

Kunert W (1963) Das Zervikalsyndrom. In: Junghans H (Hrsg) Die Wirbelsäule in Forschung und Praxis. Hippokrates, Stuttgart

Lang J (1979) Gehirn- und Augenschädel. In: Lanz T von, Wachsmuth W (Hrsg) Praktische Anatomie, Bd I/1 Kopf, Teil B. Springer, Berlin Heidelberg New York

Lang J (1981) Klinische Anatomie des Kopfes. Springer, Berlin Heidelberg New York

Lange G (1981) Die Indikation zur intratympanalen Gentamycinbehandlung der Menièreschen Krankheit. HNO 29:49–51

Lange G (1981) Transtympanic treatment for Menière's disease with gentamycin sulfate. In: Vosteen KH, Schuknecht H, Pfaltz CR et al. (eds) Menière's disease. Thieme, Stuttgart, p 208

Lechner-Steinleitner S, Schöne H, Wadde NJ (1979) Perception of the visual vertical utricular and somatosensory contributions. Psychol Res 40:407–414

Lewit K (1986) Kopfgelenke und Gleichgewichtsstörung. Manuelle Medizin 24:26–29

Lindemann HH (1973) Anatomy of the otolith organs. Adv Otorhinolaryngol 20:405–433

Lindsay JR, Hemenway WC (1956) Postural vertigo due to unilateral sudden partial loss of vestibular function. Ann Otol Rhinol Laryngol (St Louis) 65:692

Litvinenkova V, Hlavacka F (1973) The visual feedback gain influence upon the regulation of the upright posture in man. Aggressologie 14, C:95–99

Liveing E (1873) On megrim, sick headache and some allied disorders: a contribution to the pathology of nerve storms. Churchill, London, pp 120–130

Luxon LM (1984) The anatomy and physiology of the vestibular system. In: Dix MR, Hood JD (eds) Vertigo. Wiley, Chichester New York

Lydtin H (1987) Schwindel aus internistischer Sicht. Fortschritt und Fortbildung in der Medi-zin 11:80–87

Markham CH, Diamond SG, Ito J (1985) Utricular dysfunction in benigne paroxysmal vertigo. In: Graham MD, Kemink JH (eds) The vestibular system. Raven Press, New York

Markl H (1974) The perception of gravity and of angular acceleration in vertebrates. In: Kornhuber HH (ed) Handbook of sensory Physiology, vol VI. Springer, New York

Martinez DM (1972) The effect of Serc (Betahistine hydrochloride) on the circulation of the inner ear in experimental animals. Acta Otolaryngol [Suppl] 305:29–47

Marx P (1977) Die Gefäßerkrankung von Hirn und Rückenmark. Fischer, Stuttgart

Marx P (Hrsg) (1984) Augenbewegungsstörungen. In: Neurologie und Ophthalmologie. Springer, Berlin Heidelberg New York

Marx P (1989) Supratentorial structures controlling oculomotor functions and their involvement in cases of stroke. Eur Arch Psychiatr Neurol Sci 239:3–8

Mauritz KH, Dichgans J, Hufschmidt A (1979) Quantitative analysis in late cortical cerebellar atrophy of the anterior lobe and other forms of cerebellar ataxia. Brain 102:461–482

Megighian D, Schmidt CL (1980) Diagnostik der peripheren Vestibularisstörungen. In: Berendes J, Link R, Zöllner F (Hrsg) Hals-Nasen-Ohrenheilkunde in Praxis und Klinik. Thieme, Stuttgart New York

Menière P (1861) In: Blumenbach L (1955) Menières Originalarbeiten. Musterschmidt, Göttingen

Meran A, Pfaltz CR (1979) Der akute Vestibularisausfall. Akt Neurol 6:27

Miza M, Hinojose F (1987) Ontogenetic approach to cellular localization of neurotransmitters in the chick vestibule. Hearing Res 28:73

Morgenstern C (1985) Pathophysiologie, Klinik und konservative Therapie der Menièreschen Erkrankung. Arch Otorhinolaryngol Suppl I

Moser M (1974) Zervikalnystagmus und seine diagnostische Bedeutung. HNO 22:350–355

Moser M (1985) Objektivierung von HWS Schwindel durch Zervikalnystagmus. Arch Otorhinolaryngol Suppl II:124–126

Moser M (1990) Vestibuläre Befunde beim Zervikalsyndrom. Persönliche Mitteilung vom 19. 4. 1990

Moser M, Simon H (1977) Der Cervikalnystagmus als objektiver Befund beim HWS-Syndrom. HNO 25:265–268

Moser M, Conraux C, Greiner GF (1972) Der Nystagmus zervikalen Ursprungs und seine statistische Bewertung. Monatsschr Ohrenheilkd 106:259–273

Mowrey DB (1982) Motion sickness, ginger and

psychophysics. Lancet I:655–657

Mulch G, Lewitzki W (1977) Spontaneous and Positional Nystagmus Demonstrated only by Elektronystagmography. Arch Otorhinolaryngol 215:135

Mulch G, Oppel F (1979) Erfahrungen mit der Endoskopie des Kleinhirnbrückenwinkels. Arch Ohren Nasen Kehlkopfheildk 2–4:460–463

Mumenthaler M (1990) Neurologie. Ein Lehrbuch für Ärzte und Studenten, 7. Aufl. Thieme, Stuttgart New York

Naumann HH (Hrsg) (1990) Differentialdiagnostik in der Hals-Nasen-Ohrenheilkunde. Thieme, Stuttgart New York

Norré ME, Weerdt de W (1979) Principes et elaboration d'une technique de reeducation vestibulaire, le „Vestibular habituation training". Ann Otolaryngol Chir Cervicofac 96:217–227

Norré ME, Forrez G, Beckers A (1987) Vestibular habituation training and posturography in benign paroxysmal positional vertigo. Oto-Rhino-Laryngology 49:22–25

Nylen CO (1924) Some cases of ocular nystagmus due to certain positions of the head. Acta Otolaryngol (Stockh) 6:106

O'Brien WM (1967) Indomethacin: A survey of clinical trials. Clin Pharmacol Ther 9:94

Oosterveld WJ (1984) Otoneurologie. Wiley, Chichester

Petruch F, Schumm F (1974) Vestibulo-zerebelläres System: Schwindel. Therapiewoche 24:2756

Pfaltz CR (1955) Diagnose und Therapie der vestibulären Neuronitis. Pract Oto-Rhino-Laryngol 17:454

Pfaltz CR (1986) A tentative retro- and prospective outline. In: Pfaltz CR (ed) Controversial aspects of Menière's disease. Thieme, Stuttgart New York

Pfaltz CR, Allum JHJ (1985) Vestibular compensation after acoustic neurinoma surgery. Otorhinolaryngol 34:164–175

Pfaltz CR, Ildiz F (1982) The optokinetic test: Interaction of the vestibular and optokinetic system in normal subjects and patients with vestibular disorders. Arch Otorhinolaryngol 234:21

Pfaltz CR, Novak B (1977) Optokinetic training and vestibular habituation. ORL 39. J Otorhinolaryngol Relat Spec 309–320

Pfister HW, Weber K (1990) Lyme-Borreliose. Editiones „Roche", Basel

Poeck K (1987) Neurologie. Ein Lehrbuch für Studierende und Ärzte, 7. Aufl. Springer, Berlin Heidelberg New York

Portmann G (1927) The saccus endolymphaticus and an operation for draining the same for the relief of vertigo. J Laryngol Otol 42:809

Reinholz T (1982) Tauchtauglichkeit aus der Sicht

des HNO-Arztes. Tagung der Münchner Otolaryngol Ges Dez 1982

Reker U (1981) Neuronopathia vestibularis und ihre Differentialdiagnose. HNO 29:349

Rey van W (1980) Zentrales und peripheres Nervensystem. In: Heintz R (Hrsg) Erkrankungen durch Arzneimittel. Thieme, Stuttgart

Rieben FW (1978) Durchblutungsstörungen der Arteria vertebarilis. In: Meinecke FW (Hrsg) Pathologie und Klinik der Okzipito-Zervikalregion. Hippokrates, Stuttgart

Rudge P (1983) Clinical neuro-otology. Churchill Livingstone, Edinburgh

Rush JA, Younge BR (1981) Paralysis of cranial nerves III, IV and VI. Cause and prognosis in 1000 cases. Arch Ophthalmol 99:76–79

Russmann W (1986) Untersuchung des Binokularsehens. In: Kaufmann H (Hrsg) Strabismus. Enke Verlag, Stuttgart

Ruttin B (1908) Fall-Demonstration. Monatsschr Ohrenheilkd 42:661

Ruttin B (1909) Zur Differentialdiagnose der Labyrinth- und Hörnervenerkrankungen. Z Ohrenheilkd 57:327

Ryn JH, McCabe BF (1974) Effects of Diazepam and Dimenhydrinate on the resting activity of the vestibular neuron. Aerospace Medicine 45:1177

Samii M, Peukert G (1984) Gesichtsnerven- und Hörfunktionserhaltung bei mikrochirurgischen Akustikusneurinom-Operationen. Acta Neurol 11:39

Sandemann DC (1977) Compensatory eye movements in crabs. In: Hoyle G (ed) Identified neurons and behavior of arthropods. Plenum Press, New York

Sauer H (1985) Halsbedingte Irritationsbeschwerden und deren spezielle Therapie durch den HNO-Arzt. Arch Ohren Nasen Kehlkopfheilkd Suppl II:191–194

Scherer H (1981) Provoked vestibular nystagmus and caloric reactions after sudden loss of vestibular function. Adv Otorhinolaryngol 27:168

Scherer H (1985) Halsbedingter Schwindel. Arch Ohren Nasen Kehlkopfheilkd. Suppl II:107–124

Scherer H (1990) Differentialdiagnose der Gleichgewichtsstörungen. In: Naumann HH (Hrsg) Differentialdiagnostik in der Hals-Nasen-Ohrenheilkunde. Thieme, Stuttgart New York

Scherer H, Bschorr J (1980) Betrachtungen zur Wirksamkeitsmessung antivertiginöser Medikamente anhand zweier Standardpräparate und eines neu entwickelten Psychopharmakons. Laryngol Rhinol Otol 59:447–484

Scherer H, Clarke AH (1986) Der lockere Steigbügel. Videofilm präsentiert auf der 57. Jahrestagung der Dtsch Ges für Hals-Nasen-Ohrenheilkunde, Kopf- und Halschirurgie, Würzburg 1986

Scherer H, Fröhlich G (1972) Reactions to coriolis stimulations and postrotatory ENG-response. Acta Otolaryngol 74:113–117

Scherer H, Schmidtmayer E, Hirche H (1978) Die Wirkung von Bencyclan, Flunarizin und Naphtidrofuryl auf den Nystagmus eines kalorischen Dauerreizes. Laryngol Rhinol Otol 57:773–778

Schmidt B (1984) Strabismus concomitans. In: Marx P (Hrsg) Augenbewegungsstörungen in Neurologie und Ophthalmologie. Springer, Berlin Heidelberg New York

Schmidt D, Malin JP (1986) Erkrankungen der Hirnnerven. Thieme, Stuttgart

Schmidt RF, Thews G (1985) Physiologie des Menschen. Springer, Berlin Heidelberg New York

Schöne H (1980) Orientierung im Raum. Wissenschaftl Verlagsgesellschaft, Stuttgart

Schöne H, Neil DM, Stein A, Carlsstead MK (1976) Reactions of the spiny lobster, Palinurus vulgaris, to substrate tilt. J Comp Physiol 107:113–128

Schuknecht HF (1959) Ablation therapy in the management of Menière's disease. Acta Otolaryngol (Stockh) [Suppl] 132

Schuknecht HF (1969) Cupulolithiasis. Arch Otolaryngol 90:765–778

Schuknecht HF (1974) Pathology of the ear. Harvard University Press, Cambridge, Mass

Schuknecht HF (1982) Cochleosacculotomie for Menière's disease. Laryngoscope 92:853–858

Schuknecht HF, Gulya AJ (1983) Endolymphatic hydrops. An overview and classification. Ann Otol Rhinol Laryngol 92:1–20

Schuknecht HF, Igarashi M (1986) Pathophysiology of Menière's disease. In: Pfaltz CR (ed) Controversial aspects of Menière's disease. Thieme, Stuttgart New York

Schuknecht HF, Ruby RF (1973) Cupulolithiasis. Adv Otorhinolaryngol 20:434–443

Semont A, Sterkers JM (1976) La reeducation des troubles vestibulaires. J Reeducation 1:38–42

Serre H, Labange R, Simon L, Lamboley C (1970) Le syndrome sympathique cervical posterieur clit „syndrome de Barré-Lieon" existe-t-il? Semin Hop Paris 46:1567

Shambaugh GE jr (1966) Surgery of endolymphatic sac. Arch Otolaryngol 83:305

Shambaugh GE jr (1968) Decompression of the endolymphatic sac for hydrops. Otolaryngol Clin North Am 1:607–611

Sharpe JA, Rosenberg MA, Hoyt WF, Daroff RB (1974) Paralytic pontine exotropia. Neurology 24:1076–1081

Smith BH (1960) Vestibular disturbances in epilepsy. Neurology 10:465–469

Smith CA, Tanaka K (1975) Structure of the vestibular apparates. In: Naunton RF (ed) The vestibular system. Academic Press, New York San Francisco London

Smith PF, Curthoys IS (1989) Mechanismus of recovery following unilateral labyrinthektomy. Brain Res Rev 14:155–180

Spector RH, Davodoff RA, Schwartzman RJ (1976) Phenytoin-induced ophthalmoplegia. Neurology 26:1031

Spoendlin HH (1966) The ultrastructure of the vestibular sense organ. In: Wolfson RJ (ed) The vestibular system and its diseases. University of Pennsylvania Press, Philadelphia

Stein A, Schöne H (1972) Über das Zusammenspiel von Schwereorientierung und Orientierung zur Unterlage beim Flußkrebs. Verh Dtsch Zool Ges 65:225–229

Steinhausen W (1932) Über die Eigenbewegung der Cupula in den Bogengangsampullen des Labyrinths. Pflügers Arch Physiol 229:439

Stoll W (1979) Die Begutachtung vestibulärer Störungen. Z Laryngol Rhinol Otol 58:509

Stoll W (1981) Posttraumatische Schwindelbeschwerden aus der Sicht des Gutachters. Z Laryngol Rhinol Otol 60:500

Stoll W (1982) Untersuchungsmethoden zur Objektivierung und Begutachtung vestibulärer Störungen. Akt Neurol 9:121

Stoll W, Matz DR, Most E (1986) Schwindel und Gleichgewichtsstörungen. Diagnostik – Klinik – Therapie. Thieme, Stuttgart New York

Streinzer W, Neuwirth K, Zrunek M, Rasinger G, Pürpass E, Ehrenberger K (1986) Die klinische Wertigkeit von Pikrotoxin in der Behandlung von peripher-vestibulären Störungen. In: Majer EH, Zrunek M (Hrsg) Aktuelles in der ORL. Facultas, Wien

Takahashi S, Fetter M, Koenig E, Dichgans J (1990) The clinical significance of head-shaking nystagmus in the dizzy patient. Acta Otolaryngol (Stockh) 109:8–14

Takemori S, Ida M, Umezu H (1985) Vestibular training after sudden loss of vestibular functions. ORL, J Otorhinolaryngol Relat Spec 47:76–83

Teichmann R, Bruggencate ten G, Scherer H (1975) Mossy fiber pathways contributing to exertation inhibition in Deiters neurons. Exp Brain Res [Suppl] 23:196

Tilscher H, Eder M (1989) Der Wirbelsäulenpatient. Springer, Berlin Heidelberg New York

Tjernström Ö (1974) Altenobaric vertigo. Akademisk Avhandling der Universität Lund/Schweden

Tonkin J, Fagan P (1975) Rupture of the round window membrane. J Laryngol Otol 89:733

Torklus von D, Gehle W (1969) Neue Perspektiven

der Entwicklungsstörungen der oberen Halswirbelsäule. Z Orthopädie 105:78

Torklus von D, Gehle W (1987) Die obere Halswirbelsäule. Thieme, Stuttgart New York

Travell JG, Simons DG (1983) Myofacial pain and dysfunction. The trigger point manual. Williams & Wilkins, Baltimore London Los Angeles Sydney

Tullio P, Borghese R (1932) Tecnica dei riflessi sonori. Le sorgenti sonore e il metodo di ottenere i riflessi sonori. Boll Soc Ital Biol Sper 6:254

Vasella F (1981) Der pädiatrische Patient und der Schwindel. In: Karbowski K (Hrsg) Der Schwindel aus interdisziplinärer Sicht. Springer, Berlin Heidelberg New York

Voigt K, Chrast B (1971) Möglichkeiten und Kriterien zur unblutigen Diagnose der zerebrovaskulären Insuffizienz durch extrakranielle Arterienveränderungen. Fortschr Neurol Psychiatr 39:525

Watson P, Steele JC (1974) Paroxysmal dysequilibrium in the migraine syndrome of childhood. Arch Otolaryngol 99:177

Wigand ME, Haid CT, Berg M, Rettinger G (1983) Mikrochirurgische Neurolyse des VIII. Hirnnerven bei cochleo-vestibulären Störungen über einen erweiterten transtemporalen Zugang. HNO 31:295

Wilson VJ, Jones GM (1979) Mammalian vestibular physiology. Plenum Press, New York London

Wolf SR, Christ P, Haid CT (1990) Nystagmusidentification outside or inside the clinic with telemetric electronystagmography and special goggles. German-Scandinavian Neuro-otological Symposium, Tällberg, Schweden, Juli 1990

Wolff HD (1983) Neurophysiologische Aspekte der manuellen Medizin. Springer, Berlin Heidelberg New York

Zenner P, Zimmermann U (1991) Motile responses of vestibular hair cells following caloric, electrical or chemical stimuli. Acta Otolaryngol (Stockh) 111:291–297

(1990) Die aktive Bewegung von primären Sinneszellen im Gleichgewichtsorgan. Persönliche Mitteilung

Zielinski HW (1959) Paresen der äußeren Augenmuskeln bei intrakraniellen raumfordernden Prozessen, ein Überblick über die Beobachtungen an über 3000 Fällen. Zentralbl Neurochir 19:235–251

Sachverzeichnis

H. Scherer

Das Gleichgewicht

Teil 1:
Praktische Gleichgewichtsdiagnostik

1984. XII, 182 S. 279 Abb. Geb. DM 188,– ISBN 3-540-12610-4

Inhaltsübersicht: Anamnese. – Untersuchung der Hirnnerven. –
Gleichgewichtsuntersuchungen am vestibulospinalen System. –
Der Nystagmus und seine Registrierung. – Die Differentialdiagnose
des vestibulären Nystagmus. – Der diagnostische Untersuchungsgang. – Die gutachterliche Bewertung vestibulärer Befunde. –
Störfaktoren bei der Gleichgewichtsuntersuchung. – Nystagmus-
analyse. – Atlas der Elektronystagmografie. – Literatur. – Sach-
verzeichnis.

In diesem Buch werden alle wichtigen Untersuchungsmethoden,
die zur Abklärung eines Schwindels notwendig sind, eingehend
beschrieben und bewertet. Zahlreiche schematische Abbildungen
verdeutlichen die Untersuchungsabläufe. Im Atlasteil findet der
Leser im elektronystagmographischen Bild eine Gegenüberstellung
normaler und pathologischer Befunde. Breiter Raum wird der
gutachterlichen Bewertung des Schwindels
eingeräumt.
Dem Anfänger und dem Assistenzperso-
nal wird mit diesem Buch ein sicherer
Leitfaden in die Hand gegeben. Dem Fort-
geschrittenen dient das Buch als Nach-
schlagewerk, in dem er Tricks, mögliche
Störeinflüsse und Fehlermöglichkeiten
sowie Abbildungen typischer Befunde und
ihre Abgrenzung gegen Artefakte findet.

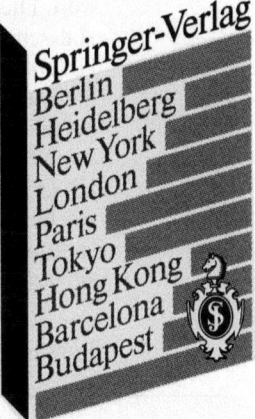

Springer-Verlag
Berlin
Heidelberg
New York
London
Paris
Tokyo
Hong Kong
Barcelona
Budapest

H. Ganz, Marburg; **W. Schätzle,** Universität Homburg (Hrsg.)

HNO Praxis Heute Band 11

Mit Beiträgen von H. Ganz, G. Grevers, R. Grossenbacher, D. Knöbber,
A. Koch, E. Moritsch, K. Paulsen, F. Roessler, T. J. Vogl, H. Weerda

1991. XIII, 204 S. 60 z. Tl. farb. Abb. 20 Tab. Geb. DM 68,–
ISBN 3-540-53317-6
Subskriptionspreis: Geb. DM 58,–
(bei Verpflichtung zur Abnahme des Gesamtwerkes)

Die jährlich erscheinende Reihe bietet eine praxisbezogene Fort- und Weiter-
bildung speziell für den niedergelassenen HNO-Arzt und den Klinikassistenten.
Die Themen werden so gewählt, daß in regelmäßigem Turnus alle für die
HNO-Praxis wichtigen Bereiche je nach Aktualität abgehandelt werden. Der
HNO-Arzt kann sich mit dieser Reihe eine komprimierte und ständig aktuelle
Bibliothek der praktischen HNO-Heilkunde aufbauen, die ihm modernes Fach-
wissen und das nötige „Know-how" vermittelt.

Der Start in die zweite Dekade der Reihe erfolgt mit dem unveränderten
Bemühen, praxisrelevante Themen ausführlicher als in einer Zeitschrift
möglich vorzustellen.
So werden in diesem 11. Band Verletzungen der Ohrmuschel, die wegen ihrer
Häufigkeit und der therapeutischen Herausforderung an den niedergelassenen
Arzt und die selteneren Luftwegsverletzungen, die wegen ihrer akuten Lebens-
bedrohung für den Patienten von großer Bedeutung sind, besprochen. Das
Banalthema Otitis externa erweist sich bei näherem Hinsehen als vielschichtig
und therapeutisch anspruchsvoll.
Nasenmuschelhyperplasien sind ein ebenso häufiges wie oft frustrierendes
Problem und so einer detaillierten Besprechung
wert. Die Vielfalt der möglichen Ursachen von
Halsschwellungen bringt nicht nur den
HNO-Arzt in differentialdiagnostische
Schwierigkeiten.
Zu dem bisher beschriebenen Praxiskomplex
gesellen sich Beiträge über Fortschritte in der
HNO-Heilkunde, von denen die neuen endosko-
pischen Methoden, die Fibrinklebung, die Kern-
spintomographie und die otoakustischen Emis-
sionen in diesem Band besprochen werden.

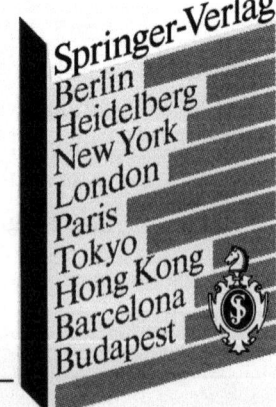

Springer-Verlag
Berlin
Heidelberg
New York
London
Paris
Tokyo
Hong Kong
Barcelona
Budapest

Preisänderungen vorbehalten.

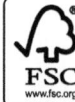

MIX
Papier aus verantwortungsvollen Quellen
Paper from responsible sources
FSC® C105338

If you have any concerns about our products,
you can contact us on
ProductSafety@springernature.com

In case Publisher is established outside the EU,
the EU authorized representative is:
Springer Nature Customer Service Center GmbH
Europaplatz 3, 69115 Heidelberg, Germany

Printed by Libri Plureos GmbH
in Hamburg, Germany